世界影像学名著系列

骨骼肌肉系统影像解剖学
IMAGING ANATOMY: MUSCULOSKELETAL

上 肢 卷

（第2版）

原　著　B.J. Manaster　Julia Crim

主　译　徐文坚　袁慧书

副主译　崔久法　郎　宁　冯卫华　詹惠荔　郝大鹏

秘　书　张　月

北京大学医学出版社

GUGE JIROU XITONG YINGXIANG JIEPOUXUE (DI 2 BAN) SHANGZHIJUAN

图书在版编目（CIP）数据

骨骼肌肉系统影像解剖学：第 2 版 . 上肢卷 /（美）
B.J. 马纳斯特（B.J. Manaster），（美）朱莉娅·克里
姆（Julia Crim）原著；徐文坚，袁慧书主译 . — 北京：
北京大学医学出版社，2023.5
    书名原文：IMAGING ANATOMY: MUSCULOSKELETAL
SECOND EDITION
    ISBN 978-7-5659-2800-0

    Ⅰ. ①骨… Ⅱ. ①B… ②朱… ③徐… ④袁… Ⅲ. ①
肌肉骨骼系统 - 影像诊断 - 人体解剖学 Ⅳ. ①R680.4

    中国版本图书馆 CIP 数据核字（2023）第 006573 号

北京市版权局著作权合同登记号：图字：01-2022-5818
Elsevier (Singapore) Pte Ltd.
3 Killiney Road, #08–01 Winsland House I, Singapore 239519
Tel: (65) 6349–0200; Fax: (65) 6733–1817

骨骼肌肉系统影像解剖学（第 2 版） 上肢卷

主　　译：徐文坚　袁慧书
出版发行：北京大学医学出版社
地　　址：（100191）北京市海淀区学院路 38 号　北京大学医学部院内
电　　话：发行部 010-82802230；图书邮购 010-82802495
网　　址：http://www.pumpress.com.cn
E - m a i l：booksale@bjmu.edu.cn
印　　刷：北京金康利印刷有限公司
经　　销：新华书店
责任编辑：冯智勇　　责任校对：靳新强　　责任印制：李　啸
开　　本：889 mm × 1194 mm　1/16　印张：30.75　字数：1255 千字
版　　次：2023 年 5 月第 1 版　2023 年 5 月第 1 次印刷
书　　号：ISBN 978-7-5659-2800-0
定　　价：298.00 元
版权所有，违者必究
（凡属质量问题请与本社发行部联系退换）

译者名单

主译

徐文坚　青岛大学附属医院　　　　袁慧书　北京大学第三医院

副主译

崔久法　青岛大学附属医院　　　　郎　宁　北京大学第三医院

冯卫华　青岛大学附属医院　　　　詹惠荔　北京积水潭医院

郝大鹏　青岛大学附属医院

译者（按姓名汉语拼音排序）

陈　雯　北京大学第三医院　　　　郭　佳　青岛大学附属医院

李　强　河南省人民医院　　　　　李晓莉　青岛大学附属医院

连媛媛　青岛大学附属医院　　　　刘　旭　青岛大学附属医院

刘昶君　青岛大学附属医院　　　　马千里　青岛市市立医院

钱占华　北京积水潭医院　　　　　孙伟凯　青岛大学附属医院

王　涛　青岛大学附属医院　　　　吴增杰　青岛大学附属医院

张　月　青岛大学附属医院　　　　赵咪咪　青岛大学附属医院

赵宇晴　北京大学第三医院

秘书： 张　月（兼）

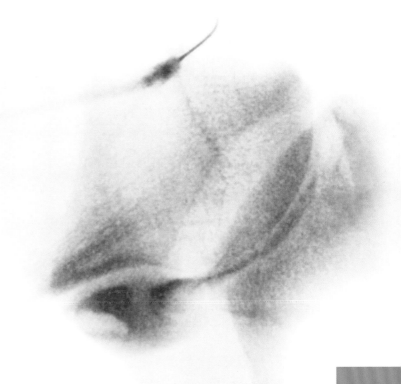

原 著 者

主编：

B.J. Manaster, MD, PhD, FACR
Emeritus Professor
Department of Radiology
University of Utah School of Medicine
Salt Lake City, Utah

Julia Crim, MD
Chief of Musculoskeletal Radiology
Department of Radiology
University of Missouri
Columbia, Missouri

编者：

Catherine C. Roberts, MD
Professor of Radiology
Mayo Clinic
Scottsdale, Arizona

Theodore T. Miller, MD, FACR
Chief, Division of Ultrasound
Hospital for Special Surgery
Professor of Radiology
Weill Medical College of Cornell University
New York, New York

Cheryl Petersilge, MD, MBA
Clinical Professor of Radiology
Cleveland Clinic Lerner College of Medicine
Case Western Reserve University
Cleveland, Ohio

William B. Morrison, MD
Professor of Radiology
Director, Division of Musculoskeletal Imaging and
Intervention
Department of Radiology
Thomas Jefferson University Hospital
Philadelphia, Pennsylvania

Carol L. Andrews, MD
Associate Professor
Division Chief, Musculoskeletal Radiology
University of Pittsburgh Medical Center
Pittsburgh, Pennsylvania

Jeffrey W. Grossman, MD
Owner/Manager
Bonehead Radiology, PLLC
Eagle, Idaho

Zehava Sadka Rosenberg, MD
Professor of Radiology and Orthopedic Surgery
NYU School of Medicine
NYU Langone Medical Center
New York, New York
New York, New York

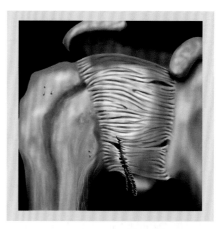

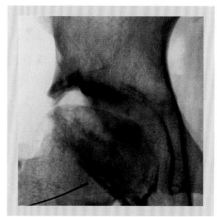

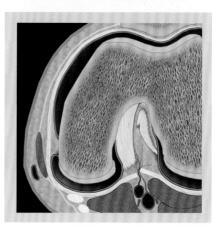

医学影像学发展至今已历经百余年时间，从以二维宏观X线成像为主的传统放射学，逐步发展成为包含CT、MR、超声、SPECT、PET-CT及PET-MR等多种以断层成像为主要方式的现代医学影像学。医学影像学已经由二维成像发展到三维甚至四维成像，由宏观解剖结构成像发展到微观如细胞、亚细胞甚至分子水平成像，由静态成像发展到动态成像，进入了全方位精准显示人体内部结构和功能的精准医学时代。无论哪一种成像方式，解剖学尤其是断层解剖学都是医学成像的基础和医师分析与解读图像的基础。人体骨骼肌肉系统器官众多，结构复杂，形态各异，给图像分析与解读、诊断与鉴别诊断造成较大困难，掌握影像解剖学知识对提高医师认识和解读图像技能必不可少。

一次偶然的机会，北京大学医学出版社冯智勇总编向我们推荐了 *IMAGING ANATOMY: MUSCULOSKELETAL*（第2版）并咨询是否可译成中文供国内读者使用。翻阅后，我们被本书的设计、结构、内容和表述方式所吸引。本书由美国犹他大学医学院 B.J. Manaster 教授和密苏里大学医院 Julia Crim 教授联合美国多家大学及医院的专家们共同编著而成，详细展示了上、下肢常用的横轴位、冠状位和矢状位断层图像，几乎每幅图像都同时配有精心绘制的成像方位和层面示意图；对于特殊部位或重要的解剖结构，如骨骼、关节、肌肉、韧带、血管及神经等，作者还绘制了大量精美易懂的大体解剖和断层解剖示意图，并与影像对照，更加通俗易懂；全书还介绍了四肢常见部位的X线解剖，甚至包括常用的关节造影解剖；每个章节还配以条目式、简练的文字描述，便于读者整体理解、归纳、总结和记忆。同时，作者在每一个章节内还指出一些容易导致诊断错误的注意事项，对临床避免误诊极具价值，非常精彩。

纵观本书，与既往诸多相关影像断层解剖和图谱类参考书有诸多的不同，其独有的表述特色、精美的原创示意图、翔实而又简练的条目式文字描述，使本书易看、易懂、易记，方便读者置于案头随时阅读与参考使用。

好书岂能错过。我们遂欣然答应北京大学医学出版社的邀请翻译本书，希望能为国内读者提供一本真正有价值的工具书。由于原书厚达1100余页，携带、阅读均不方便，按照出版社的建议，将本书分为上肢和下肢两卷出版。本册为上肢卷，主要以青岛大学附属医院和北京大学第三医院的翻译团队为主，联合其他医院中青年专家完成。本书基本采用"原页原位"的翻译方式，以求最大程度地保留英文原著的风格。书中插图引线注释采用中英文对照方式，便于读者了解和学习相应结构的英语名称。

衷心感谢所有译者的参与，并在短时间内完成了本书的翻译工作。感谢北京大学医学出版社对我们翻译团队的信任。由于翻译时间较短，加之水平有限，译文中难免有不足之处，还望同道们不吝指正！

徐文坚　袁慧书

致 谢

文字编辑

Dave L. Chance, MA, ELS
Arthur G. Gelsinger, MA
Nina I. Bennett, BA
Sarah J. Connor, BA
Tricia L. Cannon, BA
Terry W. Ferrell, MS

图片编辑

Jeffey J. Marmorstone, BS
Lisa A. M. Steadman, BS

医学编辑

Megan K. Mills, MD

绘图

Richard Coombs, MS
Lane R. Bennion, MS
Laura C. Sesto, MA

艺术指导和设计

Tom M. Olson, BA
Laura C. Sesto, MA

责任编辑

Rebecca L. Hutchinson, BA
Lisa A. Gervais, BS

产品协调

Angela M.G. Terry, BA
Rebecca L. Hutchinson, BA

原著前言

　　《骨骼肌肉系统影像解剖学》第 2 版除了保留第 1 版广受欢迎的特征外，在三个成像方位图像中对骨与关节的结构进行了广泛标注，同时对冠状位和横轴位图像的左、右侧也分别进行了标注。解剖学描述部分特别关注具有临床意义的问题和事项。这些内容是本版的更新之处，我们相信这些更新将使得本书内容更加完整，更易于使用。

　　在新版本中，章节构架更加统一。每个解剖区域的概述部分均包含文字内容，并附有彩色解剖插图。概述之后是放射解剖、关节造影解剖和 MR 解剖图谱。在 MR 解剖图谱中，定位像的图像更大，更容易相互参照。之后的其他章节则对特殊、困难的解剖或功能区域，包括髋关节、手、拇指、踝关节和足部等进行了描述。

　　本书还详细描述了标准的扫描基线、角度和相关测量知识，以便于放射科医生进行影像检查和参考正常值。此外，还增加了正常变异、影像学注意事项等内容。在本版编写过程中也发现并改正了第 1 版中的一些标注错误。

　　我们希望并期待读者和同道们能够发现本版内容的改进，也期待本书对读者的工作有所帮助。

B.J. Manaster, MD, PhD, FACR

Emeritus Professor

Department of Radiology

University of Utah School of Medicine

Salt Lake City, Utah

Julia Crim, MD

Chief of Musculoskeletal Radiology

Department of Radiology

University of Missouri

Columbia, Missouri

献 词

　　谨以此书献给多年来和我们并肩工作的住院医师和专科医师们，很高兴能成为你们的老师和朋友。在编写《骨骼肌肉系统影像解剖学》第2版期间，针对你们提出的许多解剖学问题，我们力求能做出清晰的回答。希望你们以及所有学习骨骼肌肉系统影像解剖的学者们都能从中获益。

B.J. Manaster, MD, PhD, FACR

Julia Crim, MD

目　录

译者说明

　　本书所有插图的引线注释均采用中英文对照形式，由于部分英语注释内容过多，为了节省版面，突出中文翻译，将部分常见的英语名词缩写为通用的缩略语模式，包括下列名称：

1. muscle 　　　缩写为 m.
2. tendon 　　　缩写为 t.
3. ligament 　　缩写为 lig.
4. nerve 　　　　缩写为 n.
5. artery 　　　缩写为 a.
6. vein 　　　　缩写为 v.
7. and 　　　　　缩写为 &

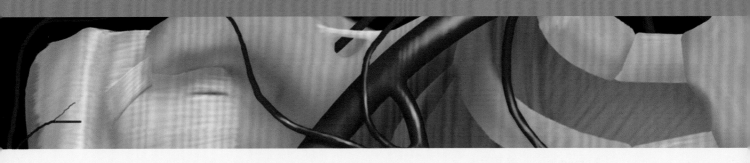

第一章　肩　部

大体解剖

概述

- 多轴球窝关节
- 由半球形肱骨头和浅梨形关节盂构成
  - 关节周围由内衬滑膜的纤维囊包绕
  - 关节盂边缘为纤维软骨构成的盂唇，加深了关节窝
  - 关节盂中心及肱骨头边缘关节软骨变薄
- 关节活动：屈、伸、外展、内收、环转、旋内和旋外运动
  - 屈：胸大肌、三角肌、喙肱肌、肱二头肌
  - 伸：三角肌、大圆肌
    - 进行抗阻运动时，背阔肌和胸大肌也参与
  - 外展：三角肌、冈上肌
    - 肩胛下肌、冈下肌、小圆肌施加向下的牵拉力
    - 冈上肌的作用存在争议
  - 旋内：胸大肌、三角肌、背阔肌、大圆肌
    - 肩胛下肌（当手臂在体侧时）
  - 旋外：冈下肌、三角肌、小圆肌
- 维持关节稳定的结构
  - 骨性不稳定关节
  - 上方稳定依靠喙肩弓
  - 前方稳定依靠肩胛下肌腱，前方关节囊，滑膜，前盂唇和盂肱上、中、下韧带
  - 后方稳定依靠冈下肌和小圆肌腱、后方关节囊、滑膜、后盂唇和盂肱下韧带
- 血供
  - 旋肱前、后动脉关节支和肩胛横动脉
- 神经支配
  - 腋神经和肩胛上神经

影像解剖

概述

- 肱骨
  - 8个骨化中心：肱骨干、肱骨头、大结节、小结节、肱骨小头、肱骨滑车、内上髁和外上髁
  - 解剖颈位于关节面的基底部，是骨骺板融合区和关节囊附着处
  - 外科颈位于解剖颈远端 2 cm、大结节和小结节下方关节囊外区，是最常见的骨折部位
  - 大结节位于肱骨头的前外侧
    - 冈上肌腱、冈下肌腱和小圆肌腱的附着处
  - 小结节位于肱骨头近端的前方、大结节的内侧
    - 肩胛下肌腱的附着处
  - 结节间沟或二头肌沟

- 大结节和小结节之间
- 肩胛下肌腱延伸为横韧带，横跨结节间沟的前方
- 其内有肱二头肌长头腱、旋肱前动脉和静脉的前外侧支
- 肩胛骨
  - 肩峰
    - 肩峰中外侧的形态从平直到倾斜不等
    - 根据肩峰自后向前的形状，大致可分为 4 型
      - Ⅰ型：平直
      - Ⅱ型：弧形，与肱骨头平行
      - Ⅲ型：前缘钩形
      - Ⅳ型：凸面向下的弧形
    - 肩峰低平、向前下倾斜或外下倾斜可导致肩峰下间隙变窄
  - 肩峰小骨
    - 未融合的肩峰骨化中心
    - 应在 25 岁前融合
    - 发生率：2%~10%
    - 60% 为双侧
    - 四种类型：中位肩峰、间位肩峰、前位肩峰、基底部肩峰
  - 关节盂
    - 浅的卵圆形窝
    - 盂唇由纤维软骨构成，增加关节窝的深度
  - 喙突
    - 可向外侧延伸至关节盂水平
    - 手臂内旋时，喙突与小结节的正常距离应大于 11 mm
- 锁骨
  - 肩锁关节由锁骨远端和肩峰构成
    - 活动度 20°
  - 内衬滑膜的关节囊
  - 纤维软骨覆盖骨端，腔内有纤维软骨盘
- 骨髓
  - 成人主要为黄骨髓，在关节盂和肱骨近侧干骺端残留造血红骨髓
  - 通常在分布上极不均匀
- 盂肱关节间隙
  - 1~2 ml 滑液
  - 通常与肱二头肌腱鞘相通
  - 通常与肩胛下隐窝相通
  - 后方关节囊通常附着于盂唇基底部
  - 前方关节囊附着处存在变异
- 前方关节囊附着位置
  - Ⅰ型：附着于盂唇上或盂唇基底部
  - Ⅱ型：附着于盂缘内侧 1 cm 以内的肩胛颈

○ Ⅲ型：附着于距盂缘 1 cm 以外的肩胛颈
- 肩胛下隐窝
  ○ 位于肩胛骨和肩胛下肌及肌腱之间
  ○ 通过盂肱上韧带和盂肱中韧带之间的 Weitbrecht 孔与关节腔相通
  ○ 通过盂肱中韧带和盂肱下韧带之间的 Rouvière 孔与关节腔相通
  ○ 关节造影时常被对比剂充盈
- 肩袖
  ○ 冈上肌、冈下肌、肩胛下肌和小圆肌
  ○ 肌腱在肱骨附着处交织形成连续的带状结构
  ○ **起点**
    - 冈上肌：肩胛骨冈上窝
    - 冈下肌：肩胛骨冈下窝
    - 小圆肌：肩胛骨外侧缘
    - 肩胛下肌：肩胛骨前面（肩胛下窝）
  ○ **止点**
    - 冈上肌、冈下肌和小圆肌止于肱骨大结节
    - 冈上肌的一部分直接止于大结节前部，后部肌腱斜行与冈下肌一同止于大结节后部
    - 肩胛下肌止于肱骨小结节
- **韧带**
  ○ 喙肩韧带
    - 喙突前 2/3 至肩峰尖部
  ○ 喙锁韧带
    - 稳定肩锁关节
    - 喙突底部至锁骨
    - 分为锥状韧带（内侧）和斜方韧带（外侧），共同起于喙突，分叉止于锁骨
  ○ 喙肱韧带
    - 喙突根部外侧缘至小结节和大结节
    - 与肩胛下肌腱、冈上肌腱、关节囊和盂肱上韧带融合
  ○ 上、下肩锁韧带
  ○ 盂肱上、中、下韧带
    - 盂肱上、中韧带起于关节盂上部，止于小结节
    - 人群中 30% 存在盂肱中韧带先天性缺如或细小
    - 盂肱下韧带（前束、后束和腋囊）起于下盂唇，止于肱骨解剖颈
- **关节囊盂唇复合体**
  ○ 盂唇
    - 环绕关节盂边缘的椭圆形纤维软骨组织
    - 盂唇与骨性关节盂之间可有透明软骨
    - 形状、大小和外观多变
    - 解剖变异最常见于前上部，包括盂唇下孔和 Buford 复合体
  ○ 肱二头肌腱

- 长头起自盂上结节或上盂唇
- 长头可以先天性缺如
- 长头可以起自结节间沟或关节囊
- 短头与喙肱肌共同起自喙突
- 额外头很少见，起自肱肌、结节间沟或大结节
- **滑囊**
  ○ 肩峰下 - 三角肌下滑囊
    - 通常含有很少量的滑液
    - 附着于肩峰下表面
    - 位于肩袖的浅层
  ○ 喙突下滑囊
    - 不与肩胛下隐窝相通
    - 位于肩胛下肌腱与喙肱肌 / 肱二头肌短头腱之间
    - 可与肩峰下 - 三角肌下滑囊相通
    - 通常不与关节腔相通
  ○ 冈下肌滑囊
    - 位于冈下肌腱和关节囊之间
    - 很少与关节腔相通
  ○ 其他不太常见的滑囊
    - 喙肱肌深方
    - 大圆肌和肱三头肌长头之间
    - 背阔肌肌腱的前方和后方
    - 肩峰上方
- **上臂的其他肌肉**
  ○ 三角肌、肱二头肌、喙肱肌、肱三头肌
- **肩部非固有肌肉**
  ○ 斜方肌，背阔肌，肩胛提肌，大、小菱形肌，前锯肌，锁骨下肌，肩胛舌骨肌，胸大肌，胸小肌

内部结构
- **四边孔**
  ○ 上缘：小圆肌
  ○ 下缘：大圆肌
  ○ 外缘：肱骨
  ○ 内缘：肱三头肌长头
  ○ 其内有腋神经和旋肱后动脉
- **喙肩弓**
  ○ 上缘：肩峰
  ○ 后缘：肱骨头
  ○ 前缘：喙突和喙肩韧带
  ○ 下方为肩峰下 - 三角肌下滑囊、冈上肌 / 肌腱、肱二头肌长头
- **肩袖间隙**
  ○ 冈上肌 / 肌腱下缘和肩胛下肌 / 肌腱上缘之间的二角形间隙
  ○ 内缘为喙突
  ○ 外缘为肱横韧带
  ○ 前缘为喙肱韧带、盂肱上韧带和关节囊

CT 三维重建图像，肌肉起点及止点

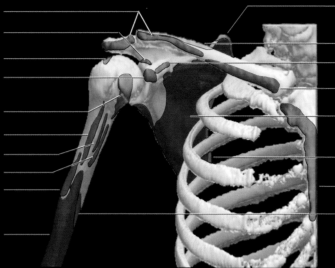

Deltoid m. 三角肌

肱二头肌长头
Biceps m., long head

Supraspinatus m. 冈上肌

喙肱肌及肱二头肌短头
Coracobrachialis & short head
biceps m.

Subscapularis m. 肩胛下肌

Pectoralis major m. 胸大肌

Latissimus dorsi m. 背阔肌

Teres major m. 大圆肌

Deltoid m. 三角肌

Brachialis m. 肱肌

前锯肌 Serratus anterior m.

斜方肌 Trapezius m.

胸小肌 Pectoralis minor m.

胸大肌 Pectoralis major m.

肩胛下肌 Subscapularis m.

前锯肌 Serratus anterior m.

胸大肌 Pectoralis major m.

喙肱肌 Coracobrachialis m.

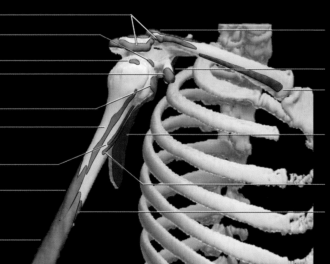

Deltoid m. 三角肌

肱二头肌长头
Biceps m., long head

Supraspinatus m. 冈上肌

喙肱肌及肱二头肌短头
Coracobrachialis & short head
biceps m.

Subscapularis m. 肩胛下肌

Pectoralis major m. 胸大肌

Latissimus dorsi m. 背阔肌

Deltoid m. 三角肌

Brachialis m. 肱肌

斜方肌 Trapezius m.

胸小肌 Pectoralis minor m.

胸大肌 Pectoralis major m.

肩胛下肌 Subscapularis m.

大圆肌 Teres major m.

喙肱肌 Coracobrachialis m.

上图：CT 三维重建示右肩部前面观，肌肉起点被标为红色，肌肉止点被标为蓝色。

下图：CT 三维重建示右肩部前斜位观。

CT 三维重建图像，肌肉起点及止点

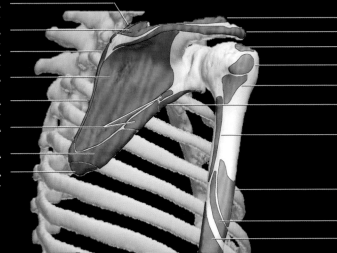

肩胛提肌
Levator scapulae m.

冈上肌
Supraspinatus m.

小菱形肌
Rhomboideus minor m.

Infraspinatus m. 冈下肌

大菱形肌
Rhomboideus major m.

Teres minor m. 小圆肌

Teres major m. 大圆肌

背阔肌
Latissimus dorsi m.

斜方肌 Trapezius m.

三角肌 Deltoid m.

冈上肌 Supraspinatus m.

冈下肌 Infraspinatus m.

小圆肌 Teres minor m.

肱三头肌长头
Triceps m., long head

肱三头肌外侧头
Triceps m., lateral head

三角肌 Deltoid m.

肱肌 Brachialis m.

肱三头肌内侧头
Triceps m., medial head

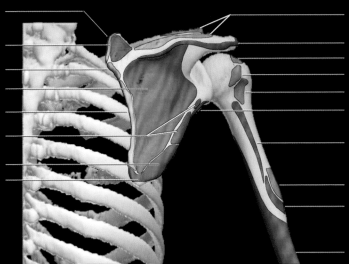

肩胛提肌
Levator scapulae m.

Supraspinatus m. 冈上肌

小菱形肌
Rhomboideus minor m.

Infraspinatus m. 冈下肌

大菱形肌
Rhomboideus major m.

小圆肌
Teres minor m.

Teres major m. 大圆肌

背阔肌
Latissimus dorsi m.

斜方肌 Trapezius m.

三角肌 Deltoid m.

冈上肌 Supraspinatus m.

冈下肌 Infraspinatus m.

小圆肌 Teres minor m.

肱三头肌长头
Triceps m., long head

肱三头肌外侧头
Triceps m., lateral head

三角肌 Deltoid m.

肱肌 Brachialis m.

肱三头肌内侧头
Triceps m., medial head

上图：CT 三维重建示肩部后斜位观，肌肉起点被标为红色，肌肉止点被标为蓝色。

下图：CT 三维重建示肩部后面观。

肩部前面与后面肌肉示意图

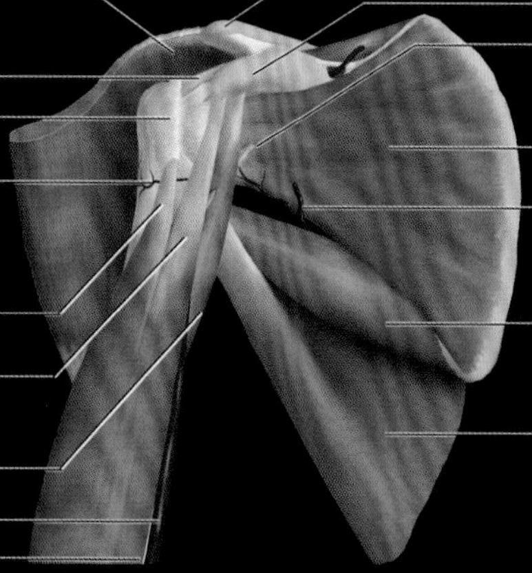

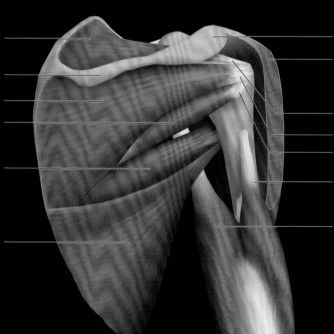

三角肌后束
Posterior belly deltoid m.

Supraspinatus t. 冈上肌腱
肱横韧带
Transverse humeral lig.
旋肱前动脉
Anterior circumflex humeral a.

肱二头肌长头及肌腱
Biceps m. & t., long head
肱二头肌短头及肌腱
Biceps m. & t., short head

Coracobrachialis m. 喙肱肌

Brachial a. 肱动脉
Median n. 正中神经

肩峰 Acromion process

喙突 Coracoid process
肌皮神经
Musculocutaneous n.

肩胛下肌
Subscapularis m.
旋肩胛动脉
Circumflex scapular a.

大圆肌 Teres major m.

背阔肌 Latissimus dorsi m.

Supraspinatus m. 冈上肌

Scapular spine 肩胛冈

Infraspinatus m. 冈下肌

Teres minor m. 小圆肌

Teres major m. 大圆肌

背阔肌
Latissimus dorsi m.

肩峰 Acromion process

三角肌前束
Anterior belly deltoid m.

冈上肌腱 Supraspinatus t.

冈下肌腱 Infraspinatus t.

小圆肌腱 Teres minor t.

肱三头肌外侧头及肌腱
Triceps m. & t., lateral head

肱三头肌长头及肌腱
Triceps m. & t., long head

上图：肩部前面观示肩关节肌肉解剖。
下图：肩部后面观示肩关节肌肉解剖。

肩袖与神经血管结构示意图

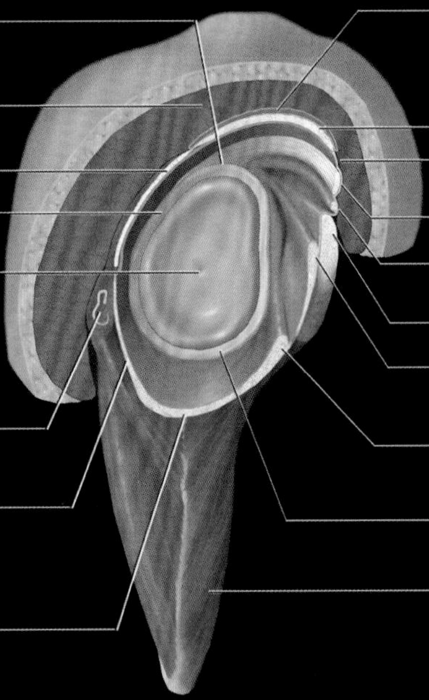

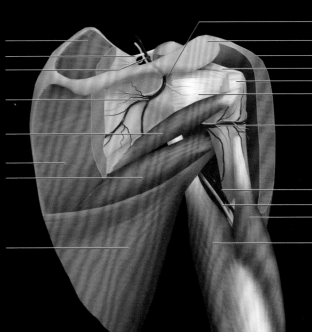

肱二头肌腱锚及盂上结节
Biceps anchor/supraglenoid tubercle

Deltoid m. 三角肌

Infraspinatus t. 冈下肌腱

Glenoid labrum 关节盂唇

Glenoid 关节盂

小圆肌及肌腱
Teres minor m. & t.

盂肱下韧带后束
Inferior glenohumeral lig., posterior band

盂肱下韧带腋囊
Inferior glenohumeral lig., axillary pouch

肩峰下-三角肌下滑囊
Subacromial–subdeltoid bursa

冈上肌腱 Supraspinatus t.
喙肱韧带 Coracohumeral lig.

肱二头肌长头腱
Biceps t., long head
盂肱上韧带
Superior glenohumeral lig.
肩胛下肌腱 Subscapularis t.

盂肱中韧带
Middle glenohumeral lig.

盂肱下韧带前束
Inferior glenohumeral lig., anterior band

下盂唇
Inferior glenoid labrum

肩胛下肌 Subscapularis m.

Supraspinatus m. 冈上肌
Transverse lig. 横韧带
肩胛上切迹内的肩胛上动脉及静脉
Suprascapular a. and n. in scapular notch
肩胛上动脉及神经冈下肌支
Suprascapular a. and n., infraspinatus branch
Teres minor m. 小圆肌

Infraspinatus m. 冈下肌
Teres major m. 大圆肌

Latissimus dorsi m. 背阔肌

冈盂切迹 Spinoglenoid notch
肩峰 Acromion process
三角肌 Deltoid m.
冈上肌腱 Supraspinatus t.
冈下肌腱 Infraspinatus t.
关节囊 Joint capsule

旋肱后动脉及腋神经
Posterior circumflex humeral a. & axillary n.

肱深动脉 Deep brachial a.
桡神经 Radial n.
肱三头肌外侧头及肌腱
Triceps m. & t., lateral head
肱三头肌长头及肌腱
Triceps m. & t., long head

上图：移除肱骨的肩部矢状位示意图。
下图：肩部主要的神经、血管结构。

血管结构示意图

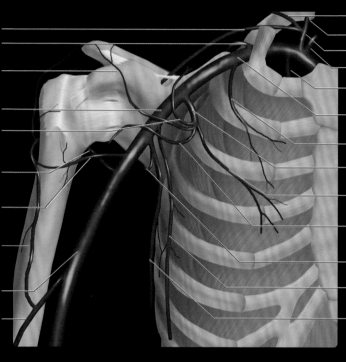

肩胛上动脉
Suprascapular a.

肩胛背动脉
Dorsal scapular a.

胸肩峰动脉肩峰支
Acromial branch,
thoracoacromial a.

Axillary a. 腋动脉

胸肩峰动脉锁骨支
Clavicular branch,
thoracoacromial a.

旋肱后动脉
Posterior circumflex
humeral a.

旋肱前动脉
Anterior circumflex
humeral a.

肱深动脉升支
Ascending branch,
deep brachial a.

Brachial a. 肱动脉

肱深动脉
Deep brachial a.

颈横动脉
Transverse cervical a.

甲状腺下动脉
Inferior thyroid a.

甲状颈干 Thyrocervical trunk

椎动脉 Vertebral a.

胸廓内动脉
Internal thoracic a.

锁骨下动脉 Subclavian a.

胸上动脉
Superior thoracic a.

胸肩峰动脉
Thoracoacromial a.

胸肩峰动脉胸肌支
Pectoral branch,
thoracoacromial a.

胸肩峰动脉三角肌支
Deltoid branch,
thoracoacromial a.

旋肩胛动脉
Circumflex scapular a.

胸外侧动脉
Lateral thoracic a.

胸背动脉 Thoracodorsal a.

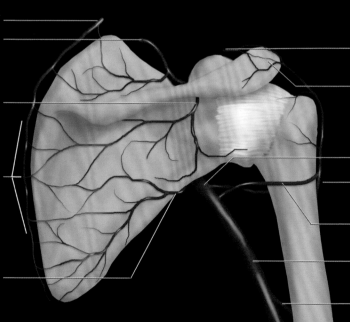

肩胛背动脉
Dorsal scapular a.

肩胛上动脉
Suprascapular a.

肩胛上动脉冈下肌支
Suprascapular a.,
infraspinatus branch

肩胛背动脉与肋间动脉吻合
Dorsal scapular a.
anastomoses with intercostal a.

旋肩胛动脉
Circumflex scapular a.

胸肩峰动脉肩峰支
Thoracoacromial a.,
acromial branch

肩峰丛 Acromial plexus

腋动脉 Axillary a.

旋肱前动脉
Anterior circumflex
humeral a.

旋肱后动脉
Posterior circumflex
humeral a.

肱动脉 Brachial a.

肱深动脉 Deep brachial a.

上图：肩部动脉血供（前面观），肩关节主要由旋肱前动脉、旋肱后动脉、肩胛上动脉、旋肩胛动脉供血。
下图：肩部动脉血供（后面观），显示广泛的侧支血管（包括与肋间动脉的吻合）。

神经结构示意图

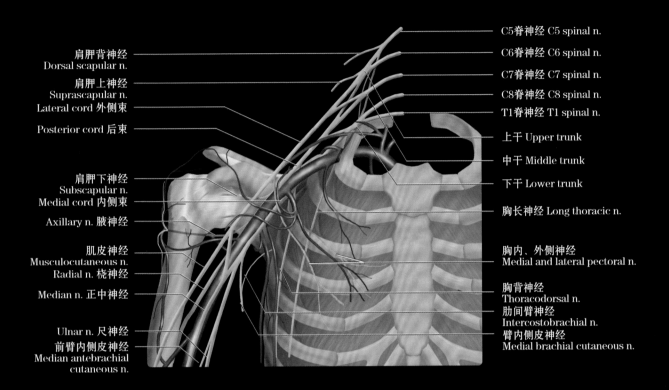

肩胛背神经 Dorsal scapular n.

肩胛上神经 Suprascapular n.

Lateral cord 外侧束

Posterior cord 后束

肩胛下神经 Subscapular n.

Medial cord 内侧束

Axillary n. 腋神经

肌皮神经 Musculocutaneous n.

Radial n. 桡神经

Median n. 正中神经

Ulnar n. 尺神经

前臂内侧皮神经 Median antebrachial cutaneous n.

C5脊神经 C5 spinal n.

C6脊神经 C6 spinal n.

C7脊神经 C7 spinal n.

C8脊神经 C8 spinal n.

T1脊神经 T1 spinal n.

上干 Upper trunk

中干 Middle trunk

下干 Lower trunk

胸长神经 Long thoracic n.

胸内、外侧神经 Medial and lateral pectoral n.

胸背神经 Thoracodorsal n.

肋间臂神经 Intercostobrachial n.

臂内侧皮神经 Medial brachial cutaneous n.

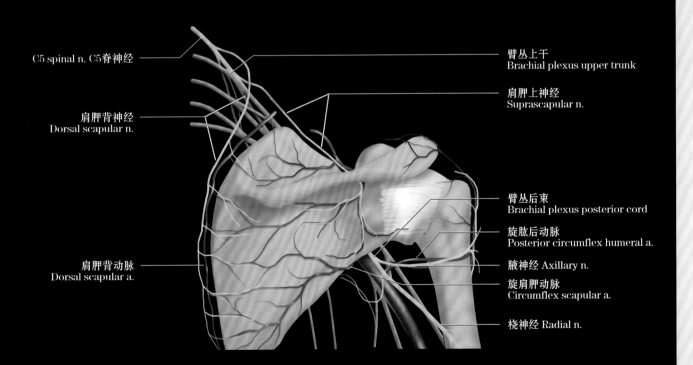

C5 spinal n. C5脊神经

肩胛背神经 Dorsal scapular n.

肩胛背动脉 Dorsal scapular a.

臂丛上干 Brachial plexus upper trunk

肩胛上神经 Suprascapular n.

臂丛后束 Brachial plexus posterior cord

旋肱后动脉 Posterior circumflex humeral a.

腋神经 Axillary n.

旋肩胛动脉 Circumflex scapular a.

桡神经 Radial n.

上图: 臂丛前面观。

下图: 臂丛肩部分支后面观。

肩胛上切迹与冈盂切迹示意图

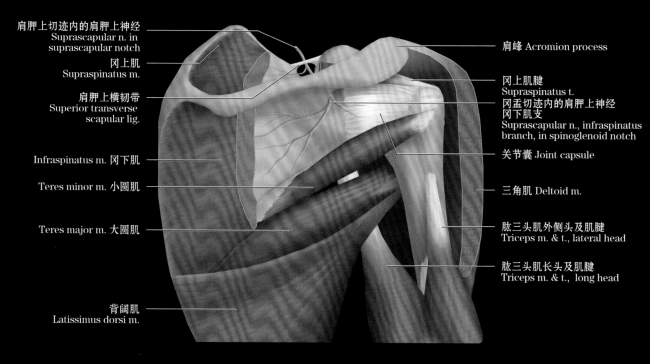

肩胛上切迹内的肩胛上神经
Suprascapular n. in
suprascapular notch

冈上肌
Supraspinatus m.

肩胛上横韧带
Superior transverse
scapular lig.

Infraspinatus m. 冈下肌

Teres minor m. 小圆肌

Teres major m. 大圆肌

背阔肌
Latissimus dorsi m.

肩峰 Acromion process

冈上肌腱
Supraspinatus t.
冈盂切迹内的肩胛上神经
冈下肌支
Suprascapular n., infraspinatus
branch, in spinoglenoid notch

关节囊 Joint capsule

三角肌 Deltoid m.

肱三头肌外侧头及肌腱
Triceps m. & t., lateral head

肱三头肌长头及肌腱
Triceps m. & t., long head

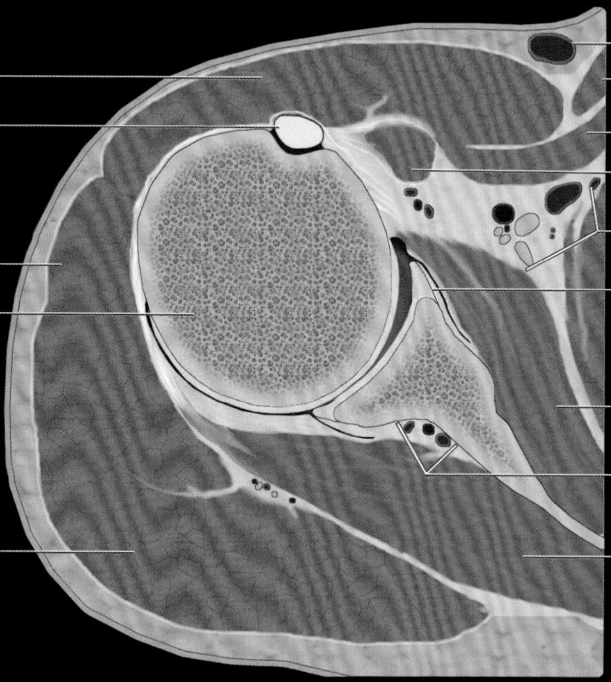

三角肌前束
Deltoid m., anterior belly
肱二头肌长头腱
Biceps t., long head

三角肌中束
Deltoid m., middle belly
Humeral head 肱骨头

三角肌后束
Deltoid m., posterior belly

头静脉 Cephalic v.

胸大肌 Pectoralis major m.

胸小肌 Pectoralis minor m.

喙肱肌及肱二头肌短头
Coracobrachialis m. &
biceps m., short head
腋神经血管束
Axillary neurovascular bundle

前盂唇 Anterior labrum

肩胛下肌 Subscapularis m.

肩胛上神经冈下肌支及血管
Suprascapular n., infraspinatus
branch & vessels

冈下肌 Infraspinatus m.

上图：肩部深部解剖示意图，示肩胛上神经的走行。
下图：横轴位图示冈盂切迹下方层面，示肩胛上动脉、神经和静脉分支的位置。

四边孔示意图

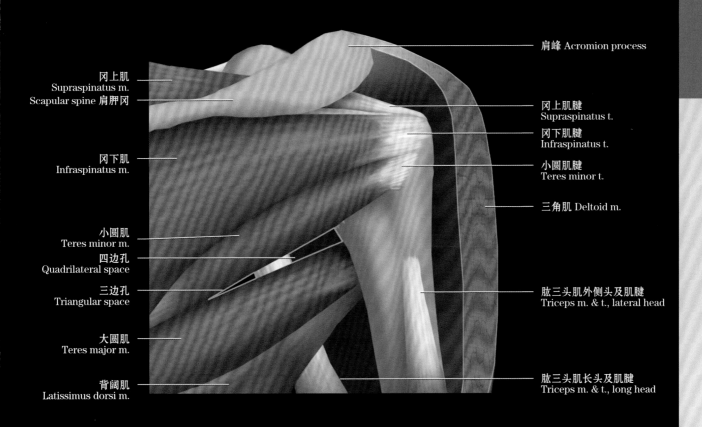

冈上肌
Supraspinatus m.
Scapular spine 肩胛冈

冈下肌
Infraspinatus m.

小圆肌
Teres minor m.
四边孔
Quadrilateral space
三边孔
Triangular space

大圆肌
Teres major m.

背阔肌
Latissimus dorsi m.

肩峰 Acromion process

冈上肌腱
Supraspinatus t.
冈下肌腱
Infraspinatus t.
小圆肌腱
Teres minor t.

三角肌 Deltoid m.

肱三头肌外侧头及肌腱
Triceps m. & t., lateral head

肱三头肌长头及肌腱
Triceps m. & t., long head

肩部后面观，示四边孔和三边孔的位置（分别用绿色圈出）。

影像解剖

概述

- 肩关节活动度大，容易出现不稳定
  - 肩袖和盂肱韧带维持关节稳定
    - 关节盂唇也起到少许稳定作用
- 关节囊
  - 自关节盂边缘或肩胛颈延伸至肱骨解剖颈
  - 关节造影时可看到正常的关节隐窝
    - 腋隐窝、肩胛下肌、肩袖间隙、前方和后方隐窝、肱二头肌腱鞘
- 关节盂
  - 前倾的浅杯状结构
  - 中心有小的、边缘光滑的软骨缺损区，位置略有不同
- 关节盂唇
  - 骨性关节盂边缘环绕的纤维软骨结构
  - 位于关节面边缘，附着于透明软骨
  - 加深骨性关节盂，提高关节稳定性
  - 横断面可以呈三角形或圆形
  - 前盂唇比后盂唇大
- 肩袖：由 4 条起于肩胛骨、止于肱骨的肌肉构成
  - 冈上肌：从肩胛骨冈上窝至大结节
    - 使肱骨外展，也可以下压肱骨头
  - 冈下肌：从肩胛骨后面至大结节
    - 使肱骨外旋
  - 小圆肌：从肩胛骨外侧缘至大结节
    - 使肱骨外旋
  - 肩胛下肌：从肩胛骨前面至小结节
    - 浅层纤维横跨至大结节前缘，构成横韧带的一部分
    - 使肱骨内旋和内收
- 盂肱韧带：是关节囊增厚形成的结构，形态多变
  - 盂肱上韧带（superior glenohumeral ligament，SGHL）
    - 肩关节内收时维持稳定，防止向下半脱位
    - 关节上缘薄的、横向走行的带状结构
    - 起自关节盂唇、肱二头肌腱前方
    - 止于小结节
    - 与喙肱韧带相融合
  - 盂肱中韧带（middle glenohumeral ligament，MGHL）
    - 肩关节外展时维持稳定
    - 从上盂唇向外下斜向走行
    - 起自 SGHL 前方
    - 与肩胛下肌相融合
    - 止于小结节
    - 盂肱中韧带索状增粗伴前上盂唇缺如时称为 Buford 复合体

- 盂肱下韧带（inferior glenohumeral ligament，IGHL）
    - 肩关节外展时维持稳定
    - 前束：前下盂唇至肱骨外科颈
    - 后束：后下盂唇至肱骨外科颈
- 喙肱韧带（coracohumeral ligament，CHL）
  - 稳定肱二头肌长头，与 SGHL 和肩胛下肌腱共同形成肱二头肌长头腱的悬吊装置
  - 防止向下和向后半脱位
  - 起自喙突后缘，止于大结节和小结节
  - 宽而薄的韧带或关节囊皱襞，分为外侧和内侧束
  - 外侧束与关节囊、肩胛下肌腱、横韧带融合
    - 可以附着于肩胛下肌腱前缘
  - 内侧束与关节囊、SGHL 和冈上肌腱远端融合
- 肩袖间隙
  - 冈上肌腱、肩胛下肌腱之间的三角形间隙
    - 内侧宽，外侧窄，止于冈上肌和肩胛下肌肱骨附着处
    - 顶部由 CHL 构成
- 肱二头肌长头腱
  - 起自上盂唇和骨性关节盂
  - 向外延伸至肱骨头上方
  - 转而进入结节间沟
- 肱二头肌长头腱的悬吊装置
  - 稳定关节内的肱二头肌腱
  - 由 CHL、SGHL 和肩胛下肌腱构成
- 肱横韧带
  - 覆盖结节间沟
  - 由肩胛下肌腱和 CHL 纤维构成
- 后方肩袖间隙
  - 冈上肌腱、冈下肌腱之间的潜在间隙

影像学

影像学检查方法

- X 线平片
  - 标准投照体位包括内旋前后位、外旋前后位和腋轴位
    - 常用 Grashey 位（盂肱关节真正的前后位）代替外旋前后位
  - 肩胛骨 Y 位用于评估冈上肌出口和脱位情况
  - Rockwood 位（向尾侧倾斜 30° 的前后位）用于评估肩峰
  - Zanca 位（向头侧倾斜 10°～20° 的前后位）用于评估肩锁关节
  - Garth 斜位或西点（west point）位用于评估前下关节盂缘
    - Garth 位：患者坐位，手臂放于体侧，暗盒置于

后方与肩胛冈平行，中心线对准盂肱关节，投照方向与胸廓平面呈 45°并向尾侧倾斜 45°

- 西点位：患者俯卧位，头转向对侧，暗盒抵在肩的上方，中心线对准腋窝，斜向内下方投照，投照方向与水平面和中心线分别呈 25°
  - Stryker 切迹位用于评估肱骨头和喙突基底部
    - 患者仰卧位，暗盒置于患肩下方，手掌放于头顶，手指朝向头的后方
- 关节造影
  - X 线关节造影
    - 在透视引导下将针置入盂肱关节
    - 注入 10~12 ml 对比剂
    - 对比剂应充盈于关节内，不延伸至肩袖内或进入肩峰下 - 三角肌下滑囊
    - 正常情况下造影剂可以进入肩胛下隐窝和肱二头肌腱鞘
  - 关节造影时可以根据症状的部位和（或）患者的舒适度选择进针的位置
  - 最常用的进针位置为肩袖间隙
    - 患者仰卧位，手臂外旋
    - 进针点在肱骨头上部，穿经肩袖间隙
    - 这种方法最不容易出现注射错位置或部分外渗的情况
    - 可能导致对比剂外渗入肩袖间隙，误认为肩袖间隙撕裂
  - 肱骨头内下部穿刺方法
    - 患者仰卧位，手臂外旋
    - 进针点在肱骨头内下部
    - 出现对比剂外渗入肩胛下肌腱、盂肱下韧带的发生率会增加
    - 进针点不要太靠内侧，以免穿至或刺入盂唇
    - 避免在肱骨头中心处进针，因为外旋位时此处的关节囊被压紧，在此进针很可能出现对比剂外渗
  - 肱骨头后方穿刺方法（患者取俯卧位）
    - 可以用于肩关节前方（尤其是肩袖间隙区域）不适的患者
    - 操作步骤：用楔形物 / 毛巾抬高肩部，手臂外旋
    - 采取高进针点（肱骨头内上部）或低进针点（肱骨头内下方），后者注入关节囊外的风险更高
    - 潜在的问题：在后方穿刺时，如果进针点高于肱骨头，会不小心将对比剂注入后方肩袖间隙（冈上肌腱和冈下肌腱之间的潜在间隙）

- 注入对比剂的分布
  - 正常情况下容易注入对比剂，对比剂分布于关节软骨周围或充盈关节囊
  - 当对比剂注入关节外时，会向周围自由扩散，可能会误认为注入关节囊，需要在间断透视时仔细观察
  - 注入软骨内或骨内：对比剂会在针尖周围聚集
  - 注入关节囊壁或肌肉：常为混合性注射，即对比剂同时进入关节内和软组织内，可见对比剂沿肌肉 / 肌腱走行分布，可能误认为撕裂
- 对于有 MR 禁忌证的患者可采用 CT 关节造影
- MR 关节造影
  - 评估关节囊盂唇复合体的最佳方法
  - 关节内注入 12 ml 稀释的钆喷酸葡胺对比剂（浓度 2 mmol/L），采用碘对比剂、丁哌卡因、肾上腺素（依据机构的偏好选用）对对比剂进行稀释
  - MR 扫描前避免肩部运动，以减少对比剂的渗漏
  - 间接法时，经静脉注入钆喷酸葡胺，接着活动肩关节，然后进行 MR 扫描
  - 轴位、斜冠状位、斜矢状位脂肪抑制的 T_1WI 序列
  - 可选用外展外旋位（abduction-externalrotation，ABER）扫描
  - 注入的气泡可能会与游离体混淆
  - 高场强 MR 扫描仪
  - 以感兴趣区为中心的肩部专用线圈
  - 体位：患者仰卧，手臂处于中立位或轻微外旋（避免内旋），手臂置于体侧并稍微离开胸壁

影像学注意事项

- Buford 复合体：前上盂唇缺如，索状增粗的 MGHL
- 上盂唇变异：肱二头肌腱锚处及其前方的上盂唇可以呈半月板样形态
- 对比剂注入关节囊壁的纤维内：可能误认为关节囊撕裂

参考文献

1. Hunt SA et al: The rotator interval: anatomy, pathology, and strategies for treatment. J Am Acad Orthop Surg. 15(4):218-27, 2007
2. Krief OP: MRI of the rotator interval capsule. AJR Am J Roentgenol. 184(5):1490-4, 2005
3. Morag Y et al: MR arthrography of rotator interval, long head of the biceps brachii, and biceps pulley of the shoulder. Radiology. 235(1):21-30, 2005
4. Clark JM et al: Tendons, ligaments, and capsule of the rotator cuff. Gross and microscopic anatomy. J Bone Joint Surg Am. 74(5):713-25, 1992

外旋及内旋前后位 X 线片

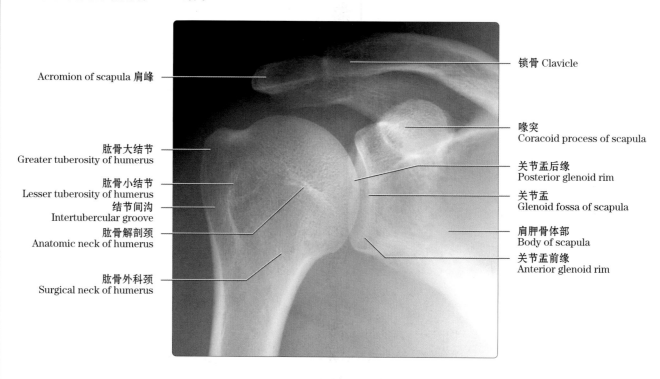

Acromion of scapula 肩峰

肱骨大结节
Greater tuberosity of humerus

肱骨小结节
Lesser tuberosity of humerus

结节间沟
Intertubercular groove

肱骨解剖颈
Anatomic neck of humerus

肱骨外科颈
Surgical neck of humerus

锁骨 Clavicle

喙突
Coracoid process of scapula

关节盂后缘
Posterior glenoid rim

关节盂
Glenoid fossa of scapula

肩胛骨体部
Body of scapula

关节盂前缘
Anterior glenoid rim

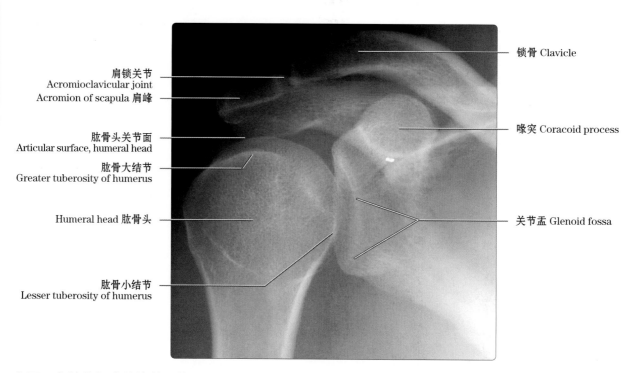

肩锁关节
Acromioclavicular joint
Acromion of scapula 肩峰

肱骨头关节面
Articular surface, humeral head

肱骨大结节
Greater tuberosity of humerus

Humeral head 肱骨头

肱骨小结节
Lesser tuberosity of humerus

锁骨 Clavicle

喙突 Coracoid process

关节盂 Glenoid fossa

上图：肩关节标准外旋前后位 X 线片。盂肱关节的斜位图像，关节正常前倾角约为 40°，关节盂前缘投影于后缘的内侧。肩关节前后位片可在中立位、内旋位或外旋位时拍摄。手臂外旋时，肱骨大结节投影于肱骨头外侧。

下图：肩关节标准内旋前后位 X 线片。肱骨小结节投影于肱骨头内侧。肱骨大结节向前旋转，其上缘在关节面下方形成一条致密线。肱骨头后外侧面投影于外侧。

Grashey 位与 Garth 位 X 线片

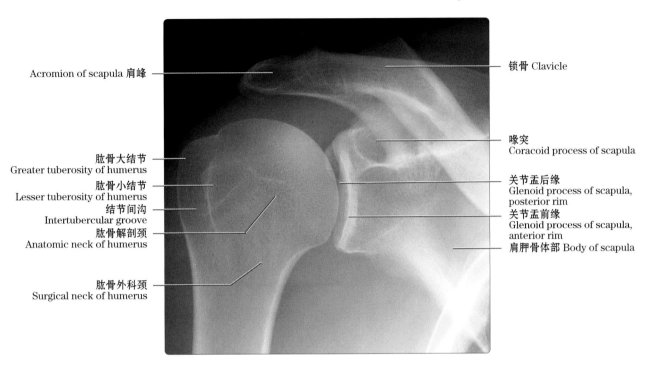

Acromion of scapula 肩峰

锁骨 Clavicle

肱骨大结节
Greater tuberosity of humerus

喙突
Coracoid process of scapula

肱骨小结节
Lesser tuberosity of humerus

关节盂后缘
Glenoid process of scapula,
posterior rim

结节间沟
Intertubercular groove

关节盂前缘
Glenoid process of scapula,
anterior rim

肱骨解剖颈
Anatomic neck of humerus

肩胛骨体部 Body of scapula

肱骨外科颈
Surgical neck of humerus

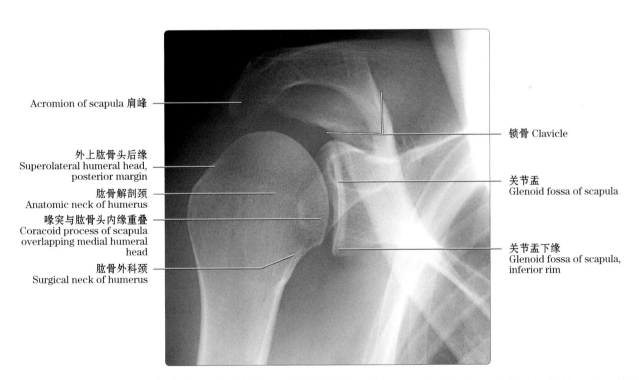

Acromion of scapula 肩峰

锁骨 Clavicle

外上肱骨头后缘
Superolateral humeral head,
posterior margin

关节盂
Glenoid fossa of scapula

肱骨解剖颈
Anatomic neck of humerus

喙突与肱骨头内缘重叠
Coracoid process of scapula
overlapping medial humeral
head

关节盂下缘
Glenoid fossa of scapula,
inferior rim

肱骨外科颈
Surgical neck of humerus

上图：肩关节 Grashey 位或真正前后位片。盂肱关节正常时前倾，在肩关节标准前后位的基础上，将 X 线球管向侧方倾斜约 45°投照，可获得盂肱关节真正的前后位片，此位置上关节盂前后缘几乎完全重叠。Grashey 位有助于评价关节的对位关系、关节间隙狭窄和肱骨头半脱位。

下图：肩关节 Garth 位片。Garth 位是在标准前后位的基础上，将 X 线球管向尾侧倾斜 45°拍摄。该体位能很好地显示关节盂下缘和肱骨头外上后缘。对急性或慢性肱骨头前脱位的患者，此体位有助于发现关节盂下缘的 Bankart 骨折和肱骨头的 Hill-Sachs 损伤。

腋轴位、西点位和 Stryker 切迹位 X 线片

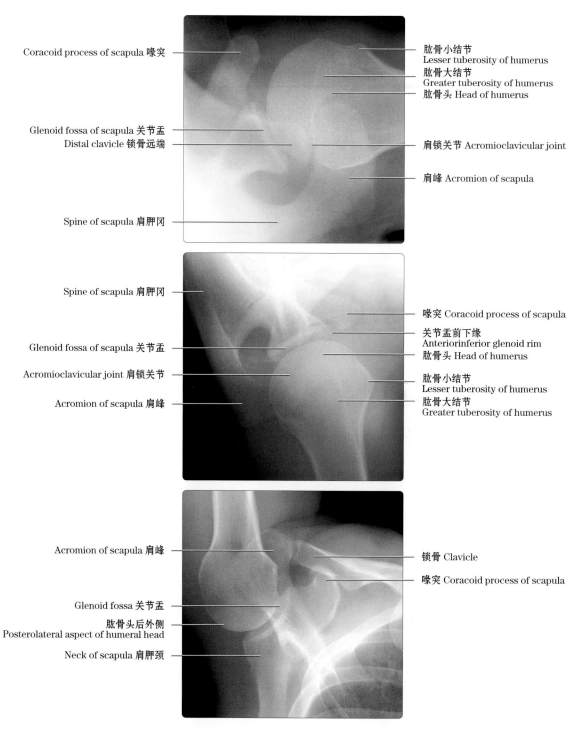

Coracoid process of scapula 喙突

肱骨小结节 Lesser tuberosity of humerus
肱骨大结节 Greater tuberosity of humerus
肱骨头 Head of humerus

Glenoid fossa of scapula 关节盂
Distal clavicle 锁骨远端

肩锁关节 Acromioclavicular joint

肩峰 Acromion of scapula

Spine of scapula 肩胛冈

Spine of scapula 肩胛冈

喙突 Coracoid process of scapula
关节盂前下缘 Anteriorinferior glenoid rim
肱骨头 Head of humerus

Glenoid fossa of scapula 关节盂

Acromioclavicular joint 肩锁关节

Acromion of scapula 肩峰

肱骨小结节 Lesser tuberosity of humerus
肱骨大结节 Greater tuberosity of humerus

Acromion of scapula 肩峰

锁骨 Clavicle
喙突 Coracoid process of scapula

Glenoid fossa 关节盂

肱骨头后外侧 Posterolateral aspect of humeral head

Neck of scapula 肩胛颈

上图：肩关节腋轴位投照时，患者取仰卧位，手臂外展至 90°，X 线球管向内侧倾斜 15°~30° 拍摄。腋轴位片是盂肱关节的切线位片，有助于发现肱骨头脱位、关节盂前缘或后缘骨折。

中图：肩关节西点位投照时，患者俯卧于检查床上，肩关节外展，前臂悬于检查床下，X 线球管指向腋窝，向内侧和下方分别倾斜 25° 拍摄。西点位片能更好地显示关节盂前下部，有助于发现 Bankart 骨折。

下图：肩关节 Stryker 切迹位投照时，患者仰卧，手臂呈外展外旋位（ABER 位），X 线球管向头侧倾斜 10° 拍摄。此体位摄片能更好地显示肱骨头后外侧的 Hill-Sachs 损伤。

冈上肌出口位、肩胛骨 Y 位和肩胛骨前后位 X 线片

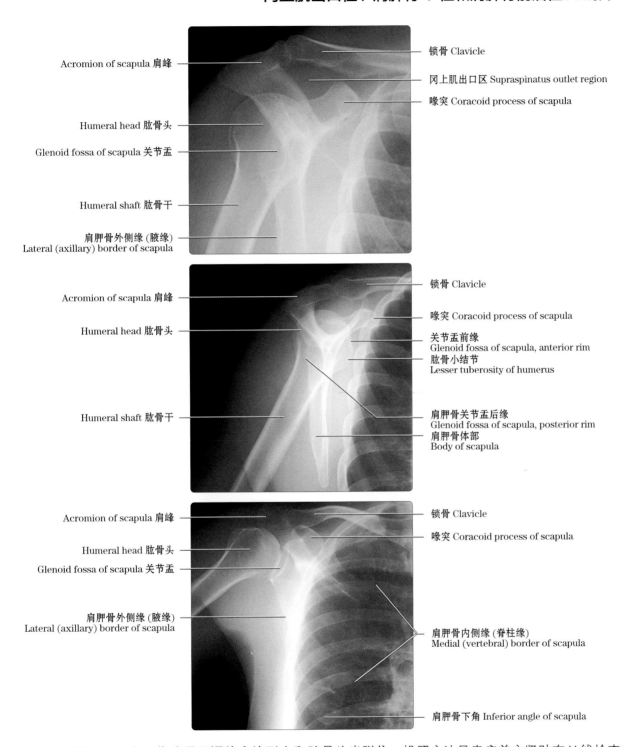

Acromion of scapula 肩峰
锁骨 Clavicle
冈上肌出口区 Supraspinatus outlet region
喙突 Coracoid process of scapula
Humeral head 肱骨头
Glenoid fossa of scapula 关节盂
Humeral shaft 肱骨干
肩胛骨外侧缘（腋缘）
Lateral (axillary) border of scapula

Acromion of scapula 肩峰
锁骨 Clavicle
喙突 Coracoid process of scapula
关节盂前缘
Glenoid fossa of scapula, anterior rim
肱骨小结节
Lesser tuberosity of humerus
Humeral head 肱骨头
肩胛骨关节盂后缘
Glenoid fossa of scapula, posterior rim
肩胛骨体部
Body of scapula
Humeral shaft 肱骨干

Acromion of scapula 肩峰
锁骨 Clavicle
喙突 Coracoid process of scapula
Humeral head 肱骨头
Glenoid fossa of scapula 关节盂
肩胛骨外侧缘（腋缘）
Lateral (axillary) border of scapula
肩胛骨内侧缘（脊柱缘）
Medial (vertebral) border of scapula
肩胛骨下角 Inferior angle of scapula

上图：肩关节冈上肌出口位片用于评价肩峰形态和肱骨头半脱位。投照方法是患肩前方紧贴在 X 线检查板上，对侧肩部向远离检查板的方向旋转约 40°，X 线球管向尾侧倾斜 5°~10° 拍摄。此体位摄片能显示肩峰和肩峰下间隙。

中图：肩胛骨 Y 位片投照时，患肩前方紧贴在 X 线检查板上，对侧肩部向远离检查板的方向旋转45°~60°，X 线束直接沿肩胛冈方向拍摄，获得肩关节真正的侧位片，此时肩胛骨呈"Y"形，肱骨头位于"Y"形的中心。肩关节前脱位时，肱骨头位于喙突下方；肩关节后脱位时，肱骨头则位于关节盂后方。

下图：肩胛骨前后位片投照时，患者取立位或仰卧位，手臂外展，掌心向上拍摄。

关节造影：盂肱关节与三角肌下滑囊

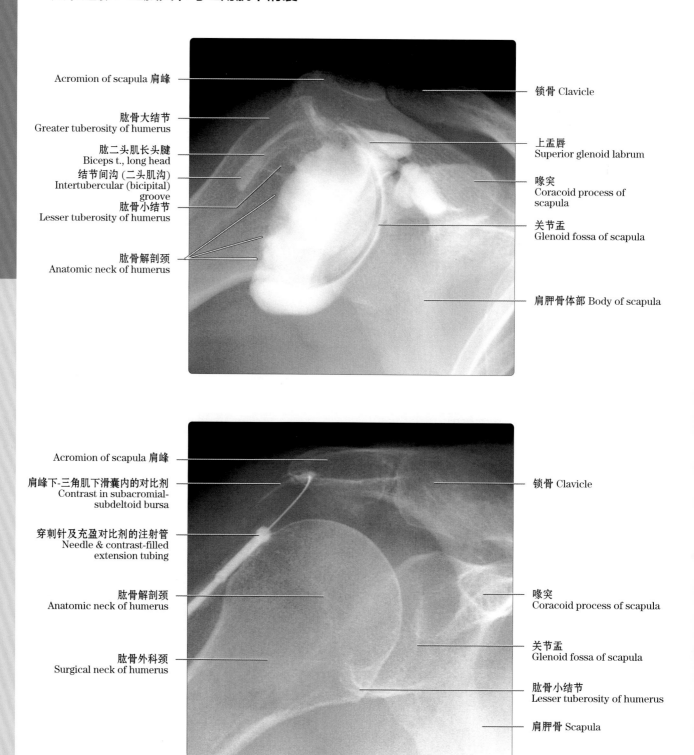

Acromion of scapula 肩峰

肱骨大结节
Greater tuberosity of humerus

肱二头肌长头腱
Biceps t., long head

结节间沟（二头肌沟）
Intertubercular (bicipital)
groove

肱骨小结节
Lesser tuberosity of humerus

肱骨解剖颈
Anatomic neck of humerus

锁骨 Clavicle

上盂唇
Superior glenoid labrum

喙突
Coracoid process of
scapula

关节盂
Glenoid fossa of scapula

肩胛骨体部 Body of scapula

Acromion of scapula 肩峰

肩峰下-三角肌下滑囊内的对比剂
Contrast in subacromial-
subdeltoid bursa

穿刺针及充盈对比剂的注射管
Needle & contrast-filled
extension tubing

肱骨解剖颈
Anatomic neck of humerus

肱骨外科颈
Surgical neck of humerus

锁骨 Clavicle

喙突
Coracoid process of scapula

关节盂
Glenoid fossa of scapula

肱骨小结节
Lesser tuberosity of humerus

肩胛骨 Scapula

上图：X 线关节造影。关节内对比剂勾勒出关节囊的轮廓，对比剂可延伸至肱骨解剖颈关节囊附着处，还可延伸至肱二头肌腱鞘和肩胛下隐窝。

下图：肩峰下 - 三角肌下滑囊注射。在肩峰下缘置入 25 g 穿刺针，对比剂注入肩峰下 - 三角肌下滑囊后会呈弧线形状。此 X 线片上，肩关节内旋。

正常关节造影片

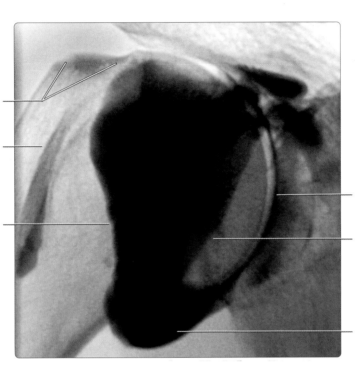

冈上肌腱附着区
Footprint of supraspinatus t.

肱二头肌腱腱鞘内对比剂
勾勒出肱二头肌腱
Bicipital recess outlining
biceps t.

关节囊的肱骨附着处
Humeral attachment of
joint capsule

对比剂勾勒出软骨面
Contrast outlines cartilage
surface

MGHL相关的轮廓改变
Contour change related to
MGHL

腋隐窝 Axillary recess

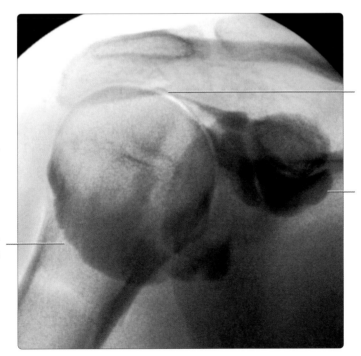

对比剂勾勒出肱骨头的
透明软骨
Contrast outlines hyaline
cartilage of humeral head

肩胛下隐窝
Subscapularis recess

腋隐窝
Axillary recess enface

上图：透视下肩关节外旋前后位关节造影，肱骨解剖颈关节囊附着处见斜行轮廓线，对比剂延伸至这条线的外侧和 / 或大结节外侧时，提示存在肩袖撕裂。肱二头肌腱鞘和腋隐窝常有对比剂充盈。

下图：肩关节内旋前后位关节造影片示对比剂充盈肩胛下隐窝。

肩部示意图

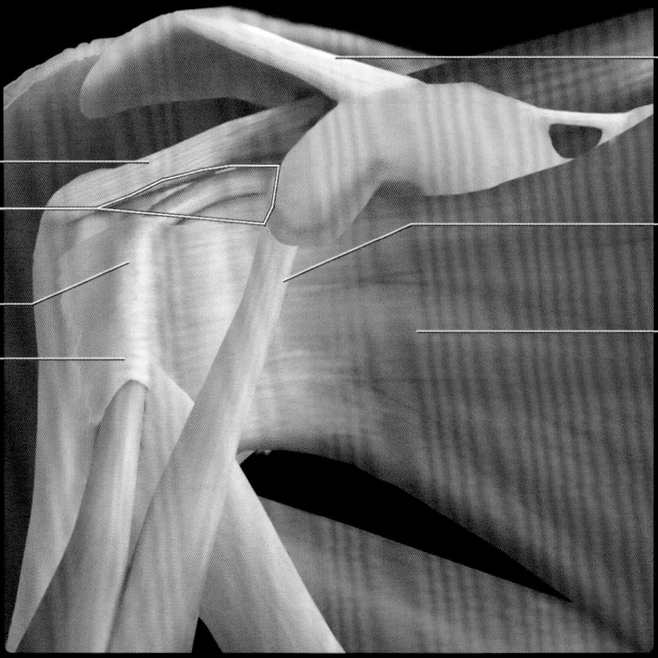

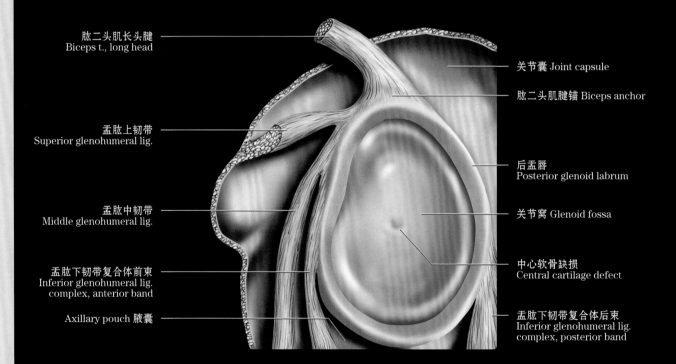

喙肩韧带
Coracoacromial lig.

Supraspinatus t. 冈上肌腱

Rotator interval 肩袖间隙

肱二头肌短头腱
Biceps t., short head

肱二头肌长头腱
Biceps t., long head

覆盖肱二头肌腱的横韧带
Transverse lig. overlying
biceps t.

肩胛下肌 Subscapularis m.

肱二头肌长头腱
Biceps t., long head

关节囊 Joint capsule

肱二头肌腱锚 Biceps anchor

盂肱上韧带
Superior glenohumeral lig.

后盂唇
Posterior glenoid labrum

关节窝 Glenoid fossa

盂肱中韧带
Middle glenohumeral lig.

中心软骨缺损
Central cartilage defect

盂肱下韧带复合体前束
Inferior glenohumeral lig.
complex, anterior band

Axillary pouch 腋囊

盂肱下韧带复合体后束
Inferior glenohumeral lig.
complex, posterior band

上图：正面观图示肩袖和肩袖间隙的关系。肩袖间隙为内宽外窄的三角形间隙，尖端位于大结节的前缘。
下图：矢状位图示移除肱骨头后的肩关节内部结构。盂肱上韧带（SGHL）和盂肱中韧带（MGHL）均起自肱二头肌腱附近，但 SGHL 呈水平走行并参与构成肱二头肌腱的悬吊装置。MGHL 向外下斜向走行，维持关节前方稳定。盂肱下韧带（IGHL）前束和后束分别起自关节盂的前、后缘，构成腋隐窝的前、后边界。

肩袖间隙示意图

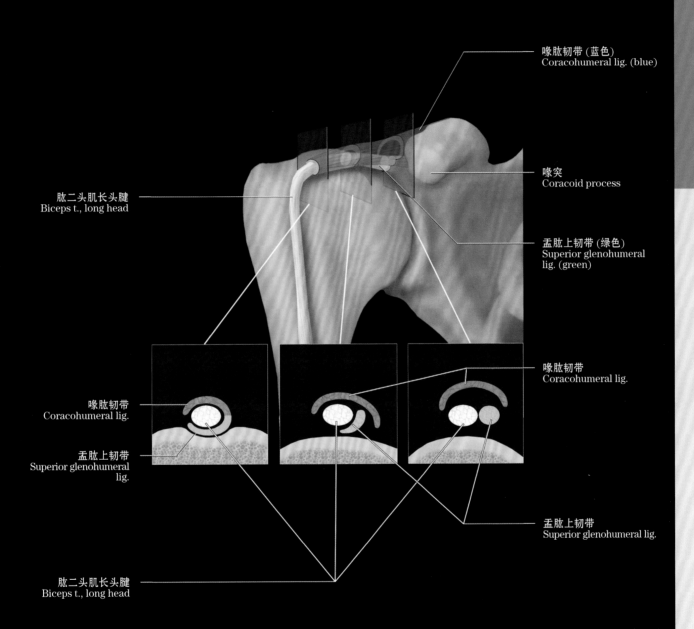

喙肱韧带（蓝色）
Coracohumeral lig. (blue)

喙突
Coracoid process

盂肱上韧带（绿色）
Superior glenohumeral lig. (green)

肱二头肌长头腱
Biceps t., long head

喙肱韧带
Coracohumeral lig.

喙肱韧带
Coracohumeral lig.

盂肱上韧带
Superior glenohumeral lig.

盂肱上韧带
Superior glenohumeral lig.

肱二头肌长头腱
Biceps t., long head

正常肩袖间隙解剖示意图。肩袖间隙的外侧、中间、内侧部的横断面图像位于示意图底部。肩袖间隙外侧、结节间沟入口近端处，喙肱韧带内侧束（蓝色）和盂肱上韧带（绿色）在肱二头肌长头腱周围形成悬吊结构。在肩袖间隙中部，喙肱韧带位于肱二头肌腱上方，盂肱上韧带与喙肱韧带形成"T"形。靠近肩袖间隙内侧缘时，盂肱上韧带的断面呈圆形，位于肱二头肌腱的前方，"U"形的喙肱韧带覆盖在两者的上方。（Modified from Krief OP，2005.）

肩部

斜冠状位（由后至前）

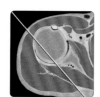
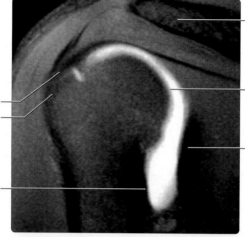

冈下肌腱附着处
Infraspinatus t. attachment
Greater tuberosity 大结节

盂肱下韧带后束
Posterior band, inferior glenohumeral lig.

肩胛骨 Scapular blade

肱骨头透明软骨
Hyaline cartilage, humeral head

关节盂后缘 Glenoid posterior margin

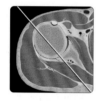
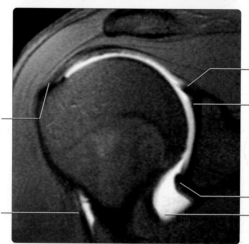

Infraspinatus t. 冈下肌腱

Biceps t., long head 肱二头肌长头腱

盂唇 Glenoid labrum

关节盂透明软骨
Hyaline cartilage, glenoid

盂唇 Glenoid labrum

腋隐窝 Axillary recess

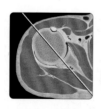
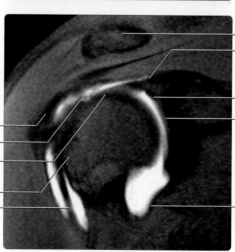

Supraspinatus t. 冈上肌腱
Coracohumeral lig. 喙肱韧带
Biceps t., long head 肱二头肌长头腱

Lesser tuberosity 小结节
Biceps t., long head 肱二头肌长头腱

肩峰 Acromion process
肱二头肌腱锚 Biceps anchor

上盂唇 Superior glenoid labrum

透明软骨 Hyaline cartilage

盂肱下韧带前束
Anterior band, inferior glenohumeral lig.

上图：沿冈上肌腱长轴扫描的斜冠状位 T₁WI 关节造影图像，腋囊后缘可见盂肱下韧带后束。

中图：在肱二头肌腱锚后方，关节盂唇紧密附着在透明软骨上，无盂唇下沟。由于患者仰卧位时肘部位置低于肩部，因此图像下部的结构往往更偏前。

下图：肱二头肌腱起自骨性关节盂上缘，与上盂唇紧密相连。在此区域有时可以见到盂唇下沟，但本例患者没有。上盂唇下方可见中等信号的透明软骨。本例患者的肱二头肌腱出现在经肩关节中部层面而非偏前部层面的图像上，这是由于其肩关节极度外旋所致。

斜冠状位（由后至前）

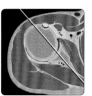

Coracohumeral lig. 喙肱韧带

Supraspinatus t. 冈上肌腱

Biceps groove 二头肌沟

盂肱下韧带前束
Anterior band, inferior glenohumeral lig.

盂肱上韧带 Superior glenohumeral lig.
盂肱中韧带 Middle glenohumeral lig.

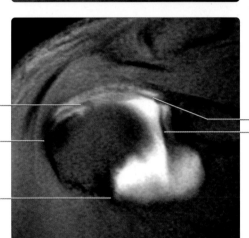

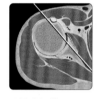

Biceps sling 肱二头肌腱悬吊装置

Lesser tuberosity 小结节

盂肱下韧带前束
Anterior band, inferior glenohumeral lig.

盂肱上韧带 Superior glenohumeral lig.
盂肱中韧带 Middle glenohumeral lig.

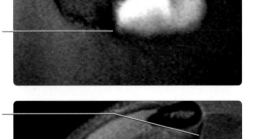

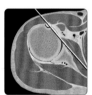

Coracoclavicular lig. 喙锁韧带
Coracoid process 喙突

Coracohumeral lig. 喙肱韧带

Subscapularis t. slips 肩胛下肌腱束

肩胛下隐窝 Subscapularis recess

肩胛下肌 Subscapularis m.

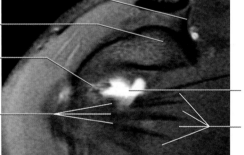

上图：在肱二头肌长头腱水平部前缘层面图像上，盂肱上韧带位于喙肱韧带的下方。MR 关节造影所见随肩关节的旋转而变化。本例患者的肩关节外旋，因此韧带接近冠状走行。

中图：在关节盂前缘层面图像上可见肱二头肌腱悬吊结构。

下图：在关节最前部层面图像上，肩胛下隐窝位于肩胛下肌上缘，肩胛下肌腱束与肌肉交错相连，最前部的喙肱韧带与肩胛下肌纤维融合。

横轴位（由上至下）

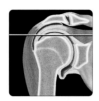
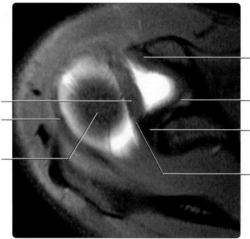

Biceps t., long head 肱二头肌长头腱
Infraspinatus t. 冈下肌腱
Humeral head 肱骨头

喙肱韧带 Coracohumeral lig.
盂肱上韧带 Superior glenohumeral lig.
上盂唇 Superior glenoid labrum
肱二头肌腱锚 Biceps anchor

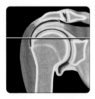
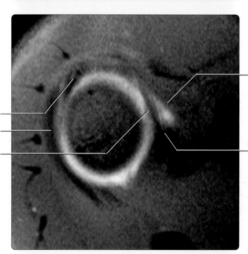

Supraspinatus t. 冈上肌腱
Infraspinatus t. 冈下肌腱
Biceps t. long head 肱二头肌长头腱

喙肱韧带 Coracohumeral lig.
肱二头肌腱锚 Biceps anchor

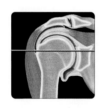
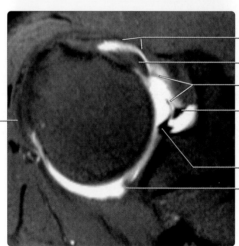

Infraspinatus t. 冈下肌腱

喙肱韧带 Coracohumeral lig.
肱二头肌长头腱 Biceps t., long head
盂肱上韧带 Superior glenohumeral lig.
盂肱中韧带 Middle glenohumeral lig.
前盂唇 Anterior labrum
后盂唇 Posterior labrum

上图：MR 肩关节造影横轴位脂肪抑制 T₁WI，可见肱二头肌腱锚、肱二头肌长头腱水平部以及部分喙肱韧带。由于关节腔充盈扩张，盂肱上韧带向内侧偏移。

中图：喙肱韧带内侧束参与构成肱二头肌腱悬吊装置，外侧束走行在肩胛下肌前缘，与肩胛下肌、小结节和大结节相连。喙肱韧带形成横韧带的一部分。

下图：喙肱韧带构成肩袖间隙的顶壁，也参与构成肱二头肌腱悬吊装置。

横轴位（由上至下）

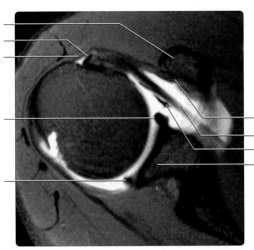
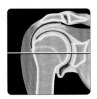

Coracoid process 喙突
Biceps t., long head 肱二头肌长头腱
Transverse lig. 横韧带

Anterior labrum 前盂唇

Posterior labrum 后盂唇

喙肱韧带外侧束
Coracohumeral lig., lateral head
肩胛下肌腱 Subscapularis t.
盂肱中韧带 Middle glenohumeral lig.
关节盂 Glenoid

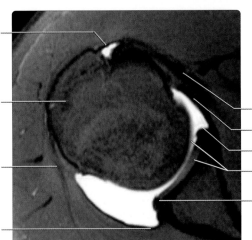
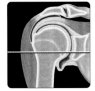

Transverse lig. 横韧带

Greater tuberosity 大结节

Teres minor t. 小圆肌腱

Posterior joint recess 关节后隐窝

肩胛下肌腱 Subscapularis t.
盂肱中韧带 Middle glenohumeral lig.
前盂唇 Anterior labrum
透明软骨 Hyaline cartilage
后盂唇 Posterior labrum

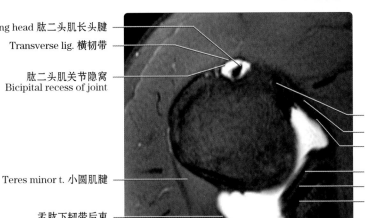

Biceps t., long head 肱二头肌长头腱
Transverse lig. 横韧带
肱二头肌关节隐窝
Bicipital recess of joint

Teres minor t. 小圆肌腱

盂肱下韧带后束
Posterior band, inferior glenohumeral lig.

小结节 Lesser tuberosity
肩胛下肌建 Subscapularis t.
盂肱下韧带前束
Anterior band, inferior glenohumeral lig.
下盂唇 Inferior labrum
透明软骨 Hyaline cartilage
关节盂骨皮质 Bony cortex of glenoid
关节后隐窝 Posterior joint recess

上图：喙肱韧带（CHL）外侧束走行于肩胛下肌腱前方，与肩胛下肌腱浅层纤维共同形成横韧带。MGHL位于肩胛下肌腱后缘，在稍下方处与其融合。

中图：前盂唇比后盂唇大，透明软骨在盂唇下呈中等信号向前和向后延伸。

下图：在关节下缘，下盂唇位于透明软骨表面。盂唇旁出现关节后隐窝属正常现象。

矢状位（由外向内）

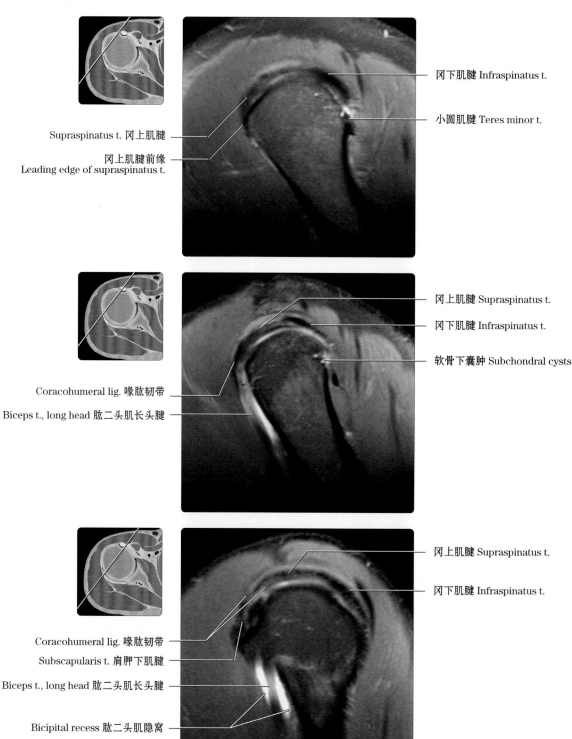

Supraspinatus t. 冈上肌腱

冈上肌腱前缘
Leading edge of supraspinatus t.

冈下肌腱 Infraspinatus t.

小圆肌腱 Teres minor t.

Coracohumeral lig. 喙肱韧带

Biceps t., long head 肱二头肌长头腱

冈上肌腱 Supraspinatus t.

冈下肌腱 Infraspinatus t.

软骨下囊肿 Subchondral cysts

Coracohumeral lig. 喙肱韧带

Subscapularis t. 肩胛下肌腱

Biceps t., long head 肱二头肌长头腱

Bicipital recess 肱二头肌隐窝

冈上肌腱 Supraspinatus t.

冈下肌腱 Infraspinatus t.

上图：MR 关节造影矢状位脂肪抑制 PDWI，示肩袖环绕在肱骨头上方和后方，呈自行车轮辐状。冈上肌腱前缘可见细小撕裂。冈上肌腱前缘在斜矢状位上显示最佳。

中图：在冈上和冈下肌腱附着点内侧层面图像上，肌腱下方可见薄层关节液。肱骨头后缘可见软骨下小囊肿，成人中几乎普遍存在。

下图：喙肱韧带形成肩袖间隙的顶壁，形态多变。

矢状位（由外向内）

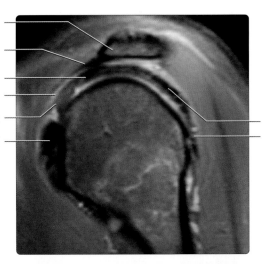
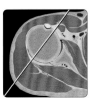

Acromion process 肩峰突

Coracoacromial lig. 喙肩韧带

Supraspinatus t. 冈上肌腱
Coracohumeral lig. 喙肱韧带

Biceps t., long head 肱二头肌长头腱

Subscapularis t. 肩胛下肌腱

冈下肌腱 Infraspinatus t.
小圆肌腱 Teres minor t.

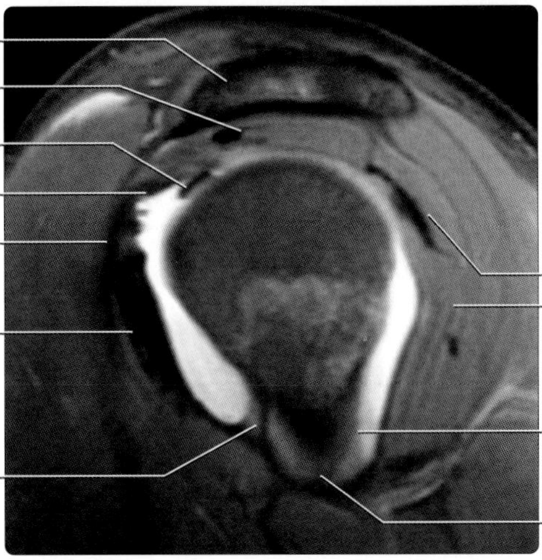

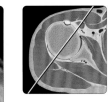

Acromion 肩峰

Supraspinatus m. & t. 冈上肌及肌腱

Biceps t. 肱二头肌腱

喙肱韧带内侧束
Coracohumeral lig., medial band
喙肱韧带外侧束
Coracohumeral lig., lateral band

Subscapularis t. 肩胛下肌腱

冈下肌及肌腱 Infraspinatus m. & t.
小圆肌 Teres minor m.

盂肱下韧带后束
Inferior glenohumeral lig., posterior band

腋隐窝 Axillary recess

盂肱下韧带前束
Inferior glenohumeral lig., anterior band

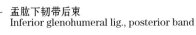
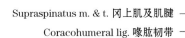
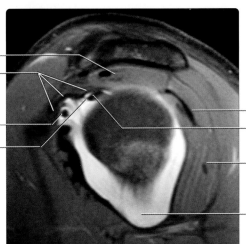
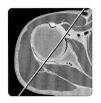

Supraspinatus m. & t. 冈上肌及肌腱

Coracohumeral lig. 喙肱韧带

Air bubble 气泡

Superior glenohumeral lig. 盂肱上韧带

冈下肌及肌腱 Infraspinatus m. & t.

肱二头肌长头腱 Biceps t., long head

小圆肌及肌腱 Teres minor m. & t.

腋囊 Axillary pouch

上图：在肱二头肌腱转向进入结节间沟处，魔角效应可能与肌腱病混淆。此区域肌腱半脱位和磨损常见，准确评估依赖于对所有 3 个成像平面仔细的交互参考。

中图：盂肱下韧带前束和后束止于肱骨颈，两者之间是腋隐窝。

下图：显示喙肱韧带的宽度，横跨肩袖间隙，呈弧形围绕在肱二头肌腱的顶部。

肩部

矢状位（由外向内）

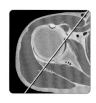

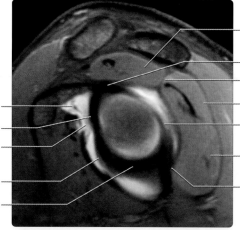

Superior glenohumeral lig. 盂肱上韧带
Anterior glenoid labrum 上盂唇
Middle glenohumeral lig. 盂肱中韧带
盂肱下韧带前束
Inferior glenohumeral lig., anterior band
Inferior glenoid labrum 下盂唇

冈上肌 Supraspinatus m.
肱二头肌腱锚 Biceps anchor
后方肩袖间隙 Posterior rotator interval
冈下肌 Infraspinatus m.
后盂唇 Posterior glenoid labrum
小圆肌 Teres minor m.
盂肱下韧带后束
Inferior glenohumeral lig., posterior band

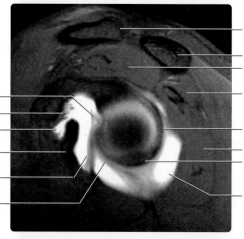

Superior glenohumeral lig. 盂肱上韧带
Coracohumeral lig. 喙肱韧带
Subscapularis recess 肩胛下隐窝
Subscapularis m. 肩胛下肌
Middle glenohumeral lig. 盂肱中韧带
盂肱下韧带前束
Inferior glenohumeral lig., anterior band

锁骨 Clavicle
肩峰 Acromion
冈上肌 Supraspinatus m.
冈下肌 Infraspinatus m.
后盂唇 Posterior labrum
小圆肌 Teres minor m.
下盂唇 Inferior labrum
腋隐窝 Axillary recess

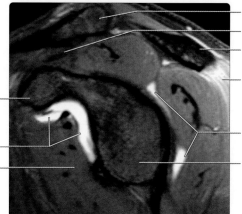

Coracoid process 喙突

Subscapularis recess 肩胛下隐窝
Subscapularis m. 肩胛下肌

锁骨 Clavicle
喙锁韧带 Coracoclavicular lig.
肩胛骨 Scapular blade
后方穿刺注射的利多卡因麻醉剂
Lidocaine anesthetic from posterior injection entry
关节后隐窝 Posterior joint recesses
关节盂 Glenoid

上图：关节盂唇环绕在骨性关节盂边缘。

中图：另一患者图像，上幅图像内侧层面，由于关节囊更加充盈扩张，更好地显示关节隐窝和盂肱韧带。

下图：关节面内侧层面图像，对比剂充盈关节隐窝。肩胛下隐窝呈马鞍形覆盖在肩胛下肌上缘。喙突下滑囊（本例未显示）位于肩胛下隐窝上方，不与关节腔相通，因此在关节造影时不会充盈对比剂。肩袖撕裂时，对比剂可经肩峰下 / 三角肌下滑囊进入喙突下滑囊。

正常变异：盂唇下孔

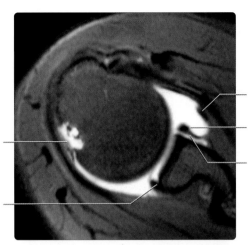

Subchondral cysts 软骨下囊肿

Posterior labrum 后盂唇

盂肱中韧带 Middle glenohumeral lig.

前盂唇 Anterior labrum

对比剂进入盂唇下孔
Contrast in sublabral window

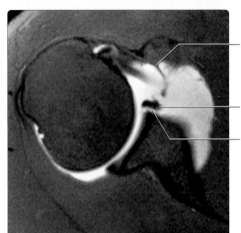

喙肱韧带 Coracohumeral lig.

前盂唇 Anterior labrum

对比剂进入盂唇下孔
Contrast in sublabral window

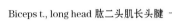
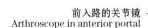
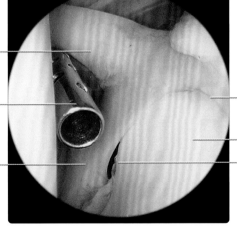

Biceps t., long head 肱二头肌长头腱

前入路的关节镜
Arthroscope in anterior portal

Anterior labrum 前盂唇

后盂唇 Posterior labrum

关节盂关节面 Glenoid articular surface

盂唇下孔 Sublabral window

上图：MR 关节造影横轴位 T₁WI 图像示盂唇下孔，为正常变异，见于盂唇前上象限，此处孤立性盂唇撕裂罕见。盂唇下孔一般不会延伸至喙突平面以下。盂唇撕裂时裂口呈不规则锯齿状，而盂唇下孔边缘光滑。

中图：另一患者 MR 关节造影横轴位 T₁WI 图像示盂唇下孔，其下方层面图像可区分盂唇下孔和 Buford 复合体，前者在下方层面图像上，盂唇重新附着于骨上，而后者可见索状 MGHL 与肩胛下肌融合，盂唇撕裂分离应在更低层面出现。

下图：关节镜图像显示后盂唇牢固附着于关节盂，而前盂唇与关节盂间有盂唇下孔。

正常变异: Buford 复合体

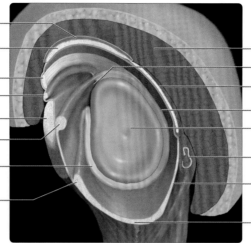

肩峰下-三角肌下滑囊 Subacromial-subdeltoid bursa
Supraspinatus t. 冈上肌腱
Biceps t., long head 肱二头肌长头腱
Superior glenohumeral lig. 盂肱上韧带
Subscapularis t. 肩胛下肌腱
增粗的盂肱中韧带 Middle glenohumeral lig., thick
Anterior labrum 前盂唇
盂肱下韧带复合体前束 Inferior glenohumeral lig. complex, anterior band

三角肌 Deltoid m.
前上盂唇缺如 Absent anterior superior labrum
冈下肌腱 Infraspinatus t.
盂唇 Glenoid labrum
关节盂 Glenoid
小圆肌及肌腱 Teres minor m. & t.
盂肱下韧带复合体后束 Inferior glenohumeral lig. complex, posterior band
盂肱下韧带复合体腋囊部 Inferior glenohumeral lig. complex, axillary pouch

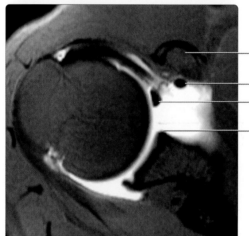

喙突 Coracoid process
气泡 Air bubble
盂肱中韧带 Middle glenohumeral lig.
盂唇缺如 Absent labrum

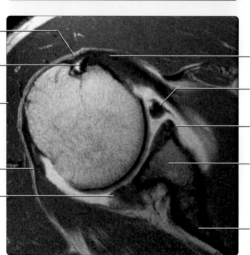

Transverse lig. 横韧带
Biceps t., long head 肱二头肌长头腱
Deltoid m. 三角肌
Teres minor t. 小圆肌腱
撕裂造成的后盂唇异常 Abnormal posterior labrum due to prior tear

肩胛下肌腱 Subscapularis t.
增粗的盂肱中韧带 Middle glenohumeral lig., thick
前盂唇,4:00方向 Anterior labrum, 4:00 position
关节盂中部 Mid glenoid
肩胛骨 Scapula

上图:矢状位示意图显示 Buford 复合体。前上盂唇缺如,盂肱中韧带索状增粗。

中图:MR 关节造影横轴位脂肪抑制 T₁WI, Buford 复合体中的盂肱中韧带大小可与正常前盂唇相似,这种结构可能不稳定,有 Buford 复合体的患者发生 SLAP 撕裂的概率更高。

下图:喙突下方水平横轴位 T₂WI,前盂唇与粗大的盂肱中韧带分离,此表现一般见于 Buford 复合体下方水平。

肩部

正常变异：肱二头肌腱 / 盂唇复合体

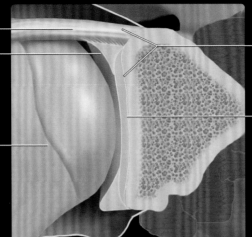

Biceps t., long head 肱二头肌长头腱
Superior glenoid labrum 上盂唇

Ⅰ型肱二头肌腱盂唇复合体
Type 1 biceps labral complex

Humerus, anatomic neck 肱骨解剖颈

关节盂软骨 Glenoid articular cartilage

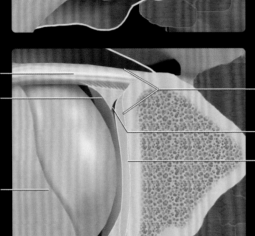

Biceps t., long head 肱二头肌长头腱
Superior glenoid labrum 上盂唇

Ⅱ型肱二头肌腱盂唇复合体
Type 2 biceps labral complex

盂唇下沟 Sublabral sulcus

关节盂软骨 Glenoid articular cartilage

Humerus, anatomic neck 肱骨解剖颈

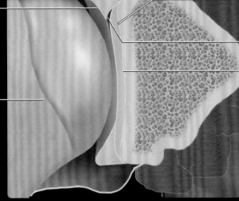
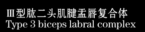
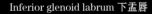
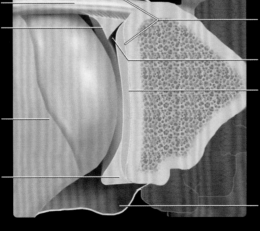

肱二头肌长头键
Biceps t., long head
半月板样上盂唇
Meniscoid superior glenoid labrum

Ⅲ型肱二头肌腱盂唇复合体
Type 3 biceps labral complex

肱二头肌腱/盂唇及关节盂之间的深沟
Deep sulcus between biceps/labrum & glenoid

关节盂软骨 Glenoid articular cartilage

Humerus, anatomic neck 肱骨解剖颈

Inferior glenoid labrum 下盂唇

腋隐窝 Axillary recess

上图：冠状位示意图显示肱二头肌腱盂唇复合体的正常变异。Ⅰ型肱二头肌腱盂唇复合体牢固地附着于关节盂上。

中图：本图中关节盂和上盂唇之间可见一条浅沟。

下图：本图中在关节盂和肱二头肌腱 / 盂唇之间可见一条深沟，上盂唇呈半月板样，这条深沟常向前延伸与盂唇下孔相连。

正常变异：肱二头肌腱锚

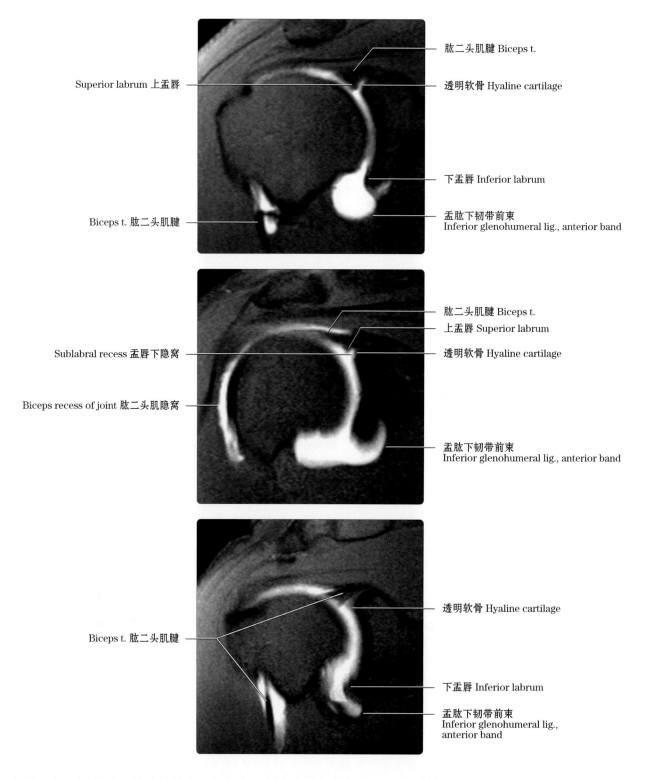

上图：上盂唇附着在关节软骨上，软骨向内侧弯曲并延伸至肱二头肌腱锚下方的骨性关节盂上缘。

中图：另一患者肩关节盂唇下隐窝，隐窝的宽度随关节囊的充盈情况而变化。鉴别盂唇下隐窝和 SLAP 撕裂时，形态学表现比定量宽度测量更为重要，隐窝的边缘光滑，而撕裂往往不规则、参差不齐。

下图：本图肩关节 MR 扫描时处于内旋位，因此肱二头肌腱水平段更偏于矢状方向走行，腱锚与关节盂形成 "V" 形。

手臂旋转引起的变化

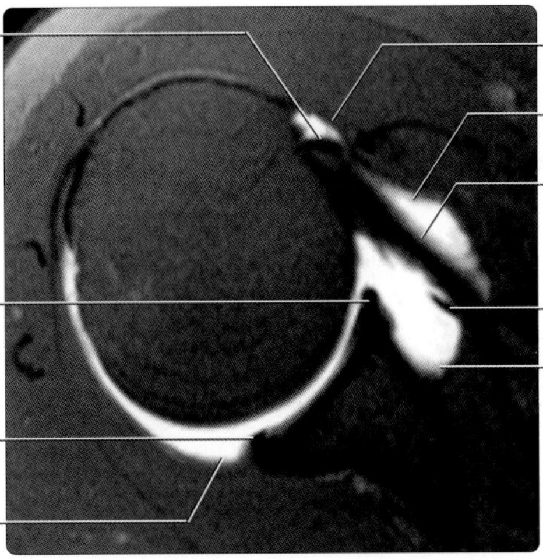

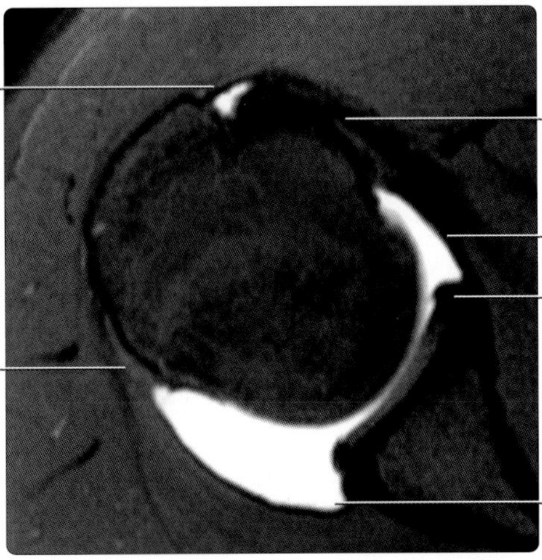

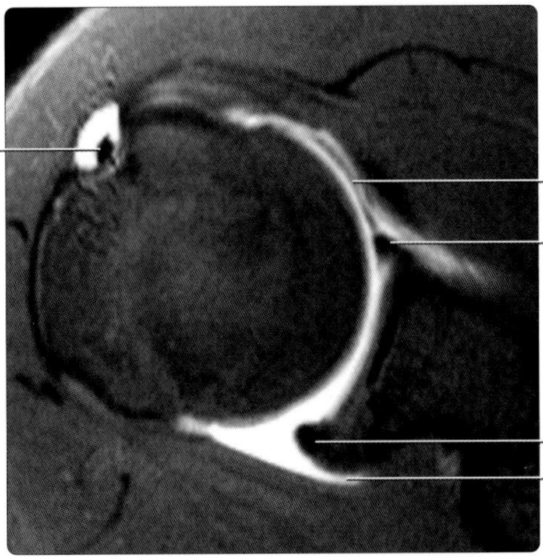

Biceps t., long head 肱二头肌长头腱
横韧带 Transverse lig.
肩胛下隐窝 Subscapularis recess
肩胛下肌腱 Subscapularis t.
Anterior labrum 前盂唇
盂肱中韧带 Middle glenohumeral lig.
关节前隐窝 Anterior joint recess
Posterior labrum 后盂唇
Posterior joint recess 关节后隐窝

Transverse lig. 横韧带
肩胛下肌腱 Subscapularis t.
盂肱中韧带 Middle glenohumeral lig.
前盂唇 Anterior labrum
Infraspinatus t. 冈下肌腱
关节后隐窝 Posterior joint recess

Bicipital t. 肱二头肌腱
盂肱中韧带 Middle glenohumeral lig.
前盂唇 Anterior labrum
后盂唇 Posterior labrum
关节后隐窝 Posterior joint recess

上图：旋臂对盂唇和关节囊显示有明显影响。在关节盂中部水平图像上，由于手臂内旋，关节前隐窝扩大，液体勾勒出盂肱中韧带轮廓。

中图：同一水平外旋位图像，关节前隐窝未充盈，盂肱中韧带向肩胛下肌靠近，轮廓不如上图清晰。关节后隐窝充盈对比剂。

下图：极度外旋位时可见正常的关节后隐窝。盂肱中韧带被拉紧，走行与肩胛下肌腱平行。

解剖成像相关事宜

影像学方法

- MR 成像
  - 患者体位
    - 仰卧位，手臂处于中立位或轻度外旋，避免内旋
    - 手臂置于体侧并稍微离开胸壁
  - 横轴位 G R E 或脂肪抑制 T_2WI 序列，扫描范围从肩峰至关节盂下缘
  - 斜冠状位脂肪抑制 T_2WI 或 PDWI 和 T_1WI 序列，平行于冈上肌腱扫描
    - 扫描范围从肩胛下肌前方至冈下肌后方
  - 斜矢状位脂肪抑制 T_2WI 序列，垂直于冈上肌腱扫描
    - 扫描范围从肩胛颈至大结节外缘

影像学注意事项

- MR 魔角效应
  - 回波时间（echotime，TE）小于 30 ms，纤维与主磁场方向呈 55°
  - 正常结构出现信号增高
  - 最常见于冈上肌腱，一般出现在其临界区，即距肱骨大结节 1 cm 处
  - 可见于盂唇和结间沟近端的肱二头肌腱
  - 与长 TE 图像对比，避免误诊
- 冈上肌腱、冈下肌腱之间的肌肉或纤维交错
  - 引起冈上肌腱局部 T_2 信号增高
  - 内旋位扫描时，信号增高更明显
- 斜冠状位上肩袖间隙的部分容积效应
  - 引起冈上肌腱局部 T_2 信号增高
- 肱骨头后外侧缘正常的变平或轻度凹陷
  - 位于小圆肌肌腱止点近端
  - 可能与 Hill-Sachs 损伤混淆，但 Hill-Sachs 损伤位置更靠上，位于喙突水平以上
- 肩峰假骨刺形似增生骨赘
  - 肩峰下缘喙肱韧带附着处的纤维软骨增生肥大
  - 三角肌的上、下肌腱束
- 肱二头肌沟外侧的旋肱前动、静脉前外侧支
  - 可能被误诊为肱二头肌腱纵行撕裂
- 透明软骨嵌入上盂唇下方，类似盂唇撕裂
- 图像伪影
  - 摆位时患者手臂离开躯干可减少运动伪影
  - 避免使用从上至下的相位编码以减少腋血管造成的伪影
  - 金属磁敏感伪影
    - 所有序列上增加带宽
    - 使用快速自旋回波序列而非普通的自旋回波序列

临床意义

肩关节周围特别关注的区域

- 四边孔
  - 上缘：小圆肌
  - 下缘：大圆肌
  - 外缘：肱骨外科颈
  - 内缘：肱三头肌长头
  - 内容物：腋神经和旋肱后动脉
    - 腋神经支配小圆肌、三角肌、肩部和上臂后外侧皮肤
    - 可引起纯神经性的、纯血管性的或混合性的并发症
  - 腋神经病
    - 由四边孔的异常造成（唇旁囊肿，纤维束带，盂肱关节脱位，肱骨骨折，睡眠时上臂过度或持续外展）
    - 导致小圆肌萎缩，三角肌也可能受累
- 喙肩弓
  - 上缘：肩峰
  - 下缘：肱骨头
  - 前缘：喙肩韧带、喙突
  - 内容物：肩峰下 - 三角肌下滑囊，冈上肌/肌腱，肱二头肌长头腱
  - 肩峰小骨
    - 是正常解剖变异（未融合的肩峰），发生率约为 5%
    - 通常于 25 岁前融合
    - 在肩关节运动时，肩峰小骨可能发生移动，造成喙肩间隙缩小，容易诱发撞击
- 肩袖间隙
  - 冈上肌/肌腱下缘和肩胛下肌/肌腱上缘之间的三角形间隙
  - 内缘：喙突
  - 外缘：肱横韧带
  - 前缘：喙肱韧带、盂肱上韧带和关节囊
- 肩胛上切迹
  - 切迹顶部被肩胛上横韧带覆盖
  - 内容物：肩胛上神经
    - 起自臂丛上干（第 4~6 颈神经根），由运动和感觉纤维组成
    - 支配冈上肌和冈下肌
    - 前部压迫导致冈上肌和冈下肌萎缩
    - 后部压迫导致冈下肌萎缩
- 冈盂切迹
  - 位于肩胛上切迹的下方，肩胛冈和肩胛骨体部后表面之间
  - 内容物：肩胛上神经的冈下肌支
  - 支配冈下肌

肩部解剖示意图

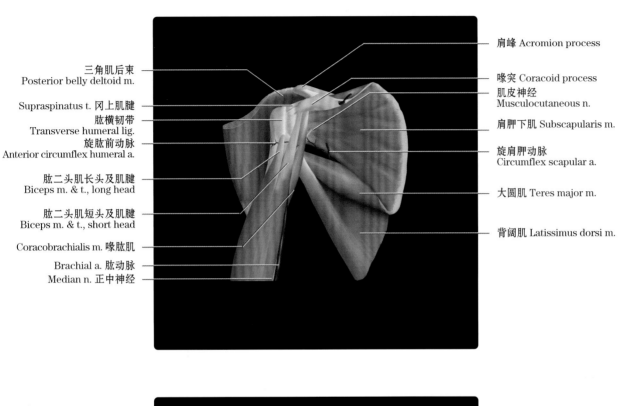

三角肌后束
Posterior belly deltoid m.

Supraspinatus t. 冈上肌腱

肱横韧带
Transverse humeral lig.

旋肱前动脉
Anterior circumflex humeral a.

肱二头肌长头及肌腱
Biceps m. & t., long head

肱二头肌短头及肌腱
Biceps m. & t., short head

Coracobrachialis m. 喙肱肌

Brachial a. 肱动脉
Median n. 正中神经

肩峰 Acromion process

喙突 Coracoid process

肌皮神经
Musculocutaneous n.

肩胛下肌 Subscapularis m.

旋肩胛动脉
Circumflex scapular a.

大圆肌 Teres major m.

背阔肌 Latissimus dorsi m.

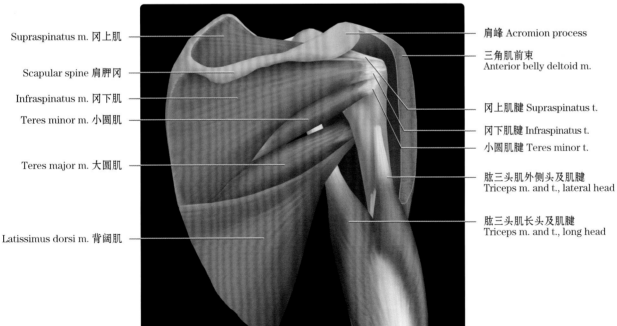

Supraspinatus m. 冈上肌

Scapular spine 肩胛冈

Infraspinatus m. 冈下肌

Teres minor m. 小圆肌

Teres major m. 大圆肌

Latissimus dorsi m. 背阔肌

肩峰 Acromion process

三角肌前束
Anterior belly deltoid m.

冈上肌腱 Supraspinatus t.

冈下肌腱 Infraspinatus t.

小圆肌腱 Teres minor t.

肱三头肌外侧头及肌腱
Triceps m. and t., lateral head

肱三头肌长头及肌腱
Triceps m. and t., long head

上图：肩部前面观示意图显示关节表面结构的解剖。
下图：肩部后面观示意图显示关节表面肌肉组织的解剖。

右肩横轴位 T₁WI

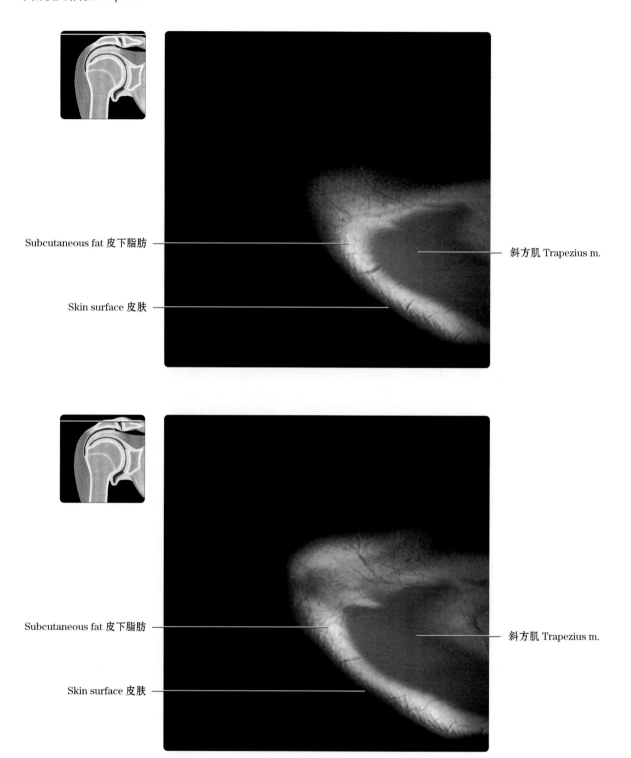

Subcutaneous fat 皮下脂肪

Skin surface 皮肤

斜方肌 Trapezius m.

Subcutaneous fat 皮下脂肪

Skin surface 皮肤

斜方肌 Trapezius m.

上图：右肩关节 MR T₁WI，使用肩关节线圈和 3.0 T MR 扫描仪。

下图：斜方肌覆盖在肩部上方和后方，起自枕骨、项韧带、C₇ 至 T₁₂ 棘突，止于锁骨外后缘、肩峰内侧缘和肩胛冈。

左肩横轴位 T₁WI

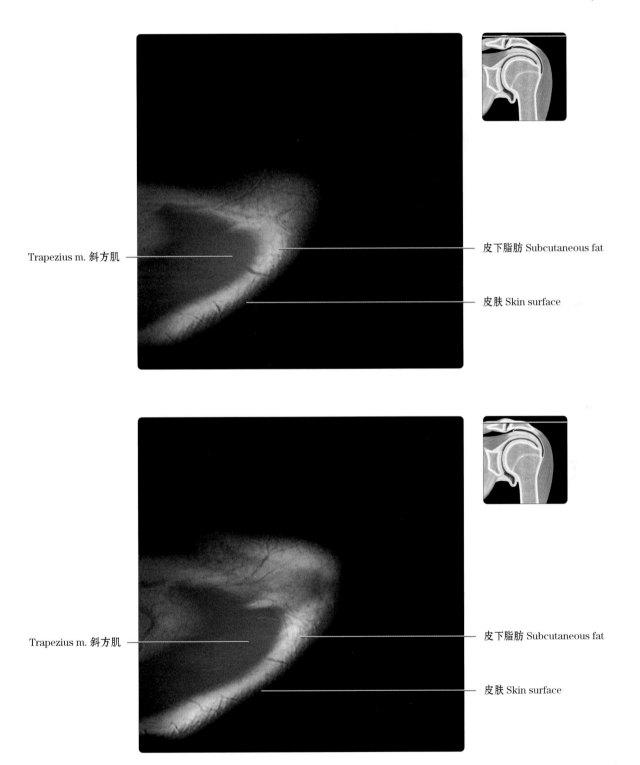

Trapezius m. 斜方肌

皮下脂肪 Subcutaneous fat

皮肤 Skin surface

Trapezius m. 斜方肌

皮下脂肪 Subcutaneous fat

皮肤 Skin surface

上图：左肩关节 MR T₁WI，使用肩关节线圈和 3.0 T MR 扫描仪。

下图：斜方肌覆盖肩部上方和后方，起自枕骨、项韧带、C₇ 至 T₁₂ 棘突，止于锁骨外后缘、肩峰内侧缘和肩胛冈。

右肩横轴位 T$_1$WI

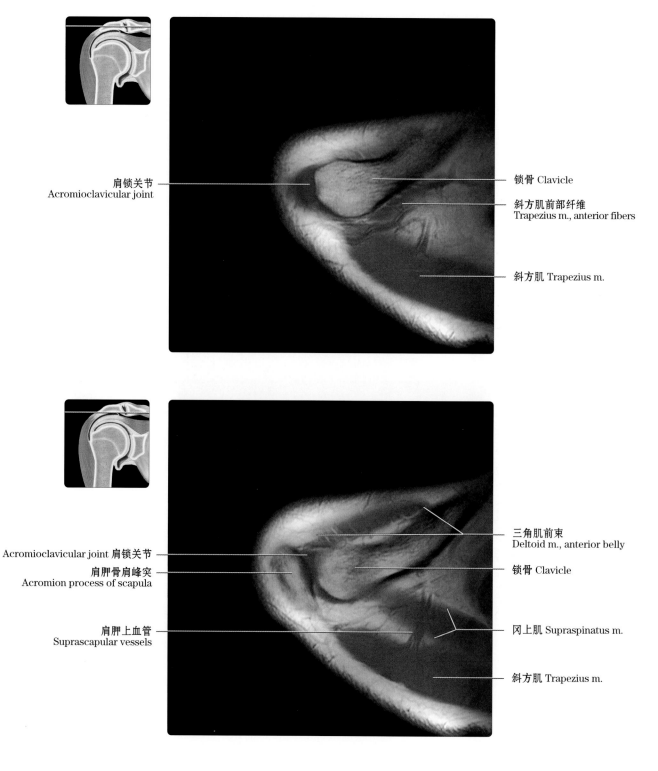

肩锁关节
Acromioclavicular joint

锁骨 Clavicle

斜方肌前部纤维
Trapezius m., anterior fibers

斜方肌 Trapezius m.

Acromioclavicular joint 肩锁关节

肩胛骨肩峰突
Acromion process of scapula

肩胛上血管
Suprascapular vessels

三角肌前束
Deltoid m., anterior belly

锁骨 Clavicle

冈上肌 Supraspinatus m.

斜方肌 Trapezius m.

上图：可见锁骨远端。斜方肌位于后部，部分斜方肌前部纤维止于锁骨远端后缘。

下图：肩峰和锁骨远端构成肩部上缘骨性顶壁，肩胛上血管分支的下方可见冈上肌。

左肩横轴位 T_1WI

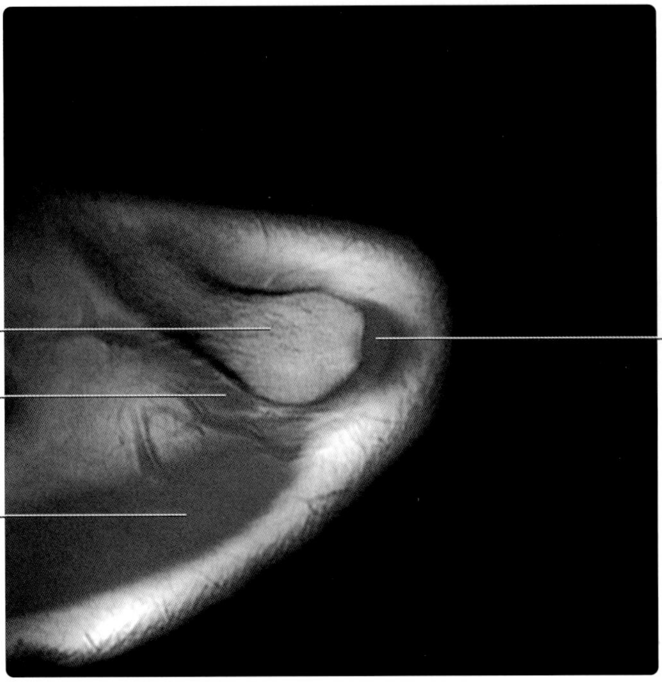
Clavicle 锁骨
斜方肌前部纤维
Trapezius m., anterior fibers
Trapezius m. 斜方肌
肩锁关节 Acromioclavicular joint

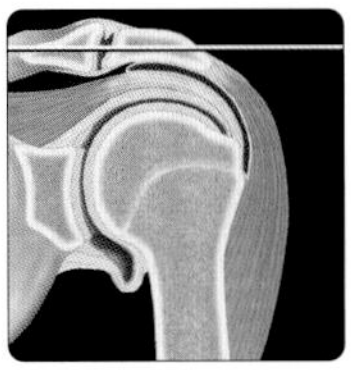

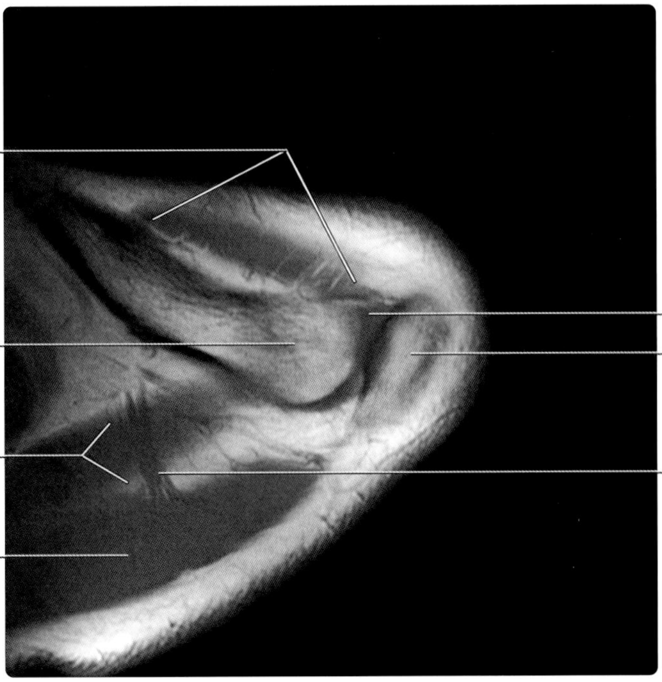
三角肌前束
Deltoid m., anterior belly
Clavicle 锁骨
Supraspinatus m. 冈上肌
Trapezius m. 斜方肌
肩锁关节 Acromioclavicular joint
肩胛骨肩峰突
Acromion process of scapula
肩胛上血管 Suprascapular vessels

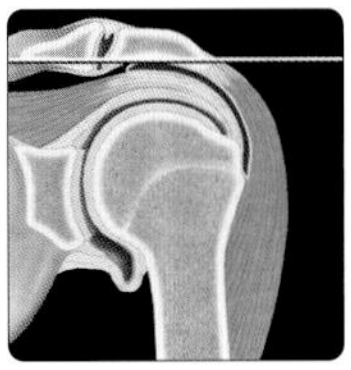

上图：可见锁骨远端。斜方肌位于后部，部分斜方肌前部纤维止于锁骨远端后缘。

下图：肩峰和锁骨远端构成肩部上缘骨性顶壁，肩胛上血管分支的下方可见冈上肌。

右肩横轴位 T₁WI

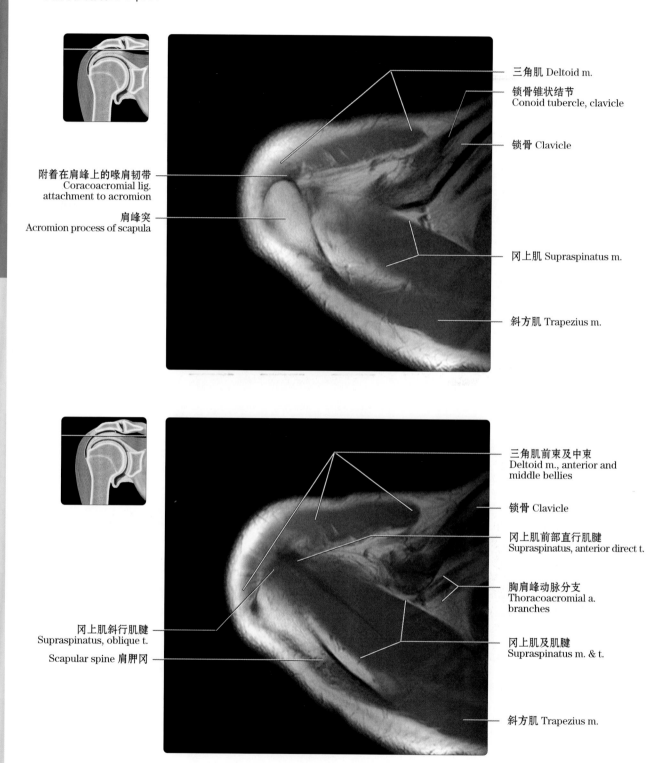

三角肌 Deltoid m.

锁骨锥状结节
Conoid tubercle, clavicle

锁骨 Clavicle

附着在肩峰上的喙肩韧带
Coracoacromial lig.
attachment to acromion

肩峰突
Acromion process of scapula

冈上肌 Supraspinatus m.

斜方肌 Trapezius m.

三角肌前束及中束
Deltoid m., anterior and
middle bellies

锁骨 Clavicle

冈上肌前部直行肌腱
Supraspinatus, anterior direct t.

胸肩峰动脉分支
Thoracoacromial a.
branches

冈上肌斜行肌腱
Supraspinatus, oblique t.

Scapular spine 肩胛冈

冈上肌及肌腱
Supraspinatus m. & t.

斜方肌 Trapezius m.

上图：可见大部分肩峰。此位置用于评估是否有肩峰小骨。肩峰小骨是未融合的肩峰骨化中心，可引起临床症状。

下图：肩峰下方层面图像，冈上肌腱呈弧形跨越肱骨头，走向大结节附着处。三角肌起自锁骨外侧 1/3、肩峰外侧缘和肩胛骨后缘，覆盖肩部的前方、外侧和后方。

左肩横轴位 T$_1$WI

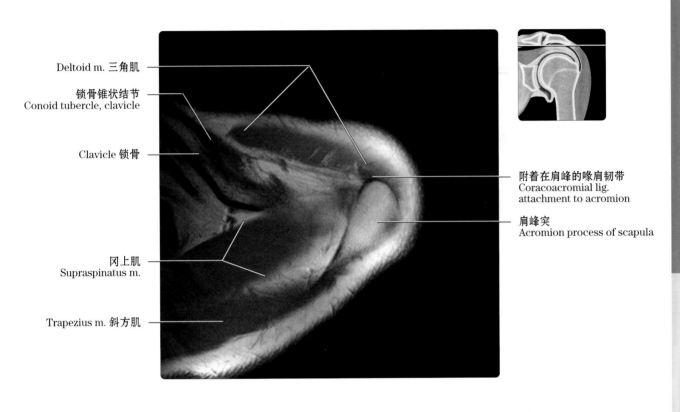

Deltoid m. 三角肌

锁骨锥状结节
Conoid tubercle, clavicle

Clavicle 锁骨

冈上肌
Supraspinatus m.

Trapezius m. 斜方肌

附着在肩峰的喙肩韧带
Coracoacromial lig.
attachment to acromion

肩峰突
Acromion process of scapula

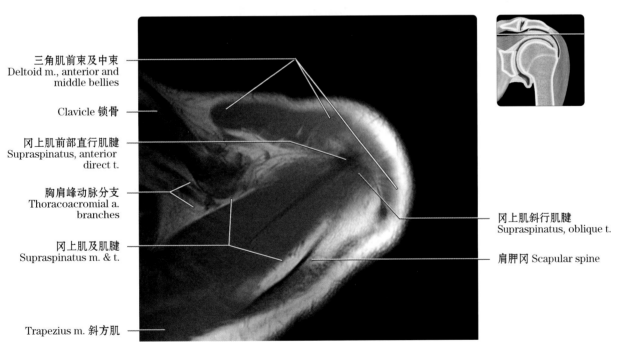

三角肌前束及中束
Deltoid m., anterior and
middle bellies

Clavicle 锁骨

冈上肌前部直行肌腱
Supraspinatus, anterior
direct t.

胸肩峰动脉分支
Thoracoacromial a.
branches

冈上肌及肌腱
Supraspinatus m. & t.

Trapezius m. 斜方肌

冈上肌斜行肌腱
Supraspinatus, oblique t.

肩胛冈 Scapular spine

上图：可见大部分肩峰。此位置用于评估是否有肩峰小骨。肩峰小骨是未融合的肩峰骨化中心，可引起临床症状。

下图：肩峰下方层面图像，冈上肌腱呈弧形跨越肱骨头，走向大结节附着处。三角肌起自锁骨外侧 1/3、肩峰外侧缘和肩胛骨后缘，覆盖肩部的前方、外侧和后方。

右肩横轴位 T$_1$WI

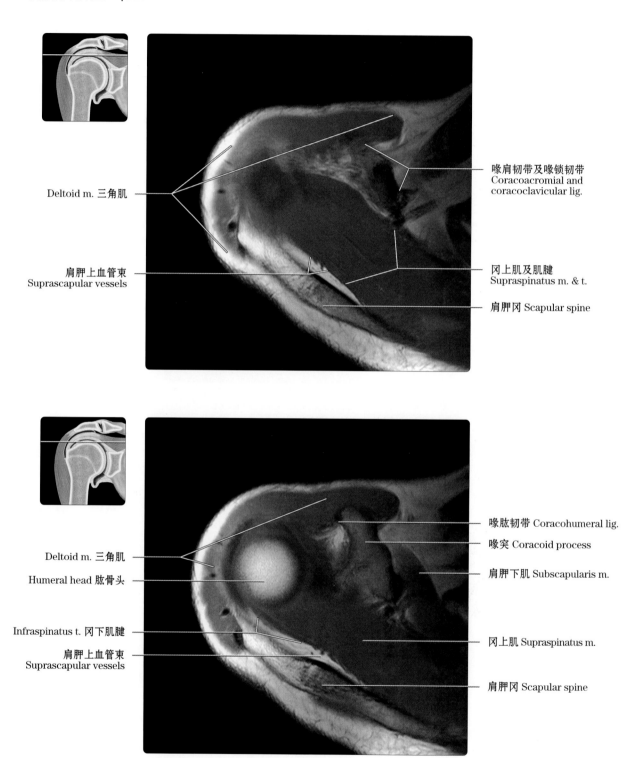

Deltoid m. 三角肌

肩胛上血管束 Suprascapular vessels

喙肩韧带及喙锁韧带 Coracoacromial and coracoclavicular lig.

冈上肌及肌腱 Supraspinatus m. & t.

肩胛冈 Scapular spine

Deltoid m. 三角肌

Humeral head 肱骨头

Infraspinatus t. 冈下肌腱

肩胛上血管束 Suprascapular vessels

喙肱韧带 Coracohumeral lig.

喙突 Coracoid process

肩胛下肌 Subscapularis m.

冈上肌 Supraspinatus m.

肩胛冈 Scapular spine

上图：肩胛骨喙突上方层面图像。喙锁韧带和喙肩韧带分别起自锁骨和肩峰下缘，止于喙突上缘。

下图：肩胛冈下方层面图像。冈下肌位于肩关节后部。喙肱韧带起自喙突外缘，止于肱骨大结节前部。喙肱韧带在附着处与冈上肌腱融合。

左肩横轴位 T$_1$WI

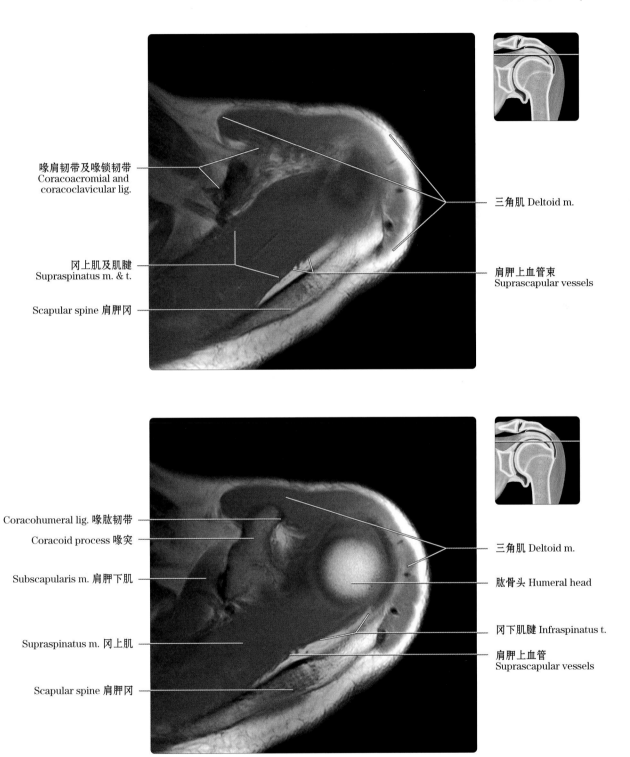

喙肩韧带及喙锁韧带
Coracoacromial and
coracoclavicular lig.

冈上肌及肌腱
Supraspinatus m. & t.

Scapular spine 肩胛冈

三角肌 Deltoid m.

肩胛上血管束
Suprascapular vessels

Coracohumeral lig. 喙肱韧带

Coracoid process 喙突

Subscapularis m. 肩胛下肌

Supraspinatus m. 冈上肌

Scapular spine 肩胛冈

三角肌 Deltoid m.

肱骨头 Humeral head

冈下肌腱 Infraspinatus t.

肩胛上血管
Suprascapular vessels

上图：肩胛骨喙突上方层面图像。喙锁韧带和喙肩韧带分别起自锁骨和肩峰下缘，止于喙突上缘。
下图：肩胛冈下方层面图像。冈下肌位于肩关节后部。喙肱韧带起自喙突外缘，止于肱骨大结节前部。
喙肱韧带在附着处与冈上肌腱融合。

右肩横轴位 T₁WI

右肩横轴位 T_1WI

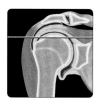

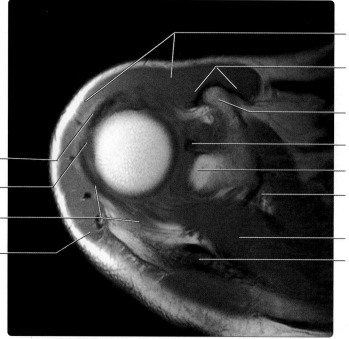

三角肌 Deltoid m.

肱二头肌短头及喙肱肌肌腱
Short head biceps and
coracobrachialis t.

喙突 Coracoid process

肱二头肌长头腱
Biceps t., long head

盂上结节 Supraglenoid tubercle

肩胛上动脉及分支
Suprascapular a. and
branches

冈上肌 Supraspinatus m.

肩胛冈 Scapular spine

冈上肌腱直行部分
Supraspinatus t., direct
component

冈上肌腱斜行部分
Supraspinatus t., oblique
component

冈下肌及肌腱
Infraspinatus m. & t.

Deltoid m. 三角肌

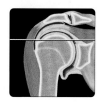

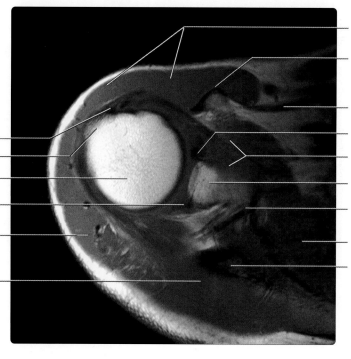

三角肌前束
Deltoid m., anterior belly

肱二头肌短头及喙肱肌肌腱
Short head biceps and
coracobrachialis t.

胸小肌肌腱
Pectoralis minor t.

前盂唇 Anterior labrum

肩胛下肌及肌腱
Subscapularis m. & t.

关节盂 Glenoid

肩胛上动脉及神经
Suprascapular a. & n.

肩胛下肌 Subscapularis m.

肩胛冈 Scapular spine

Supraspinatus t. 冈上肌腱

Greater tuberosity 大结节

Humeral head 肱骨头

Posterior labrum 后盂唇

三角肌后束
Deltoid m., posterior belly

Infraspinatus m. 冈下肌

上图：肱二头肌长头腱起自肩胛骨上盂唇和盂上结节。肱二头肌短头和喙肱肌起自喙突尖。

下图：肩胛上动脉和神经的分支沿关节盂后缘走行。标记为"冈上肌腱"的点为肩袖间隙的最外侧缘，即肩胛下肌横韧带部分与冈上肌腱前缘的交汇处。

左肩横轴位 T₁WI

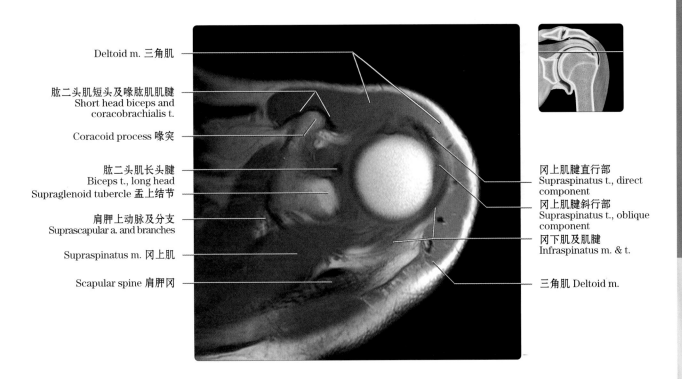

Deltoid m. 三角肌

肱二头肌短头及喙肱肌肌腱
Short head biceps and
coracobrachialis t.

Coracoid process 喙突

肱二头肌长头腱
Biceps t., long head
Supraglenoid tubercle 盂上结节

肩胛上动脉及分支
Suprascapular a. and branches

Supraspinatus m. 冈上肌

Scapular spine 肩胛冈

冈上肌腱直行部
Supraspinatus t., direct
component
冈上肌腱斜行部
Supraspinatus t., oblique
component
冈下肌及肌腱
Infraspinatus m. & t.

三角肌 Deltoid m.

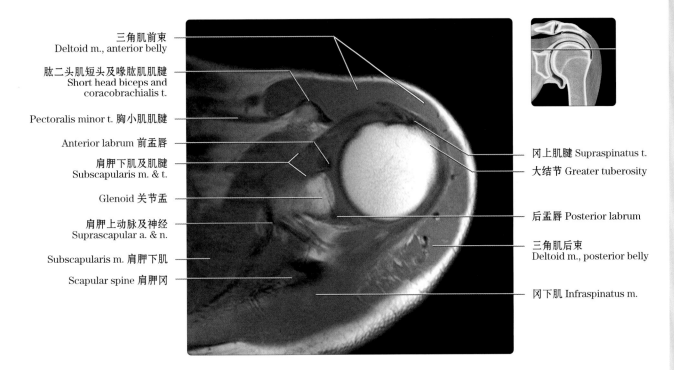

三角肌前束
Deltoid m., anterior belly

肱二头肌短头及喙肱肌肌腱
Short head biceps and
coracobrachialis t.

Pectoralis minor t. 胸小肌肌腱

Anterior labrum 前盂唇

肩胛下肌及肌腱
Subscapularis m. & t.

Glenoid 关节盂

肩胛上动脉及神经
Suprascapular a. & n.

Subscapularis m. 肩胛下肌

Scapular spine 肩胛冈

冈上肌腱 Supraspinatus t.

大结节 Greater tuberosity

后盂唇 Posterior labrum

三角肌后束
Deltoid m., posterior belly

冈下肌 Infraspinatus m.

上图：肱二头肌长头腱起自肩胛骨上盂唇和盂上结节。肱二头肌短头和喙肱肌起自喙突尖。
下图：肩胛上动脉和神经的分支沿关节盂后缘走行。标记为"冈上肌腱"的点为肩袖间隙的最外侧缘，即肩胛下肌横韧带部分与冈上肌腱前缘的交汇处。

右肩横轴位 T₁WI

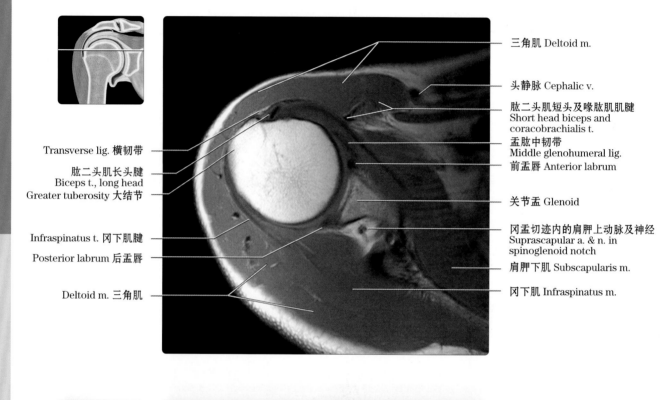

三角肌 Deltoid m.

头静脉 Cephalic v.

肱二头肌短头及喙肱肌肌腱
Short head biceps and
coracobrachialis t.

盂肱中韧带
Middle glenohumeral lig.

前盂唇 Anterior labrum

关节盂 Glenoid

冈盂切迹内的肩胛上动脉及神经
Suprascapular a. & n. in
spinoglenoid notch

肩胛下肌 Subscapularis m.

冈下肌 Infraspinatus m.

Transverse lig. 横韧带

肱二头肌长头腱
Biceps t., long head
Greater tuberosity 大结节

Infraspinatus t. 冈下肌腱

Posterior labrum 后盂唇

Deltoid m. 三角肌

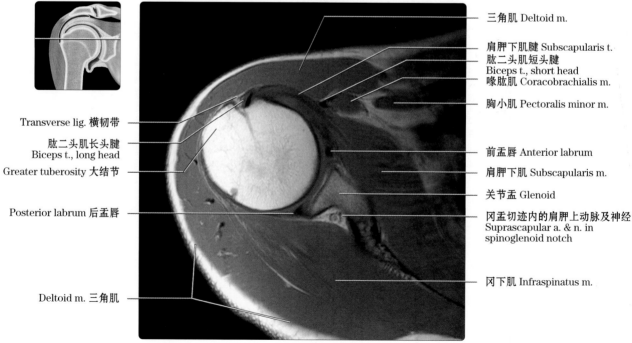

三角肌 Deltoid m.

肩胛下肌腱 Subscapularis t.
肱二头肌短头腱
Biceps t., short head
喙肱肌 Coracobrachialis m.

胸小肌 Pectoralis minor m.

前盂唇 Anterior labrum

肩胛下肌 Subscapularis m.

关节盂 Glenoid

冈盂切迹内的肩胛上动脉及神经
Suprascapular a. & n. in
spinoglenoid notch

冈下肌 Infraspinatus m.

Transverse lig. 横韧带

肱二头肌长头腱
Biceps t., long head
Greater tuberosity 大结节

Posterior labrum 后盂唇

Deltoid m. 三角肌

上图：前盂唇旁可见黑色条带状的盂肱中韧带，起自关节盂前缘，止于小结节下部。

下图：关节盂前缘和后缘可见三角形（偶尔呈圆形）低信号的盂唇。

左肩横轴位 T₁WI

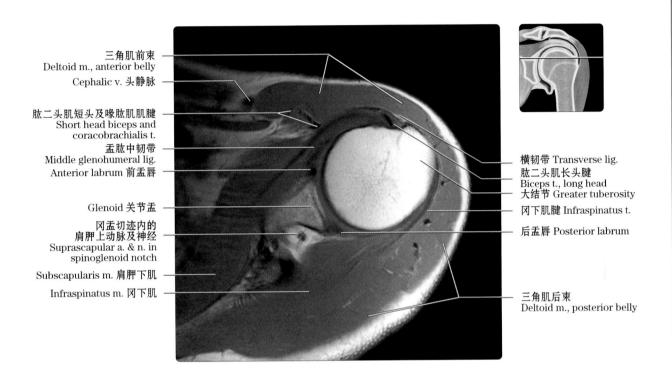

三角肌前束
Deltoid m., anterior belly

Cephalic v. 头静脉

肱二头肌短头及喙肱肌肌腱
Short head biceps and
coracobrachialis t.

盂肱中韧带
Middle glenohumeral lig.
Anterior labrum 前盂唇

Glenoid 关节盂

冈盂切迹内的
肩胛上动脉及神经
Suprascapular a. & n. in
spinoglenoid notch

Subscapularis m. 肩胛下肌

Infraspinatus m. 冈下肌

横韧带 Transverse lig.
肱二头肌长头腱
Biceps t., long head
大结节 Greater tuberosity
冈下肌腱 Infraspinatus t.

后盂唇 Posterior labrum

三角肌后束
Deltoid m., posterior belly

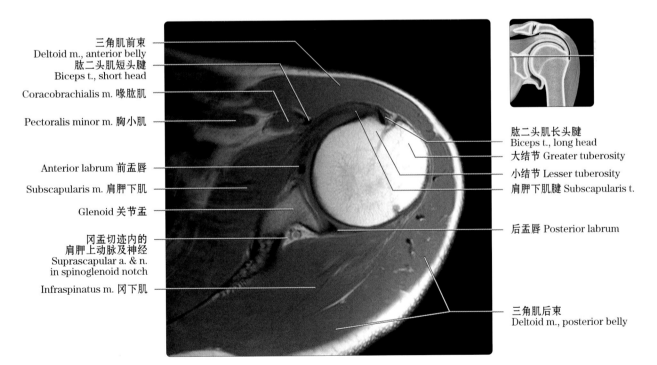

三角肌前束
Deltoid m., anterior belly
肱二头肌短头腱
Biceps t., short head

Coracobrachialis m. 喙肱肌

Pectoralis minor m. 胸小肌

Anterior labrum 前盂唇

Subscapularis m. 肩胛下肌

Glenoid 关节盂

冈盂切迹内的
肩胛上动脉及神经
Suprascapular a. & n.
in spinoglenoid notch
Infraspinatus m. 冈下肌

肱二头肌长头腱
Biceps t., long head
大结节 Greater tuberosity
小结节 Lesser tuberosity
肩胛下肌腱 Subscapularis t.

后盂唇 Posterior labrum

三角肌后束
Deltoid m., posterior belly

上图：前盂唇旁可见黑色条带状的盂肱中韧带，起自关节盂前缘，止于小结节下部。

下图：关节盂前缘和后缘可见三角形（偶尔呈圆形）低信号的盂唇。

右肩横轴位 T₁WI

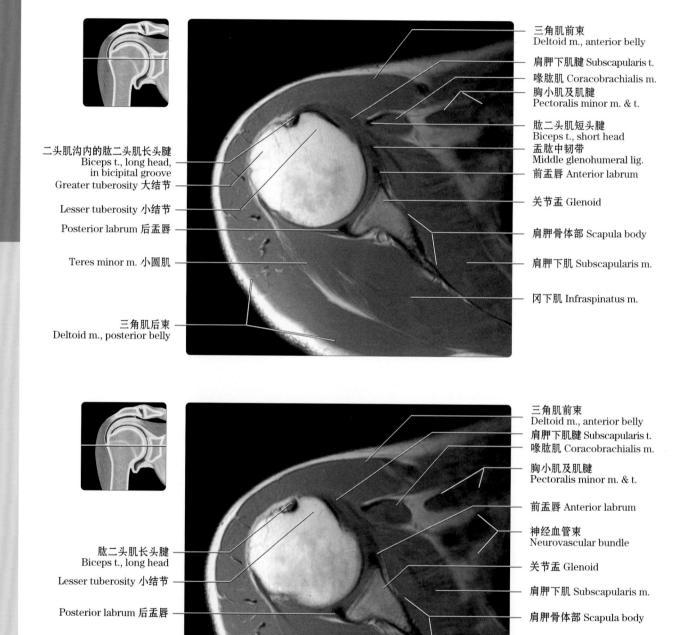

三角肌前束
Deltoid m., anterior belly

肩胛下肌腱 Subscapularis t.

喙肱肌 Coracobrachialis m.

胸小肌及肌腱
Pectoralis minor m. & t.

肱二头肌短头腱
Biceps t., short head

盂肱中韧带
Middle glenohumeral lig.

前盂唇 Anterior labrum

关节盂 Glenoid

肩胛骨体部 Scapula body

肩胛下肌 Subscapularis m.

冈下肌 Infraspinatus m.

二头肌沟内的肱二头肌长头腱
Biceps t., long head,
in bicipital groove
Greater tuberosity 大结节

Lesser tuberosity 小结节

Posterior labrum 后盂唇

Teres minor m. 小圆肌

三角肌后束
Deltoid m., posterior belly

三角肌前束
Deltoid m., anterior belly

肩胛下肌腱 Subscapularis t.

喙肱肌 Coracobrachialis m.

胸小肌及肌腱
Pectoralis minor m. & t.

前盂唇 Anterior labrum

神经血管束
Neurovascular bundle

关节盂 Glenoid

肩胛下肌 Subscapularis m.

肩胛骨体部 Scapula body

肩胛下肌 Subscapularis m.

冈下肌 Infraspinatus m.

肱二头肌长头腱
Biceps t., long head

Lesser tuberosity 小结节

Posterior labrum 后盂唇

三角肌后束
Deltoid m., posterior belly

上图：小结节位于肱骨头前面，肩胛下肌腱止于小结节，肱二头肌长头腱位于二头肌沟内。

下图：神经血管束位于胸小肌深方，锁骨下动脉在锁骨下方越过第 1 肋延续为腋动脉。

左肩横轴位 T₁WI

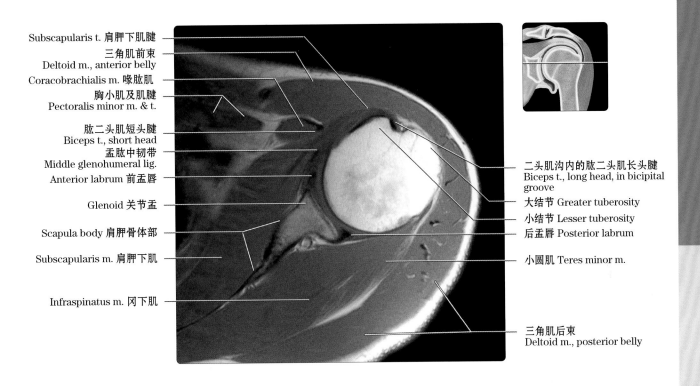

Subscapularis t. 肩胛下肌腱
三角肌前束
Deltoid m., anterior belly
Coracobrachialis m. 喙肱肌
胸小肌及肌腱
Pectoralis minor m. & t.
肱二头肌短头腱
Biceps t., short head
盂肱中韧带
Middle glenohumeral lig.
Anterior labrum 前盂唇
Glenoid 关节盂
Scapula body 肩胛骨体部
Subscapularis m. 肩胛下肌
Infraspinatus m. 冈下肌

二头肌沟内的肱二头肌长头腱
Biceps t., long head, in bicipital groove
大结节 Greater tuberosity
小结节 Lesser tuberosity
后盂唇 Posterior labrum
小圆肌 Teres minor m.
三角肌后束
Deltoid m., posterior belly

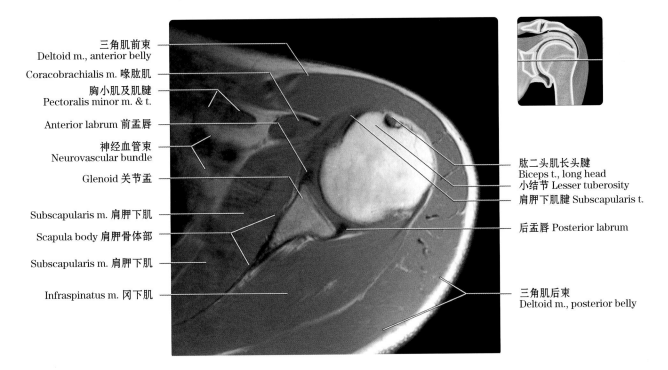

三角肌前束
Deltoid m., anterior belly
Coracobrachialis m. 喙肱肌
胸小肌及肌腱
Pectoralis minor m. & t.
Anterior labrum 前盂唇
神经血管束
Neurovascular bundle
Glenoid 关节盂
Subscapularis m. 肩胛下肌
Scapula body 肩胛骨体部
Subscapularis m. 肩胛下肌
Infraspinatus m. 冈下肌

肱二头肌长头腱
Biceps t., long head
小结节 Lesser tuberosity
肩胛下肌腱 Subscapularis t.
后盂唇 Posterior labrum
三角肌后束
Deltoid m., posterior belly

上图：小结节位于肱骨头前面，肩胛下肌腱止于小结节，肱二头肌长头腱位于二头肌沟内。

下图：神经血管束位于胸小肌深方，锁骨下动脉在锁骨下方越过第 1 肋延续为腋动脉。

右肩横轴位 T₁WI

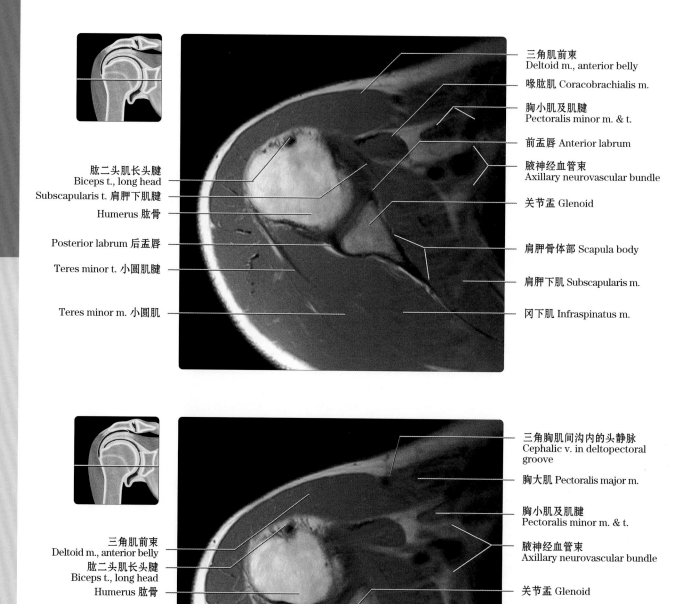

三角肌前束
Deltoid m., anterior belly

喙肱肌 Coracobrachialis m.

胸小肌及肌腱
Pectoralis minor m. & t.

前盂唇 Anterior labrum

腋神经血管束
Axillary neurovascular bundle

关节盂 Glenoid

肩胛骨体部 Scapula body

肩胛下肌 Subscapularis m.

冈下肌 Infraspinatus m.

肱二头肌长头腱
Biceps t., long head

Subscapularis t. 肩胛下肌腱

Humerus 肱骨

Posterior labrum 后盂唇

Teres minor t. 小圆肌腱

Teres minor m. 小圆肌

三角胸肌间沟内的头静脉
Cephalic v. in deltopectoral groove

胸大肌 Pectoralis major m.

胸小肌及肌腱
Pectoralis minor m. & t.

腋神经血管束
Axillary neurovascular bundle

关节盂 Glenoid

肩胛骨体部 Scapula body

肩胛下肌 Subscapularis m.

冈下肌 Infraspinatus m.

三角肌前束
Deltoid m., anterior belly

肱二头肌长头腱
Biceps t., long head

Humerus 肱骨

Posterior labrum 后盂唇

小圆肌及肌腱
Teres minor m. & t.

三角肌后束
Deltoid m., posterior belly

上图：小圆肌和冈下肌在本层面难以区分，小圆肌更偏向外侧，冈下肌更偏向内侧。

下图：肩部前方可见头静脉，位于三角胸肌间沟内。

左肩横轴位 T₁WI

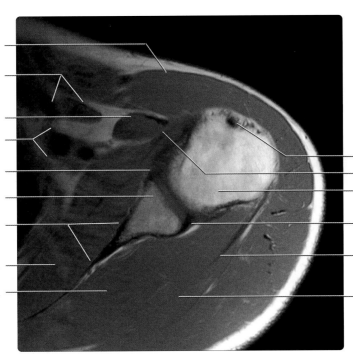
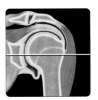

三角肌前束
Deltoid m., anterior belly

胸小肌及肌腱
Pectoralis minor m. & t.

Coracobrachialis m. 喙肱肌

腋神经血管束
Axillary neurovascular bundle

Anterior labrum 前盂唇

Glenoid 关节盂

Scapula body 肩胛骨体部

Subscapularis m. 肩胛下肌

Infraspinatus m. 冈下肌

肱二头肌长头腱
Biceps t., long head

肩胛下肌腱 Subscapularis t.

肱骨 Humerus

后盂唇 Posterior labrum

小圆肌腱 Teres minor t.

小圆肌 Teres minor m.

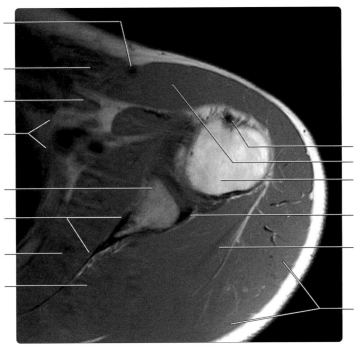
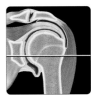

三角胸肌间沟内的头静脉
Cephalic v. in deltopectoral groove

Pectoralis major m. 胸大肌

胸小肌及肌腱
Pectoralis minor m. & t.

腋神经血管束
Axillary neurovascular bundle

Glenoid 关节盂

Scapula body 肩胛骨体部

Subscapularis m. 肩胛下肌

Infraspinatus m. 冈下肌

肱二头肌长头腱
Biceps t., long head

三角肌前束
Deltoid m., anterior belly

肱骨 Humerus

后盂唇 Posterior labrum

小圆肌及肌腱
Teres minor m. & t.

三角肌后束
Deltoid m., posterior belly

上图：小圆肌和冈下肌在本层面难以区分，小圆肌更偏向外侧，冈下肌更偏向内侧。

下图：肩部前方可见头静脉，位于三角胸肌间沟内。

右肩横轴位 T$_1$WI

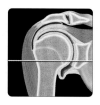

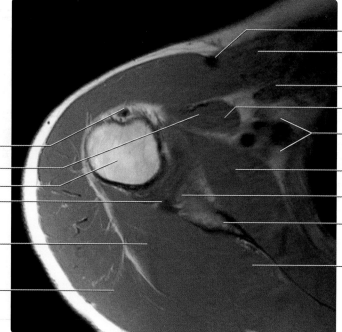

头静脉 Cephalic v.

胸大肌 Pectoralis major m.

胸小肌 Pectoralis minor m.

喙肱肌 Coracobrachialis m.

神经血管束 Neurovascular bundle

肩胛下肌 Subscapularis m.

盂下结节 Infraglenoid tubercle

肩胛骨 Scapula

冈下肌 Infraspinatus m.

Biceps t., long head 肱二头肌长头腱

Biceps m., short head 肱二头肌短头

Humerus, surgical neck 肱骨外科颈

后盂唇 Labrum, posterior inferior portion

Teres minor m. 小圆肌

三角肌后束 Deltoid m., posterior belly

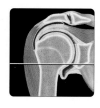

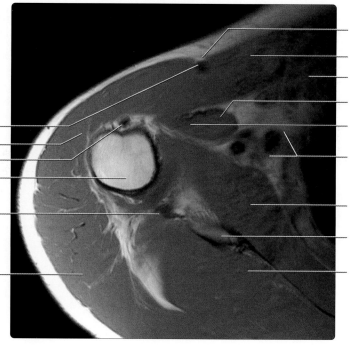

三角胸肌间沟 Deltopectoral groove

胸大肌 Pectoralis major m.

胸小肌 Pectoralis minor m.

喙肱肌 Coracobrachialis m.

肱二头肌短头 Biceps m., short head

神经血管束 Neurovascular bundle

肩胛下肌 Subscapularis m.

肩胛骨 Scapula

冈下肌 Infraspinatus m.

Cephalic v. 头静脉

Deltoid m. 三角肌

Biceps t., long head 肱二头肌长头腱

肱骨干近端 Humerus, proximal diaphysis

Triceps t., long head 肱三头肌长头腱

Deltoid m., posterior belly 三角肌后束

上图：关节盂下缘层面图像，盂下结节为肱三头肌长头的起点。

下图：关节盂下方水平图像，盂下结节下方可见肱三头肌长头腱。

左肩横轴位 T₁WI

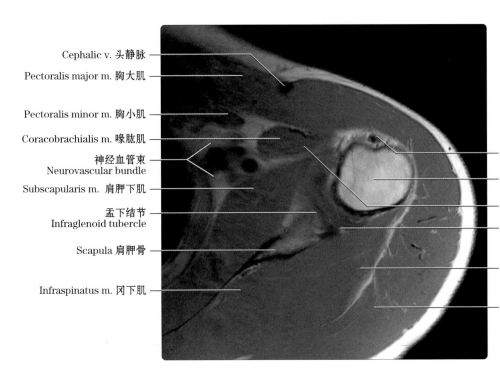

Cephalic v. 头静脉
Pectoralis major m. 胸大肌
Pectoralis minor m. 胸小肌
Coracobrachialis m. 喙肱肌
神经血管束 Neurovascular bundle
Subscapularis m. 肩胛下肌
盂下结节 Infraglenoid tubercle
Scapula 肩胛骨
Infraspinatus m. 冈下肌

肱二头肌长头腱 Biceps t., long head
肱骨外科颈 Humerus, surgical neck
肱二头肌短头 Biceps m., short head
盂唇后下部 Labrum, posterior inferior portion
小圆肌 Teres minor m.
三角肌后束 Deltoid m., posterior belly

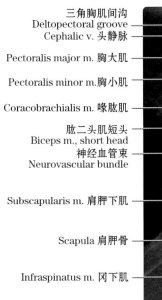
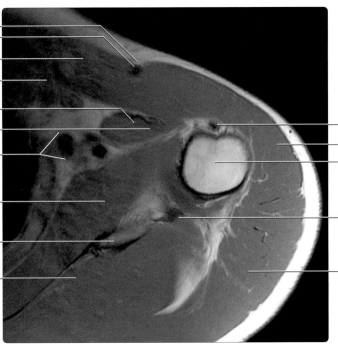
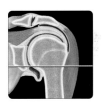

三角胸肌间沟 Deltopectoral groove
Cephalic v. 头静脉
Pectoralis major m. 胸大肌
Pectoralis minor m. 胸小肌
Coracobrachialis m. 喙肱肌
肱二头肌短头 Biceps m., short head
神经血管束 Neurovascular bundle
Subscapularis m. 肩胛下肌
Scapula 肩胛骨
Infraspinatus m. 冈下肌

肱二头肌长头腱 Biceps t., long head
三角肌 Deltoid m.
肱骨干近端 Humerus, proximal diaphysis
肱三头肌长头腱 Triceps t., long head
三角肌后束 Deltoid m., posterior belly

上图：关节盂下缘层面图像，盂下结节是肱三头肌长头的起点。
下图：关节盂下方层面图像，盂下结节下方可见肱三头肌长头腱。

右肩横轴位 T₁WI

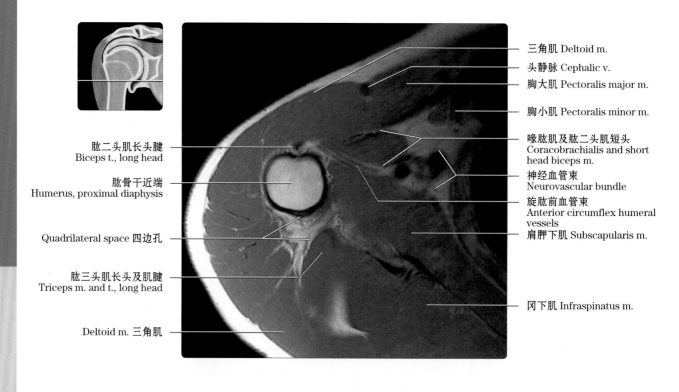

肱二头肌长头腱
Biceps t., long head

肱骨干近端
Humerus, proximal diaphysis

Quadrilateral space 四边孔

肱三头肌长头及肌腱
Triceps m. and t., long head

Deltoid m. 三角肌

三角肌 Deltoid m.

头静脉 Cephalic v.

胸大肌 Pectoralis major m.

胸小肌 Pectoralis minor m.

喙肱肌及肱二头肌短头
Coracobrachialis and short
head biceps m.

神经血管束
Neurovascular bundle

旋肱前血管束
Anterior circumflex humeral
vessels

肩胛下肌 Subscapularis m.

冈下肌 Infraspinatus m.

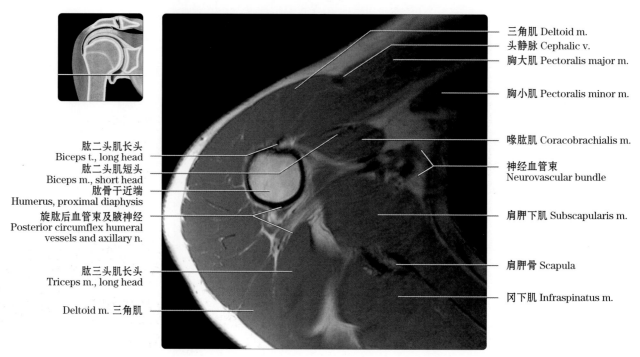

肱二头肌长头
Biceps t., long head

肱二头肌短头
Biceps m., short head

肱骨干近端
Humerus, proximal diaphysis

旋肱后血管束及腋神经
Posterior circumflex humeral
vessels and axillary n.

肱三头肌长头
Triceps m., long head

Deltoid m. 三角肌

三角肌 Deltoid m.

头静脉 Cephalic v.

胸大肌 Pectoralis major m.

胸小肌 Pectoralis minor m.

喙肱肌 Coracobrachialis m.

神经血管束
Neurovascular bundle

肩胛下肌 Subscapularis m.

肩胛骨 Scapula

冈下肌 Infraspinatus m.

上图：旋肱后血管和腋神经穿过四边孔。四边孔上缘为肩胛下肌和小圆肌，下缘为大圆肌，内缘为肱三头肌长头，外缘为肱骨外科颈。

下图：在肩前部，肱二头肌短头和喙肱肌难以单独区分，喙肱肌起自喙突，起点比肱二头肌短头更偏向喙突的外侧。进入上臂时，喙肱肌走行于肱二头肌短头的后方。

左肩横轴位 T₁WI

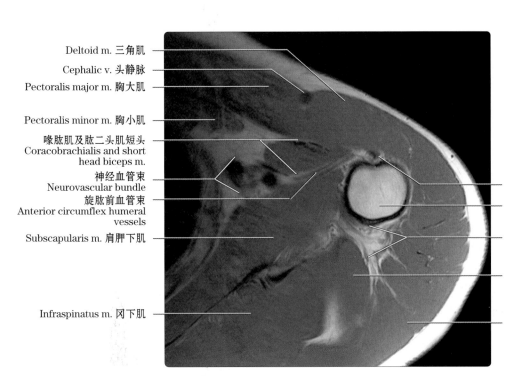
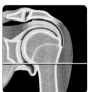

Deltoid m. 三角肌
Cephalic v. 头静脉
Pectoralis major m. 胸大肌

Pectoralis minor m. 胸小肌

喙肱肌及肱二头肌短头
Coracobrachialis and short
head biceps m.

神经血管束
Neurovascular bundle
旋肱前血管束
Anterior circumflex humeral
vessels

Subscapularis m. 肩胛下肌

Infraspinatus m. 冈下肌

肱二头肌长头腱
Biceps t., long head
肱骨干近端
Humerus, proximal diaphysis

四边孔 Quadrilateral space

肱三头肌长头及肌腱
Triceps m. and t., long head

三角肌 Deltoid m.

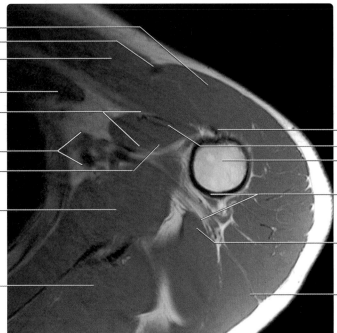
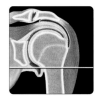

Deltoid m. 三角肌
Cephalic v. 头静脉
胸大肌
Pectoralis major m.

Pectoralis minor m. 胸小肌

喙肱肌及肱二头肌短头
Coracobrachialis and short
head biceps m.

神经血管束
Neurovascular bundle
旋肱前血管束
Anterior circumflex humeral
vessels

Subscapularis m. 肩胛下肌

Infraspinatus m. 冈下肌

肱二头肌长头腱
Biceps t., long head
肱二头肌短头
Biceps m., short head
肱骨干近端
Humerus, proximal diaphysis

旋肱后血管束及腋神经
Posterior circumflex humeral
vessels and axillary n.

肱三头肌长头及肌腱
Triceps m. & t., long head

三角肌 Deltoid m.

上图：旋肱后血管和腋神经穿过四边孔。四边孔上缘为肩胛下肌和小圆肌，下缘为大圆肌，内缘为肱三头肌长头，外缘为肱骨外科颈。

下图：在肩前部，肱二头肌短头和喙肱肌难以单独区分，喙肱肌起自喙突，起点比肱二头肌短头更偏向喙突的外侧。进入上臂时，喙肱肌走行于肱二头肌短头的后方。

右肩横轴位 T₁WI

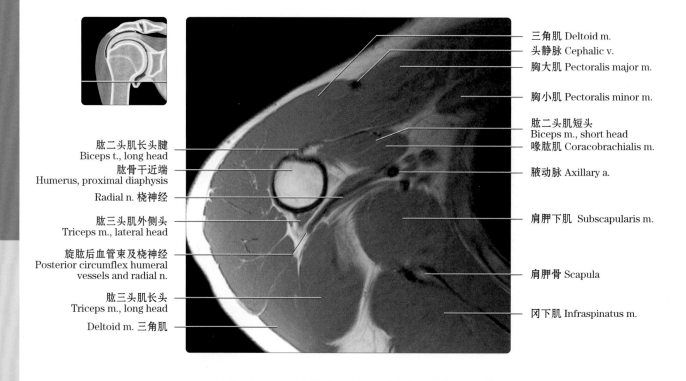

肱二头肌长头腱
Biceps t., long head

肱骨干近端
Humerus, proximal diaphysis

Radial n. 桡神经

肱三头肌外侧头
Triceps m., lateral head

旋肱后血管束及桡神经
Posterior circumflex humeral
vessels and radial n.

肱三头肌长头
Triceps m., long head

Deltoid m. 三角肌

三角肌 Deltoid m.
头静脉 Cephalic v.
胸大肌 Pectoralis major m.

胸小肌 Pectoralis minor m.

肱二头肌短头
Biceps m., short head
喙肱肌 Coracobrachialis m.

腋动脉 Axillary a.

肩胛下肌 Subscapularis m.

肩胛骨 Scapula

冈下肌 Infraspinatus m.

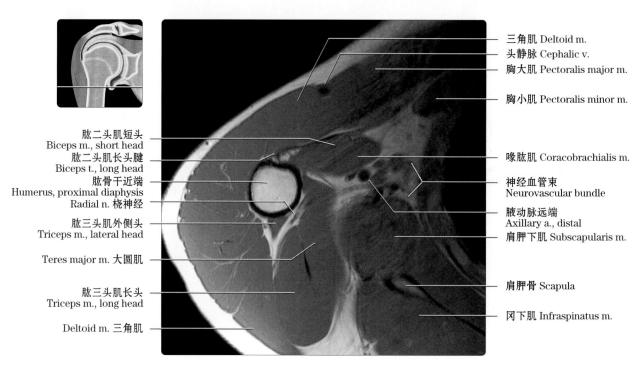

肱二头肌短头
Biceps m., short head

肱二头肌长头腱
Biceps t., long head

肱骨干近端
Humerus, proximal diaphysis
Radial n. 桡神经

肱三头肌外侧头
Triceps m., lateral head

Teres major m. 大圆肌

肱三头肌长头
Triceps m., long head

Deltoid m. 三角肌

三角肌 Deltoid m.
头静脉 Cephalic v.
胸大肌 Pectoralis major m.

胸小肌 Pectoralis minor m.

喙肱肌 Coracobrachialis m.

神经血管束
Neurovascular bundle

腋动脉远端
Axillary a., distal
肩胛下肌 Subscapularis m.

肩胛骨 Scapula

冈下肌 Infraspinatus m.

上图：肱三头肌外侧头直接起自肱骨干的后表面。

下图：大圆肌起自肩胛骨下角，止于肱骨干前内侧小结节下方。

左肩横轴位 T₁WI

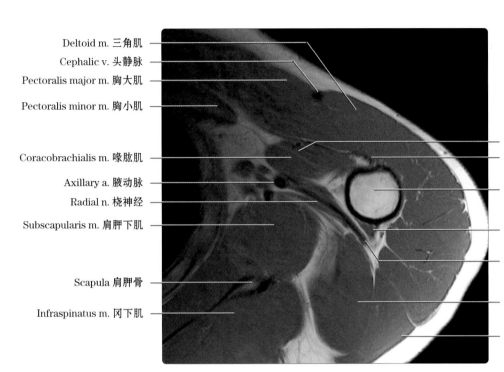
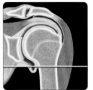

Deltoid m. 三角肌
Cephalic v. 头静脉
Pectoralis major m. 胸大肌
Pectoralis minor m. 胸小肌

Coracobrachialis m. 喙肱肌
Axillary a. 腋动脉
Radial n. 桡神经
Subscapularis m. 肩胛下肌

Scapula 肩胛骨
Infraspinatus m. 冈下肌

肱二头肌短头
Biceps m., short head
肱二头肌长头腱
Biceps t., long head
肱骨干近端
Humerus, proximal diaphysis

肱三头肌外侧头
Triceps m. lateral head
旋肱后血管束及桡神经
Posterior circumflex humeral vessels and radial n.
肱三头肌长头
Triceps m., long head
三角肌 Deltoid m.

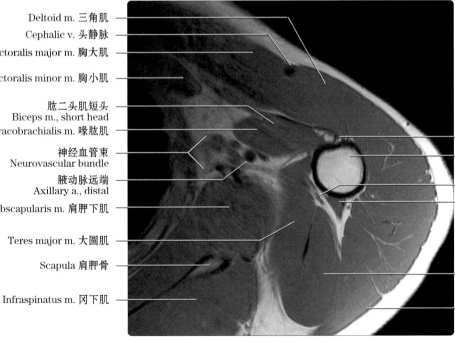
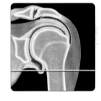

Deltoid m. 三角肌
Cephalic v. 头静脉
Pectoralis major m. 胸大肌
Pectoralis minor m. 胸小肌

肱二头肌短头
Biceps m., short head
Coracobrachialis m. 喙肱肌
神经血管束
Neurovascular bundle
腋动脉远端
Axillary a., distal
Subscapularis m. 肩胛下肌

Teres major m. 大圆肌
Scapula 肩胛骨
Infraspinatus m. 冈下肌

肱二头肌长头腱
Biceps t., long head
肱骨干近端
Humerus, proximal diaphysis
桡神经 Radial n.
肱三头肌外侧头
Triceps m., lateral head

肱三头肌长头
Triceps m., long head
三角肌 Deltoid m.

上图：肱三头肌外侧头直接起自肱骨干的后表面。

下图：大圆肌起自肩胛骨下角，止于肱骨干前内侧小结节下方。

右肩横轴位 T₁WI

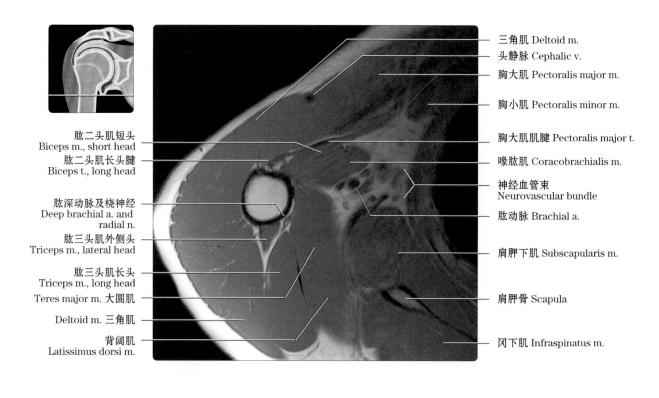

三角肌 Deltoid m.
头静脉 Cephalic v.
胸大肌 Pectoralis major m.
胸小肌 Pectoralis minor m.

胸大肌肌腱 Pectoralis major t.
喙肱肌 Coracobrachialis m.
神经血管束 Neurovascular bundle
肱动脉 Brachial a.
肩胛下肌 Subscapularis m.
肩胛骨 Scapula
冈下肌 Infraspinatus m.

肱二头肌短头 Biceps m., short head
肱二头肌长头腱 Biceps t., long head
肱深动脉及桡神经 Deep brachial a. and radial n.
肱三头肌外侧头 Triceps m., lateral head
肱三头肌长头 Triceps m., long head
Teres major m. 大圆肌
Deltoid m. 三角肌
背阔肌 Latissimus dorsi m.

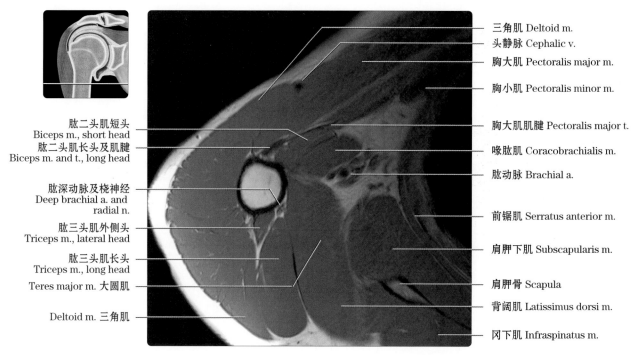

三角肌 Deltoid m.
头静脉 Cephalic v.
胸大肌 Pectoralis major m.
胸小肌 Pectoralis minor m.

胸大肌肌腱 Pectoralis major t.
喙肱肌 Coracobrachialis m.
肱动脉 Brachial a.
前锯肌 Serratus anterior m.
肩胛下肌 Subscapularis m.
肩胛骨 Scapula
背阔肌 Latissimus dorsi m.
冈下肌 Infraspinatus m.

肱二头肌短头 Biceps m., short head
肱二头肌长头及肌腱 Biceps m. and t., long head
肱深动脉及桡神经 Deep brachial a. and radial n.
肱三头肌外侧头 Triceps m., lateral head
肱三头肌长头 Triceps m., long head
Teres major m. 大圆肌
Deltoid m. 三角肌

上图：腋动脉在大圆肌下缘延续为肱动脉，有成对的肱静脉在其两侧伴行。胸大肌止于二头肌沟的外侧。胸大肌与关节囊、三角肌腱和上臂筋膜在部分区域融合。

下图：肱深动脉是肱动脉的第一个分支，与桡神经一起走行于肱三头肌外侧头和长头之间。

左肩横轴位 T$_1$WI

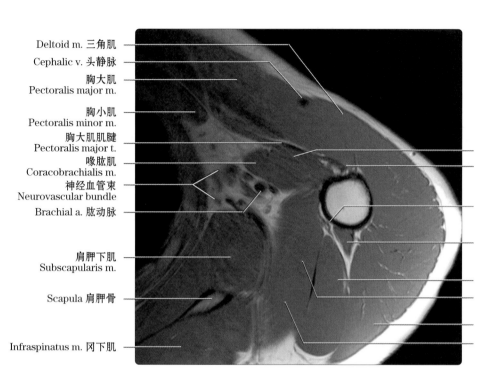

Deltoid m. 三角肌
Cephalic v. 头静脉
胸大肌 Pectoralis major m.
胸小肌 Pectoralis minor m.
胸大肌肌腱 Pectoralis major t.
喙肱肌 Coracobrachialis m.
神经血管束 Neurovascular bundle
Brachial a. 肱动脉
肩胛下肌 Subscapularis m.
Scapula 肩胛骨
Infraspinatus m. 冈下肌

肱二头肌短头 Biceps m., short head
肱二头肌长头腱 Biceps t., long head
肱深动脉及桡神经 Deep brachial a. & radial n.
肱三头肌外侧头 Triceps m., lateral head
肱三头肌长头 Triceps m., long head
大圆肌 Teres major m.
三角肌 Deltoid m.
背阔肌 Latissimus dorsi m.

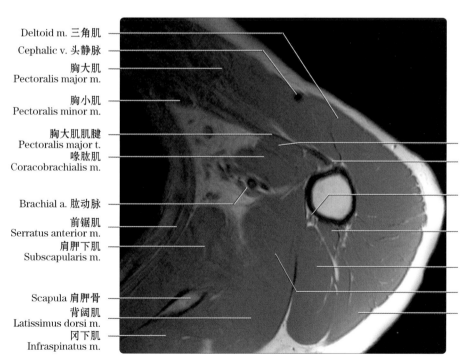

Deltoid m. 三角肌
Cephalic v. 头静脉
胸大肌 Pectoralis major m.
胸小肌 Pectoralis minor m.
胸大肌肌腱 Pectoralis major t.
喙肱肌 Coracobrachialis m.
Brachial a. 肱动脉
前锯肌 Serratus anterior m.
肩胛下肌 Subscapularis m.
Scapula 肩胛骨
背阔肌 Latissimus dorsi m.
冈下肌 Infraspinatus m.

肱二头肌短头 Biceps m., short head
肱二头肌长头腱 Biceps t., long head
肱深动脉及桡神经 Deep brachial a. & radial n.
肱三头肌外侧头 Triceps m., lateral head
肱三头肌长头 Triceps m., long head
大圆肌 Teres major m.
三角肌 Deltoid m.

上图：腋动脉在大圆肌下缘延续为肱动脉，有成对的肱静脉在其两侧伴行。胸大肌止于二头肌沟的外侧。胸大肌与关节囊、三角肌腱和上臂筋膜在部分区域融合。

下图：肱深动脉是肱动脉的第一个分支，与桡神经一起走行于肱三头肌外侧头和长头之间。

右肩横轴位 T$_1$WI

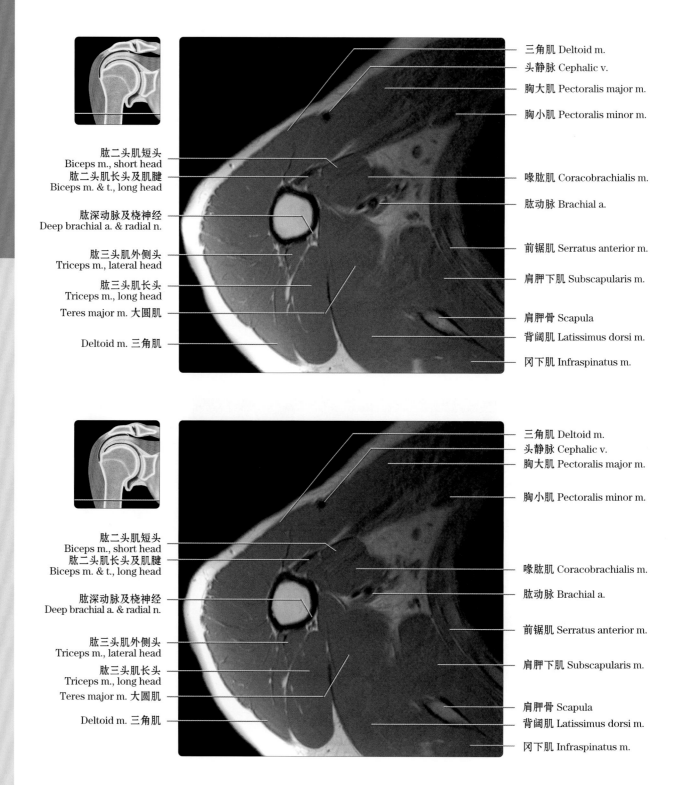

三角肌 Deltoid m.
头静脉 Cephalic v.
胸大肌 Pectoralis major m.
胸小肌 Pectoralis minor m.

喙肱肌 Coracobrachialis m.
肱动脉 Brachial a.

前锯肌 Serratus anterior m.
肩胛下肌 Subscapularis m.

肩胛骨 Scapula
背阔肌 Latissimus dorsi m.
冈下肌 Infraspinatus m.

肱二头肌短头
Biceps m., short head
肱二头肌长头及肌腱
Biceps m. & t., long head
肱深动脉及桡神经
Deep brachial a. & radial n.
肱三头肌外侧头
Triceps m., lateral head
肱三头肌长头
Triceps m., long head
Teres major m. 大圆肌
Deltoid m. 三角肌

三角肌 Deltoid m.
头静脉 Cephalic v.
胸大肌 Pectoralis major m.
胸小肌 Pectoralis minor m.

喙肱肌 Coracobrachialis m.
肱动脉 Brachial a.

前锯肌 Serratus anterior m.
肩胛下肌 Subscapularis m.

肩胛骨 Scapula
背阔肌 Latissimus dorsi m.
冈下肌 Infraspinatus m.

肱二头肌短头
Biceps m., short head
肱二头肌长头及肌腱
Biceps m. & t., long head
肱深动脉及桡神经
Deep brachial a. & radial n.
肱三头肌外侧头
Triceps m., lateral head
肱三头肌长头
Triceps m., long head
Teres major m. 大圆肌
Deltoid m. 三角肌

上图：背阔肌从下背部向上走行，绕大圆肌的下缘，止于二头肌沟的下面。
下图：肩胛下肌覆盖肩胛骨的整个腹侧面。

左肩横轴位 T₁WI

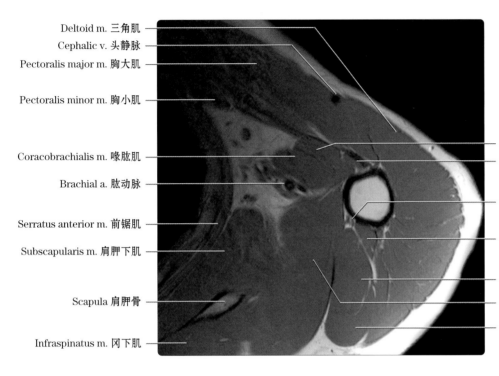

Deltoid m. 三角肌
Cephalic v. 头静脉
Pectoralis major m. 胸大肌

Pectoralis minor m. 胸小肌

Coracobrachialis m. 喙肱肌

Brachial a. 肱动脉

Serratus anterior m. 前锯肌

Subscapularis m. 肩胛下肌

Scapula 肩胛骨

Infraspinatus m. 冈下肌

肱二头肌短头
Biceps m., short head
肱二头肌长头及肌腱
Biceps m. & t., long head

肱深动脉及桡神经
Deep brachial a. & radial n.

肱三头肌外侧头
Triceps m., lateral head

肱三头肌长头
Triceps m., long head
大圆肌 Teres major m.

三角肌 Deltoid m.

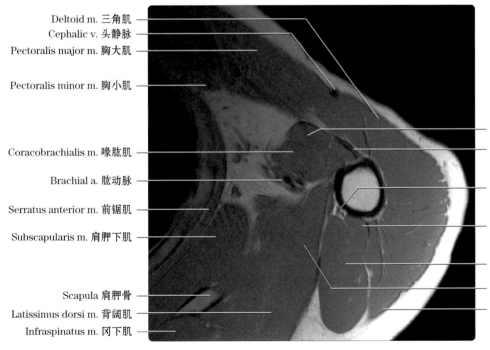

Deltoid m. 三角肌
Cephalic v. 头静脉
Pectoralis major m. 胸大肌

Pectoralis minor m. 胸小肌

Coracobrachialis m. 喙肱肌

Brachial a. 肱动脉

Serratus anterior m. 前锯肌

Subscapularis m. 肩胛下肌

Scapula 肩胛骨
Latissimus dorsi m. 背阔肌
Infraspinatus m. 冈下肌

肱二头肌短头
Biceps m., short head
肱二头肌长头及肌腱
Biceps m. & t., long head

肱深动脉及桡神经
Deep brachial a. & radial n.

肱三头肌外侧头
Triceps m., lateral head

肱三头肌长头
Triceps m., long head
大圆肌 Teres major m.

三角肌 Deltoid m.

上图：背阔肌从下背部向上走行，绕大圆肌的解下缘，止于二头肌沟的下面。
下图：肩胛下肌覆盖肩胛骨的整个腹侧面。

右肩横轴位 T₁WI

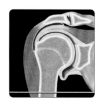

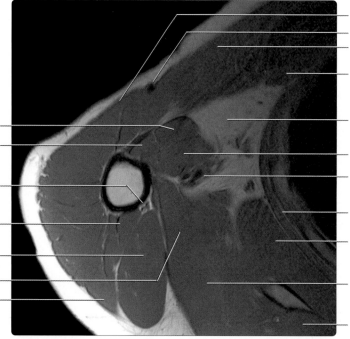

三角肌 Deltoid m.

头静脉 Cephalic v.

胸大肌 Pectoralis major m.

胸小肌 Pectoralis minor m.

肱二头肌短头
Biceps m., short head
肱二头肌长头及肌腱
Biceps m. & t., long head

腋窝脂肪 Axillary fat

喙肱肌 Coracobrachialis m.

肱深动脉及桡神经
Deep brachial a. & radial n.

肱动脉 Brachial a.

前锯肌 Serratus anterior m.

肱三头肌外侧头
Triceps m., lateral head

肩胛下肌 Subscapularis m.

肱三头肌长头
Triceps m., long head
Teres major m. 大圆肌

背阔肌 Latissimus dorsi m.

Deltoid m. 三角肌

冈下肌 Infraspinatus m.

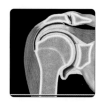

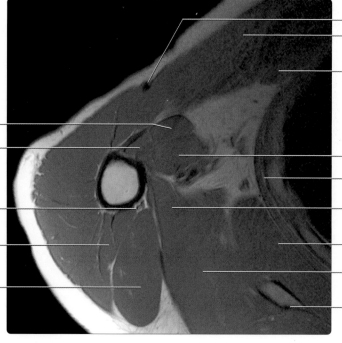

头静脉 Cephalic v.

胸大肌 Pectoralis major m.

胸小肌 Pectoralis minor m.

肱二头肌短头
Biceps m., short head
肱二头肌长头及肌腱
Biceps m. & t., long head

喙肱肌 Coracobrachialis m.

前锯肌 Serratus anterior m.

肱深动脉及桡神经
Deep brachial a. & radial n.

大圆肌 Teres major m.

肱三头肌外侧头
Triceps m., lateral head

肩胛下肌 Subscapularis m.

背阔肌 Latissimus dorsi m.

肱三头肌长头
Triceps m., long head

肩胛骨 Scapula

上图：胸大肌和胸小肌构成腋窝的前壁。

下图：前锯肌是位于上胸壁后外侧面肋骨和肩胛骨之间的扁带状肌肉。

左肩横轴位 T$_1$WI

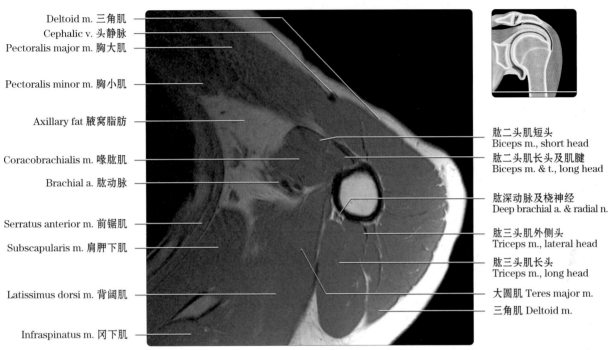

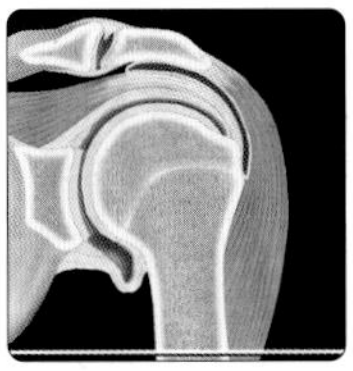

Deltoid m. 三角肌
Cephalic v. 头静脉
Pectoralis major m. 胸大肌

Pectoralis minor m. 胸小肌

Axillary fat 腋窝脂肪

Coracobrachialis m. 喙肱肌

Brachial a. 肱动脉

Serratus anterior m. 前锯肌

Subscapularis m. 肩胛下肌

Latissimus dorsi m. 背阔肌

Infraspinatus m. 冈下肌

肱二头肌短头
Biceps m., short head
肱二头肌长头及肌腱
Biceps m. & t., long head

肱深动脉及桡神经
Deep brachial a. & radial n.

肱三头肌外侧头
Triceps m., lateral head
肱三头肌长头
Triceps m., long head

大圆肌 Teres major m.

三角肌 Deltoid m.

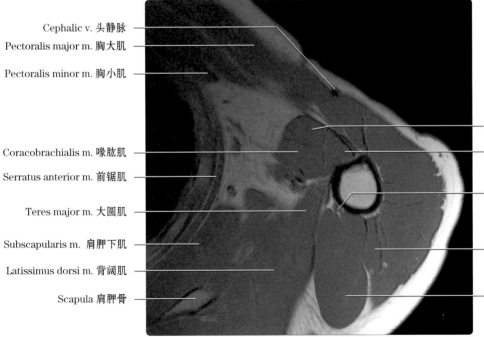

Cephalic v. 头静脉
Pectoralis major m. 胸大肌

Pectoralis minor m. 胸小肌

Coracobrachialis m. 喙肱肌

Serratus anterior m. 前锯肌

Teres major m. 大圆肌

Subscapularis m. 肩胛下肌

Latissimus dorsi m. 背阔肌

Scapula 肩胛骨

肱二头肌短头
Biceps m., short head
肱二头肌长头及肌腱
Biceps m. & t., long head

肱深动脉及桡神经
Deep brachial a. & radial n.

肱三头肌外侧头
Triceps m., lateral head

肱三头肌长头
Triceps m., long head

上图：胸大肌和胸小肌构成腋窝的前壁。

下图：前锯肌是位于上胸壁后外侧面肋骨和肩胛骨之间的扁带状肌肉。

3. 肩部 MR 解剖

右肩斜冠状位 T₁WI

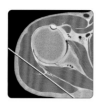

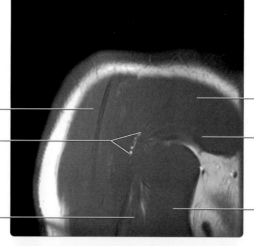

Deltoid m., posterior belly 三角肌后束 —

旋肱后血管及腋神经
Posterior circumflex humeral vessels &
axillary n.

Triceps m., lateral head 肱三头肌外侧头 —

— 斜方肌 Trapezius m.

— 冈下肌 Infraspinatus m.

— 肱三头肌长头 Triceps m., long head

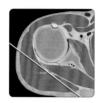

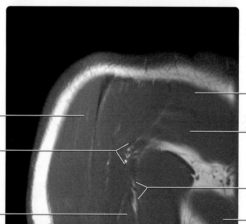

Deltoid m. 三角肌 —

旋肱后血管束及腋神经
Posterior circumflex humeral vessels &
axillary n.

Triceps m., lateral head 肱三头肌外侧头 —
Triceps m., long head 肱三头肌长头 —

— 斜方肌 Trapezius m.

— 冈下肌 Infraspinatus m.

— 肱深神经血管束
Deep brachial neurovascular bundle
— 背阔肌 Latissimus dorsi m.

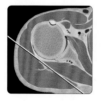

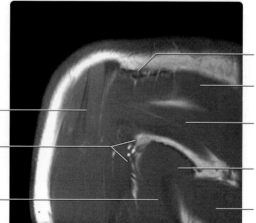

Deltoid m. 三角肌 —

旋肱后血管束及腋神经
Posterior circumflex humeral vessels &
axillary n.

Triceps m., long head 肱三头肌长头 —

Triceps m., lateral head 肱三头肌外侧头 —

— 肩峰 Acromion

— 斜方肌 Trapezius m.

— 冈下肌 Infraspinatus m.

— 大圆肌 Teres major m.

— 背阔肌 Latissimus dorsi m.

上图：右肩关节 MR 斜冠状位 T₁WI 图像。使用肩关节线圈和 3.0 T MR 扫描仪。在肩部最后方，三角肌覆盖肩关节的大部分区域。斜方肌覆盖在肩胛带的上内侧。

中图：桡神经支配肱三头肌，为肱深神经血管束的一部分。

下图：肱三头肌长头是上臂后部最内侧的肌肉。腋神经分支支配皮肤和肩关节。

左肩斜冠状位 T$_1$WI

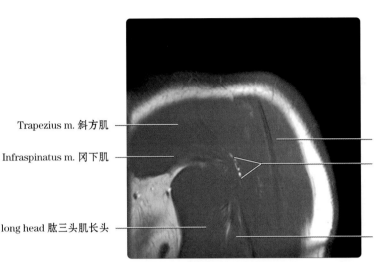
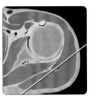

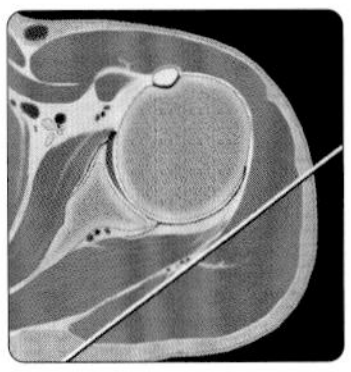

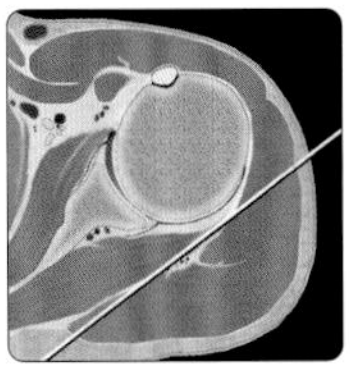

Trapezius m. 斜方肌

Infraspinatus m. 冈下肌

Triceps m., long head 肱三头肌长头

三角肌后束 Deltoid m., posterior belly

旋肱后血管束及腋神经
Posterior circumflex humeral vessels & axillary n.

肱三头肌外侧头 Triceps m., lateral head

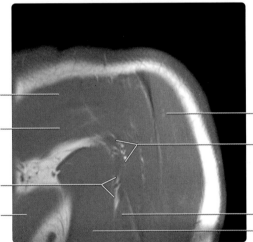
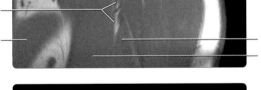

Trapezius m. 斜方肌

Infraspinatus m. 冈下肌

肱深神经血管束
Deep brachial neurovascular bundle

Latissimus dorsi m. 背阔肌

三角肌 Deltoid m.

旋肱后血管束及腋神经
Posterior circumflex humeral vessels & axillary n.

肱三头肌外侧头 Triceps m., lateral head

肱三头肌长头 Triceps m., long head

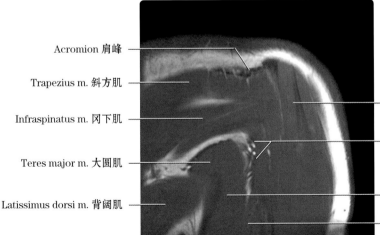

Acromion 肩峰

Trapezius m. 斜方肌

Infraspinatus m. 冈下肌

Teres major m. 大圆肌

Latissimus dorsi m. 背阔肌

三角肌 Deltoid m.

旋肱后血管束及腋神经
Posterior circumflex humeral vessels & axillary n.

肱三头肌长头 Triceps m., long head

肱三头肌外侧头 Triceps m., lateral head

上图：左肩关节 MR 斜冠状位 T$_1$WI 图像。使用肩关节线圈和 3.0 T MR 扫描仪。在肩部最后方，三角肌覆盖肩关节的大部分区域。斜方肌覆盖在肩胛带的上内侧。

中图：桡神经支配肱三头肌，为肱深神经血管束的一部分。

下图：肱三头肌长头是上臂后部最内侧的肌肉。腋神经分支支配皮肤和肩关节。

右肩斜冠状位 T$_1$WI

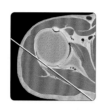
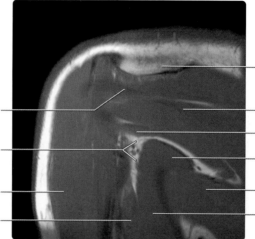

Infraspinatus t. 冈下肌腱

旋肱后血管束及腋神经
Posterior circumflex humeral vessels &
axillary n.

Deltoid m. 三角肌

Triceps m., lateral head 肱三头肌外侧头

肩胛冈 Scapular spine

冈下肌 Infraspinatus m.

小圆肌 Teres minor m.

大圆肌 Teres major m.

背阔肌 Latissimus dorsi m.

肱三头肌长头 Triceps m., long head

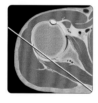
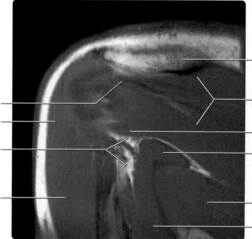
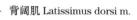

Infraspinatus t. 冈下肌腱

Deltoid m. 三角肌

旋肱后血管束及腋神经
Posterior circumflex humeral vessels &
axillary n.

Deltoid m. 三角肌

肩胛冈 Scapular spine

冈下肌 Infraspinatus m.

小圆肌 Teres minor m.

大圆肌 Teres major m.

背阔肌 Latissimus dorsi m.

肱三头肌长头 Triceps m., long head

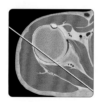
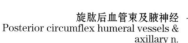
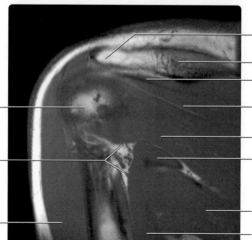

Humeral head 肱骨头

旋肱后血管束及腋神经
Posterior circumflex humeral vessels &
axillary n.

Deltoid m. 三角肌

肩峰 Acromion process

肩胛冈 Scapular spine

冈下肌腱 Infraspinatus t.

冈下肌 Infraspinatus m.

小圆肌 Teres minor m.

大圆肌 Teres major m.

背阔肌 Latissimus dorsi m.

肱三头肌长头 Triceps m., long head

上图：冈下肌腱呈弓形跨越肱骨头后上方，止于大结节。

中图：大圆肌起自肩胛骨下外侧缘，止于肱骨前方二头肌沟内侧。

下图：旋肱后动脉是腋动脉的分支，与旋肱前动脉有吻合。

左肩斜冠状位 T₁WI

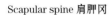
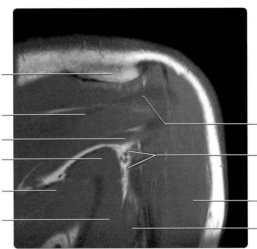
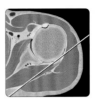

Scapular spine 肩胛冈

Infraspinatus m. 冈下肌

Teres minor m. 小圆肌

Teres major m. 大圆肌

Latissimus dorsi m. 背阔肌

Triceps m., long head 肱三头肌长头

冈下肌腱 Infraspinatus t.

旋肱后血管束及腋神经
Posterior circumflex humeral vessels &
axillary n.

三角肌 Deltoid m.

肱三头肌外侧头 Triceps m., lateral head

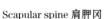
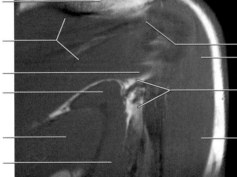
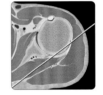

Scapular spine 肩胛冈

Infraspinatus m. 冈下肌

Teres minor m. 小圆肌

Teres major m. 大圆肌

Latissimus dorsi m. 背阔肌

Triceps m., long head 肱三头肌长头

冈下肌腱 Infraspinatus t.
三角肌 Deltoid m.

旋肱后血管束及腋神经
Posterior circumflex humeral vessels &
axillary n.

三角肌 Deltoid m.

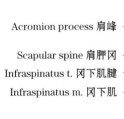
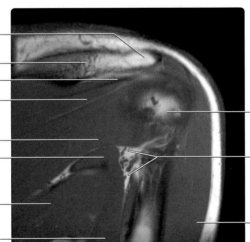
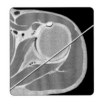

Acromion process 肩峰

Scapular spine 肩胛冈

Infraspinatus t. 冈下肌腱

Infraspinatus m. 冈下肌

Teres minor m. 小圆肌

Teres major m. 大圆肌

Latissimus dorsi m. 背阔肌

Triceps m., long head 肱三头肌长头

肱骨头 Humeral head

旋肱后血管束及腋神经
Posterior circumflex humeral vessels &
axillary n.

三角肌 Deltoid m.

上图：冈下肌腱呈弓形跨越肱骨头后上方，止于大结节。
中图：大圆肌起自肩胛骨下外侧缘，止于肱骨前方二头肌沟内侧。
下图：旋肱后动脉是腋动脉的分支，与旋肱前动脉有吻合。

右肩斜冠状位 T$_1$WI

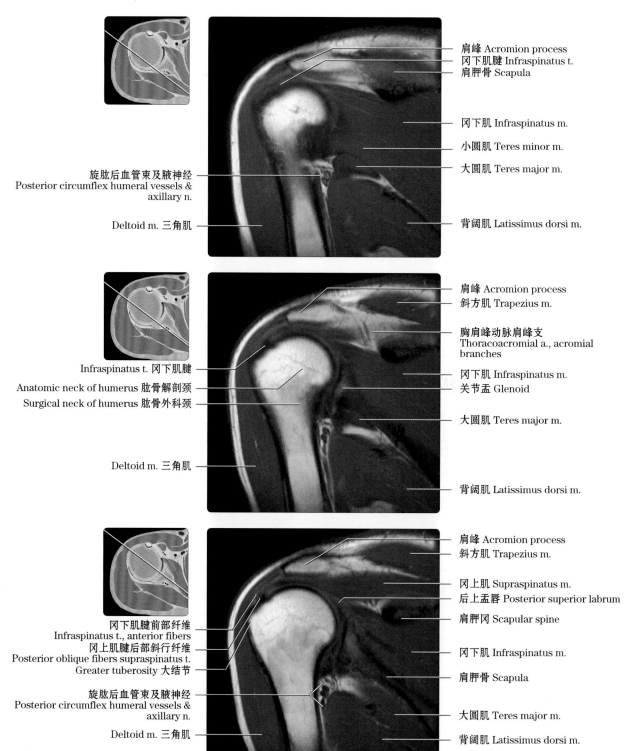

肩峰 Acromion process
冈下肌腱 Infraspinatus t.
肩胛骨 Scapula

冈下肌 Infraspinatus m.

小圆肌 Teres minor m.

大圆肌 Teres major m.

背阔肌 Latissimus dorsi m.

旋肱后血管束及腋神经
Posterior circumflex humeral vessels &
axillary n.

Deltoid m. 三角肌

肩峰 Acromion process
斜方肌 Trapezius m.

胸肩峰动脉肩峰支
Thoracoacromial a., acromial
branches

冈下肌 Infraspinatus m.
关节盂 Glenoid

大圆肌 Teres major m.

背阔肌 Latissimus dorsi m.

Infraspinatus t. 冈下肌腱

Anatomic neck of humerus 肱骨解剖颈
Surgical neck of humerus 肱骨外科颈

Deltoid m. 三角肌

肩峰 Acromion process
斜方肌 Trapezius m.

冈上肌 Supraspinatus m.
后上盂唇 Posterior superior labrum
肩胛冈 Scapular spine

冈下肌 Infraspinatus m.

肩胛骨 Scapula

大圆肌 Teres major m.
背阔肌 Latissimus dorsi m.

冈下肌腱前部纤维
Infraspinatus t., anterior fibers
冈上肌腱后部斜行纤维
Posterior oblique fibers supraspinatus t.
Greater tuberosity 大结节

旋肱后血管束及腋神经
Posterior circumflex humeral vessels &
axillary n.
Deltoid m. 三角肌

上图：冈上肌、冈下肌、小圆肌和肩胛下肌构成肩袖。关节囊在远端与肩袖肌腱融合。

中图：肩峰是肩胛冈向外侧的延伸。肱骨外科颈位于关节囊外、解剖颈远端。解剖颈上沿着骨骺线为关节囊的附着处。

下图：肩胛冈将肩胛骨后缘分为冈上窝和冈下窝。冈上肌出口是指冈上肌和肌腱外侧 1/3 的区域。

左肩斜冠状位 T₁WI

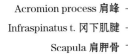
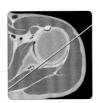
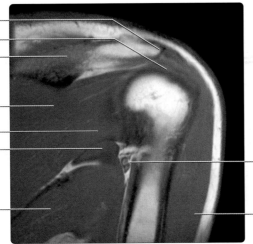

Acromion process 肩峰
Infraspinatus t. 冈下肌腱
Scapula 肩胛骨

Infraspinatus m. 冈下肌
Teres minor m. 小圆肌
Teres major m. 大圆肌

Latissimus dorsi m. 背阔肌

旋肱后血管束及腋神经
Posterior circumflex humeral vessels and axillary n.

三角肌 Deltoid m.

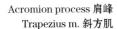

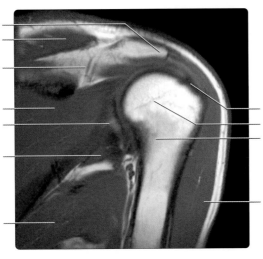

Acromion process 肩峰
Trapezius m. 斜方肌

胸肩峰动脉肩峰支
Thoracoacromial a., acromial branches

Infraspinatus m. 冈下肌
Glenoid 关节盂

Teres major m. 大圆肌

Latissimus dorsi m. 背阔肌

冈下肌腱 Infraspinatus t.
肱骨解剖颈 Anatomic neck of humerus
肱骨外科颈 Surgical neck of humerus

三角肌 Deltoid m.

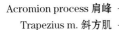
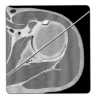
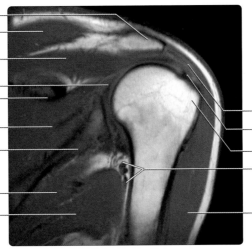

Acromion process 肩峰
Trapezius m. 斜方肌

Supraspinatus m. 冈上肌

Labrum 盂唇
Scapular spine 肩胛冈

Infraspinatus m. 冈下肌

Scapula 肩胛骨

Teres major m. 大圆肌
Latissimus dorsi m. 背阔肌

冈下肌腱前部纤维
Infraspinatus t., anterior fibers
冈上肌腱后部斜行纤维
Posterior oblique fibers supraspinatus t.
大结节 Greater tuberosity
旋肱后血管及腋神经
Posterior circumflex humeral vessels & axillary n.

三角肌 Deltoid m.

上图：冈上肌、冈下肌、小圆肌和肩胛下肌构成肩袖。关节囊在远端与肩袖肌腱融合。

中图：肩峰是肩胛冈向外侧的延伸。肱骨外科颈位于关节囊外、解剖颈远端。解剖颈上沿着骨骺线为关节囊的附着处。

下图：肩胛冈将肩胛骨后缘分为冈上窝和冈下窝。冈上肌出口是指冈上肌和肌腱外侧 1/3 的区域。

右肩斜冠状位 T$_1$WI

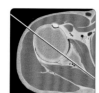

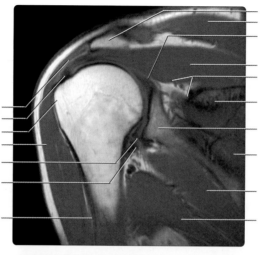

肩峰下-三角肌下滑囊
Subacromial-subdeltoid bursa
Supraspinatus t. 冈上肌腱
Greater tuberosity 大结节
Deltoid m. 三角肌
Inferior labrum 下盂唇

盂肱下韧带后束
Inferior glenohumeral lig.
posterior band
肱二头肌长头腱
Biceps t., long head

肩峰 Acromion process
斜方肌 Trapezius m.
上盂唇及肱二头肌腱锚后部纤维
Superior labrum with posterior biceps
anchor fibers
冈上肌 Supraspinatus m.
冈盂切迹内的肩胛上动脉及神经
Suprascapular a. & n. in spinoglenoid notch
肩胛冈 Scapular spine

关节盂 Glenoid

肩胛下肌 Subscapularis m.

大圆肌 Teres major m.

背阔肌 Latissimus dorsi m.

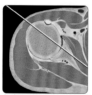

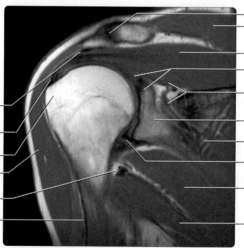

假骨刺：喙肩韧带肩峰附着处
Pseudospur: Acromial attachment
coracoacromial lig.
Supraspinatus t. 冈上肌腱

Greater tuberosity 大结节

Deltoid m. 三角肌

旋肱前血管
Anterior circumflex humeral vessels
Biceps t., long head 肱二头肌长头腱

肩锁关节 Acromioclavicular joint
斜方肌 Trapezius m.

冈上肌 Supraspinatus m.

起自盂上结节的肱二头肌长头腱
Long head biceps origin at supraglenoid tubercle
冈盂切迹内的肩胛上动脉及神经
Suprascapular a. & n. in spinoglenoid notch
关节盂 Glenoid

旋肩胛血管束 Circumflex scapular vessels

下盂唇 Inferior labrum

大圆肌 Teres major m.

背阔肌 Latissimus dorsi m.

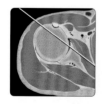

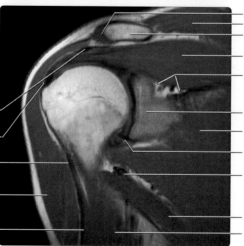

Coracoacromial lig. 喙肩韧带

Supraspinatus t. 冈上肌腱

Biceps t., long head 肱二头肌长头腱

Deltoid m. 三角肌

Biceps m., long head 肱二头肌长头

肩锁关节 Acromioclavicular joint
斜方肌 Trapezius m.
锁骨 Clavicle

冈上肌 Supraspinatus m.

冈盂切迹内的肩胛上动脉及神经
Suprascapular a. & n. in spinoglenoid
notch
关节盂 Glenoid

肩胛下肌 Subscapularis m.

盂唇 Labrum

旋肱前血管
Anterior circumflex humeral vessels

背阔肌 Latissimus dorsi m.

喙肱肌及肱二头肌短头
Coracobrachialis m. and biceps m., short
head

上图：可见上盂唇和下盂唇，盂唇形状和大小多变，但通常呈均匀低信号的三角形。

中图：旋肱前动脉为腋动脉的分支。

下图：冈盂切迹内有脂肪、肩胛上动脉和神经，此区域肿块可撞击神经，引起冈下肌局部萎缩。

左肩斜冠状位 T₁WI

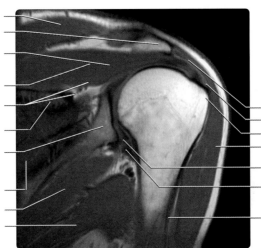
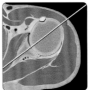

Trapezius m. 斜方肌
Acromion process 肩峰
上盂唇及肱二头肌腱锚后部纤维
Superior labrum with posterior biceps anchor fibers
Supraspinatus m. 冈上肌
冈盂切迹内的肩胛上动脉及神经
Suprascapular a. & n. in spinoglenoid notch
Scapular spine 肩胛冈
Glenoid 关节盂
Subscapularis m. 肩胛下肌
Teres major m. 大圆肌
Latissimus dorsi m. 背阔肌

肩峰下-三角肌下滑囊
Subacromial-subdeltoid bursa
冈上肌腱 Supraspinatus t.
大结节 Greater tuberosity
三角肌 Deltoid m.
下盂唇 Inferior labrum
盂肱下韧带后束
Inferior glenohumeral lig., posterior band
肱二头肌长头腱
Biceps t., long head

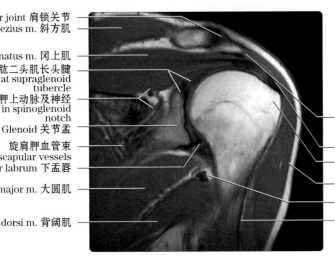

Acromioclavicular joint 肩锁关节
Trapezius m. 斜方肌
Supraspinatus m. 冈上肌
起自盂上结节的肱二头肌长头腱
Long head biceps origin at supraglenoid tubercle
冈盂切迹内的肩胛上动脉及神经
Suprascapular a. & n. in spinoglenoid notch
Glenoid 关节盂
旋肩胛血管束
Circumflex scapular vessels
Inferior labrum 下盂唇
Teres major m. 大圆肌
Latissimus dorsi m. 背阔肌

假骨刺：喙肩韧带肩峰附着处
Pseudospur: Acromial attachment coracoacromial lig.
冈上肌腱 Supraspinatus t.
大结节 Greater tuberosity
三角肌 Deltoid m.
旋肱前血管束
Anterior circumflex humeral vessels
肱二头肌长头腱
Biceps t., long head

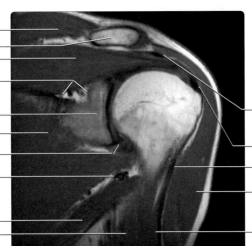
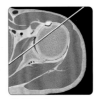

Trapezius m. 斜方肌
Clavicle 锁骨
Supraspinatus m. 冈上肌
冈盂切迹内的肩胛上动脉及神经
Suprascapular a. & n. in spinoglenoid notch
Glenoid 关节盂
Subscapularis m. 肩胛下肌
Labrum 盂唇
旋肱前血管
Anterior circumflex humeral vessels
Latissimus dorsi m. 背阔肌
喙肱肌及肱二头肌短头
Coracobrachialis m. & biceps m., short head

喙肩韧带 Coracoacromial lig.
冈上肌腱 Supraspinatus t.
肱二头肌长头腱
Biceps t., long head
三角肌 Deltoid m.
肱二头肌长头
Biceps m., long head

上图：可见上盂唇和下盂唇，盂唇形状和大小多变，但通常呈均匀低信号的三角形。

中图：旋肱前动脉为腋动脉的分支。

下图：冈盂切迹内有脂肪、肩胛上动脉和神经，此区域肿块可撞击神经，引起冈下肌局部萎缩。

右肩斜冠状位 T₁WI

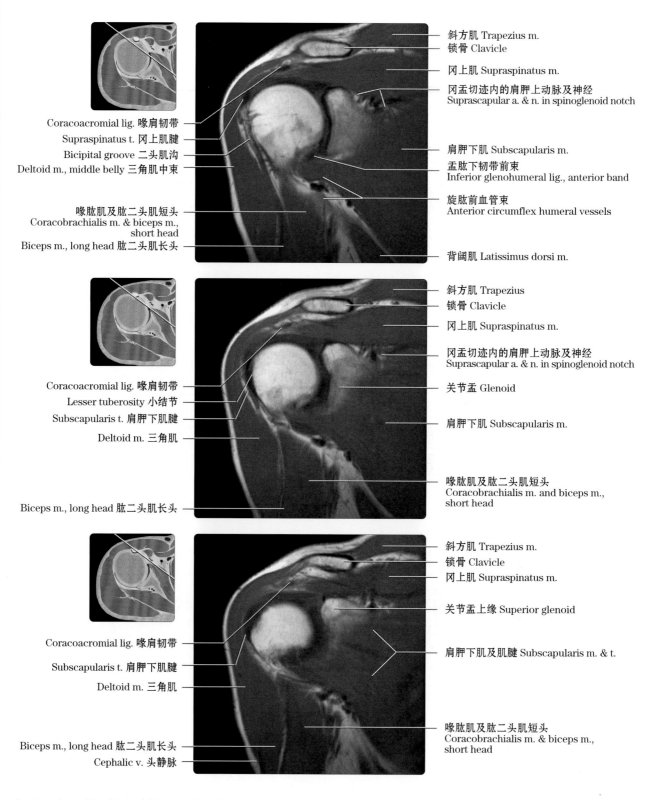

斜方肌 Trapezius m.
锁骨 Clavicle
冈上肌 Supraspinatus m.
冈盂切迹内的肩胛上动脉及神经
Suprascapular a. & n. in spinoglenoid notch
肩胛下肌 Subscapularis m.
盂肱下韧带前束
Inferior glenohumeral lig., anterior band
旋肱前血管束
Anterior circumflex humeral vessels
背阔肌 Latissimus dorsi m.

Coracoacromial lig. 喙肩韧带
Supraspinatus t. 冈上肌腱
Bicipital groove 二头肌沟
Deltoid m., middle belly 三角肌中束

喙肱肌及肱二头肌短头
Coracobrachialis m. & biceps m., short head
Biceps m., long head 肱二头肌长头

斜方肌 Trapezius
锁骨 Clavicle
冈上肌 Supraspinatus m.
冈盂切迹内的肩胛上动脉及神经
Suprascapular a. & n. in spinoglenoid notch
关节盂 Glenoid
肩胛下肌 Subscapularis m.

Coracoacromial lig. 喙肩韧带
Lesser tuberosity 小结节
Subscapularis t. 肩胛下肌腱
Deltoid m. 三角肌

喙肱肌及肱二头肌短头
Coracobrachialis m. and biceps m., short head

Biceps m., long head 肱二头肌长头

斜方肌 Trapezius m.
锁骨 Clavicle
冈上肌 Supraspinatus m.
关节盂上缘 Superior glenoid
肩胛下肌及肌腱 Subscapularis m. & t.

Coracoacromial lig. 喙肩韧带
Subscapularis t. 肩胛下肌腱
Deltoid m. 三角肌

喙肱肌及肱二头肌短头
Coracobrachialis m. & biceps m., short head

Biceps m., long head 肱二头肌长头
Cephalic v. 头静脉

上图：肱二头肌长头腱位于二头肌沟内，起自盂上结节和上盂唇。肱二头肌长头在三角肌收缩时有助于防止肱骨头撞击肩峰。

中图：肩胛下肌腱止于小结节，大圆肌和背阔肌肌腱止于肩胛下肌腱止点的下方。

下图：三角肌和斜方肌附着于肩胛冈、锁骨外侧 1/3 和肩峰。上臂前群肌肉由肌皮神经支配。

左肩斜冠状位 T₁WI

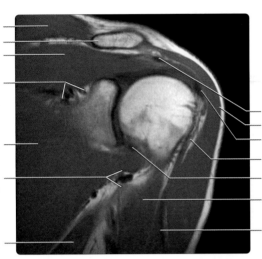
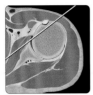

Trapezius m. 斜方肌
Clavicle 锁骨
Supraspinatus m.冈上肌

冈盂切迹内的肩胛上动脉及神经
Suprascapular a. & n. in spinoglenoid notch

Subscapularis m. 肩胛下肌

旋肱前血管
Anterior circumflex humeral vessels

Latissimus dorsi m. 背阔肌

喙肩韧带 Coracoacromial lig.
三角肌中束 Deltoid m., middle belly
冈上肌腱 Supraspinatus t.
二头肌沟 Bicipital groove
盂肱下韧带前束 Inferior glenohumeral lig., anterior band
喙肱肌及肱二头肌短头 Coracobrachialis m. & biceps m., short head
肱二头肌长头 Biceps m., long head

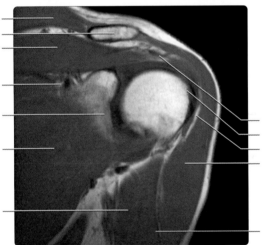
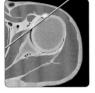

Trapezius m. 斜方肌
Clavicle 锁骨
Supraspinatus m. 冈上肌

冈盂切迹内的肩胛上动脉及神经
Suprascapular a. & n. in spinoglenoid notch
Glenoid 关节盂

Subscapularis m. 肩胛下肌

喙肱肌及肱二头肌短头
Coracobrachialis m. & biceps m., short head

喙肩韧带 Coracoacromial lig.
小结节 Lesser tuberosity
肩胛下肌腱 Subscapularis t.
三角肌 Deltoid m.

肱二头肌长头 Biceps m., long head

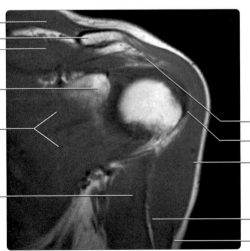
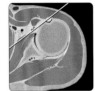

Trapezius m. 斜方肌
Clavicle 锁骨
Supraspinatus m. 冈上肌

Superior glenoid 关节盂上缘

Subscapularis m. & t. 肩胛下肌及肌腱

喙肱肌及肱二头肌短头
Coracobrachialis m. & biceps m., short head

喙肩韧带 Coracoacromial lig.
肩胛下肌腱 Subscapularis t.
三角肌 Deltoid m.

肱二头肌长头 Biceps m., long head
头静脉 Cephalic v.

上图：肱二头肌长头腱位于二头肌沟内，起自盂上结节和上盂唇。肱二头肌长头在三角肌收缩时有助于防止肱骨头撞击肩峰。

中图：肩胛下肌腱止于小结节，大圆肌和背阔肌肌腱止于肩胛下肌腱止点的下方。

下图：三角肌和斜方肌附着于肩胛冈、锁骨外侧 1/3 和肩峰。上臂前群肌肉由肌皮神经支配。

右肩斜冠状位 T₁WI

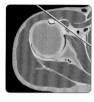

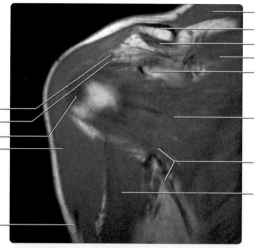

Coracoacromial lig. 喙肩韧带
Coracohumeral lig. 喙肱韧带
Subscapularis t. 肩胛下肌腱
Deltoid m. 三角肌

Cephalic v. 头静脉

斜方肌 Trapezius m.
锁骨 Clavicle
喙锁韧带斜方韧带部
Coracoclavicular lig., trapezoid component
冈上肌 Supraspinatus m.
喙突 Coracoid process

肩胛下肌 Subscapularis m.

腋血管束及神经
Axillary vessels and n.

喙肱肌及肱二头肌短头
Coracobrachialis m. & biceps m.,
short head

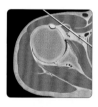

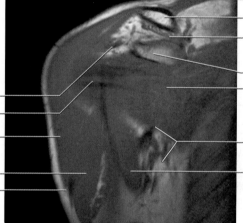

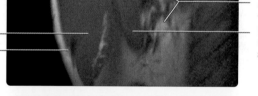

Coracoacromial lig. 喙肩韧带
Subscapularis t. 肩胛下肌腱

Deltoid m. 三角肌

Biceps m., long head 肱二头肌长头
Cephalic v. 头静脉

斜方肌 Trapezius m.
锁骨 Clavicle
喙锁韧带斜方韧带部
Coracoclavicular lig., trapezoid component
喙突 Coracoid process
肩胛下肌 Subscapularis m.

腋血管束及神经
Axillary vessels & n.
喙肱肌及肱二头肌短头
Coracobrachialis m. & biceps m.,
short head

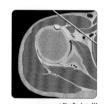

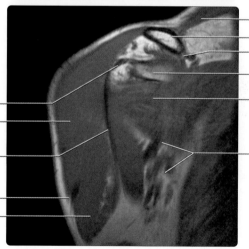

Coracoacromial lig. 喙肩韧带

Deltoid m. 三角肌

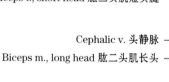
Biceps t., short head 肱二头肌短头腱

Cephalic v. 头静脉
Biceps m., long head 肱二头肌长头

斜方肌 Trapezius m.
锁骨 Clavicle
喙锁韧带锥状韧带部
Coracoclavicular lig., conoid component
喙突 Coracoid process
肩胛下肌 Subscapularis m.

腋血管束及神经 Axillary vessels & n.

上图：腋动脉在大圆肌水平以下延续为肱动脉。本层面中神经血管束仍由腋神经血管结构组成，肱动脉（本图像中没有显示）沿喙肱肌内侧缘走行。

中图：喙锁韧带协助维持锁骨和肩峰的对位关系。喙锁韧带分为斜方韧带和锥状韧带，斜方韧带从喙突向锁骨远端斜向走行，锥状韧带呈近乎垂直方向走行。

下图：喙突尖是喙肱肌（内侧）和肱二头肌短头（外侧）的起点。

左肩斜冠状位 T$_1$WI

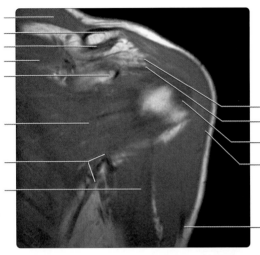
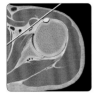

Trapezius m. 斜方肌
Clavicle 锁骨
喙锁韧带斜方韧带部
Coracoclavicular lig., trapezoid component
Supraspinatus m. 冈上肌
Coracoid process 喙突

Subscapularis m. 肩胛下肌

Axillary vessels & n. 腋血管及神经

喙肱肌及肱二头肌短头
Coracobrachialis m. & biceps m., short head

喙肩韧带 Coracoacromial lig.
喙肱韧带 Coracohumeral lig.
肩胛下肌腱 Subscapularis t.

三角肌 Deltoid m.

头静脉 Cephalic v.

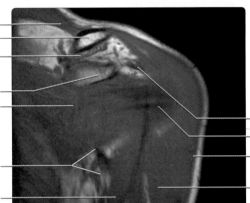
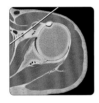
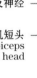

Trapezius m. 斜方肌
Clavicle 锁骨
喙锁韧带斜方韧带部
Coracoclavicular lig., trapezoid component

Coracoid process 喙突
Subscapularis m. 肩胛下肌

Axillary vessels & n. 腋血管束及神经

喙肱肌及肱二头肌短头
Coracobrachialis m. & biceps m., short head

喙肩韧带 Coracoacromial lig.
肩胛下肌腱 Subscapularis t.

三角肌 Deltoid m.

肱二头肌长头 Biceps m., long head
头静脉 Cephalic v.

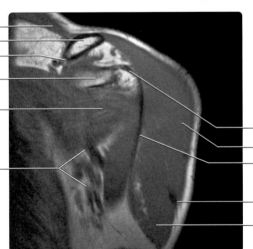
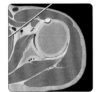

Trapezius m. 斜方肌
Clavicle 锁骨
喙锁韧带锥状韧带部
Coracoclavicular lig., conoid component
Coracoid process 喙突

Subscapularis m. 肩胛下肌

Axillary vessels & n. 腋血管束及神经

喙锁韧带 Coracoclavicular lig.
三角肌 Deltoid m.
肱二头肌短头腱 Biceps t., short head

头静脉 Cephalic v.

肱二头肌长头 Biceps m., long head

上图：腋动脉在大圆肌水平以下延续为肱动脉。本层面中神经血管束仍由腋神经血管结构组成，肱动脉（本图像中没有显示）沿喙肱肌内侧缘走行。

中图：喙锁韧带协助维持锁骨和肩峰的对位关系。喙锁韧带分为斜方韧带和锥状韧带，斜方韧带从喙突向锁骨远端斜向走行，锥状韧带呈近乎垂直方向走行。

下图：喙突尖是喙肱肌（内侧）和肱二头肌短头（外侧）的起点。

右肩斜矢状位 T₁WI

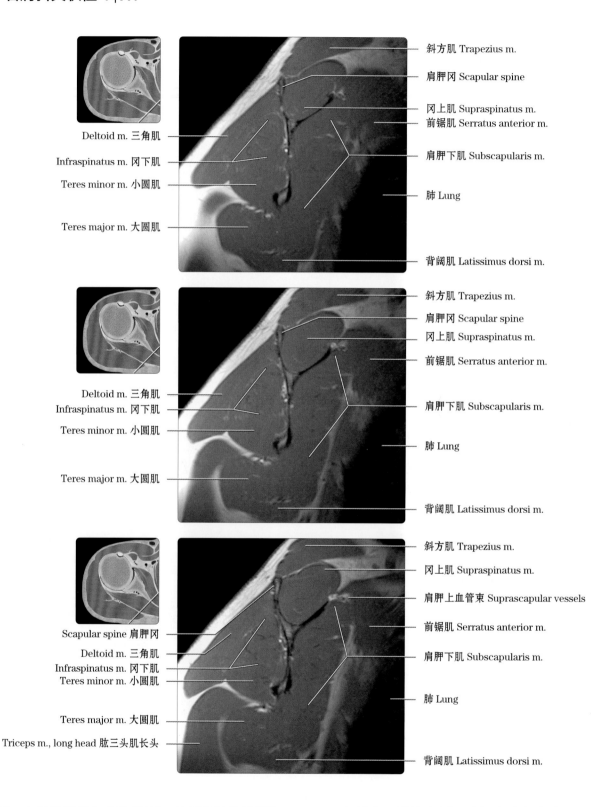

第一图标注：
- 斜方肌 Trapezius m.
- 肩胛冈 Scapular spine
- 冈上肌 Supraspinatus m.
- 前锯肌 Serratus anterior m.
- 肩胛下肌 Subscapularis m.
- 肺 Lung
- 背阔肌 Latissimus dorsi m.
- Deltoid m. 三角肌
- Infraspinatus m. 冈下肌
- Teres minor m. 小圆肌
- Teres major m. 大圆肌

第二图标注：
- 斜方肌 Trapezius m.
- 肩胛冈 Scapular spine
- 冈上肌 Supraspinatus m.
- 前锯肌 Serratus anterior m.
- 肩胛下肌 Subscapularis m.
- 肺 Lung
- 背阔肌 Latissimus dorsi m.
- Deltoid m. 三角肌
- Infraspinatus m. 冈下肌
- Teres minor m. 小圆肌
- Teres major m. 大圆肌

第三图标注：
- 斜方肌 Trapezius m.
- 冈上肌 Supraspinatus m.
- 肩胛上血管束 Suprascapular vessels
- 前锯肌 Serratus anterior m.
- 肩胛下肌 Subscapularis m.
- 肺 Lung
- 背阔肌 Latissimus dorsi m.
- Scapular spine 肩胛冈
- Deltoid m. 三角肌
- Infraspinatus m. 冈下肌
- Teres minor m. 小圆肌
- Teres major m. 大圆肌
- Triceps m., long head 肱三头肌长头

上图：右肩关节斜矢状位 T₁WI。使用肩关节线圈和 3.0 T MR 扫描仪，图像内侧可见部分肺和胸壁。

中图：背阔肌环绕在大圆肌下方，两块肌肉难以单独区分，都向外上走行，止于小结节嵴。

下图：肩袖肌肉包括冈上肌、冈下肌、小圆肌和肩胛下肌，均起自肩胛骨。

右肩斜矢状位 T₁WI

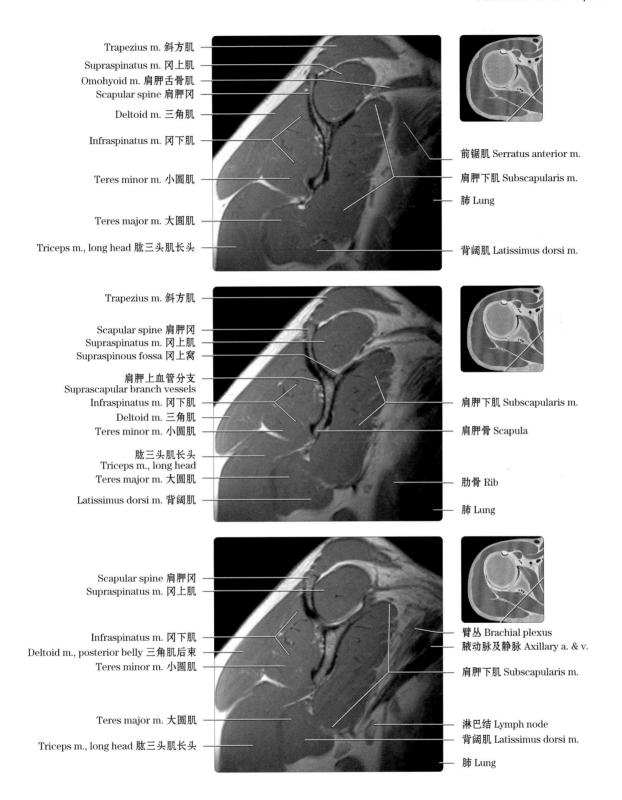

上图：肩胛舌骨肌起自肩胛骨上缘，分上、下二个肌腹，上部止于舌骨下缘。

中图：肩胛骨呈 Y 形，肩胛冈向后延伸。冈上肌完全位于 Y 形上部的窝内并填满此窝，肌肉萎缩时除外。

下图：肩关节上方可见部分斜方肌。斜方肌止于锁骨外侧上缘、肩峰内侧缘和肩胛冈上缘。三角肌起自相同骨骼，与斜方肌相邻，但起点在各骨对侧缘（锁骨外侧下缘、肩峰外侧缘、肩胛冈下缘）。

肩部

右肩斜矢状位 T₁WI

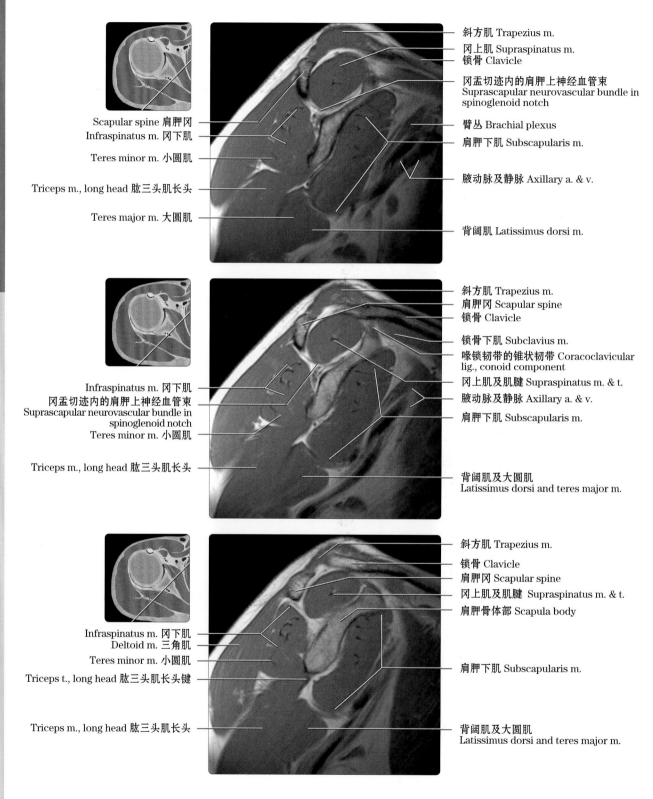

Scapular spine 肩胛冈
Infraspinatus m. 冈下肌
Teres minor m. 小圆肌
Triceps m., long head 肱三头肌长头
Teres major m. 大圆肌

斜方肌 Trapezius m.
冈上肌 Supraspinatus m.
锁骨 Clavicle
冈盂切迹内的肩胛上神经血管束 Suprascapular neurovascular bundle in spinoglenoid notch
臂丛 Brachial plexus
肩胛下肌 Subscapularis m.
腋动脉及静脉 Axillary a. & v.
背阔肌 Latissimus dorsi m.

Infraspinatus m. 冈下肌
冈盂切迹内的肩胛上神经血管束 Suprascapular neurovascular bundle in spinoglenoid notch
Teres minor m. 小圆肌
Triceps m., long head 肱三头肌长头

斜方肌 Trapezius m.
肩胛冈 Scapular spine
锁骨 Clavicle
锁骨下肌 Subclavius m.
喙锁韧带的锥状韧带 Coracoclavicular lig., conoid component
冈上肌及肌腱 Supraspinatus m. & t.
腋动脉及静脉 Axillary a. & v.
肩胛下肌 Subscapularis m.
背阔肌及大圆肌 Latissimus dorsi and teres major m.

Infraspinatus m. 冈下肌
Deltoid m. 三角肌
Teres minor m. 小圆肌
Triceps t., long head 肱三头肌长头键
Triceps m., long head 肱三头肌长头

斜方肌 Trapezius m.
锁骨 Clavicle
肩胛冈 Scapular spine
冈上肌及肌腱 Supraspinatus m. & t.
肩胛骨体部 Scapula body
肩胛下肌 Subscapularis m.
背阔肌及大圆肌 Latissimus dorsi and teres major m.

上图：肩胛下肌位于肩胛骨的肩胛下窝。

中图：冈下肌和小圆肌位于肩胛冈下方。冈下肌比小圆肌粗大，位置更靠上。

下图：冈上肌、肩胛下肌、小圆肌和冈下肌（顺时针方向）向外侧走行，冈上肌腱和冈下肌腱在肱骨头外侧汇在一起。

右肩斜矢状位 T$_1$WI

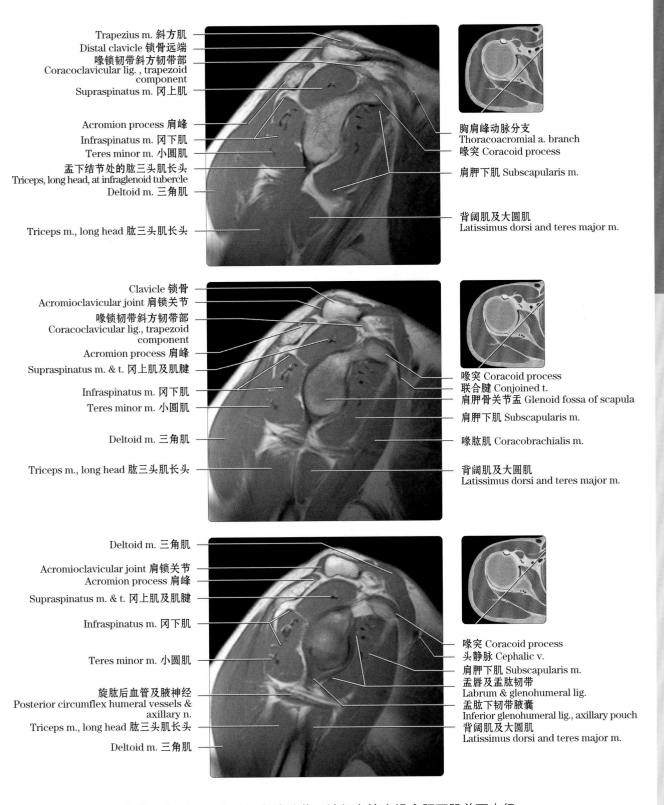

Trapezius m. 斜方肌
Distal clavicle 锁骨远端
喙锁韧带斜方韧带部
Coracoclavicular lig. , trapezoid component
Supraspinatus m. 冈上肌
Acromion process 肩峰
Infraspinatus m. 冈下肌
Teres minor m. 小圆肌
盂下结节处的肱三头肌长头
Triceps, long head, at infraglenoid tubercle
Deltoid m. 三角肌
Triceps m., long head 肱三头肌长头

胸肩峰动脉分支
Thoracoacromial a. branch
喙突 Coracoid process
肩胛下肌 Subscapularis m.
背阔肌及大圆肌
Latissimus dorsi and teres major m.

Clavicle 锁骨
Acromioclavicular joint 肩锁关节
喙锁韧带斜方韧带部
Coracoclavicular lig., trapezoid component
Acromion process 肩峰
Supraspinatus m. & t. 冈上肌及肌腱
Infraspinatus m. 冈下肌
Teres minor m. 小圆肌
Deltoid m. 三角肌
Triceps m., long head 肱三头肌长头

喙突 Coracoid process
联合腱 Conjoined t.
肩胛骨关节盂 Glenoid fossa of scapula
肩胛下肌 Subscapularis m.
喙肱肌 Coracobrachialis m.
背阔肌及大圆肌
Latissimus dorsi and teres major m.

Deltoid m. 三角肌
Acromioclavicular joint 肩锁关节
Acromion process 肩峰
Supraspinatus m. & t. 冈上肌及肌腱
Infraspinatus m. 冈下肌
Teres minor m. 小圆肌
旋肱后血管及腋神经
Posterior circumflex humeral vessels & axillary n.
Triceps m., long head 肱三头肌长头
Deltoid m. 三角肌

喙突 Coracoid process
头静脉 Cephalic v.
肩胛下肌 Subscapularis m.
盂唇及盂肱韧带
Labrum & glenohumeral lig.
盂肱下韧带腋囊
Inferior glenohumeral lig., axillary pouch
背阔肌及大圆肌
Latissimus dorsi and teres major m.

上图：肩胛冈止于肩峰。本层面图像显示肩锁关节，神经血管束沿肩胛下肌前面走行。
中图：肩胛骨关节盂窝层面，关节盂边缘可见低信号的盂唇。喙突是喙肱肌和肱二头肌短头腱的起点。
下图：盂肱韧带呈低信号条带状，位于肩关节前、下和后下方，加固关节囊。

右肩斜矢状位 T₁WI

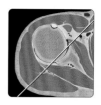
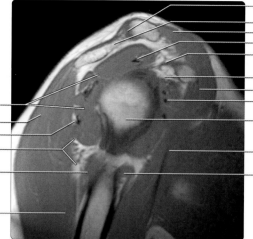

肩锁关节 Acromioclavicular joint
肩峰 Acromion process
三角肌 Deltoid m.
冈上肌及肌腱 Supraspinatus m. & t.
喙肱韧带 Coracohumeral lig.

肩袖间隙 Rotator interval
肱二头肌短头 Biceps, short head
肩胛下肌 Subscapularis m.

肱骨头 Humeral head

喙肱肌及肱二头肌短头
Coracobrachialis and biceps m., short head
背阔肌及大圆肌
Latissimus dorsi and teres major m.

Infraspinatus m. & t. 冈下肌及肌腱

Deltoid m. 三角肌
Teres minor m. & t. 小圆肌及肌腱
旋肱后动脉及腋神经
Posterior circumflex a. & axillary n.
Triceps m., lateral head 肱三头肌外侧头

Triceps m., long head 肱三头肌长头

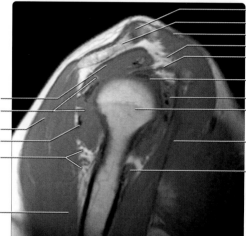

肩锁关节 Acromioclavicular joint
肩峰 Acromion process
三角肌 Deltoid m.
喙肩韧带 Coracoacromial lig.
喙肱韧带 Coracohumeral lig.

肱二头肌长头腱 Biceps t., long head

肩胛下肌 Subscapularis m.
肱骨头 Humeral head

喙肱肌及肱二头肌短头
Coracobrachialis and biceps m., short
head
背阔肌及大圆肌
Latissimus dorsi and teres major m.

Supraspinatus m. 冈上肌
Infraspinatus m. & t. 冈下肌及肌腱

Deltoid m. 三角肌
Teres minor m. & t. 小圆肌及肌腱
旋肱后动脉及腋神经
Posterior circumflex a. & axillary n.

Triceps m., lateral head 肱三头肌外侧头

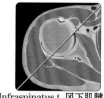
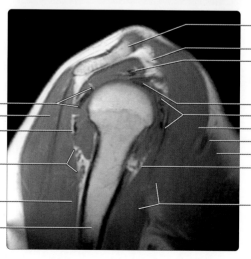

肩峰 Acromion process

喙肩韧带 Coracoacromial lig.
冈上肌及肌腱 Supraspinatus m. & t.

肱二头肌长头腱 Biceps t., long head
肩胛下肌腱 Subscapularis t.
三角肌 Deltoid m.
头静脉 Cephalic v.
胸大肌 Pectoralis major m.
旋肱前动脉
Anterior circumflex humeral a.

喙肱肌及肱二头肌短头
Coracobrachialis and biceps m., short head

Infraspinatus t. 冈下肌腱
Deltoid m. 三角肌
Teres minor t. 小圆肌腱

旋肱后动脉及腋神经
Posterior circumflex humeral a. &
axillary n.
肱三头肌外侧头
Triceps m., lateral head
Humeral shaft 肱骨干

上图：肱骨头内侧缘层面，旋肱后动脉环绕肱骨颈与旋肱前动脉吻合。

中图：肩袖间隙呈三角形，上界为冈上肌腱前缘，下界为肩胛下肌腱上缘，内侧为喙突基底部，外缘达肱二头肌长头腱二头肌沟处。

下图：肱二头肌长头腱起自关节盂上缘的盂上结节，通过结节间沟附近的开口穿出关节囊。本层面图像中，肱二头肌长头腱在肱骨头上方向外侧走行，周围环绕滑膜鞘。

右肩斜矢状位 T₁WI

Acromion process 肩峰
Coracoacromial lig. 喙肩韧带
冈上肌前部直行肌腱
Supraspinatus anterior direct t.
冈上肌后部斜行肌腱
Supraspinatus posterior oblique t.
Infraspinatus t. 冈下肌腱

Deltoid m. 三角肌

Teres minor t. 小圆肌腱

旋肱后动脉及腋神经
Posterior circumflex humeral a. &
axillary n.

肱三头肌外侧头
Triceps m., lateral head

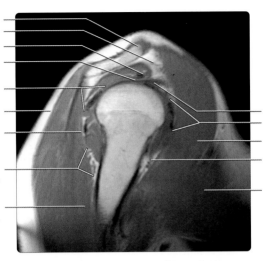
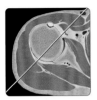

肱二头肌长头腱 Biceps t., long head
肩胛下肌腱 Subscapularis t.

三角肌 Deltoid m.

旋肱前血管
Anterior circumflex humeral vessels

胸大肌 Pectoralis major m.

Acromion process 肩峰

Coracoacromial lig. 喙肩韧带
冈上肌腱直行部分
Supraspinatus t., direct component
冈上肌腱后部斜行部分
Supraspinatus t., posterior oblique
component
Infraspinatus t. 冈下肌腱
Deltoid m. 三角肌
Teres minor t. 小圆肌腱

旋肱后动脉及腋神经
Posterior circumflex humeral a. &
axillary n.

Triceps m., lateral head 肱三头肌外侧头

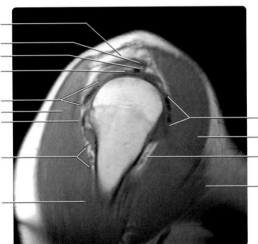
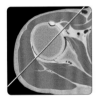

肩胛下肌腱 Subscapularis t.

三角肌 Deltoid m.

旋肱前动脉
Anterior circumflex humeral a.

胸大肌 Pectoralis major m.

Acromion process 肩峰

Coracoacromial lig. 喙肩韧带

Supraspinatus t. 冈上肌腱
冈上肌腱后部斜行部分
Supraspinatus t., posterior
oblique component
Infraspinatus t. 冈下肌腱

Teres minor t. 小圆肌腱

旋肱后动脉及腋神经
Posterior circumflex humeral a. &
axillary n.

Deltoid m. 三角肌

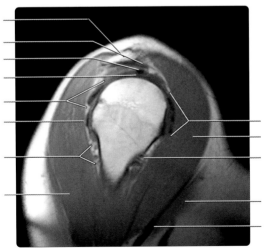
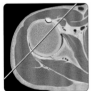

肩胛下肌腱 Subscapularis t.
三角肌 Deltoid m.

旋肱前动脉
Anterior circumflex humeral a.

胸大肌 Pectoralis major m.

三角胸肌间沟内的头静脉
Cephalic v. in deltopectoral groove

上图：肱骨头中部层面图像，三角肌覆盖在肩部表面。

中图：对肩峰形态学类型的评估最好在肩锁关节外侧层面的图像上进行。

下图：靠近肱骨头外侧层面图像，肩袖主要为腱性结构，肌腱开始相互融合并与关节囊融合。

右肩斜矢状位 T$_1$WI

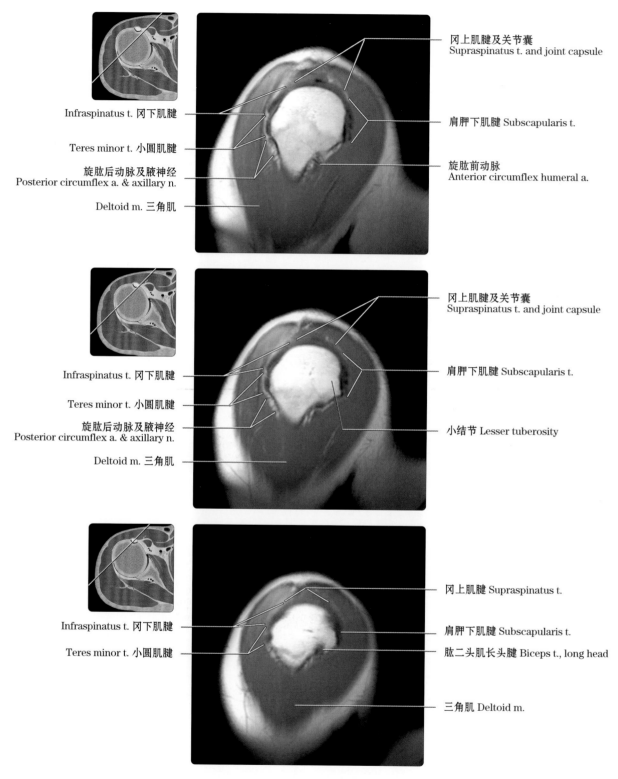

Infraspinatus t. 冈下肌腱

Teres minor t. 小圆肌腱

旋肱后动脉及腋神经
Posterior circumflex a. & axillary n.

Deltoid m. 三角肌

冈上肌腱及关节囊
Supraspinatus t. and joint capsule

肩胛下肌腱 Subscapularis t.

旋肱前动脉
Anterior circumflex humeral a.

Infraspinatus t. 冈下肌腱

Teres minor t. 小圆肌腱

旋肱后动脉及腋神经
Posterior circumflex a. & axillary n.

Deltoid m. 三角肌

冈上肌腱及关节囊
Supraspinatus t. and joint capsule

肩胛下肌腱 Subscapularis t.

小结节 Lesser tuberosity

Infraspinatus t. 冈下肌腱

Teres minor t. 小圆肌腱

冈上肌腱 Supraspinatus t.

肩胛下肌腱 Subscapularis t.

肱二头肌长头腱 Biceps t., long head

三角肌 Deltoid m.

上图：邻近肱骨头外侧层面图像，肩袖肌腱在肱骨头上方形成坚实的弧形结构并继续向外侧走行。正常肌腱呈极低信号。本幅 T$_1$WI 图像上，由于魔角效应，肩袖肌腱信号增高。使用中等或长 TE 序列可证实该肌腱信号正常。

中图：肩袖肌腱向大结节和小结节的止点处靠近。

下图：肩胛下肌腱止于小结节并覆盖二头肌沟的顶部

3. 肩部 MR 解剖

右肩斜矢状位 T_1WI

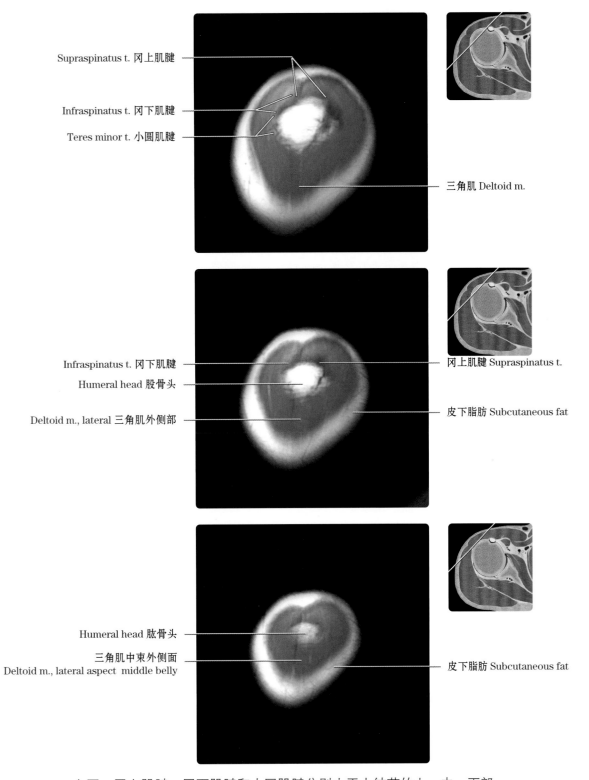

Supraspinatus t. 冈上肌腱

Infraspinatus t. 冈下肌腱

Teres minor t. 小圆肌腱

三角肌 Deltoid m.

Infraspinatus t. 冈下肌腱

Humeral head 股骨头

Deltoid m., lateral 三角肌外侧部

冈上肌腱 Supraspinatus t.

皮下脂肪 Subcutaneous fat

Humeral head 肱骨头

三角肌中束外侧面
Deltoid m., lateral aspect middle belly

皮下脂肪 Subcutaneous fat

上图：冈上肌腱、冈下肌腱和小圆肌腱分别止于大结节的上、中、下部。

中图：本层面图像中仍可见少量冈上肌腱和冈下肌腱止于大结节。

下图：最外侧层面图像，肩部表面完全被三角肌中束覆盖。

专业术语

缩略语

- 外展外旋（abduction external rotation，ABER）位

影像解剖

概述

- MR 关节造影时患者可选择的体位

解剖关系

- 肱二头肌沟旋转至肱骨头前方
  - 外旋和上举
  - 高于冈盂切迹
- 盂肱下韧带被拉紧
  - 牵拉前方盂唇韧带复合体
  - 可使关节内对比剂流入盂唇撕裂处，而正常外旋位时，盂唇撕裂口有可能被压紧而显示不清
- 喙突尖端水平约为前盂唇 2:00~3:00 方位
- 根据排列关系，下方层面为盂唇 5:00~7:00 方位

内部结构

- 肩袖的关节面与肩袖"足印"
  - 肩袖张力减低，可以轻微迂曲
  - **表面下撕裂和磨损处填充对比剂**
    - 标准内收外旋位不能显示的冈上肌腱、冈下肌腱、小圆肌腱的细小撕裂 / 磨损，可在 ABER 位上显示
- 盂唇
  - 前盂唇受到牵拉
  - 后盂唇与肩袖关节面接触
- 可能更有助于显示骨软骨关节面，尤其是肱骨头后上部和关节盂下部

解剖成像相关事宜

影像学检查建议

- 高场强 MR 扫描仪
- 肩关节柔性线圈或相控阵线圈

影像学方法

- 常规关节腔内注射关节造影
  - 稀释后的钆喷酸葡胺对比剂（浓度 2 mmol/L）12 ml 与碘对比剂、丁哌卡因、肾上腺素混合（依据医疗机构的要求而定）
- 不能直接注射关节造影时，也可经静脉注射进行间接 MR 关节造影
- 除非使用开放式 MR 设备，否则上臂外展大于 90°
- 双手置于头顶、头上或颈后
  - 肘部屈曲
- 获得冠状位定位像
- 成像方向平行于肱骨干
  - 沿肱骨长轴成像
  - 经过关节的斜轴位图像
  - 相对于身体为斜矢状位图像

影像学注意事项

- 体位不正确
  - 患者因疼痛或恐惧而不愿意或不能保持这个体位
  - 技师不熟悉摆位
    - 需要额外的时间摆放患者和线圈
- 图像定位不准
  - **需要在冠状位定位像上沿着肱骨干方向扫描图像**
  - 如果不是常规检查的一部分，这种非标准的定位可能很难准确实现
- 卷褶伪影
  - 在胸壁内侧放置预饱和带
- 信号不足
  - 多通道柔性线圈
  - 线圈位置不正确
- 半月板样（3 型）盂唇
  - 对比剂进入半月板样盂唇和软骨之间的正常裂隙

临床意义

临床价值

- MR ABER 位成像有助于多个区域的显示
  - 前盂唇和后盂唇
    - 尤其是前盂唇的未分离的撕裂
  - **前方关节囊附着处**
  - **盂肱下韧带**
  - 肩袖的下表面
    - 当鉴别肌腱病和部分撕裂在临床上很重要时
    - 投掷运动员
  - 肩袖肌腱内撕裂或水平部分撕裂
  - 喙肱韧带

参考文献

1. Herold T et al: Indirect MR arthrography of the shoulder: use of abduction and external rotation to detect full- and partial-thickness tears of the supraspinatus tendon. Radiology. 2006
2. Lee SY et al: Horizontal component of partial-thickness tears of rotator cuff: imaging characteristics and comparison of ABER view with oblique coronal view at MR arthrography initial results. Radiology. 224(2):470-6, 2002
3. Choi JA et al: Comparison between conventional MR arthrography and abduction and external rotation MR arthrography in revealing tears of the antero-inferior glenoid labrum. Korean J Radiol. 2(4):216-21, 2001
4. Kwak SM et al: Glenohumeral joint: comparison of shoulder positions at MR arthrography. Radiology. 208(2):375-80, 1998
5. Wintzell G et al: Indirect MR arthrography of anterior shoulder instability in the ABER and the apprehension test positions: a prospective comparative study of two different shoulder positions during MRI using intravenous gadodiamide contrast for enhancement of the joint fluid. Skeletal Radiol. 27(9):488-94, 1998
6. Cvitanic O et al: Using abduction and external rotation of the shoulder to increase the sensitivity of MR arthrography in revealing tears of the anterior glenoid labrum. AJR Am J Roentgenol. 169(3):837-44, 1997
7. Tirman PF et al: MR arthrographic depiction of tears of the rotator cuff: benefit of abduction and external rotation of the arm. Radiology. 192(3):851-6, 1994

前面观和上面观示意图

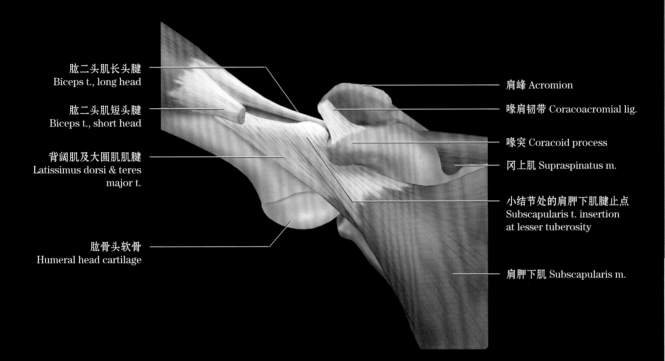

肱二头肌长头腱
Biceps t., long head

肱二头肌短头腱
Biceps t., short head

背阔肌及大圆肌肌腱
Latissimus dorsi & teres
major t.

肱骨头软骨
Humeral head cartilage

肩峰 Acromion

喙肩韧带 Coracoacromial lig.

喙突 Coracoid process

冈上肌 Supraspinatus m.

小结节处的肩胛下肌腱止点
Subscapularis t. insertion
at lesser tuberosity

肩胛下肌 Subscapularis m.

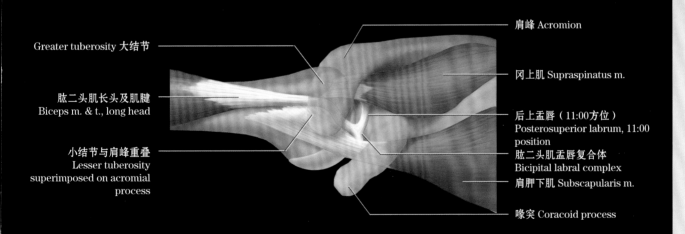

Greater tuberosity 大结节

肱二头肌长头及肌腱
Biceps m. & t., long head

小结节与肩峰重叠
Lesser tuberosity
superimposed on acromial
process

肩峰 Acromion

冈上肌 Supraspinatus m.

后上盂唇（11:00方位）
Posterosuperior labrum, 11:00
position

肱二头肌盂唇复合体
Bicipital labral complex

肩胛下肌 Subscapularis m.

喙突 Coracoid process

上图：肩关节 ABER 位前面观示意图。在这个体位的冠状位定位像上，平行于肱骨干长轴扫描，可以得到盂肱关节的斜轴位图像。

下图：肩关节 ABER 位上面观示意图。喙突的尖端对应于前盂唇的 2:00 或 3:00 方位（与患者体位有关）。

MR 关节造影 ABER 位脂肪抑制 T₁WI

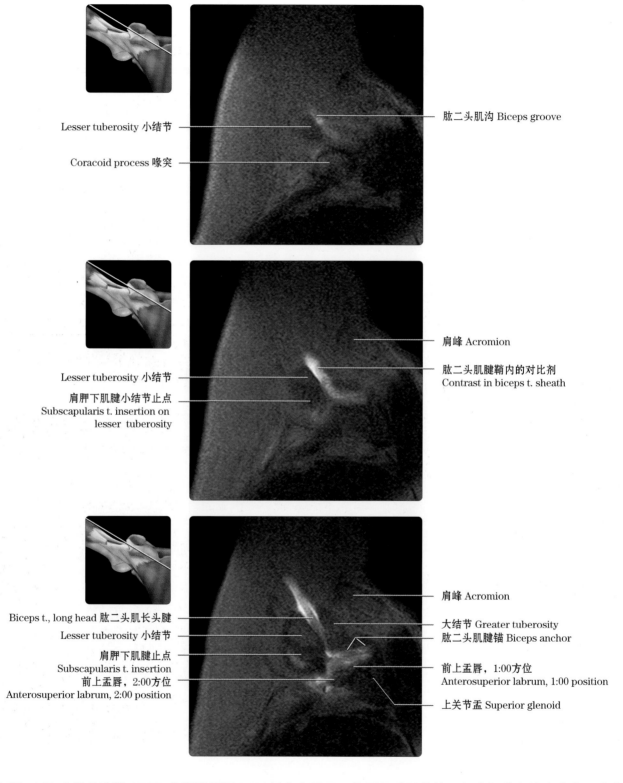

上图：MR 肩关节造影 ABER 位脂肪抑制 T₁WI 最上方层面，位于盂肱关节外，包含部分肩峰和喙突。患者手臂上举，手掌置于颈后或头后。根据冠状位定位像，平行于肱骨干长轴扫描，得到斜轴位图像。

中图：肩胛下肌腱止于小结节。关节内对比剂常可渗至肱二头肌腱鞘内。

下图：肱二头肌长头腱沿着近端肱二头肌沟走行。

MR 关节造影 ABER 位脂肪抑制 T₁WI

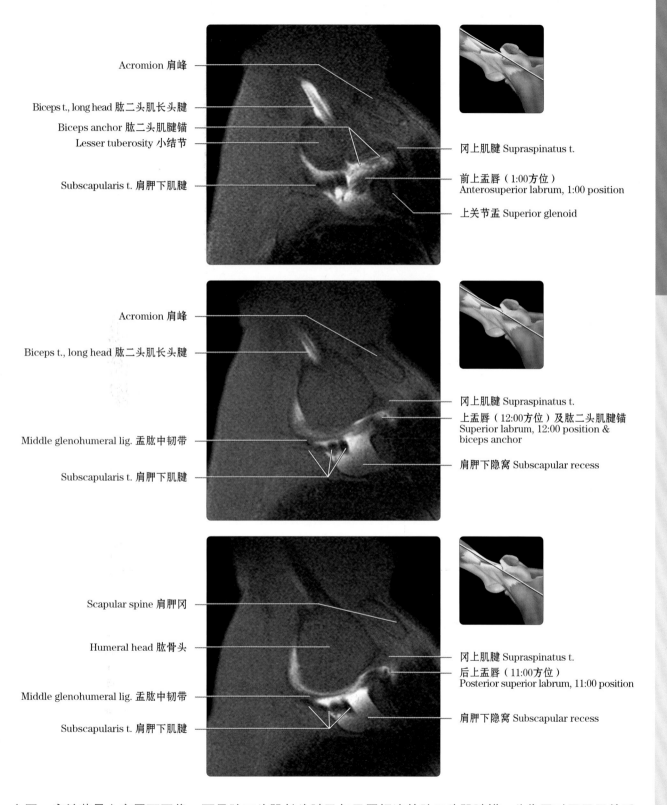

Acromion 肩峰
Biceps t., long head 肱二头肌长头腱
Biceps anchor 肱二头肌腱锚
Lesser tuberosity 小结节
Subscapularis t. 肩胛下肌腱

冈上肌腱 Supraspinatus t.
前上盂唇（1:00方位）
Anterosuperior labrum, 1:00 position
上关节盂 Superior glenoid

Acromion 肩峰
Biceps t., long head 肱二头肌长头腱
Middle glenohumeral lig. 盂肱中韧带
Subscapularis t. 肩胛下肌腱

冈上肌腱 Supraspinatus t.
上盂唇（12:00方位）及肱二头肌腱锚
Superior labrum, 12:00 position &
biceps anchor
肩胛下隐窝 Subscapular recess

Scapular spine 肩胛冈
Humeral head 肱骨头
Middle glenohumeral lig. 盂肱中韧带
Subscapularis t. 肩胛下肌腱

冈上肌腱 Supraspinatus t.
后上盂唇（11:00方位）
Posterior superior labrum, 11:00 position
肩胛下隐窝 Subscapular recess

上图：肩关节最上方层面图像，可见肱二头肌长头腱及与盂唇相连的肱二头肌腱锚。此位置对于显示前后方向上盂唇（SLAP）撕裂不敏感。

中图：由于体位原因，盂唇附着处近端的肱二头肌腱可出现扭曲，有时和 SLAP 撕裂相关。

下图：图中可见部分后上盂唇。ABER 位最有利于显示 2:00~10:00 方位的盂唇。

MR 关节造影 ABER 位脂肪抑制 T$_1$WI

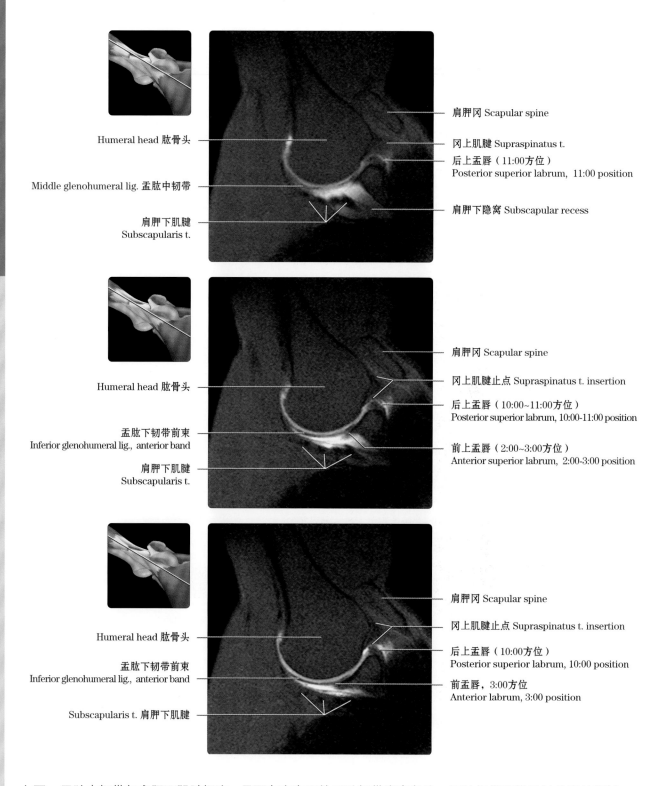

Humeral head 肱骨头

Middle glenohumeral lig. 盂肱中韧带

肩胛下肌腱
Subscapularis t.

肩胛冈 Scapular spine

冈上肌腱 Supraspinatus t.

后上盂唇（11:00方位）
Posterior superior labrum, 11:00 position

肩胛下隐窝 Subscapular recess

Humeral head 肱骨头

盂肱下韧带前束
Inferior glenohumeral lig., anterior band

肩胛下肌腱
Subscapularis t.

肩胛冈 Scapular spine

冈上肌腱止点 Supraspinatus t. insertion

后上盂唇（10:00~11:00方位）
Posterior superior labrum, 10:00-11:00 position

前上盂唇（2:00~3:00方位）
Anterior superior labrum, 2:00-3:00 position

Humeral head 肱骨头

盂肱下韧带前束
Inferior glenohumeral lig., anterior band

Subscapularis t. 肩胛下肌腱

肩胛冈 Scapular spine

冈上肌腱止点 Supraspinatus t. insertion

后上盂唇（10:00方位）
Posterior superior labrum, 10:00 position

前盂唇，3:00方位
Anterior labrum, 3:00 position

上图：盂肱中韧带与肩胛下肌腱相连。是否存在真正的盂肱韧带尚有争议，盂肱韧带可能是关节囊的褶皱。

中图：盂肱下韧带前束被牵拉，在肱骨头前缘呈弧形走行。牵拉力传递到前盂唇，使得对比剂更易进入盂唇撕裂口，有助于细小撕裂的检出。

下图：存在肱骨头后上关节下撞击时，在本层面可被检出。无症状患者中，肩袖下面和盂唇可发生接触。

MR 关节造影 ABER 位脂肪抑制 T$_1$WI

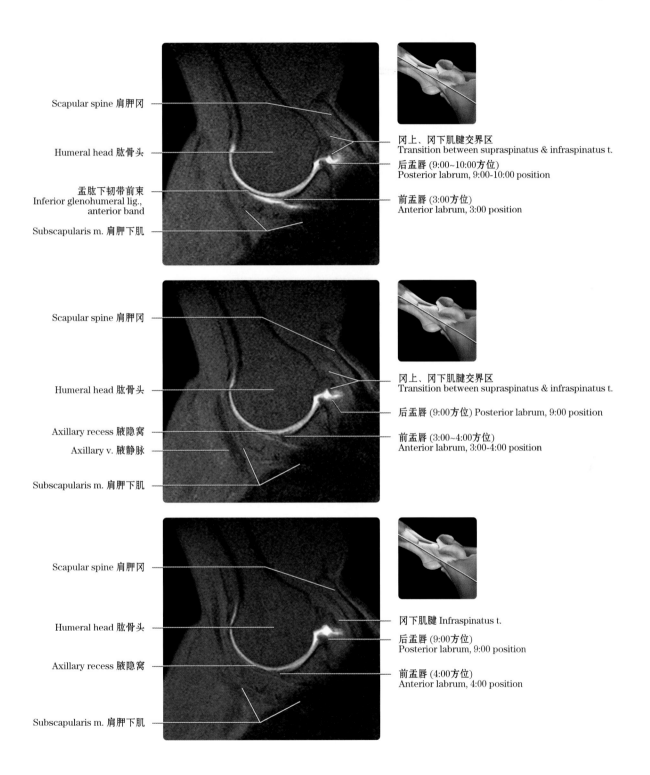

Scapular spine 肩胛冈

Humeral head 肱骨头

盂肱下韧带前束
Inferior glenohumeral lig.,
anterior band

Subscapularis m. 肩胛下肌

冈上、冈下肌腱交界区
Transition between supraspinatus & infraspinatus t.

后盂唇 (9:00~10:00方位)
Posterior labrum, 9:00-10:00 position

前盂唇 (3:00方位)
Anterior labrum, 3:00 position

Scapular spine 肩胛冈

Humeral head 肱骨头

Axillary recess 腋隐窝

Axillary v. 腋静脉

Subscapularis m. 肩胛下肌

冈上、冈下肌腱交界区
Transition between supraspinatus & infraspinatus t.

后盂唇 (9:00方位) Posterior labrum, 9:00 position

前盂唇 (3:00~4:00方位)
Anterior labrum, 3:00-4:00 position

Scapular spine 肩胛冈

Humeral head 肱骨头

Axillary recess 腋隐窝

Subscapularis m. 肩胛下肌

冈下肌腱 Infraspinatus t.

后盂唇 (9:00方位)
Posterior labrum, 9:00 position

前盂唇 (4:00方位)
Anterior labrum, 4:00 position

上图：盂肱下韧带前束的牵拉有助于 3:00~5:00 方位部分性愈合的盂唇撕裂的检出。
中图：ABER 位时前下盂唇不会出现魔角伪影，而常规内收位则可能出现伪影。
下图：ABER 位有助于显示肱骨头后上部的骨软骨损伤（本例无损伤）。

MR 关节造影 ABER 位脂肪抑制 T$_1$WI

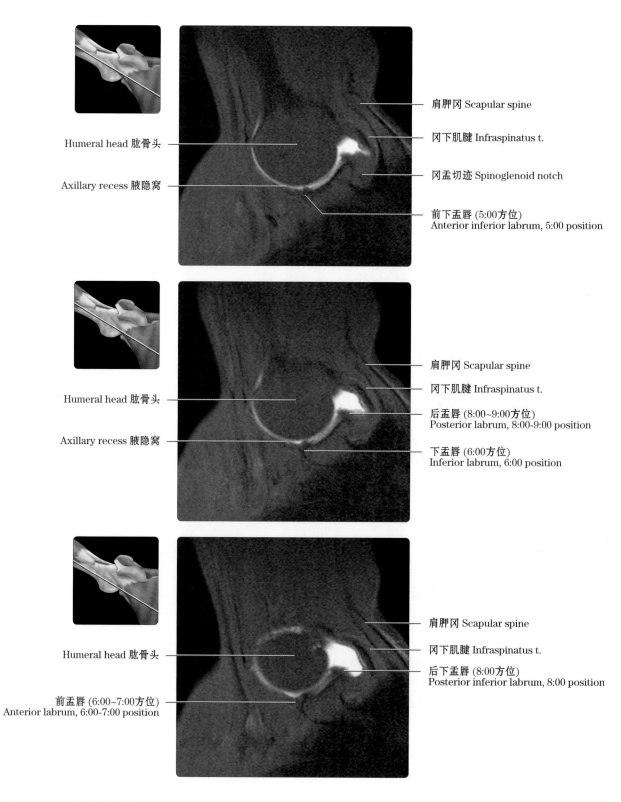

Humeral head 肱骨头
Axillary recess 腋隐窝

肩胛冈 Scapular spine
冈下肌腱 Infraspinatus t.
冈盂切迹 Spinoglenoid notch
前下盂唇（5:00方位）
Anterior inferior labrum, 5:00 position

Humeral head 肱骨头
Axillary recess 腋隐窝

肩胛冈 Scapular spine
冈下肌腱 Infraspinatus t.
后盂唇（8:00~9:00方位）
Posterior labrum, 8:00-9:00 position
下盂唇（6:00方位）
Inferior labrum, 6:00 position

Humeral head 肱骨头

前盂唇（6:00~7:00方位）
Anterior labrum, 6:00-7:00 position

肩胛冈 Scapular spine
冈下肌腱 Infraspinatus t.
后下盂唇（8:00方位）
Posterior inferior labrum, 8:00 position

上图：ABER 位有助于前下盂唇撕裂的检出。

中图：示冈下肌腱光滑的下表面。

下图：ABER 位时冈上肌腱、冈下肌腱和小圆肌腱张力降低，使得对比剂更容易进入肌腱关节面的细小撕裂口。ABER 位对检出肩袖撕裂非常有帮助。

4. 肩关节外展外旋（ABER）位

MR 关节造影 ABER 位脂肪抑制 T$_1$WI

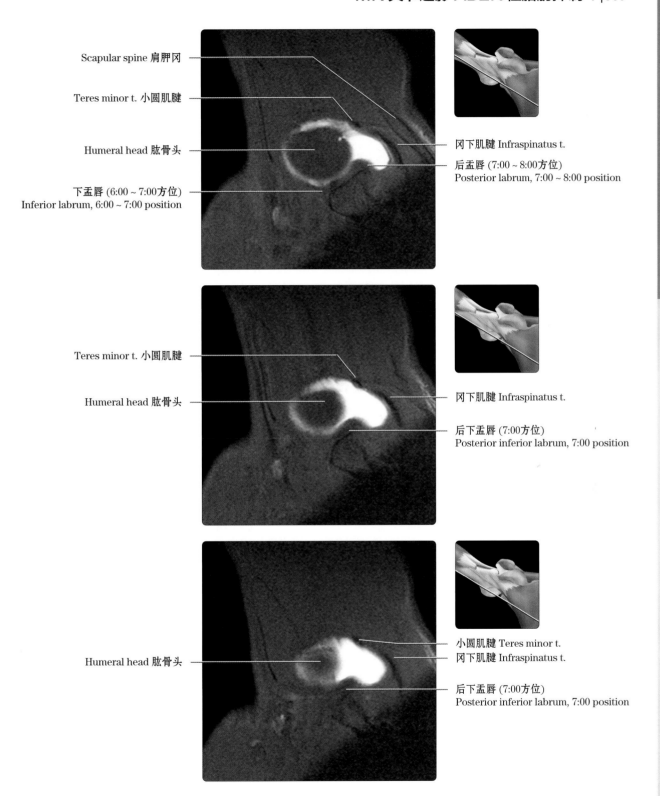

Scapular spine 肩胛冈

Teres minor t. 小圆肌腱

Humeral head 肱骨头

下盂唇 (6:00 ~ 7:00方位)
Inferior labrum, 6:00 ~ 7:00 position

冈下肌腱 Infraspinatus t.

后盂唇 (7:00 ~ 8:00方位)
Posterior labrum, 7:00 ~ 8:00 position

Teres minor t. 小圆肌腱

Humeral head 肱骨头

冈下肌腱 Infraspinatus t.

后下盂唇 (7:00方位)
Posterior inferior labrum, 7:00 position

Humeral head 肱骨头

小圆肌腱 Teres minor t.
冈下肌腱 Infraspinatus t.

后下盂唇 (7:00方位)
Posterior inferior labrum, 7:00 position

上图：与常规内收位 MR 图像相比，此位置图像更有助于显示小圆肌腱下表面撕裂。

中图：通过盂唇最下方层面 5:00 ~ 7:00 方位图像，准确的位置取决于患者体位和扫描方向。

下图：虽然 ABER 位有助于显示肩关节的一些解剖结构和病变，但也有局限性，最大限制是部分肩部疼痛患者无法忍受此体位。此外，合理放置肩关节线圈和扫描定位线对于不熟悉本项技术的技师具有挑战性。

5. 肩部：肩袖与肱二头肌腱

影像解剖

概述

- **肩袖**
  - 包括冈上肌、冈下肌、小圆肌、肩胛下肌及上述肌肉的肌腱
  - 肌腱在所有序列中呈现均匀一致的低信号
  - 肩袖肌腱与关节囊融合
- **冈上肌**
  - 起点：肩胛骨冈上窝
  - 止点：主要位于肱骨大结节上部（水平方向），部分位于中部
  - 神经支配：肩胛上神经
  - 血液供应：包括肩胛上动脉、肩胛下动脉的旋肩胛支
  - 运动功能：使肱骨外展
  - 肌腹的前部与后部
    - 前部肌腹较为粗大，其中央部有肌腱走行，更易发生撕裂
    - 后部肌腹呈条带状，末端形成肌腱
  - 肩袖中最容易发生损伤的肌肉
- **冈下肌**
  - 起点：肩胛骨冈下窝
  - 止点：大结节中部
  - 神经支配：肩胛上神经远侧纤维
  - 血液供应：包括肩胛上动脉、肩胛下动脉的旋肩胛支
  - 运动功能：使肱骨外旋，并阻止肱骨向后方移位
- **小圆肌**
  - 起点：肩胛骨外侧缘（腋侧）中部
  - 止点：肱骨大结节下部（垂直方向）
  - 神经支配：腋神经
  - 血液供应：旋肱后动脉、肩胛下动脉的旋肩胛支
  - 运动功能：使肱骨外旋
  - 肩袖中最不易发生损伤的肌肉
- **肩胛下肌**
  - 起点：肩胛骨肩胛下窝
  - 止点：主要位于小结节，最多可有 40% 止于外科颈
  - 神经支配：肩胛下神经的上支及下支
  - 血液供应：肩胛下动脉
  - 运动功能：使肱骨内旋、内收、下压、屈曲
  - 4~6 支肌腱束汇合为主肌腱；多羽状形态增加肌肉力量
- **肩袖肌腱的血供**
  - 来自邻近的肌肉、骨骼与滑膜
  - 肌腱中的正常乏血供区，特别是肌腱连接处
    - 命名为"临界区"
    - 易发生退行性变
    - 但并不是最容易发生撕裂的部位
- **肱二头肌长头腱**
  - 所有序列中均呈低信号

- 起点：关节上盂唇
  - 部分可能附着于盂上结节、前上盂唇、后上盂唇及喙突根部
- 穿过肩关节上部到达结节间沟或肱二头肌沟
- 运动功能：稳定并下压肱骨头
- 解剖变异
  - 异常的关节内及关节外起源：起自肩袖或关节囊
  - 可能分裂为两束或缺失
- 腱鞘与关节腔相通，正常情况下存在少量液体

解剖成像相关事宜

影像学方法的选择

- **X 线平片**：前后位及冈上窝出口位评价肱骨头的位置，以间接评价冈上肌腱
- **MR**：对液体敏感的 MR 序列最适合用来显示肩袖
  - 非脂肪抑制的 T_1 序列适合评价肌肉
- **MR 关节造影**：提高对肩袖及盂肱韧带复合体的评价

影像学注意事项

- **冈上肌腱内距离肱骨止点约 1 cm 处的高信号**
  - 在无症状的患者中出现
  - 由魔角效应、肌腱退变、部分容积效应和体位等因素共同引起
- **魔角效应**
  - 在短 TE 序列图像中，胶原纤维与主磁场夹角呈 55° 时出现信号增高
  - 可发生于肩袖及肱二头肌腱
  - 通过与长 TE 图像对照以鉴别
- **部分容积效应**
  - 冈上肌腱前部可能因肩胛下滑囊内的积液或肱二头肌腱腱鞘内的积液产生部分容积效应，表现为撕裂样信号
  - 冈上肌腱的后部斜行纤维与冈下肌腱的前部纤维重叠交织；该区域肩袖可能变薄，有时可出现线样信号
  - 冈上肌腱中部可能与肱骨头软骨的局部增厚区发生部分容积效应
  - 肌腱可能与肌腱上方、下方正常变异的肌腹之间发生部分容积效应
- **冈上肌中扩张的静脉**
  - 通常位于肌肉的外周
  - 可能被误认为肌肉的腱鞘囊肿
- **肩峰下 - 三角肌下脂肪垫的干扰**
  - 脂肪垫位于滑囊的上方
  - 在正常患者中可能不规则或不显示
  - 不是肩袖异常的可靠征象
- **肱二头肌外侧沟的信号增高**
  - 由旋肱动、静脉的前外侧支引起
  - 注意不要误认为腱鞘炎引起的积液或撕裂

肩袖解剖示意图

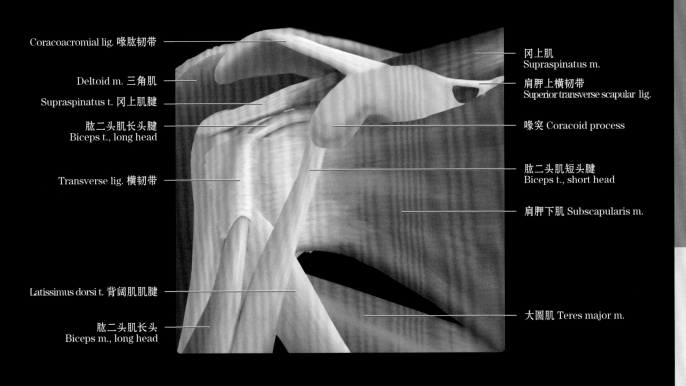

Coracoacromial lig. 喙肩韧带

Deltoid m. 三角肌

Supraspinatus t. 冈上肌腱

肱二头肌长头腱
Biceps t., long head

Transverse lig. 横韧带

Latissimus dorsi t. 背阔肌肌腱

肱二头肌长头
Biceps m., long head

冈上肌
Supraspinatus m.

肩胛上横韧带
Superior transverse scapular lig.

喙突 Coracoid process

肱二头肌短头腱
Biceps t., short head

肩胛下肌 Subscapularis m.

大圆肌 Teres major m.

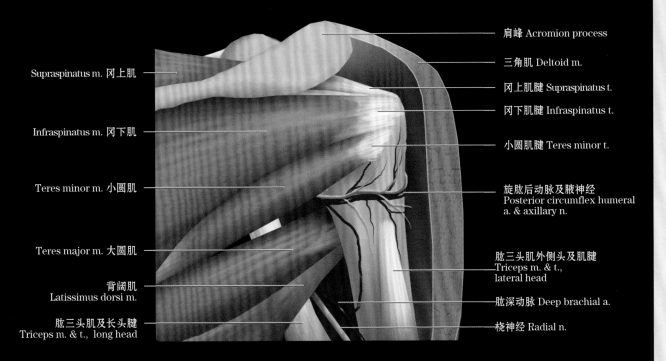

Supraspinatus m. 冈上肌

Infraspinatus m. 冈下肌

Teres minor m. 小圆肌

Teres major m. 大圆肌

背阔肌
Latissimus dorsi m.

肱三头肌及长头腱
Triceps m. & t., long head

肩峰 Acromion process

三角肌 Deltoid m.

冈上肌腱 Supraspinatus t.

冈下肌腱 Infraspinatus t.

小圆肌腱 Teres minor t.

旋肱后动脉及腋神经
Posterior circumflex humeral
a. & axillary n.

肱三头肌外侧头及肌腱
Triceps m. & t.,
lateral head

肱深动脉 Deep brachial a.

桡神经 Radial n.

上图：右肩关节前面观显示肩袖及周围结构。
下图：右肩关节后面观显示肩袖及周围结构。

右肩关节矢状位脂肪抑制 T₂WI

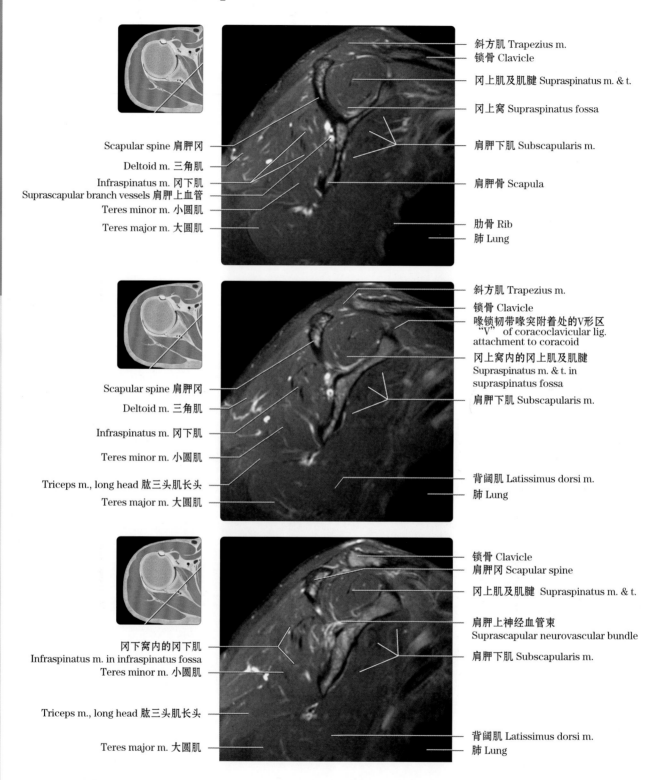

斜方肌 Trapezius m.
锁骨 Clavicle
冈上肌及肌腱 Supraspinatus m. & t.
冈上窝 Supraspinatus fossa
肩胛下肌 Subscapularis m.
肩胛骨 Scapula
肋骨 Rib
肺 Lung

Scapular spine 肩胛冈
Deltoid m. 三角肌
Infraspinatus m. 冈下肌
Suprascapular branch vessels 肩胛上血管
Teres minor m. 小圆肌
Teres major m. 大圆肌

斜方肌 Trapezius m.
锁骨 Clavicle
喙锁韧带喙突附着处的V形区
"V" of coracoclavicular lig.
attachment to coracoid
冈上窝内的冈上肌及肌腱
Supraspinatus m. & t. in
suprascapular fossa
肩胛下肌 Subscapularis m.
背阔肌 Latissimus dorsi m.
肺 Lung

Scapular spine 肩胛冈
Deltoid m. 三角肌
Infraspinatus m. 冈下肌
Teres minor m. 小圆肌
Triceps m., long head 肱三头肌长头
Teres major m. 大圆肌

锁骨 Clavicle
肩胛冈 Scapular spine
冈上肌及肌腱 Supraspinatus m. & t.
肩胛上神经血管束
Suprascapular neurovascular bundle
肩胛下肌 Subscapularis m.

冈下窝内的冈下肌
Infraspinatus m. in infraspinatus fossa
Teres minor m. 小圆肌
Triceps m., long head 肱三头肌长头
Teres major m. 大圆肌
背阔肌 Latissimus dorsi m.
肺 Lung

上图：肩关节斜矢状位脂肪抑制 T₂WI，使用 1.5 T MR 扫描仪及肩关节专用线圈检查。
中图：冈上肌完全填充冈上窝。正常时，肌肉应填满或略高于肩胛骨 Y 形结构的上缘边界。肌肉萎缩时，肌肉组织将被脂肪替代。此时，冈上肌腱可能不位于肌腹中央，而是接近其上缘处。
下图：冈下肌完全填充冈下窝。正常时，冈下肌应填满冈下窝并略超过肩胛冈后缘至肩胛骨下缘的连线。冈下肌萎缩可不伴有肌腱异常。

右肩关节矢状位脂肪抑制 T$_2$WI

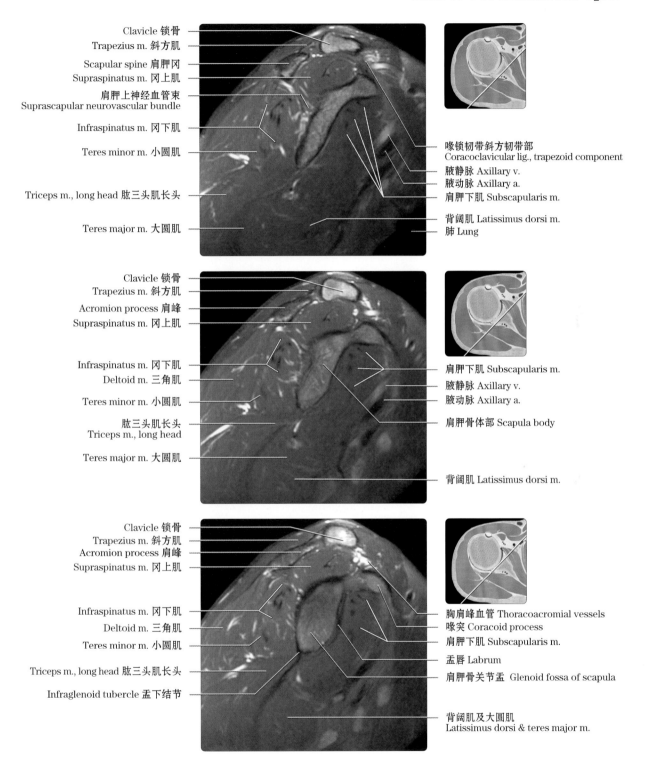

Clavicle 锁骨
Trapezius m. 斜方肌
Scapular spine 肩胛冈
Supraspinatus m. 冈上肌
肩胛上神经血管束
Suprascapular neurovascular bundle
Infraspinatus m. 冈下肌
Teres minor m. 小圆肌
Triceps m., long head 肱三头肌长头
Teres major m. 大圆肌

喙锁韧带斜方韧带部
Coracoclavicular lig., trapezoid component
腋静脉 Axillary v.
腋动脉 Axillary a.
肩胛下肌 Subscapularis m.
背阔肌 Latissimus dorsi m.
肺 Lung

Clavicle 锁骨
Trapezius m. 斜方肌
Acromion process 肩峰
Supraspinatus m. 冈上肌
Infraspinatus m. 冈下肌
Deltoid m. 三角肌
Teres minor m. 小圆肌
肱三头肌长头
Triceps m., long head
Teres major m. 大圆肌

肩胛下肌 Subscapularis m.
腋静脉 Axillary v.
腋动脉 Axillary a.
肩胛骨体部 Scapula body
背阔肌 Latissimus dorsi m.

Clavicle 锁骨
Trapezius m. 斜方肌
Acromion process 肩峰
Supraspinatus m. 冈上肌
Infraspinatus m. 冈下肌
Deltoid m. 三角肌
Teres minor m. 小圆肌
Triceps m., long head 肱三头肌长头
Infraglenoid tubercle 盂下结节

胸肩峰血管 Thoracoacromial vessels
喙突 Coracoid process
肩胛下肌 Subscapularis m.
盂唇 Labrum
肩胛骨关节盂 Glenoid fossa of scapula
背阔肌及大圆肌
Latissimus dorsi & teres major m.

上图：正常肩胛下肌应充分填充肩胛下窝，其前方边界应略突出。
中图：小圆肌、大圆肌位于肩胛下肌下方，可辅助肱骨外旋。小圆肌还可防止肱骨头后移。
下图：所有肩袖肌肉均起自肩胛骨，止于肱骨近端（大结节或小结节，译者注）。

右肩关节矢状位脂肪抑制 T₂WI

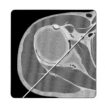

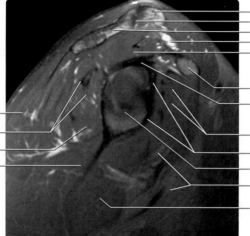

锁骨 Clavicle
肩锁关节 Acromioclavicular joint
肩峰 Acromion process
胸肩峰动脉分支 Thoracoacromial a. branch
冈上肌及肌腱 Supraspinatus m. & t.

喙突 Coracoid process
肱二头肌腱锚 Biceps anchor

肩胛下肌 Subscapularis m.
盂唇 Labrum
盂肱关节 Glenohumeral joint
神经血管束 Neurovascular bundle
背阔肌及大圆肌
Latissimus dorsi & teres major m.

Deltoid m. 三角肌
Infraspinatus m. 肩胛下肌
Teres minor m. 小圆肌
Triceps m., long head 肱三头肌长头

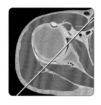

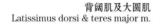

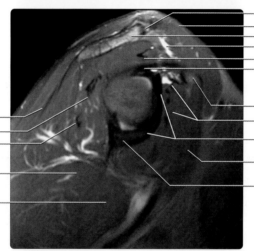

肩锁关节 Acromioclavicular joint
三角肌 Deltoid m.
肩峰 Acromion process
胸肩峰动脉分支 Thoracoacromial a. branch
冈上肌及肌腱 Supraspinatus m. & t.
肱二头肌长头腱 Biceps t., long head

喙突 Coracoid process
肩胛下肌 Subscapularis m.
盂肱中、下韧带
Middle and inferior glenohumeral lig.
喙肱肌 Coracobrachialis m.
盂肱下韧带，腋囊
Inferior glenohumeral lig., axillary pouch

Deltoid m. & t. 三角肌及肌腱
Infraspinatus m. & t. 冈下肌及肌腱
Teres minor m. & t. 小圆肌及肌腱

Triceps m., long head 肱三头肌长头

背阔肌及大圆肌
Latissimus dorsi & teres major m.

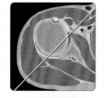

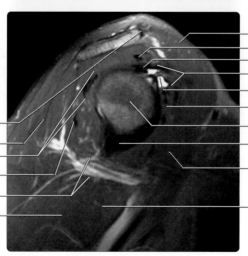

三角肌 Deltoid m.
冈上肌及肌腱 Supraspinatus m. & t.
肱二头肌长头腱 Biceps t., long head
肩袖间隙 Rotator interval
盂肱上韧带 Superior glenohumeral lig.
肩胛下肌 Subscapularis m.
肱骨头 Humeral head
盂肱下韧带，腋囊
Inferior glenohumeral lig., axillary pouch
喙肱肌及肱二头肌短头
Coracobrachialis and biceps m., short head
背阔肌及大圆肌
Latissimus dorsi & teres major m.

肩峰及肩锁关节
Acromion process & acromioclavicular joint
Deltoid m. & t. 三角肌及肌腱
Infraspinatus m. & t. 冈下肌及肌腱
Teres minor m. & t. 小圆肌及肌腱
旋肱后动脉及腋神经
Posterior circumflex humeral a. & axillary n.
Triceps m., long head 肱三头肌长头

上图：盂肱关节层面，肱三头肌长头起自关节盂下缘。

中图：关节盂唇及盂肱韧带辅助稳定肱骨头位于较浅的骨性关节盂内。

下图：肩袖间隙为位于冈上肌腱和肩胛下肌腱之间的三角形间隙，肱二头肌长头横穿此间隙，喙肱韧带及盂肱上韧带辅助其固定于肩袖间隙内。

5. 肩部：肩袖与肱二头肌腱

右肩关节矢状位脂肪抑制 T$_2$WI

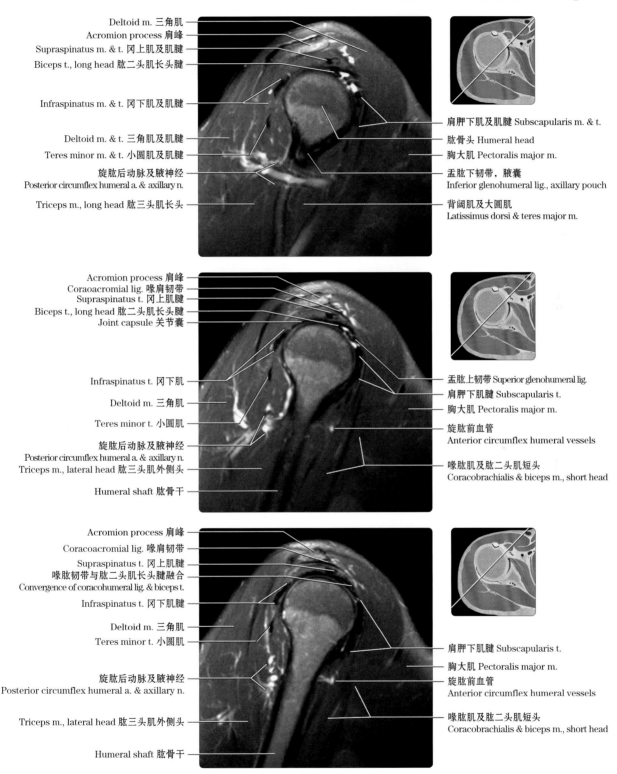

Deltoid m. 三角肌
Acromion process 肩峰
Supraspinatus m. & t. 冈上肌及肌腱
Biceps t., long head 肱二头肌长头腱

Infraspinatus m. & t. 冈下肌及肌腱

Deltoid m. & t. 三角肌及肌腱
Teres minor m. & t. 小圆肌及肌腱
旋肱后动脉及腋神经
Posterior circumflex humeral a. & axillary n.
Triceps m., long head 肱三头肌长头

肩胛下肌及肌腱 Subscapularis m. & t.
肱骨头 Humeral head
胸大肌 Pectoralis major m.
盂肱下韧带，腋囊
Inferior glenohumeral lig., axillary pouch
背阔肌及大圆肌
Latissimus dorsi & teres major m.

Acromion process 肩峰
Coraoacromial lig. 喙肩韧带
Supraspinatus t. 冈上肌腱
Biceps t., long head 肱二头肌长头腱
Joint capsule 关节囊

Infraspinatus t. 冈下肌

Deltoid m. 三角肌

Teres minor t. 小圆肌

旋肱后动脉及腋神经
Posterior circumflex humeral a. & axillary n.
Triceps m., lateral head 肱三头肌外侧头

Humeral shaft 肱骨干

盂肱上韧带 Superior glenohumeral lig.
肩胛下肌腱 Subscapularis t.
胸大肌 Pectoralis major m.
旋肱前血管
Anterior circumflex humeral vessels
喙肱肌及肱二头肌短头
Coracobrachialis & biceps m., short head

Acromion process 肩峰
Coracoacromial lig. 喙肩韧带
Supraspinatus t. 冈上肌腱
喙肱韧带与肱二头肌长头腱融合
Convergence of coracohumeral lig. & biceps t.
Infraspinatus t. 冈下肌腱

Deltoid m. 三角肌
Teres minor t. 小圆肌

旋肱后动脉及腋神经
Posterior circumflex humeral a. & axillary n.

Triceps m., lateral head 肱三头肌外侧头

Humeral shaft 肱骨干

肩胛下肌腱 Subscapularis t.
胸大肌 Pectoralis major m.
旋肱前血管
Anterior circumflex humeral vessels
喙肱肌及肱二头肌短头
Coracobrachialis & biceps m., short head

上图：肱二头肌长头在此区域位于关节腔内、滑膜外。

中图：随着层面外移，盂肱上韧带围绕在肱二头肌长头腱前方，形成悬吊样结构，与喙肱韧带伴行。

下图：肩袖肌肉逐渐移行为肌腱。

右肩关节矢状位脂肪抑制 T₂WI

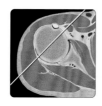
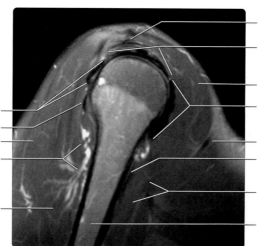

Infraspinatus t. 冈下肌腱
Teres minor t. 小圆肌腱
Deltoid m. 三角肌
旋肱后动脉及腋神经
Posterior circumflex humeral a. & axillary n.
肱三头肌外侧头
Triceps m., lateral head

肩峰 Acromion process
冈上肌腱与关节囊
Supraspinatus t. and joint capsule
三角肌 Deltoid m.
肩胛下肌腱 Subscapularis t.
头静脉 Cephalic v.
背阔肌腱 Latissimus dorsi t.
喙肱肌及肱二头肌短头
Coracobrachialis and biceps m., short head
肱骨干 Humeral shaft

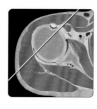
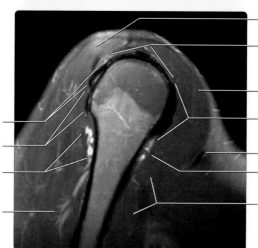

Infraspinatus t. 冈下肌腱
Teres minor t. 小圆肌腱
旋肱后动脉及腋神经
Posterior circumflex humeral a. & axillary n.
肱三头肌外侧头
Triceps m., lateral head

三角肌 Deltoid m.
冈上肌腱及关节囊
Supraspinatus t. and joint capsule
三角肌 Deltoid m.
肩胛下肌腱 Subscapularis t.
头静脉 Cephalic v.
旋肱前血管
Anterior circumflex humeral vessels
喙肱肌及肱二头肌短头
Coracobrachialis and biceps m., short head

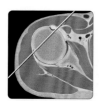
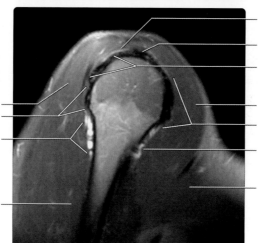

Deltoid m. 三角肌
Teres minor t. 小圆肌腱
旋肱后动脉及腋神经
Posterior circumflex humeral a. & axillary n.
肱三头肌外侧头
Triceps m., lateral head

冈上肌腱后部斜行部分
Supraspinatus t., posterior oblique component
冈上肌腱前部直行部分
Supraspinatus t., anterior direct component
冈下肌腱 Infraspinatus t.
三角肌 Deltoid m.
肩胛下肌腱 Subscapularis t.
旋肱前血管
Anterior circumflex humeral vessels
胸大肌 Pectoralis major m.

上图：肩袖肌腱与关节囊融合，喙肱韧带与冈上肌腱、肩胛下肌腱融合，在两肌腱间形成间隙。

中图：旋肱前血管和旋肱后血管在肱骨颈外侧吻合。

下图：肩袖在此层面全部呈现为肌腱，各独立的肌腱相互融合。冈上肌腱、冈下肌腱、小圆肌腱及肩胛下肌腱可通过其位置及肱骨近端的止点来区分。

右肩关节矢状位脂肪抑制 T$_2$WI

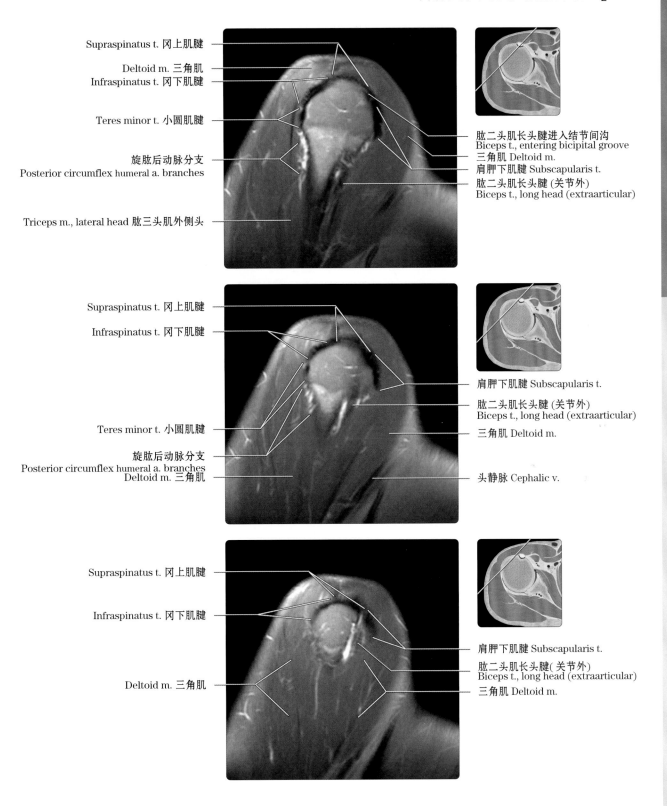

上图：三角肌覆盖肩关节的前、外、后部。

中图：肱骨大结节有三个平台：上部水平走行，中部斜向走行，下部垂直走行。冈上肌腱、冈下肌腱、小圆肌腱分别止于大结节的上部、中部和下部。冈上肌腱部分纤维也止于中部。

下图：肩胛下肌腱主要止于小结节。

专业术语

缩略语

- 喙肱韧带（coracohumeral ligament，CHL）
- 盂肱上韧带（superior glenohumeral ligament，SGHL）
- 肱二头肌长头腱（long head，biceps tendon，LBT）

影像解剖

概述

- 位于冈上肌腱及肩胛下肌腱间的三角形间隙
  - 三角形的底部为喙突
  - 三角形的顶端为横韧带
- 肩袖间隙的边界
  - 内缘：喙突根部
  - 外缘：肱二头肌沟入口、横韧带
  - 下壁：肱骨头软骨
  - 顶壁：关节囊
    - 滑囊侧为喙肱韧带
    - 关节侧为斜行纤维束
    - 滑膜附着
- 肩袖间隙的内容物
  - 喙肱韧带
  - 盂肱上韧带
  - 肱二头肌长头腱
- 喙肱韧带及盂肱上韧带在肱二头肌长头腱进入肱二头肌沟时起稳定作用

内容物

- 喙肱韧带
  - 起点：喙突根部
  - 止点：肱骨大结节、小结节
    - 在外侧形成两束
    - 较大的一束止于大结节及冈上肌腱前部
    - 较小的一束止于小结节、横韧带及肩胛下肌腱上部
  - 相较于真正的韧带，组织学上与关节囊更相似
  - 与肩袖肌腱的浅层、深层及关节囊融合
  - 在冈上肌腱及肩胛下肌腱间形成牢固的层状结构
  - 覆盖肱二头肌长头腱的关节内段
  - 观察角度：斜矢状位，在其他角度也可见
  - 在所有序列中均为均匀一致的低信号
  - 在融合处无法与冈上肌腱及肩胛下肌腱区分
- 盂肱上韧带（SGHL）
  - 起点：盂上结节，肱二头肌长头腱前方
  - 止点：小结节的前外侧，肩胛下肌腱上缘深部
  - **在没有关节内对比剂或关节积液时，可能无法与喙肱韧带区分**
  - 通过肩袖间隙时形态发生变化
    - 内侧部：管状，在肱二头肌长头腱前方

- 中部：位于喙肱韧带前方的扁平束状结构，与喙肱韧带呈 T 形相连
- 外侧部：与喙肱韧带融合并形成肱二头肌长头腱的悬吊结构
  - 在轴位图像中，可表现为肱二头肌长头腱前方的束状结构
    - 在轴位图像中，与盂肱上韧带及肱二头肌长头腱形成 Y 形
  - 观察角度：斜矢状位 MR 关节造影或有关节积液的 MR 图像上显示
- 肱二头肌长头腱
  - 起点：上关节盂唇
    - 也可能起自盂上结节、肩袖、关节囊及喙突根部
  - 走行于肩关节上部至结节间沟或称肱二头肌沟
    - 牵引区：位于关节内、滑膜外，组织学为肌腱
    - 滑动区：与肱骨头接触的区域，组织学为纤维软骨
  - 运动功能：稳定并下压肱骨头
  - 在所有序列中呈均匀一致的低信号

其他

- 下部肩袖间隙
  - 与传统的肩袖间隙完全独立
  - 位于小圆肌腱与肩胛下肌腱之间
  - 肩关节不稳可能会损伤该区域
  - 包绕腋部发挥悬吊作用

解剖成像相关事宜

影像学方法的选择

- MR：斜矢状位脂肪抑制 T_2WI 上可清晰显示肩袖间隙内有无液体成分
- MR 关节造影（直接法）
  - 显示肩袖间隙的最佳检查方法
  - 关节造影斜矢状位脂肪抑制 T_1WI
- CT 关节造影：对 MR 检查禁忌的患者可能有帮助

影像学注意事项

- 滑膜及关节囊可能疝入间隙
  - 肩关节无明显症状
  - 引起局灶液性信号
  - 可能被误诊为撕裂
- 肩袖间隙的医源性损伤
  - 关节镜手术的探针会通过肩袖间隙
  - 使用肩袖间隙入路的关节造影

临床提示

临床价值

- 提供被动的肩关节稳定性
- 肩袖间隙内某一结构的损伤常伴随其他结构损伤
- 盂肱关节不稳可能引起肩袖间隙的额外损伤

喙肱韧带

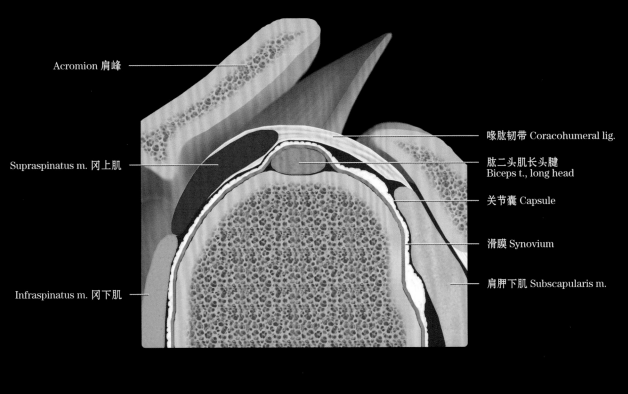

- Acromion 肩峰
- Supraspinatus m. 冈上肌
- Infraspinatus m. 冈下肌
- 喙肱韧带 Coracohumeral lig.
- 肱二头肌长头腱 Biceps t., long head
- 关节囊 Capsule
- 滑膜 Synovium
- 肩胛下肌 Subscapularis m.

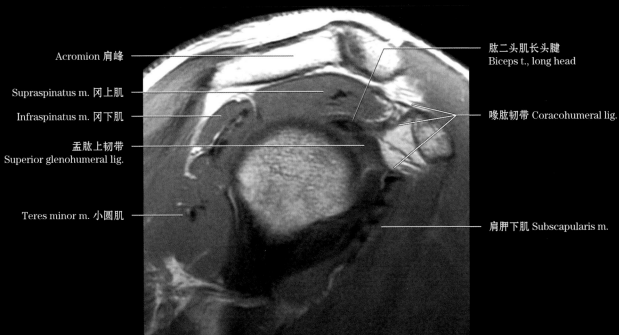

- Acromion 肩峰
- Supraspinatus m. 冈上肌
- Infraspinatus m. 冈下肌
- 盂肱上韧带 Superior glenohumeral lig.
- Teres minor m. 小圆肌
- 肱二头肌长头腱 Biceps t., long head
- 喙肱韧带 Coracohumeral lig.
- 肩胛下肌 Subscapularis m.

上图：示喙肱韧带与肩袖肌肉间的关系。喙肱韧带经过冈上肌的浅及深方，向前到达肩胛下肌的上部。
下图：右肩关节斜矢状位 T₁WI 肩袖间隙层面。喙肱韧带部分沿冈上肌浅及深方走行，部分沿肩胛下肌的上表面走行。盂肱上韧带位于肱二头肌长头腱的前方，呈类圆形低信号。关节腔内没有液体时，盂肱上韧带与喙肱韧带难以区分。

肩袖间隙的解剖

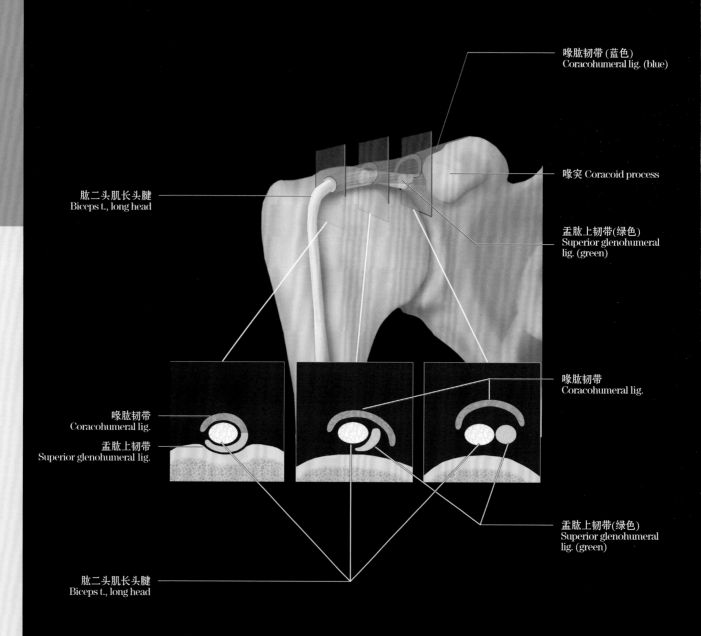

喙肱韧带 (蓝色)
Coracohumeral lig. (blue)

喙突 Coracoid process

肱二头肌长头腱
Biceps t., long head

盂肱上韧带(绿色)
Superior glenohumeral
lig. (green)

喙肱韧带
Coracohumeral lig.

喙肱韧带
Coracohumeral lig.

盂肱上韧带
Superior glenohumeral lig.

盂肱上韧带(绿色)
Superior glenohumeral
lig. (green)

肱二头肌长头腱
Biceps t., long head

图示正常肩袖间隙解剖。底部断面图像分别展示肩袖间隙的外侧、中部及内侧部分。外侧部, 即在邻近肱二头肌沟入口附近, 喙肱韧带 (蓝色) 及盂肱上韧带 (绿色) 在肱二头肌长头腱周围形成悬吊样结构; 中部, 喙肱韧带覆盖于肱二头肌长头腱的上表面, 盂肱上韧带与喙肱韧带形成 T 形结构; 内侧部, 盂肱上韧带在肱二头肌长头腱前部形成类圆形结构, 喙肱韧带呈 U 形覆盖于肱二头肌长头腱及盂肱上韧带上部。
(Modified from Krief OP, 2005.)

MR 关节造影矢状位脂肪抑制 T₁WI，肩袖间隙

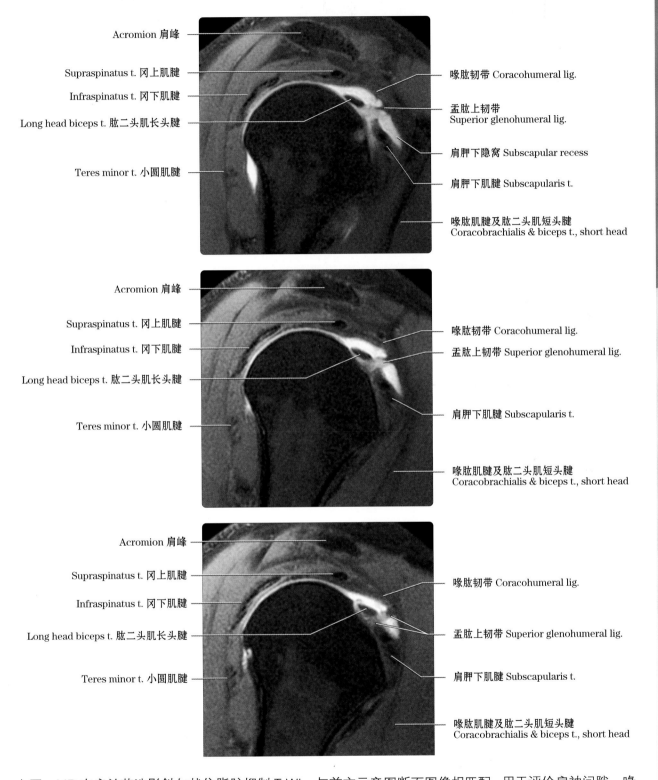

Acromion 肩峰
Supraspinatus t. 冈上肌腱
Infraspinatus t. 冈下肌腱
Long head biceps t. 肱二头肌长头腱
Teres minor t. 小圆肌腱

喙肱韧带 Coracohumeral lig.
盂肱上韧带 Superior glenohumeral lig.
肩胛下隐窝 Subscapular recess
肩胛下肌腱 Subscapularis t.
喙肱肌腱及肱二头肌短头腱 Coracobrachialis & biceps t., short head

Acromion 肩峰
Supraspinatus t. 冈上肌腱
Infraspinatus t. 冈下肌腱
Long head biceps t. 肱二头肌长头腱
Teres minor t. 小圆肌腱

喙肱韧带 Coracohumeral lig.
盂肱上韧带 Superior glenohumeral lig.
肩胛下肌腱 Subscapularis t.
喙肱肌腱及肱二头肌短头腱 Coracobrachialis & biceps t., short head

Acromion 肩峰
Supraspinatus t. 冈上肌腱
Infraspinatus t. 冈下肌腱
Long head biceps t. 肱二头肌长头腱
Teres minor t. 小圆肌腱

喙肱韧带 Coracohumeral lig.
盂肱上韧带 Superior glenohumeral lig.
肩胛下肌腱 Subscapularis t.
喙肱肌腱及肱二头肌短头腱 Coracobrachialis & biceps t., short head

上图：MR 右肩关节造影斜矢状位脂肪抑制 T₁WI，与前文示意图断面图像相匹配，用于评价肩袖间隙，喙肱韧带形成肩袖间隙顶部。

中图：肩袖间隙中部层面，盂肱上韧带与喙肱韧带形成 T 形结构。

下图：肩袖间隙外侧部层面，盂肱上韧带形成肱二头肌长头腱悬吊结构的下部。

MR 关节造影横轴位 T₂WI，肩袖间隙

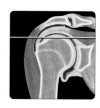
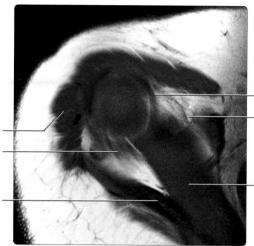

Deltoid m. 三角肌

Infraspinatus m. & t. 冈下肌及肌腱

Scapular spine 肩胛冈

肱二头肌长头腱 Biceps t., long head
喙肱韧带 Coracohumeral lig.

冈上肌 Supraspinatus m.

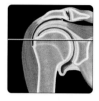
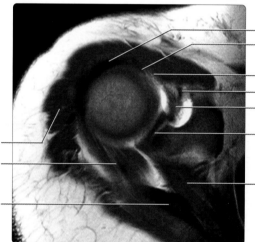

Deltoid m. 三角肌

Infraspinatus m. & t. 冈下肌及肌腱

Scapular spine 肩胛冈

冈上肌腱 Supraspinatus t.
肱二头肌长头腱 Biceps t., long head
喙肩韧带 Coracoacromial lig.
喙肱韧带 Coracohumeral lig.
盂肱上韧带 Superior glenohumeral lig.

上盂唇 Superior glenoid labrum

冈上肌 Supraspinatus m.

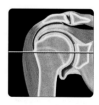
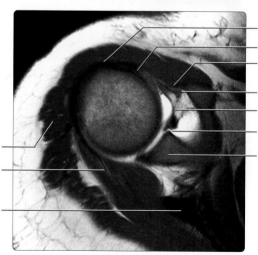

Deltoid m. 三角肌

Infraspinatus m. & t. 冈下肌及肌腱

Scapular spine 肩胛冈

冈上肌腱 Supraspinatus t.
肱二头肌长头腱 Biceps t., long head
喙肩韧带 Coracoacromial lig.
喙肱韧带 Coracohumeral lig.
盂肱上韧带 Superior glenohumeral lig.
盂唇下孔 Sublabral foramen
关节盂 Glenoid

上图：MR 关节造影肩袖间隙横轴位 T₂WI。横轴位图像通常并不用于评价肩袖间隙，但也有一定用途。图中可见肱二头肌长头腱横穿肱骨头内上方。

中图：在横轴位上，盂肱上韧带与肱二头肌长头腱走行大致平行，但前端略分离，呈 Y 形。

下图：盂肱上韧带与喙肱韧带融合，随后与关节囊及肩袖肌腱融合。本图像为 T₂WI，关节腔内有对比剂注入。由于脂肪和骨髓呈相对较短回波时间，其信号强度与 T₁WI 相近。

MR 关节造影冠状位 T₂WI，肩袖间隙

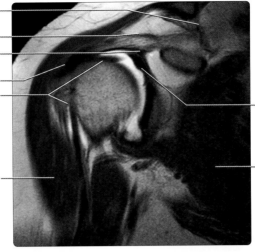
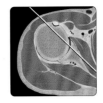

喙锁韧带的锥状韧带
Coracoclavicular lig., conoid component
Coracoacromial lig. 喙肩韧带
喙肱韧带及关节囊
Coracohumeral lig. & joint capsule
Supraspinatus t. 冈上肌腱
Biceps t., long head 肱二头肌长头腱

Deltoid m. 三角肌

上盂唇及盂肱上韧带
Superior labrum & superior
glenohumeral lig.

肩胛下肌 Subscapularis m.

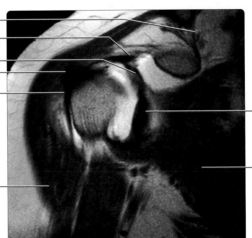
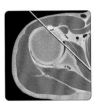

Coracoclavicular lig. 喙锁韧带
喙肱韧带及关节囊
Coracohumeral lig. & joint capsule
Superior glenohumeral lig. 盂肱上韧带
Supraspinatus t. 冈上肌腱
Biceps t., long head 肱二头肌长头腱

Deltoid m. 三角肌

前盂唇 Anterior glenoid labrum

肩胛下肌 Subscapularis m.

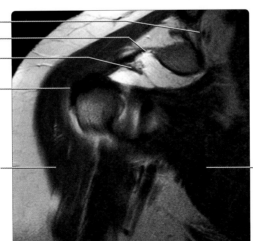
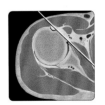

Coracoclavicular lig. 喙锁韧带
Coracohumeral lig. 喙肱韧带
Superior glenohumeral lig. 盂肱上韧带

Supraspinatus t. 冈上肌腱

Deltoid m. 三角肌

肩胛下肌 Subscapularis m.

上图：MR 右肩关节造影斜冠状位 T₂WI。肩袖间隙最适于在斜矢状位观察，冠状位可辅助评价邻近区域。

中图：肱二头肌长头腱离廾肩袖间隙并进入肱二头肌沟。

下图：在所有层面上，盂肱上韧带、喙肱韧带、关节囊及肩袖肌腱可能都难以区分，尤其是在肩袖间隙的前外侧面。

6. 肩部：肩袖间隙

MR 关节造影矢状位脂肪抑制 T₁WI

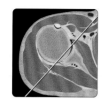

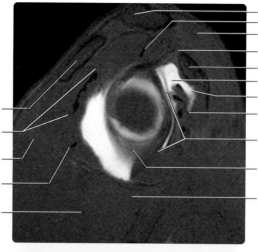

Scapular spine 肩胛冈

Infraspinatus m. 冈下肌

Deltoid m. 三角肌

Teres minor m. & t. 小圆肌及肌腱

Triceps m., long head 肱三头肌长头

锁骨远端 Distal clavicle
冈上肌及肌腱 Supraspinatus m. & t.
三角肌 Deltoid m.
喙肱韧带 Coracohumeral lig.
喙突 Coracoid process
肩袖间隙 Rotator interval
肩胛下隐窝 Subscapular recess
肩胛下肌 Subscapularis m.
盂唇及盂肱韧带
Labrum & glenohumeral lig.
盂肱下韧带复合体，腋囊
Inferior glenohumeral lig. complex,
axillary pouch
背阔肌及大圆肌
Latissimus dorsi & teres major m.

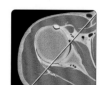

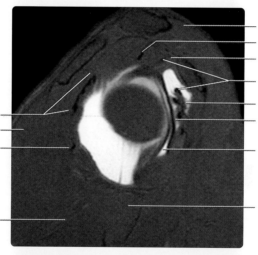

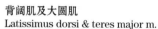

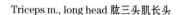

冈下肌及肌腱
Infraspinatus m. & t.

Deltoid m. 三角肌

小圆肌及肌腱
Teres minor m. & t.

Triceps m., long head 肱三头肌长头

三角肌 Deltoid m.
冈上肌及肌腱 Supraspinatus m. & t.
喙肱韧带 Coracohumeral lig.
肩袖间隙 Rotator interval
肩胛下肌 Subscapularis m.
盂肱中韧带 Middle glenohumeral lig.
盂肱下韧带，前束
Inferior glenohumeral lig., anterior band
背阔肌及大圆肌
Latissimus dorsi & teres major m.

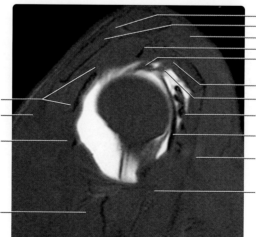

Infraspinatus m. & t. 冈下肌及肌腱

Deltoid m. 三角肌

Teres minor m. & t. 小圆肌及肌腱

Triceps m., lateral head 肱三头肌外侧头

肩锁关节 Acromioclavicular joint
肩峰 Acromion process
三角肌 Deltoid m.
冈上肌及肌腱 Supraspinatus m. & t.
肱二头肌长头腱 Biceps t., long head
喙肱韧带 Coracohumeral lig.
盂肱上韧带 Superior glenohumeral lig.
肩胛下肌及肌腱 Subscapularis m. & t.
盂肱中韧带 Middle glenohumeral lig.
喙肱肌及肱二头肌短头
Coracobrachialis & biceps m., short head
背阔肌及大圆肌
Latissimus dorsi & teres major m.

上图：MR 右肩关节造影斜矢状位脂肪抑制 T₁WI，采用 1.5 T MR 扫描仪、肩关节专用线圈检查。本图像为盂肱关节间隙层面，关节盂唇呈卵圆形低信号环带状围绕肱骨头内缘。

中图：肩袖间隙位于冈上肌腱和肩胛下肌腱间，内侧为喙突。

下图：盂肱上韧带在此层面与喙肱韧带形成 T 形连接。

MR 关节造影矢状位脂肪抑制 T$_1$WI

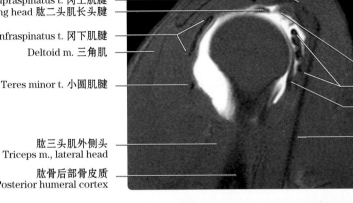
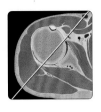

Coracohumeral lig. 喙肱韧带
Acromion process 肩峰
Supraspinatus t. 冈上肌腱
Biceps t., long head 肱二头肌长头腱

Infraspinatus t. 冈下肌腱
Deltoid m. 三角肌

Teres minor t. 小圆肌腱

肱三头肌外侧头
Triceps m., lateral head
肱骨后部骨皮质
Posterior humeral cortex

盂肱上韧带 Superior glenohumeral lig.
肩胛下肌腱 Subscapularis t.
盂肱中韧带 Middle glenohumeral lig.

喙肱肌及肱二头肌短头
Coracobrachialis & biceps m., short head

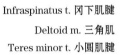
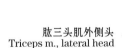
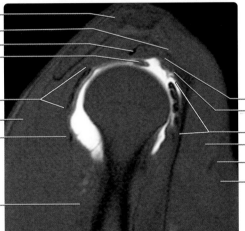
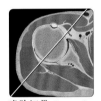

Acromion process 肩峰
喙突远端韧带附着处
Coracoid lig. attachment to distal coracoid
Supraspinatus t. 冈上肌腱
Biceps t., long head 肱二头肌长头腱

Infraspinatus t. 冈下肌腱
Deltoid m. 三角肌
Teres minor t. 小圆肌腱

肱三头肌外侧头
Triceps m., lateral head

喙肱韧带 Coracohumeral lig.
盂肱上韧带与关节囊融合处
Superior glenohumeral lig. fused to capsule
肩胛下肌腱 Subscapularis t.
三角肌 Deltoid m.

头静脉 Cephalic v.

胸大肌 Pectoralis major m.

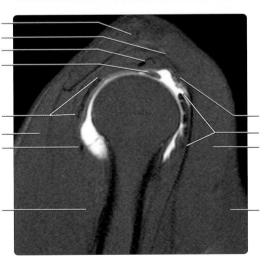

Acromion process 肩峰
Coracoacromial lig. 喙肩韧带
Supraspinatus t. 冈上肌腱
Biceps t., long head 肱二头肌长头腱

Infraspinatus t. 冈下肌腱
Deltoid m. 三角肌
Teres minor t. 小圆肌腱

肱三头肌外侧头
Triceps m., lateral head

喙肱韧带 Coracohumeral lig.
肩胛下肌腱 Subscapularis t.
三角肌 Deltoid m.

胸大肌 Pectoralis major m.

上图：喙肱韧带形成肩袖间隙顶部，分别与关节囊、冈上肌腱及肩胛下肌腱融合。注意此层面喙肱韧带延伸至冈上肌腱的关节囊面，位于表浅位置的喙肩韧带的内侧（下一层面展示）。

中图：肱二头肌长头腱经肱骨头上方走行。

下图：肩袖间隙的底部为肱骨头软骨。

MR 关节造影矢状位脂肪抑制 T₁WI

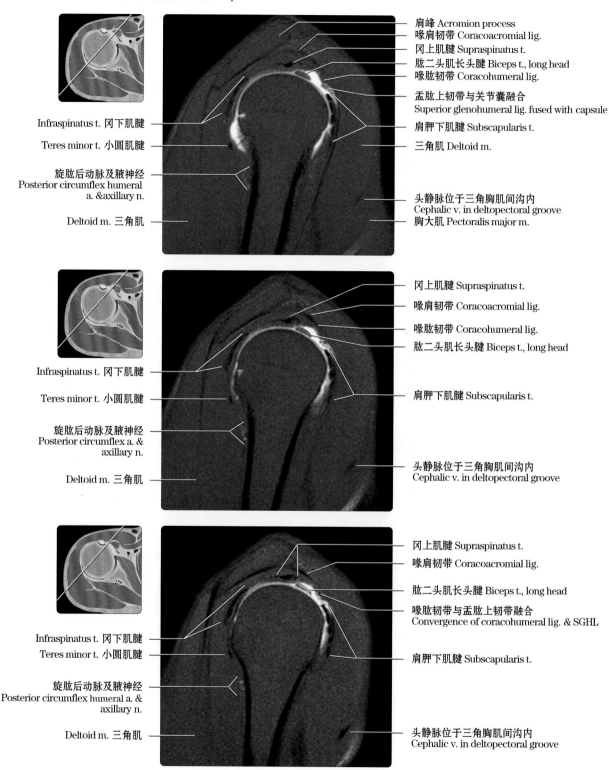

上图：

- 肩峰 Acromion process
- 喙肩韧带 Coracoacromial lig.
- 冈上肌腱 Supraspinatus t.
- 肱二头肌长头腱 Biceps t., long head
- 喙肱韧带 Coracohumeral lig.
- 盂肱上韧带与关节囊融合 Superior glenohumeral lig. fused with capsule
- 肩胛下肌腱 Subscapularis t.
- 三角肌 Deltoid m.
- 头静脉位于三角胸肌间沟内 Cephalic v. in deltopectoral groove
- 胸大肌 Pectoralis major m.

- Infraspinatus t. 冈下肌腱
- Teres minor t. 小圆肌腱
- 旋肱后动脉及腋神经 Posterior circumflex humeral a. &axillary n.
- Deltoid m. 三角肌

中图：

- 冈上肌腱 Supraspinatus t.
- 喙肩韧带 Coracoacromial lig.
- 喙肱韧带 Coracohumeral lig.
- 肱二头肌长头腱 Biceps t., long head
- 肩胛下肌腱 Subscapularis t.
- 头静脉位于三角胸肌间沟内 Cephalic v. in deltopectoral groove

- Infraspinatus t. 冈下肌腱
- Teres minor t. 小圆肌腱
- 旋肱后动脉及腋神经 Posterior circumflex a. & axillary n.
- Deltoid m. 三角肌

下图：

- 冈上肌腱 Supraspinatus t.
- 喙肩韧带 Coracoacromial lig.
- 肱二头肌长头腱 Biceps t., long head
- 喙肱韧带与盂肱上韧带融合 Convergence of coracohumeral lig. & SGHL
- 肩胛下肌腱 Subscapularis t.
- 头静脉位于三角胸肌间沟内 Cephalic v. in deltopectoral groove

- Infraspinatus t. 冈下肌腱
- Teres minor t. 小圆肌腱
- 旋肱后动脉及腋神经 Posterior circumflex humeral a. & axillary n.
- Deltoid m. 三角肌

上图：肩袖向外延伸逐渐移行为肌腱。

中图：肩袖肌腱、喙肱韧带与关节囊融合，其间难以区分。喙肱韧带跨越肩袖间隙顶部并填充冈上肌腱和肩胛下肌腱的间隙。

下图：肱二头肌长头腱邻近肱二头肌沟入口，喙肱韧带和盂肱上韧带位于肱二头肌长头腱前方，呈类圆形软组织信号，其间难以区分。

MR 关节造影矢状位脂肪抑制 T₁WI

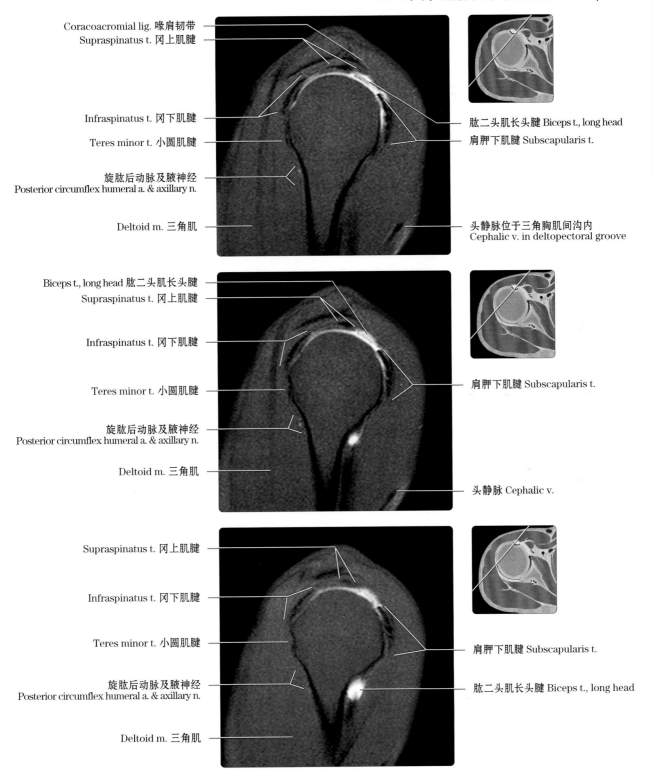

Coracoacromial lig. 喙肩韧带
Supraspinatus t. 冈上肌腱

Infraspinatus t. 冈下肌腱
Teres minor t. 小圆肌腱

旋肱后动脉及腋神经
Posterior circumflex humeral a. & axillary n.

Deltoid m. 三角肌

肱二头肌长头腱 Biceps t., long head
肩胛下肌腱 Subscapularis t.

头静脉位于三角胸肌间沟内
Cephalic v. in deltopectoral groove

Biceps t., long head 肱二头肌长头腱
Supraspinatus t. 冈上肌腱

Infraspinatus t. 冈下肌腱

Teres minor t. 小圆肌腱

旋肱后动脉及腋神经
Posterior circumflex humeral a. & axillary n.

Deltoid m. 三角肌

肩胛下肌腱 Subscapularis t.

头静脉 Cephalic v.

Supraspinatus t. 冈上肌腱

Infraspinatus t. 冈下肌腱

Teres minor t. 小圆肌腱

旋肱后动脉及腋神经
Posterior circumflex humeral a. & axillary n.

Deltoid m. 三角肌

肩胛下肌腱 Subscapularis t.

肱二头肌长头腱 Biceps t., long head

上图：喙肱韧带和盂肱韧带上份为肱二头肌长头腱的稳定性提供支持。

中图：肱二头肌长头腱进入肱二头肌沟。肩袖间隙在此层面结束。

下图：本层面位于肩袖间隙外侧。肱二头肌长头腱离开关节并穿行于肱二头肌沟内。

专业术语

缩略语
- 肩锁（acromioclavicular，AC）
- 喙肱（coracohumeral，CH）
- 盂肱上韧带（superior glenohumeral ligament，SGHL）
- 盂肱中韧带（middle glenohumeral ligament，MGHL）
- 盂肱下韧带（inferior glenohumeral ligament，IGHL）

影像解剖

解剖关系
- 盂肱韧带
  - 加强关节囊并与其融合
  - 对是否是真正的韧带结构仍存在争议
    - 可能相当于关节囊的褶皱
    - 又称为盂唇关节旁纤维复合体
  - 数量及形态的变异
    - I 型：经典的 3 组韧带（SGHL，MGHL，IGHL）
    - II 型：条索状盂肱中韧带，假性 Burford
    - III 型：条索状融合的盂肱中下韧带，假性 Burford
    - IV 型：无韧带结构
  - 盂肱上韧带
    - 在肩关节内收时起稳定作用
    - 可能起自肱二头肌长头腱、上盂唇或与盂肱中韧带共起点
    - 止于小结节
    - 与喙肱韧带融合
    - 横向走行
    - 在横轴位喙突上部水平呈轻度弯曲形
    - 解剖学上多数均存在该结构
    - 约 30% 在 MR 平扫中可见，约 85% 在 MR 关节造影中可见
  - 盂肱中韧带
    - 在肩关节外展时起稳定作用
    - 起自前盂唇或肩胛颈
    - 走行于肩胛下肌深方至小结节
    - 斜向走行
    - 纤维与前方关节囊及盂唇混合
    - 约 30% 人群盂肱中韧带较小或缺如
    - 可能增粗或呈条带状
    - Burford 复合体：盂肱中韧带增厚或呈条索状，同时伴有前上盂唇缺如
    - 可能与盂肱下韧带前束融合
  - 盂肱下韧带
    - 对抗前脱位并在外展时稳定肩关节
    - 更准确的名称为盂肱下韧带复合体
    - 包括前束、腋囊的纤维束和后束
    - 自关节下盂唇走行至肱骨解剖颈下部
    - 前束、后束呈竖直走行
    - 前束通常较后束粗大
- 喙肱韧带
  - 起自喙突根部至大、小结节
  - 水平走行
  - 构成肩袖间隙的顶部
  - 稳定肱二头肌长头腱以避免其向内移位至肩胛下肌内
  - 加强覆盖肱二头肌沟的横韧带
  - 与冈上肌腱、肩胛下肌腱、关节囊及盂肱上韧带融合
- 喙肩韧带
  - 与肩峰、喙突共同构成喙肩弓
  - 加固肩锁关节下部
  - 自喙突远端 2/3 走行至肩峰尖端
  - 2 组联合走行或相互接近的束状结构
  - 肩峰端止点可能较为宽大
- 喙锁韧带
  - 在肩锁关节的稳定中起主要作用
  - 自喙突根部走行至锁骨下表面
  - 2 组纤维束构成扇形结构
    - 锥状韧带：后内侧，垂直走行
    - 斜方韧带：前外侧，斜向走行
- 肩锁韧带
  - 包括肩锁上韧带及肩锁下韧带
  - 加强肩锁关节囊
- 肱骨头横韧带
  - 于大、小结节间走行
  - 包含来自肩胛下肌腱的纤维
  - 覆盖肱二头肌沟
- 肩胛上横韧带
  - 将肩胛上切迹封闭为孔状结构
  - 肩胛上神经自该韧带下方通过
    - 可能引起肩胛上神经卡压
  - 肩胛上血管自该韧带上方通过
- 肩胛下横韧带
  - 自肩胛冈走行至关节盂边缘
  - 位于冈盂切迹的外侧
  - 肩胛下神经走行于此韧带下方
  - 并非总能见到

解剖成像相关事宜

影像学方法的选择
- MR：韧带在所有序列中均呈低信号
- MR 关节造影
  - 显示盂肱韧带的最佳影像学方法
    - 斜矢状位显示盂肱中、下韧带
    - 横轴位显示盂肱上、中韧带

影像学注意事项
- 肩峰下假性骨刺
  - 喙肩韧带增粗
    - 位于肩峰止点处
  - 增生的三角肌下束
  - 可能被误认为肩峰下骨赘
  - 在 T_1WI，成熟的骨质增生内应为骨髓的脂肪信号
  - 硬化的或不成熟的骨质增生可能没有骨髓脂肪信号，此时应与 X 线平片对比以鉴别
- 盂肱中韧带起自肩胛颈（少见）
  - 可能被误认为前方关节囊撕脱

7. 肩部韧带

肩关节前面观示意图显示肩关节的浅层结构解剖

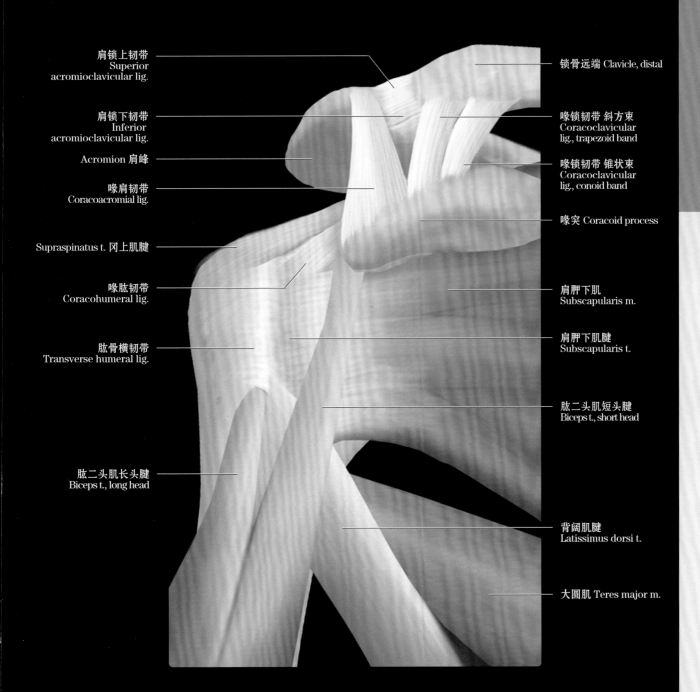

肩锁上韧带
Superior
acromioclavicular lig.

肩锁下韧带
Inferior
acromioclavicular lig.

Acromion 肩峰

喙肩韧带
Coracoacromial lig.

Supraspinatus t. 冈上肌腱

喙肱韧带
Coracohumeral lig.

肱骨横韧带
Transverse humeral lig.

肱二头肌长头腱
Biceps t., long head

锁骨远端 Clavicle, distal

喙锁韧带 斜方束
Coracoclavicular
lig., trapezoid band

喙锁韧带 锥状束
Coracoclavicular
lig., conoid band

喙突 Coracoid process

肩胛下肌
Subscapularis m.

肩胛下肌腱
Subscapularis t.

肱二头肌短头腱
Biceps t., short head

背阔肌腱
Latissimus dorsi t.

大圆肌 Teres major m.

肩关节前面观示意图显示肩关节的浅层结构解剖

肩部

前面观及矢状面示意图

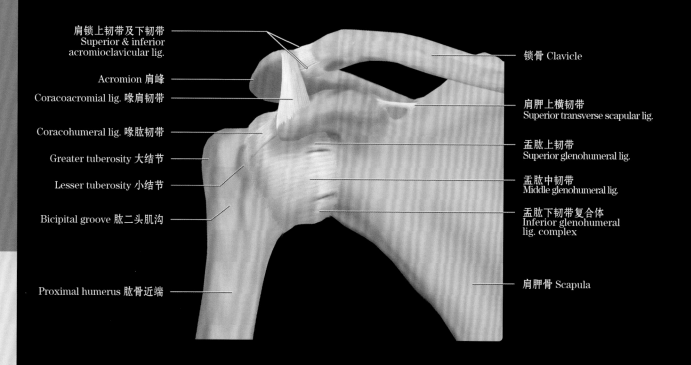

肩锁上韧带及下韧带
Superior & inferior acromioclavicular lig.

Acromion 肩峰

Coracoacromial lig. 喙肩韧带

Coracohumeral lig. 喙肱韧带

Greater tuberosity 大结节

Lesser tuberosity 小结节

Bicipital groove 肱二头肌沟

Proximal humerus 肱骨近端

锁骨 Clavicle

肩胛上横韧带
Superior transverse scapular lig.

盂肱上韧带
Superior glenohumeral lig.

盂肱中韧带
Middle glenohumeral lig.

盂肱下韧带复合体
Inferior glenohumeral lig. complex

肩胛骨 Scapula

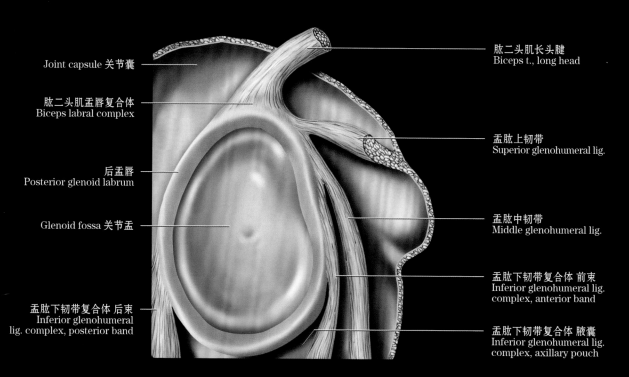

Joint capsule 关节囊

肱二头肌盂唇复合体
Biceps labral complex

后盂唇
Posterior glenoid labrum

Glenoid fossa 关节盂

盂肱下韧带复合体 后束
Inferior glenohumeral lig. complex, posterior band

肱二头肌长头腱
Biceps t., long head

盂肱上韧带
Superior glenohumeral lig.

盂肱中韧带
Middle glenohumeral lig.

盂肱下韧带复合体 前束
Inferior glenohumeral lig. complex, anterior band

盂肱下韧带复合体 腋囊
Inferior glenohumeral lig. complex, axillary pouch

上图：右肩关节前面观显示肩关节的深层解剖，图中肌肉已被移除。
下图：矢状位示意图显示肩关节囊内结构，图中肱骨头已被移除。

7. 肩部韧带

关节造影，盂肱韧带

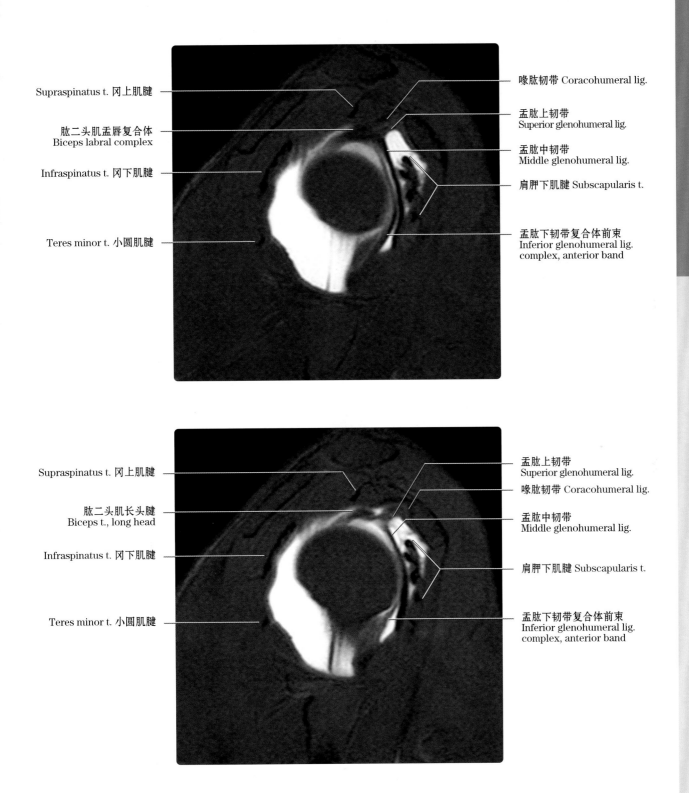

上图中标注：
- Supraspinatus t. 冈上肌腱
- 肱二头肌盂唇复合体 Biceps labral complex
- Infraspinatus t. 冈下肌腱
- Teres minor t. 小圆肌腱
- 喙肱韧带 Coracohumeral lig.
- 盂肱上韧带 Superior glenohumeral lig.
- 盂肱中韧带 Middle glenohumeral lig.
- 肩胛下肌腱 Subscapularis t.
- 盂肱下韧带复合体前束 Inferior glenohumeral lig. complex, anterior band

下图中标注：
- Supraspinatus t. 冈上肌腱
- 肱二头肌长头腱 Biceps t., long head
- Infraspinatus t. 冈下肌腱
- Teres minor t. 小圆肌腱
- 盂肱上韧带 Superior glenohumeral lig.
- 喙肱韧带 Coracohumeral lig.
- 盂肱中韧带 Middle glenohumeral lig.
- 肩胛下肌腱 Subscapularis t.
- 盂肱下韧带复合体前束 Inferior glenohumeral lig. complex, anterior band

上图：MR 右肩关节造影斜矢状位脂肪抑制 T_1WI 肱骨头内缘层面，显示盂肱中韧带、盂肱下韧带由斜行至垂直方向走行。

下图：为前幅图像外侧层面，显示盂肱上韧带呈类圆形软组织信号，位于肱二头肌长头腱前方。

关节造影，盂肱上韧带

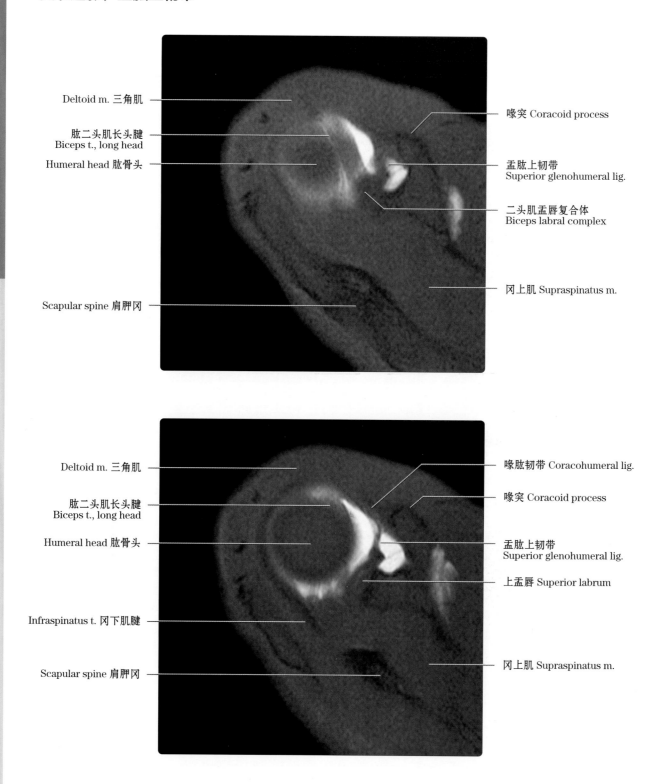

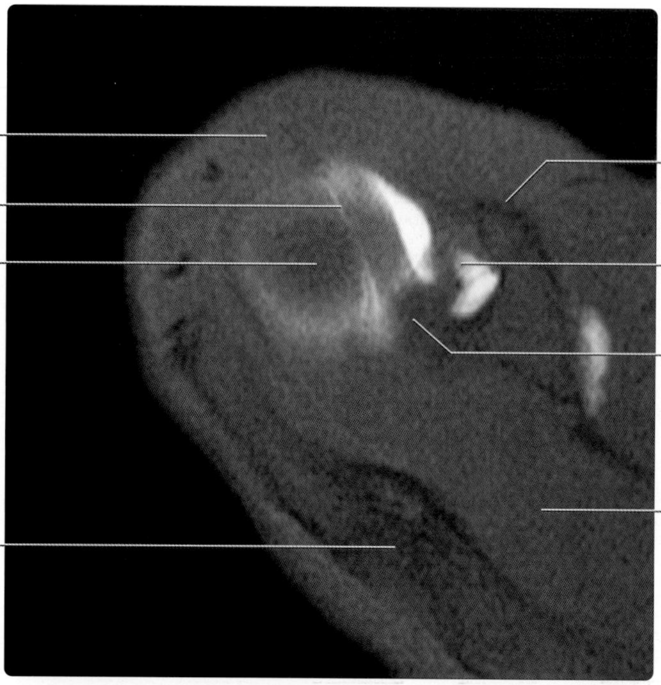
Deltoid m. 三角肌
肱二头肌长头腱
Biceps t., long head
Humeral head 肱骨头
Scapular spine 肩胛冈
喙突 Coracoid process
盂肱上韧带
Superior glenohumeral lig.
二头肌盂唇复合体
Biceps labral complex
冈上肌 Supraspinatus m.

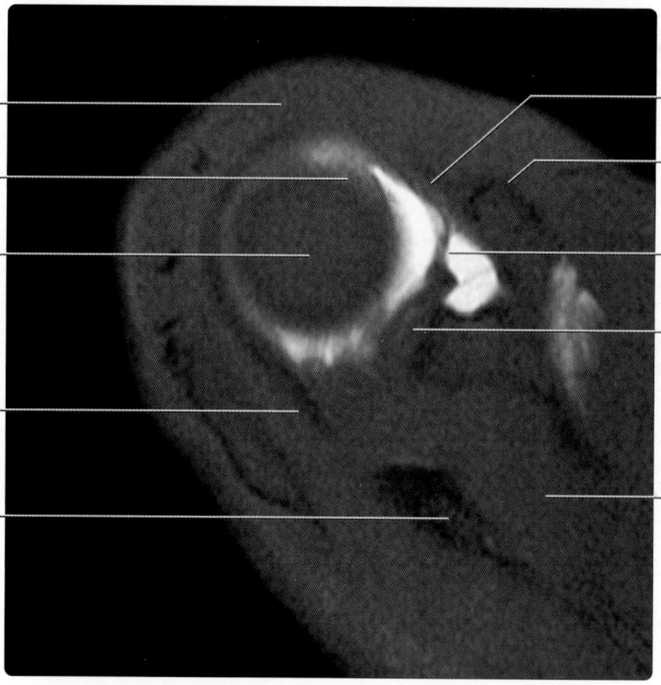
Deltoid m. 三角肌
肱二头肌长头腱
Biceps t., long head
Humeral head 肱骨头
Infraspinatus t. 冈下肌腱
Scapular spine 肩胛冈
喙肱韧带 Coracohumeral lig.
喙突 Coracoid process
盂肱上韧带
Superior glenohumeral lig.
上盂唇 Superior labrum
冈上肌 Supraspinatus m.

上图：MR 关节造影右肩关节横轴位脂肪抑制 T_1WI，肱二头肌长头腱斜行跨越肱骨头上部，盂肱上韧带位于肱二头肌长头腱内侧，与其大致平行，略倾斜走行，与肱二头肌腱形成 V 形或 Y 形结构。
下图：前幅图像的下方层面，肱二头肌长头腱沿肱骨头前部弯曲走行至二头肌沟。盂肱上韧带与喙肱韧带在前方融合，此后逐步与关节囊、冈上肌腱、肩胛下肌腱融合，形成肩袖间隙。

关节造影，盂肱中韧带

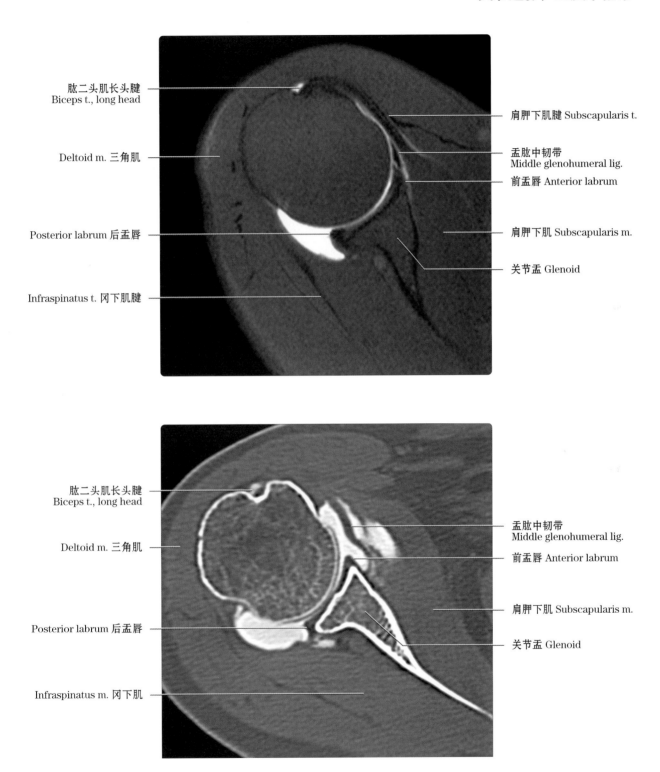

肱二头肌长头腱
Biceps t., long head

Deltoid m. 三角肌

Posterior labrum 后盂唇

Infraspinatus t. 冈下肌腱

肩胛下肌腱 Subscapularis t.

盂肱中韧带
Middle glenohumeral lig.

前盂唇 Anterior labrum

肩胛下肌 Subscapularis m.

关节盂 Glenoid

肱二头肌长头腱
Biceps t., long head

Deltoid m. 三角肌

Posterior labrum 后盂唇

Infraspinatus m. 冈下肌

盂肱中韧带
Middle glenohumeral lig.

前盂唇 Anterior labrum

肩胛下肌 Subscapularis m.

关节盂 Glenoid

上图：MR 关节造影横轴位脂肪抑制 T₁WI 经盂肱关节中部层面，显示盂肱中韧带位于前盂唇的前方，与肩胛下肌腱大致平行。

下图：CT 关节造影横轴位图像，与前图对比，由于关节腔张力更好，盂肱中韧带明显远离前盂唇。

盂肱韧带的 MR 注意事项：Burford 复合体

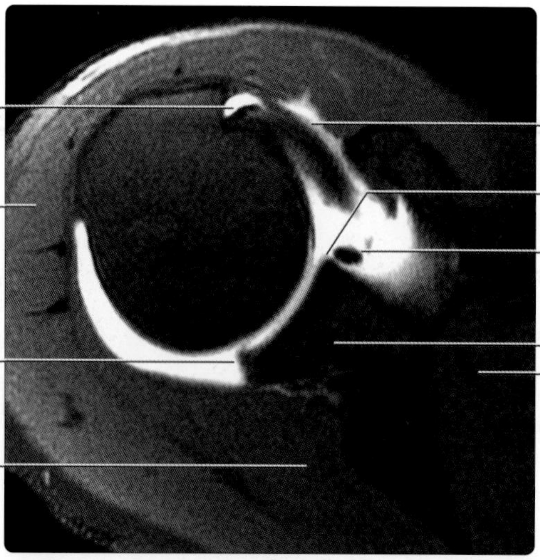

Biceps t., long head 肱二头肌长头腱 — 肩胛下肌腱 Subscapularis t.

Deltoid m. 三角肌 — 前盂唇缺失 Absent anterior labrum

盂肱中韧带增厚
Thick middle glenohumeral lig.

Posterior labrum 后盂唇 — 关节盂 Glenoid
肩胛下肌 Subscapularis m.

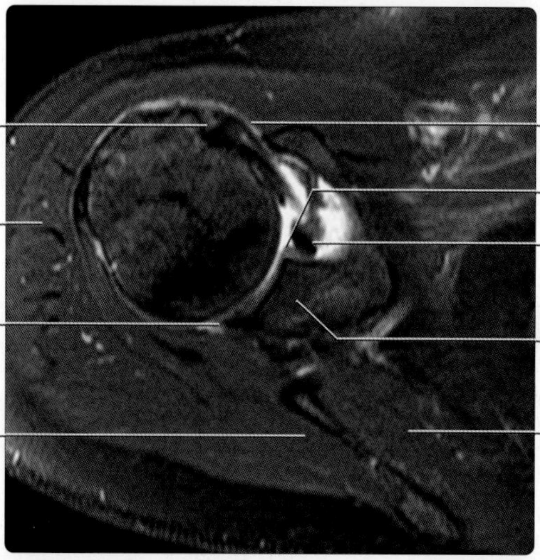

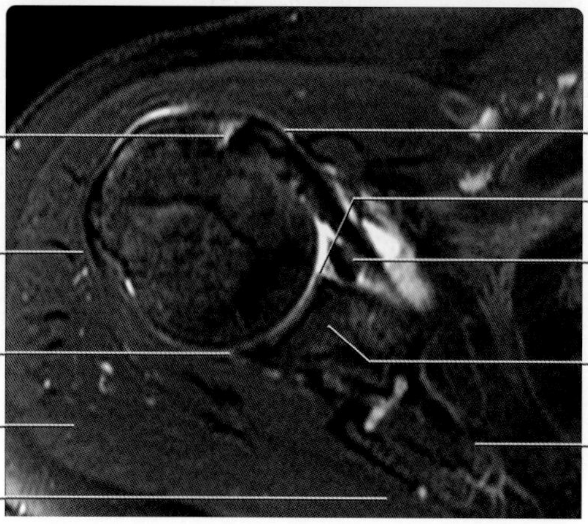

Infraspinatus m. 冈下肌

Biceps t., long head 肱二头肌长头腱 — 肩胛下肌腱浅层纤维
Superficial fibers subscapularis t.

Deltoid m. 三角肌 — 前盂唇缺失
Absent anterior labrum
盂肱中韧带增厚
Thick middle glenohumeral lig.

Posterior labrum 后盂唇 — 关节盂 Glenoid

Infraspinatus m. 冈下肌 — 肩胛下肌 Subscapularis m.

Biceps t., long head 肱二头肌长头腱 — 肩胛下肌腱浅层纤维
Superficial fibers subscapularis t.

Teres minor t. 小圆肌腱 — 前盂唇缺失
Absent anterior labrum
盂肱中韧带增厚
Thick middle glenohumeral lig.

Posterior labrum 后盂唇 — 关节盂 Glenoid

Deltoid m. 三角肌 — 肩胛下肌 Subscapularis m.

Infraspinatus m. 冈下肌

上图：MR 关节造影横轴位脂肪抑制 T_1WI 显示 Burford 复合体，盂肱中韧带增厚呈条索状，关节前盂唇未见显示。

中图：MR 关节造影横轴位脂肪抑制 T_1WI 显示 Burford 复合体。

下图：前幅图像的远侧层面，盂肱中韧带增厚为常见变异，应注意与盂唇撕裂或移位鉴别。

7. 肩部韧带

盂肱下韧带复合体

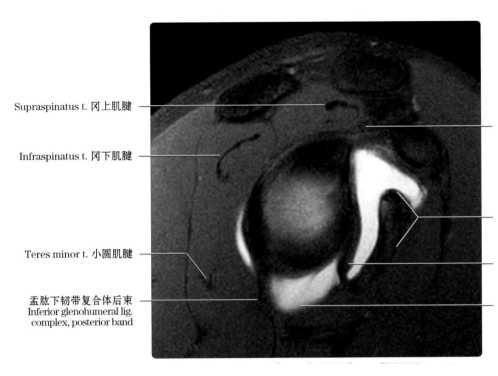

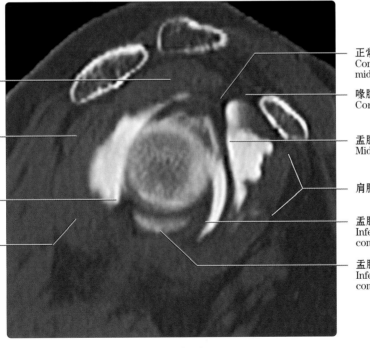

上图：MR 关节造影右肩关节斜矢状位脂肪抑制 T₁WI 显示盂肱下韧带复合体。
下图：CT 关节造影右肩关节斜矢状位显示盂肱下韧带复合体及盂肱中韧带。

喙肱韧带斜矢状位

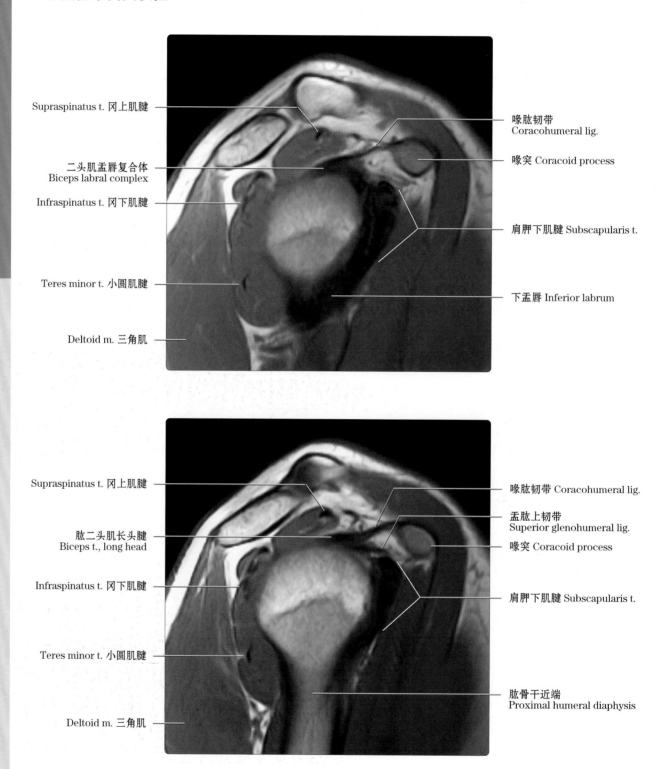

Supraspinatus t. 冈上肌腱

二头肌盂唇复合体 Biceps labral complex

Infraspinatus t. 冈下肌腱

Teres minor t. 小圆肌腱

Deltoid m. 三角肌

喙肱韧带 Coracohumeral lig.

喙突 Coracoid process

肩胛下肌腱 Subscapularis t.

下盂唇 Inferior labrum

Supraspinatus t. 冈上肌腱

肱二头肌长头腱 Biceps t., long head

Infraspinatus t. 冈下肌腱

Teres minor t. 小圆肌腱

Deltoid m. 三角肌

喙肱韧带 Coracohumeral lig.

盂肱上韧带 Superior glenohumeral lig.

喙突 Coracoid process

肩胛下肌腱 Subscapularis t.

肱骨干近端 Proximal humeral diaphysis

上图：右肩关节 MR 斜矢状位 PDWI，喙肱韧带起自喙突基底部，止于肱骨大、小结节。

下图：前幅图像的外侧层面，显示喙肱韧带构成肩袖间隙的顶部，分别与冈上肌腱、肩胛下肌腱、关节囊及盂肱上韧带融合。

喙肱韧带横轴位

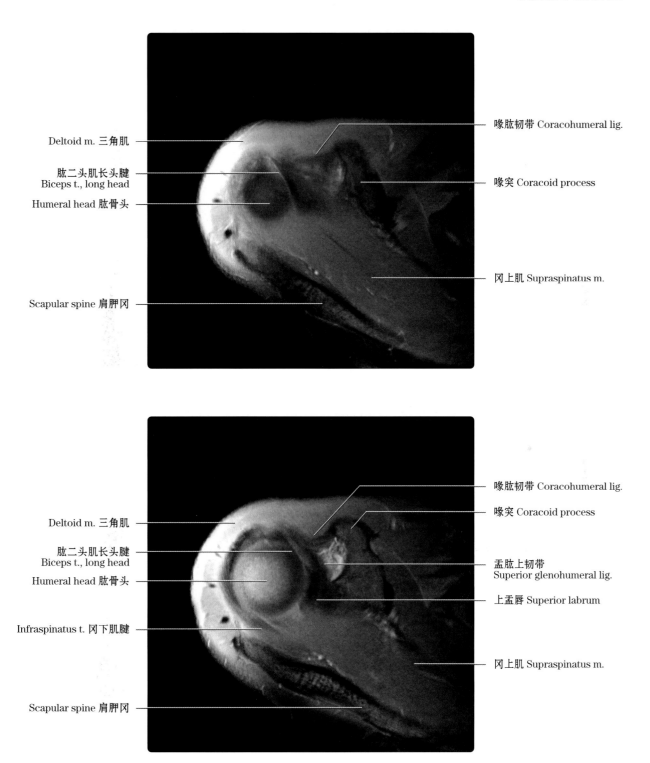

Deltoid m. 三角肌

肱二头肌长头腱
Biceps t., long head

Humeral head 肱骨头

Scapular spine 肩胛冈

喙肱韧带 Coracohumeral lig.

喙突 Coracoid process

冈上肌 Supraspinatus m.

Deltoid m. 三角肌

肱二头肌长头腱
Biceps t., long head

Humeral head 肱骨头

Infraspinatus t. 冈下肌腱

Scapular spine 肩胛冈

喙肱韧带 Coracohumeral lig.

喙突 Coracoid process

盂肱上韧带
Superior glenohumeral lig.

上盂唇 Superior labrum

冈上肌 Supraspinatus m.

上图：右肩关节 MR PDWI，显示喙肱韧带在喙突与肱骨头前部间呈弓状走行。
下图：前幅图像的下方层面，显示喙肱韧带与盂肱上韧带及关节囊融合。

肩部

喙肱韧带斜冠状位

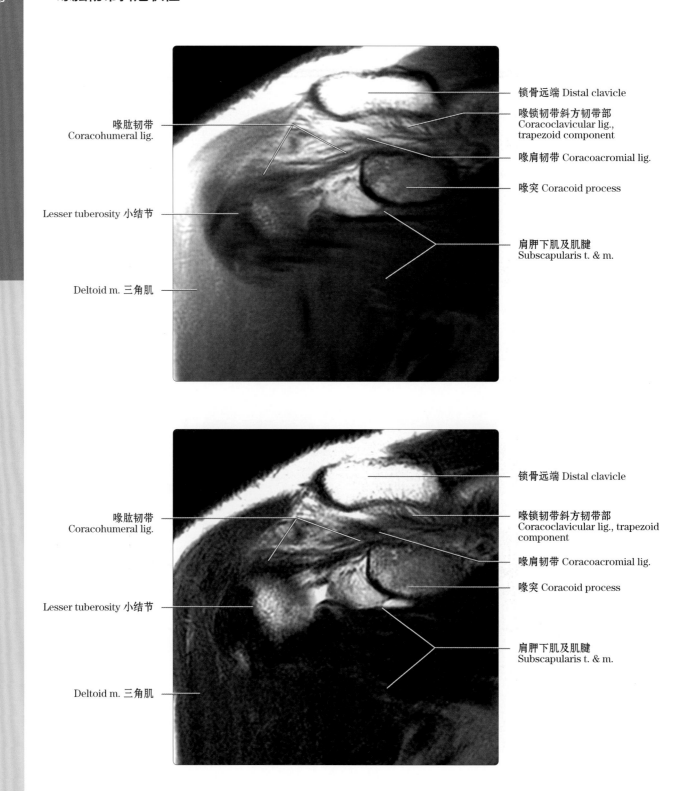

喙肱韧带
Coracohumeral lig.

Lesser tuberosity 小结节

Deltoid m. 三角肌

锁骨远端 Distal clavicle

喙锁韧带斜方韧带部
Coracoclavicular lig.,
trapezoid component

喙肩韧带 Coracoacromial lig.

喙突 Coracoid process

肩胛下肌及肌腱
Subscapularis t. & m.

上图：肩关节 MR 斜冠状位图像，显示横行的喙肱韧带。

下图：另一患者同一层面冠状位 T₂WI，喙肱韧带周围可见脂肪组织，与冈上肌腱、冈下肌腱及关节囊融合后，其间则难以区分。

喙锁韧带

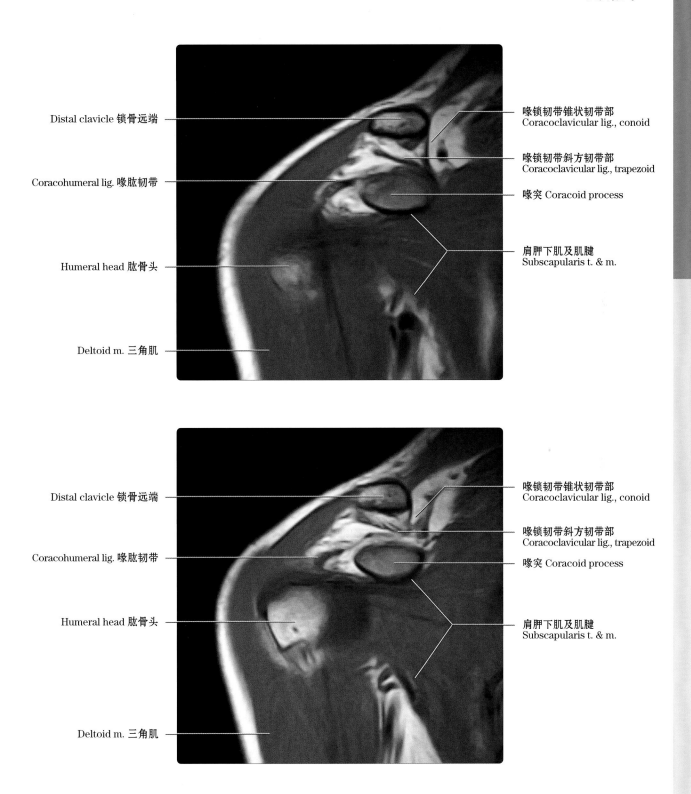

Distal clavicle 锁骨远端

喙锁韧带锥状韧带部
Coracoclavicular lig., conoid

喙锁韧带斜方韧带部
Coracoclavicular lig., trapezoid

Coracohumeral lig. 喙肱韧带

喙突 Coracoid process

Humeral head 肱骨头

肩胛下肌及肌腱
Subscapularis t. & m.

Deltoid m. 三角肌

Distal clavicle 锁骨远端

喙锁韧带锥状韧带部
Coracoclavicular lig., conoid

喙锁韧带斜方韧带部
Coracoclavicular lig., trapezoid

Coracohumeral lig. 喙肱韧带

喙突 Coracoid process

Humeral head 肱骨头

肩胛下肌及肌腱
Subscapularis t. & m.

Deltoid m. 三角肌

上图：肩关节 MR 斜冠状位 T$_1$WI，喙锁韧带分为两束：锥状韧带部及斜方韧带部，锥状韧带位于内侧，呈垂直走行；斜方韧带位于外侧，呈斜向走行。

下图：喙锁韧带自喙突根部走行至锁骨下表面，起到稳定肩锁关节的作用。

喙肩韧带

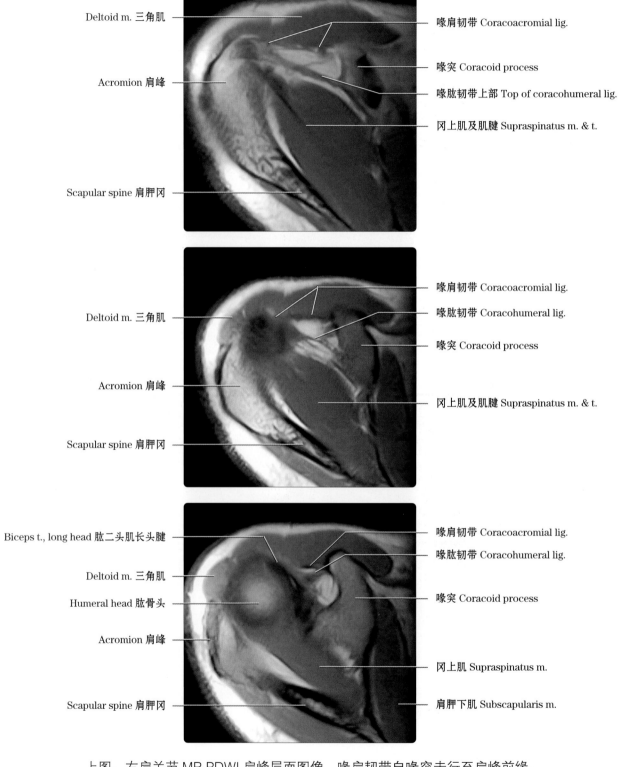

Deltoid m. 三角肌 — 喙肩韧带 Coracoacromial lig.

喙突 Coracoid process

Acromion 肩峰 — 喙肱韧带上部 Top of coracohumeral lig.

冈上肌及肌腱 Supraspinatus m. & t.

Scapular spine 肩胛冈

喙肩韧带 Coracoacromial lig.

Deltoid m. 三角肌 — 喙肱韧带 Coracohumeral lig.

喙突 Coracoid process

Acromion 肩峰

冈上肌及肌腱 Supraspinatus m. & t.

Scapular spine 肩胛冈

Biceps t., long head 肱二头肌长头腱 — 喙肩韧带 Coracoacromial lig.

喙肱韧带 Coracohumeral lig.

Deltoid m. 三角肌

Humeral head 肱骨头 — 喙突 Coracoid process

Acromion 肩峰

冈上肌 Supraspinatus m.

Scapular spine 肩胛冈 — 肩胛下肌 Subscapularis m.

上图：右肩关节 MR PDWI 肩峰层面图像，喙肩韧带自喙突走行至肩峰前缘。
中图：喙肩韧带呈斜向走行。
下图：肩峰尖端以下层面，肩峰根部图像，显示喙肩韧带及喙肱韧带的起点。

肩锁韧带

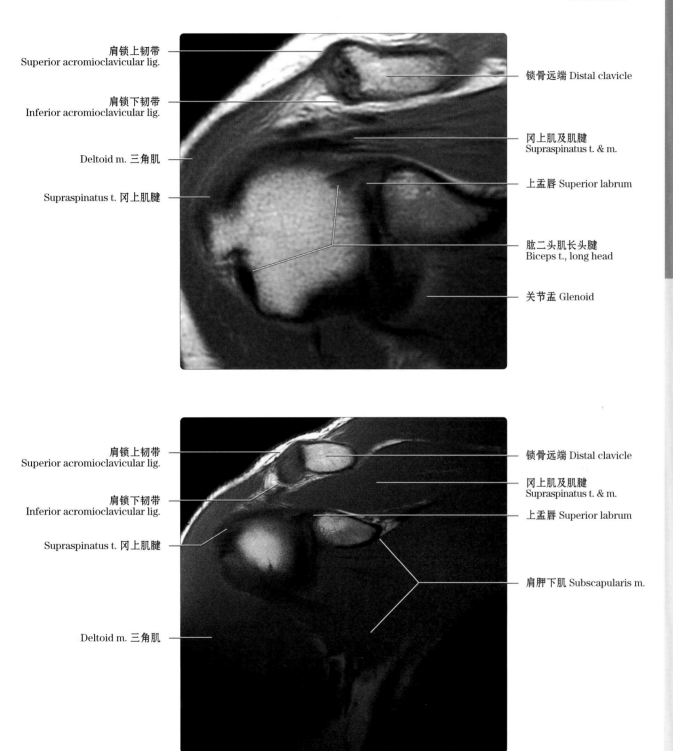

肩锁上韧带
Superior acromioclavicular lig.

肩锁下韧带
Inferior acromioclavicular lig.

Deltoid m. 三角肌

Supraspinatus t. 冈上肌腱

锁骨远端 Distal clavicle

冈上肌及肌腱
Supraspinatus t. & m.

上盂唇 Superior labrum

肱二头肌长头腱
Biceps t., long head

关节盂 Glenoid

肩锁上韧带
Superior acromioclavicular lig.

肩锁下韧带
Inferior acromioclavicular lig.

Supraspinatus t. 冈上肌腱

Deltoid m. 三角肌

锁骨远端 Distal clavicle

冈上肌及肌腱
Supraspinatus t. & m.

上盂唇 Superior labrum

肩胛下肌 Subscapularis m.

上图：右肩关节 MR 斜冠状位 T₁WI 前部层面图像，肩锁关节由上、下两根韧带加固。

下图：另一患者的肩关节 MR 斜冠状位 T₁WI，图中可见肩锁上、下韧带。

专业术语

缩略语
- 二头肌盂唇复合体（biceps labral complex，BLC）

影像解剖

概述
- 关节盂唇包括透明软骨、纤维软骨及纤维组织成分
  - 增加关节盂的范围及深度
  - 增加关节接触面积
  - 宽约 4 mm
  - 增加肩关节旋转的稳定性
- 盂唇大小、形状和信号多种多样
  - 典型关节盂唇在横轴位上呈三角形或楔形，但仅不足 50% 的前盂唇和不足 80% 的后盂唇属于典型表现
  - 正常盂唇可能圆钝，或呈新月形、片状，局部可能存在凹陷或裂口
  - 前盂唇可较小或缺如
  - 前后盂唇形态不一定对称
  - 因其中的黏液成分，可能表现为多种信号
- 盂唇位置描述（面对钟表，任意侧肩关节）
  - 12:00：上方
  - 3:00：前方
  - 6:00：下方
  - 9:00：后方

解剖关系
- 盂唇附着部的分类
  - A 型：边缘游离并覆盖于关节软骨上（半月板样）
  - B 型：紧贴关节软骨
- 二头肌盂唇复合体
  - 肱二头肌长头腱附着于盂唇
  - Ⅰ型二头肌盂唇复合体：稳固固定于关节盂及上盂唇，平板型
  - Ⅱ型二头肌盂唇复合体：二头肌腱 / 盂唇与关节盂间存在较小的沟槽样结构，可能与盂唇下孔相连，中间型
  - Ⅲ型二头肌盂唇复合体：二头肌腱 / 盂唇与关节盂间存在较大的沟槽，通常与盂唇下孔相连，半月板型
- Burford 复合体
  - 前上盂唇较小或缺如
  - 盂肱中韧带增厚或呈条索样
  - 人群中约 1%~6.5% 存在此结构
  - 假性 Burford 复合体可见于盂肱中、下韧带融合
- 上盂唇下隐窝（沟）
  - 位于上盂唇
    - 在上盂唇前后向出现的 1~2 mm 的隐窝
    - 向后不达肱二头肌长头腱
  - 液体聚集于隐窝内，可能被误认为撕裂
    - 靠近内侧或垂直走行、位于盂唇内根部或软骨边缘的液体信号，通常为隐窝
    - 靠近外侧、局部不呈直角、形态不规则的液体裂隙，位于盂唇附着部远端，提示撕裂
  - 可能与盂唇下孔相连
- 盂唇下孔
  - 人群中约 8%~18% 存在此结构
  - 仅存在于前上 1/4 象限盂唇
  - 局部填充液体或对比剂时，与撕裂相似
  - 盂唇下孔边缘光滑，呈锥形逐步变小
  - 撕裂的形态通常不规则，当局部填充液体时，引起盂唇自关节盂附着处移位
- 盂唇下孔与肱二头肌长头腱和上盂唇间沟
  - 在 MR 斜冠状位上呈 "双层奥利奥饼干征"
  - 关节盂骨皮质（黑）+ 盂唇下隐窝（白）+ 盂唇（黑）+ 肱二头肌长头腱 / 上盂唇沟（白）+ 肱二头肌长头腱（黑）
  - 如不存在肱二头肌长头腱 / 上盂唇沟，上盂唇撕裂时也可出现相似征象

解剖成像相关事宜

影像学方法的选择
- MR 关节造影（直接法）
  - 斜冠状位是显示二头肌盂唇复合体的最佳角度
  - 对比剂可衬托纤维软骨构成的关节盂唇

影像学注意事项
- 解剖变异
  - 盂唇的多种正常解剖变异易引起误诊
  - 解剖变异多数发生于 11:00~3:00 方向
- 魔角效应
  - 发生于前下及后上盂唇
- 关节内肱二头肌长头腱脱位
  - 脱位的长头肌腱紧邻盂唇
  - 可能被误认为盂唇撕裂移位
- 透明软骨嵌入
  - 位于盂唇下方的软骨可能被误认为撕裂
  - 软骨信号高于纤维盂唇
  - 通过软骨形态光滑匀称的特点进行鉴别
    - 撕裂形态通常不规则
  - 软骨不会贯穿至盂唇另一侧
- 盂肱中韧带引起的误诊
  - 在横轴位图像中，盂肱中韧带紧邻前盂唇
    - 可能形似前盂唇撕裂的碎片
  - 盂唇和盂肱中韧带间新月形的液体可能被误认为撕裂
  - 斜矢状位扫描角度不佳时，可能表现为 "假性盂唇下孔"
  - 在连续层面上沿盂肱中韧带的斜向走行观察，可确定其为与盂唇分离的单独结构
  - 确定下盂唇信号正常
- 在 MR 关节造影检查中，盂唇下孔内对比剂的部分容积效应可能被误认为撕裂

盂唇及二头肌盂唇复合体矢状位示意图

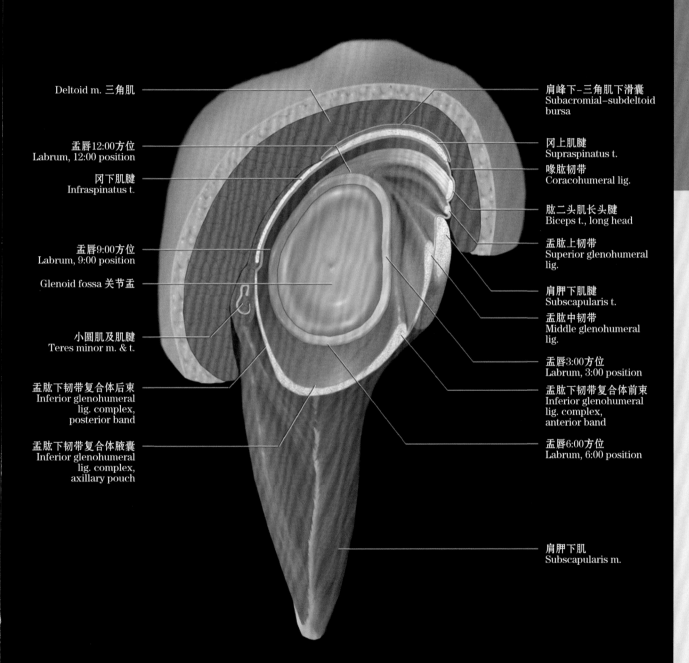

Deltoid m. 三角肌

盂唇12:00方位
Labrum, 12:00 position

冈下肌腱
Infraspinatus t.

盂唇9:00方位
Labrum, 9:00 position

Glenoid fossa 关节盂

小圆肌及肌腱
Teres minor m. & t.

盂肱下韧带复合体后束
Inferior glenohumeral
lig. complex,
posterior band

盂肱下韧带复合体腋囊
Inferior glenohumeral
lig. complex,
axillary pouch

肩峰下-三角肌下滑囊
Subacromial-subdeltoid
bursa

冈上肌腱
Supraspinatus t.

喙肱韧带
Coracohumeral lig.

肱二头肌长头腱
Biceps t., long head

盂肱上韧带
Superior glenohumeral
lig.

肩胛下肌腱
Subscapularis t.

盂肱中韧带
Middle glenohumeral
lig.

盂唇3:00方位
Labrum, 3:00 position

盂肱下韧带复合体前束
Inferior glenohumeral
lig. complex,
anterior band

盂唇6:00方位
Labrum, 6:00 position

肩胛下肌
Subscapularis m.

关节盂矢状位示意图：盂唇位于关节盂边缘，增大关节盂的范围及深度。

正常盂唇矢状位

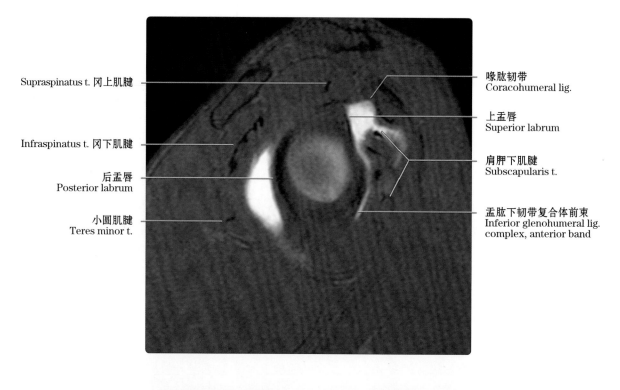

Supraspinatus t. 冈上肌腱

Infraspinatus t. 冈下肌腱

后盂唇
Posterior labrum

小圆肌腱
Teres minor t.

喙肱韧带
Coracohumeral lig.

上盂唇
Superior labrum

肩胛下肌腱
Subscapularis t.

盂肱下韧带复合体前束
Inferior glenohumeral lig. complex, anterior band

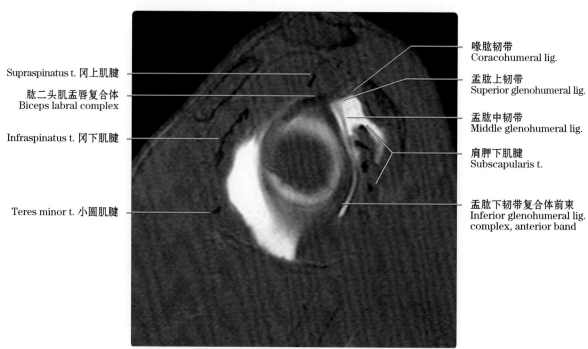

Supraspinatus t. 冈上肌腱

肱二头肌盂唇复合体
Biceps labral complex

Infraspinatus t. 冈下肌腱

Teres minor t. 小圆肌腱

喙肱韧带
Coracohumeral lig.

盂肱上韧带
Superior glenohumeral lig.

盂肱中韧带
Middle glenohumeral lig.

肩胛下肌腱
Subscapularis t.

盂肱下韧带复合体前束
Inferior glenohumeral lig. complex, anterior band

上图：右肩关节 MR 造影斜矢状位脂肪抑制 T_1WI 盂肱关节层面，盂唇为低信号梨形结构，围绕关节盂边缘。

下图：前图的外侧层面，可见肱骨头内缘。肱二头肌长头腱与上盂唇融合，形成二头肌盂唇复合体。

正常盂唇横轴位脂肪抑制 PDWI

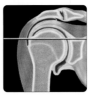

Coracoacromial lig. 喙肩韧带
Biceps t., long head 肱二头肌长头腱
Deltoid m. 三角肌

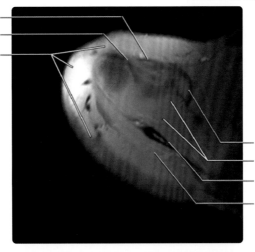

喙突 Coracoid process
冈上肌及肌腱 Supraspinatus m. & t.
肩胛冈 Scapular spine
冈下肌 Infraspinatus m.

Deltoid m. 三角肌

肱二头肌长头腱 Biceps t., long head

Humeral head 肱骨头

Suprascapular a. 肩胛上动脉

冈下肌及肌腱 Infraspinatus m. & t.
Scapular spine 肩胛冈

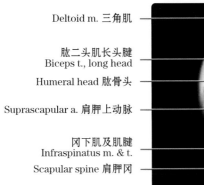

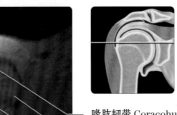

喙肱韧带 Coracohumeral lig.
喙突 Coracoid process
上盂唇 Superior labrum
冈上肌 Supraspinatus m.

Deltoid m., anterior belly 三角肌前部
Coracoid process 喙突
Coracohumeral lig. 喙肱韧带
Deltoid m., middle belly 三角肌中部
冈上肌腱后斜束 Supraspinatus t., posterior oblique component
Humeral head 肱骨头
Infraspinatus m. & t. 冈下肌及肌腱
Deltoid m., posterior belly 三角肌后部

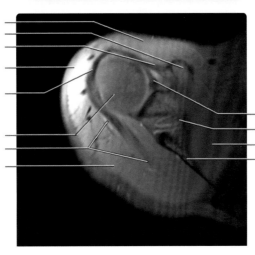

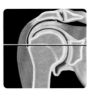

盂肱上韧带 Superior glenohumeral lig.
肩胛上动脉及神经 Suprascapular a. & branches
肩胛下肌 Subscapularis m.
肩胛冈 Scapular spine

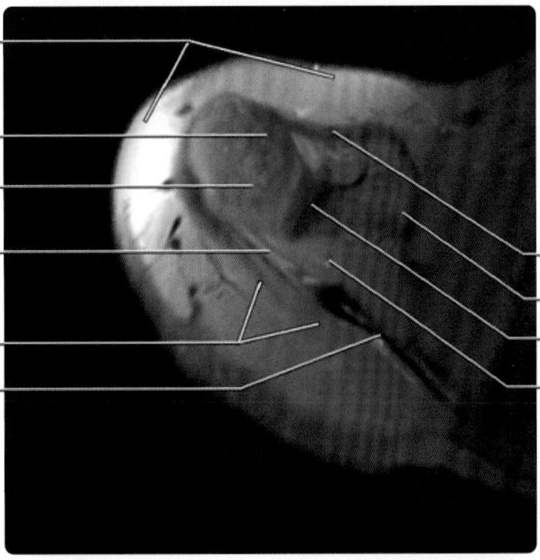

上图：右肩关节横轴位脂肪抑制 PDWI 关节盂唇上方层面。纤维盂唇增加盂肱关节的稳定性，也是盂肱韧带及肱二头肌长头腱的附着处。

中图：本层面显示上盂唇，正常为低信号。肱二头肌长头腱附着于上盂唇，形成二头肌盂唇复合体。肩关节过度外旋时，喙肱韧带绷紧，可清晰显示。

下图：显示盂肱上韧带前上盂唇附着处。盂肱韧带可能为关节囊的皱褶，而非真正的韧带。盂肱上韧带与喙肱韧带融合，形成支持肱二头肌长头腱的悬吊结构。

正常盂唇 MR 横轴位脂肪抑制 PDWI

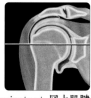

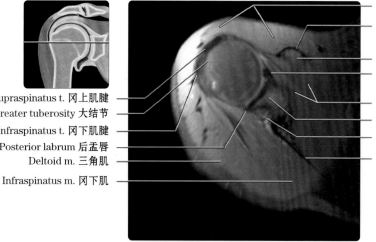

三角肌前部 Deltoid m., anterior belly

肱二头肌短头腱及喙肱肌腱组成的联合腱
Conjoined t. of short head biceps &
coracobrachialis t.
喙突 Coracoid process
盂肱中韧带 Middle glenohumeral lig.

肩胛下肌及肌腱 Subscapularis m. & t.
关节盂 Glenoid
肩胛上动脉及神经
Suprascapular a. & n.
肩胛骨 Scapula

Supraspinatus t. 冈上肌腱
Greater tuberosity 大结节
Infraspinatus t. 冈下肌腱
Posterior labrum 后盂唇
Deltoid m. 三角肌

Infraspinatus m. 冈下肌

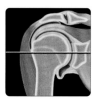

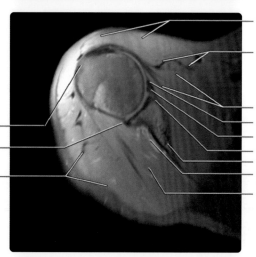

三角肌前部
Deltoid m., anterior belly

肱二头肌短头腱及喙肱肌腱组成的联合腱
Conjoined t. short head biceps &
coracobrachialis

肩胛下肌及肌腱 Subscapularis m. & t.
盂肱中韧带 Middle glenohumeral lig.
前盂唇 Anterior labrum
盂唇下沟 Sublabral sulcus
肩胛骨 Scapula
肩胛上动脉及神经 Suprascapular a. & n.

冈下肌 Infraspinatus m.

Greater tuberosity 大结节

Posterior labrum 后盂唇

三角肌后部
Deltoid m., posterior belly

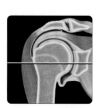

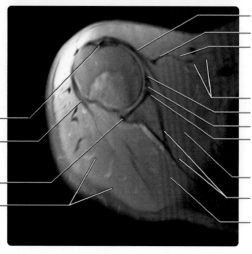

肩胛下肌腱 Subscapularis t.

肱二头肌短头腱 Biceps t., short head
喙肱肌腱 Coracobrachialis t.

胸小肌及肌腱 Pectoralis minor m. & t.
盂肱中韧带 Middle glenohumeral lig.
前盂唇 Anterior labrum
盂唇下沟下缘 Inferior margin, sublabral sulcus

肩胛下肌 Subscapularis m.
肩胛骨体部 Scapula body
冈下肌 Infraspinatus m.

肱二头肌长头腱
Biceps t., long head
Teres minor t. 小圆肌腱

Posterior labrum 后盂唇

Deltoid m. 三角肌

上图：盂肱中韧带位于前方，较盂肱上韧带粗大，若不沿其斜向走行观察，易被误认为盂唇撕裂的碎片。
中图：关节盂唇的正常表现多样，正常盂唇典型表现为紧贴关节盂边缘的三角形或楔形低信号。
下图：无症状患者的盂唇可能为圆钝、凹陷、新月形、裂隙、扁平或缺如。

MR 横轴位脂肪抑制 PDWI，正常盂唇

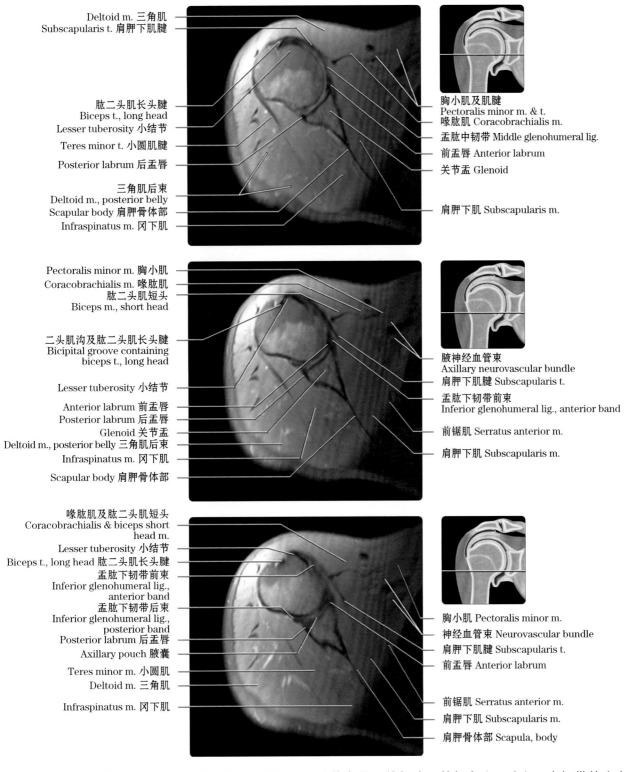

上图（标注）：
- Deltoid m. 三角肌
- Subscapularis t. 肩胛下肌腱
- 肱二头肌长头腱 Biceps t., long head
- Lesser tuberosity 小结节
- Teres minor t. 小圆肌腱
- Posterior labrum 后盂唇
- 三角肌后束 Deltoid m., posterior belly
- Scapular body 肩胛骨体部
- Infraspinatus m. 冈下肌
- 胸小肌及肌腱 Pectoralis minor m. & t.
- 喙肱肌 Coracobrachialis m.
- 盂肱中韧带 Middle glenohumeral lig.
- 前盂唇 Anterior labrum
- 关节盂 Glenoid
- 肩胛下肌 Subscapularis m.

中图（标注）：
- Pectoralis minor m. 胸小肌
- Coracobrachialis m. 喙肱肌
- 肱二头肌短头 Biceps m., short head
- 二头肌沟及肱二头肌长头腱 Bicipital groove containing biceps t., long head
- Lesser tuberosity 小结节
- Anterior labrum 前盂唇
- Posterior labrum 后盂唇
- Glenoid 关节盂
- Deltoid m., posterior belly 三角肌后束
- Infraspinatus m. 冈下肌
- Scapular body 肩胛骨体部
- 腋神经血管束 Axillary neurovascular bundle
- 肩胛下肌腱 Subscapularis t.
- 盂肱下韧带前束 Inferior glenohumeral lig., anterior band
- 前锯肌 Serratus anterior m.
- 肩胛下肌 Subscapularis m.

下图（标注）：
- 喙肱肌及肱二头肌短头 Coracobrachialis & biceps short head m.
- Lesser tuberosity 小结节
- Biceps t., long head 肱二头肌长头腱
- 盂肱下韧带前束 Inferior glenohumeral lig., anterior band
- 盂肱下韧带后束 Inferior glenohumeral lig., posterior band
- Posterior labrum 后盂唇
- Axillary pouch 腋囊
- Teres minor m. 小圆肌
- Deltoid m. 三角肌
- Infraspinatus m. 冈下肌
- 胸小肌 Pectoralis minor m.
- 神经血管束 Neurovascular bundle
- 肩胛下肌腱 Subscapularis t.
- 前盂唇 Anterior labrum
- 前锯肌 Serratus anterior m.
- 肩胛下肌 Subscapularis m.
- 肩胛骨体部 Scapula, body

上图：盂肱下韧带复合体包括前束、腋囊、后束，是关节囊最厚的部分，其起点比盂肱上、中韧带的止点更难以识别。

中图：前、后盂唇形态不对称可能为正常表现。本例透明软骨嵌入盂唇底部，因软骨较纤维盂唇信号更高可被误为撕裂。

下图：邻近盂肱关节下部层面，腋囊内通常有少量积液。关节囊局部冗余，易被误为游离体。

正常盂唇横轴位脂肪抑制 PDWI

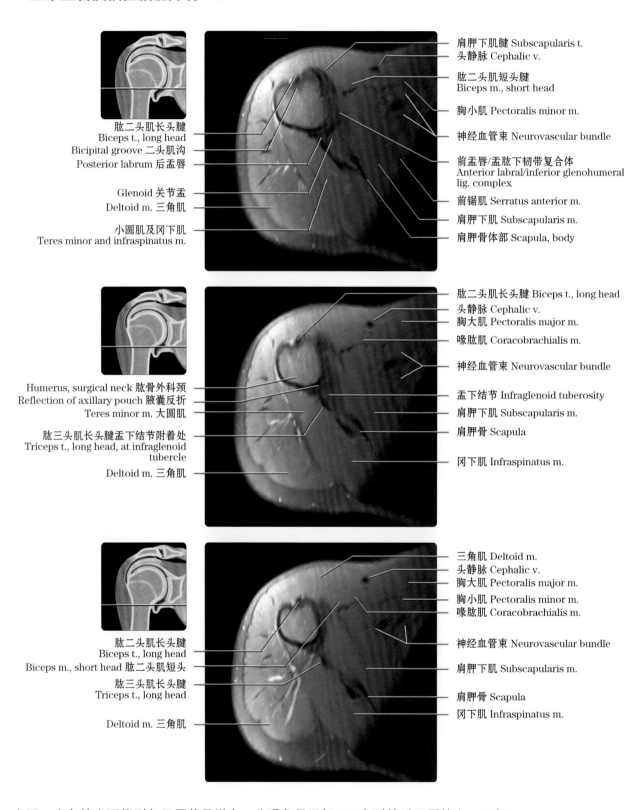

肱二头肌长头腱
Biceps t., long head
Bicipital groove 二头肌沟
Posterior labrum 后盂唇

Glenoid 关节盂
Deltoid m. 三角肌

小圆肌及冈下肌
Teres minor and infraspinatus m.

肩胛下肌腱 Subscapularis t.
头静脉 Cephalic v.
肱二头肌短头腱
Biceps m., short head
胸小肌 Pectoralis minor m.
神经血管束 Neurovascular bundle
前盂唇/盂肱下韧带复合体
Anterior labral/inferior glenohumeral
lig. complex
前锯肌 Serratus anterior m.
肩胛下肌 Subscapularis m.
肩胛骨体部 Scapula, body

Humerus, surgical neck 肱骨外科颈
Reflection of axillary pouch 腋囊反折
Teres minor m. 大圆肌

肱三头肌长头腱盂下结节附着处
Triceps t., long head, at infraglenoid
tubercle
Deltoid m. 三角肌

肱二头肌长头腱 Biceps t., long head
头静脉 Cephalic v.
胸大肌 Pectoralis major m.
喙肱肌 Coracobrachialis m.
神经血管束 Neurovascular bundle
盂下结节 Infraglenoid tuberosity
肩胛下肌 Subscapularis m.
肩胛骨 Scapula
冈下肌 Infraspinatus m.

肱二头肌长头腱
Biceps t., long head
Biceps m., short head 肱二头肌短头
肱三头肌长头腱
Triceps t., long head

Deltoid m. 三角肌

三角肌 Deltoid m.
头静脉 Cephalic v.
胸大肌 Pectoralis major m.
胸小肌 Pectoralis minor m.
喙肱肌 Coracobrachialis m.
神经血管束 Neurovascular bundle
肩胛下肌 Subscapularis m.
肩胛骨 Scapula
冈下肌 Infraspinatus m.

上图：魔角效应可能引起盂唇信号增高，此现象见于短 TE 序列前后盂唇的上、下部。

中图：盂唇下方 6:00 方位层面图像。

下图：关节盂下方层面，盂唇未显示。肱三头肌长头起自盂下结节。

盂唇变异

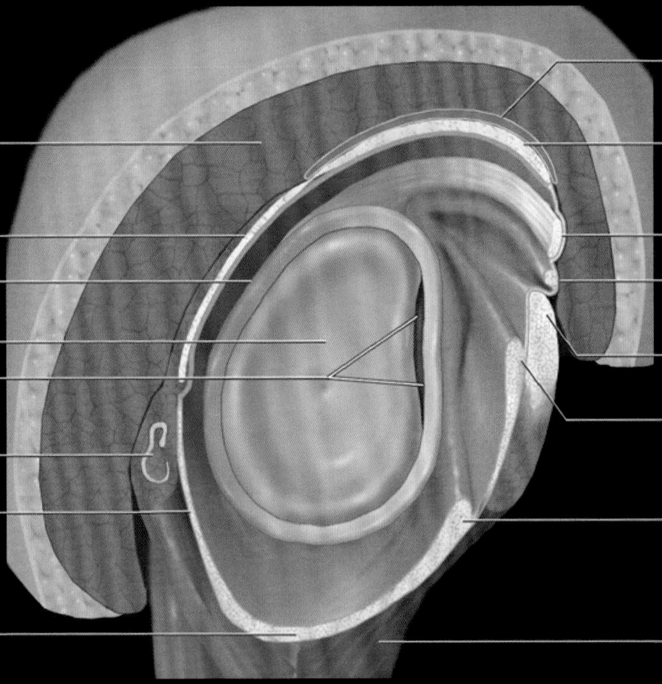

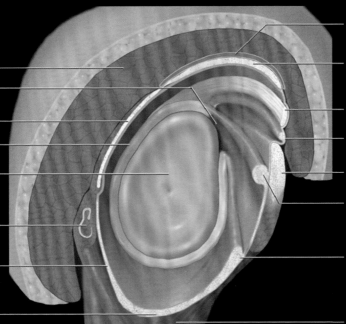

肩峰下-三角肌下滑囊
Subacromial-subdeltoid bursa

Deltoid m. 三角肌

冈上肌腱
Supraspinatus t.

Infraspinatus t. 冈下肌腱

Glenoid labrum 关节盂唇

肱二头肌长头腱
Biceps t., long head

Glenoid 关节盂

孟肱上韧带
Superior glenohumeral lig.

Sublabral foramen 盂唇下孔

肩胛下肌腱
Subscapularis t.

小圆肌及肌腱
Teres minor m. & t.

孟肱中韧带
Middle glenohumeral lig.

盂肱下韧带复合体后束
Inferior glenohumeral lig. complex, posterior band

盂肱下韧带复合体前束
Inferior glenohumeral lig. complex, anterior band

盂肱下韧带复合体腋囊
Inferior glenohumeral lig. complex, axillary pouch

肩胛下肌
Subscapularis m.

肩峰下-三角肌下滑囊
Subacromial-subdeltoid bursa

Deltoid m. 三角肌

冈上肌腱 Supraspinatus t.

上盂唇缺如
Absent superior labrum

Infraspinatus t. 冈下肌腱

肱二头肌长头腱
Biceps t., long head

Glenoid labrum 关节盂唇

孟肱上韧带
Superior glenohumeral lig.

Glenoid 关节盂

肩胛下肌腱
Subscapularis t.

粗大的盂肱中韧带
Middle glenohumeral lig., thick

小圆肌及肌腱
Teres minor m. & t.

盂肱下韧带复合体后束
Inferior glenohumeral lig. complex, posterior band

盂肱下韧带复合体前束
Inferior glenohumeral lig. complex, anterior band

盂肱下韧带复合体腋囊
Inferior glenohumeral lig. complex, axillary pouch

肩胛下肌
Subscapularis m.

上图：矢状位示意图显示盂唇下孔。前上盂唇未与关节盂紧密连接。

下图：矢状位示意图显示 Burford 复合体。前上盂唇缺如。盂肱中韧带增粗呈条索状。

肩部

盂唇变异：Burford 复合体

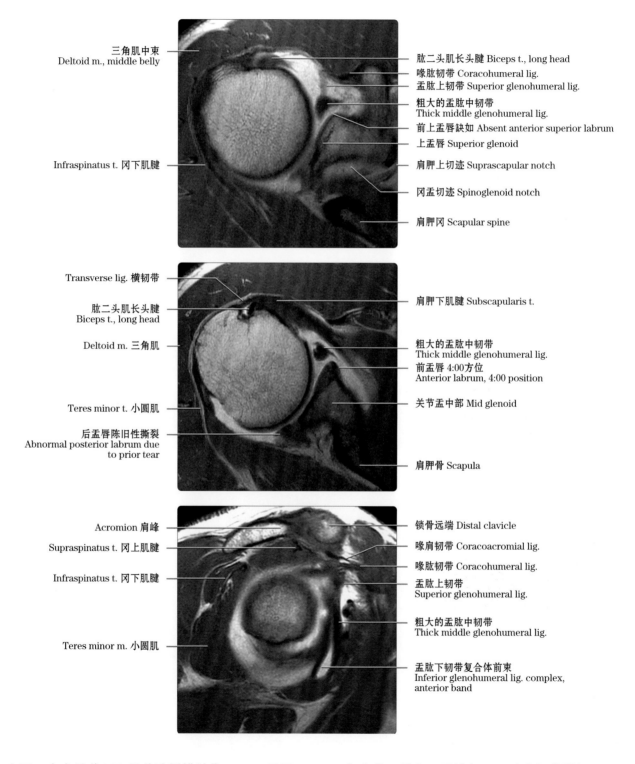

三角肌中束 Deltoid m., middle belly
肱二头肌长头腱 Biceps t., long head
喙肱韧带 Coracohumeral lig.
盂肱上韧带 Superior glenohumeral lig.
粗大的盂肱中韧带 Thick middle glenohumeral lig.
前上盂唇缺如 Absent anterior superior labrum
上盂唇 Superior glenoid
Infraspinatus t. 冈下肌腱
肩胛上切迹 Suprascapular notch
冈盂切迹 Spinoglenoid notch
肩胛冈 Scapular spine

Transverse lig. 横韧带
肩胛下肌腱 Subscapularis t.
肱二头肌长头腱 Biceps t., long head
Deltoid m. 三角肌
粗大的盂肱中韧带 Thick middle glenohumeral lig.
前盂唇 4:00方位 Anterior labrum, 4:00 position
关节盂中部 Mid glenoid
Teres minor t. 小圆肌
后盂唇陈旧性撕裂 Abnormal posterior labrum due to prior tear
肩胛骨 Scapula

Acromion 肩峰
锁骨远端 Distal clavicle
Supraspinatus t. 冈上肌腱
喙肩韧带 Coracoacromial lig.
Infraspinatus t. 冈下肌腱
喙肱韧带 Coracohumeral lig.
盂肱上韧带 Superior glenohumeral lig.
粗大的盂肱中韧带 Thick middle glenohumeral lig.
Teres minor m. 小圆肌
盂肱下韧带复合体前束 Inferior glenohumeral lig. complex, anterior band

上图：右肩关节 MR 关节造影横轴位 T₁WI，显示 Burford 复合体。前上盂唇缺如，盂肱中韧带增粗。后盂唇因撕裂而形态异常，此表现与 Burford 复合体无关。

中图：图像位于关节盂中部层面。盂肱中韧带增粗呈条索状。

下图：同一患者的 MR 造影斜矢状位 T₁WI，可见盂肱中韧带增粗。

盂唇附着部变异

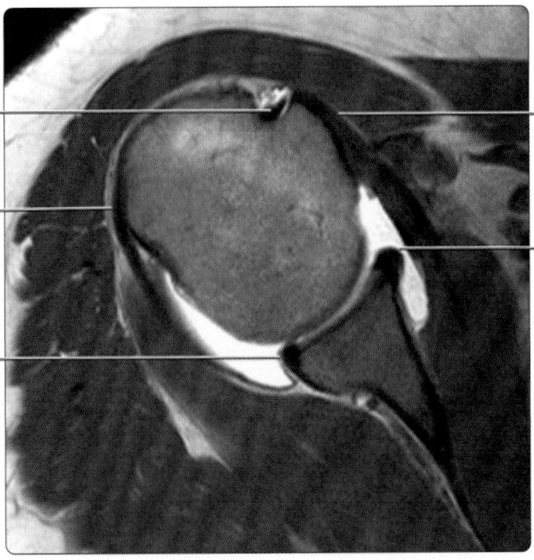

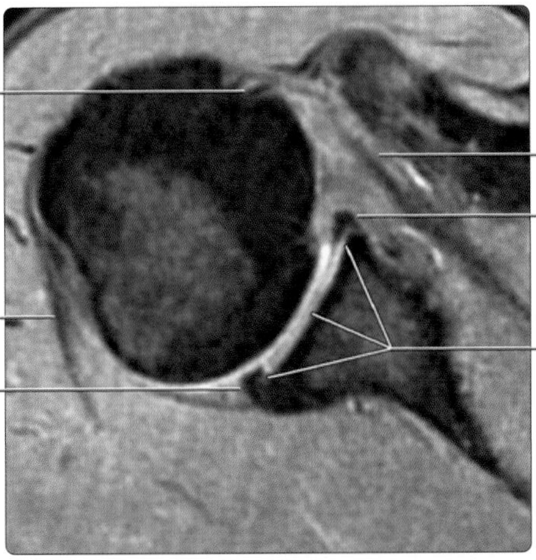

肱二头肌长头腱
Biceps t., long head

Infraspinatus t. 冈下肌腱

后盂唇 B 型附着
Posterior labrum, type B attachment

肩胛下肌腱 Subscapularis t.

前盂唇 B 型附着
Anterior labrum, type B attachment

肱二头肌长头腱
Biceps t., long head

Infraspinatus t. 冈下肌腱

后盂唇 A 型附着
Posterior labrum, type A attachment

肩胛下肌腱 Subscapularis t.

前盂唇 A 型附着
Anterior labrum, type A attachment

关节软骨 Articular cartilage

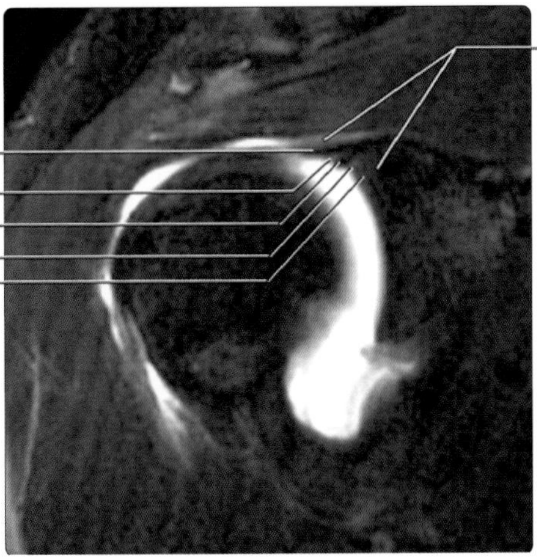

Biceps t., long head 肱二头肌长头腱
肱二头肌/上盂唇间沟
Biceps/superior labrum sulcus
Labrum 盂唇
Sublabral recess 盂唇下隐窝
Glenoid 关节盂

"双层奥利奥饼干"征
"Double Oreo cookie" sign

上图：MR 关节造影横轴位非脂肪抑制 T₁WI。盂唇前后方与关节软骨紧密相连，为关节盂唇 B 型附着。

中图：横轴位 PDWI，盂唇前、后方覆盖于关节软骨上，关节软骨嵌入盂唇下方，为关节盂唇 A 型附着。

下图：MR 关节造影冠状位脂肪抑制 T₂WI，显示"双层奥利奥饼干"征，从内至外"饼干"的层次分别为：关节盂骨皮质（黑）+ 盂唇下隐窝（白）+ 盂唇（黑）+ 肱二头肌长头腱/上盂唇间沟（白）+ 肱二头肌长头腱（黑）。该征象亦可见于无肱二头肌长头腱/上盂唇间沟、但有上盂唇撕裂时。

肱二头肌盂唇复合体 正常变异

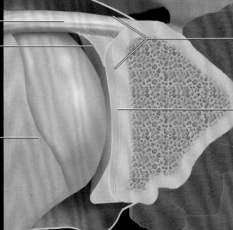

肱二头肌长头腱
Biceps t., long head
上盂唇
Superior glenoid labrum

I型肱二头肌盂唇复合体
Type 1 biceps labral complex

关节盂软骨 Glenoid articular cartilage

肱骨头解剖颈
Humerus, anatomic neck

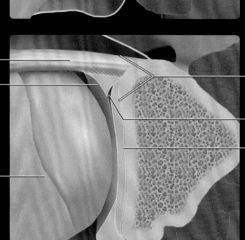
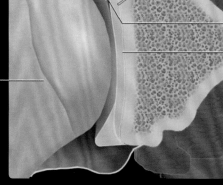

肱二头肌长头腱
Biceps t., long head
上盂唇
Superior glenoid labrum

II型肱二头肌盂唇复合体
Type 2 biceps labral complex

肱二头肌腱/盂唇与关节盂间的隐窝
Shallow sulcus between biceps/labrum &
glenoid
关节盂软骨 Glenoid articular cartilage

肱骨头解剖颈
Humerus, anatomic neck

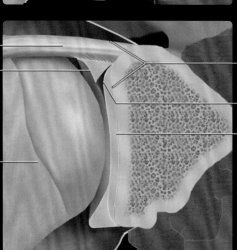

肱二头肌长头腱
Biceps t., long head
半月板样上盂唇
Meniscoid superior glenoid labrum

III型肱二头肌盂唇复合体
Type 3 biceps labral complex

肱二头肌腱/盂唇与关节盂间的深沟
Deep sulcus between biceps/labrum &
glenoid
关节盂软骨 Glenoid articular cartilage

肱骨头解剖颈
Humerus, anatomic neck

上图：冠状位示意图显示肱二头肌盂唇复合体（BLC）变异，I型肱二头肌盂唇复合体与关节盂紧密连接，此类变异亦称为平板型 BLC。

中图：II型肱二头肌盂唇复合体在肱二头肌/盂唇与关节盂间可见浅沟，此类变异亦称为中间型 BLC。

下图：III型肱二头肌盂唇复合体在肱二头肌/盂唇与关节盂间可见深沟，上盂唇呈半月板样，此类变异亦称为半月板型 BLC，此深沟通常向前与盂唇下孔相延续。

肱二头肌盂唇复合体 正常变异

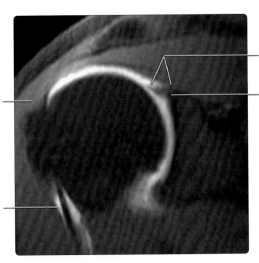

Supraspinatus t. 冈上肌

肱二头肌长头腱肱二头肌沟内段
Biceps t., long head,
in bicipital groove

Ⅰ型肱二头肌盂唇复合体
Type 1 biceps labral complex

肱二头肌腱与盂唇紧密相连
Biceps t. & superior labrum adherent
to glenoid

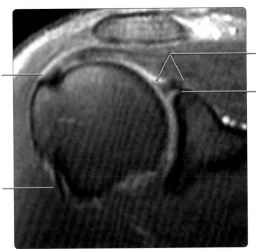

Supraspinatus t. 冈上肌腱

肱二头肌长头腱肱二头肌沟内段
Biceps t., long head,
in bicipital groove

Ⅱ型肱二头肌盂唇复合体
Type 2 biceps labral complex

肱二头肌/盂唇与关节盂间的浅沟
Shallow sulcus between biceps/labrum &
glenoid

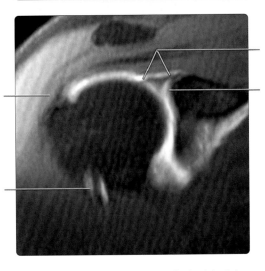

Supraspinatus t. 冈上肌腱

肱二头肌长头腱肱二头肌沟内段
Biceps t., long head,
in bicipital groove

Ⅲ型肱二头肌盂唇复合体
Type 3 biceps labral complex

肱二头肌/盂唇与关节盂间的深沟
Deep sulcus between meniscoid labrum &
glenoid

上图：肱二头肌盂唇复合体变异。MR 关节造影斜冠状位脂肪抑制 T_1WI，肱二头肌腱与关节盂唇、上关节盂紧密连接，为Ⅰ型或平板型 BLC。

中图：MR 斜冠状位 T_1WI 显示肱二头肌 / 盂唇与关节盂间可见浅沟，为Ⅱ型或中间型 BLC。

下图：MR 关节造影斜冠状位脂肪抑制 T_1WI 显示肱二头肌 / 盂唇与关节盂间的深沟，为Ⅲ型或半月板型 BLC。

影像学注意事项

MR 魔角效应
- TE 小于 30 ms 时，纤维与主磁场方向呈 55°
- 正常结构信号增高
- 多见于冈上肌腱的临界区，距肱骨大结节 1 cm 处
- 可见于盂唇及近二头肌沟处的肱二头肌长头腱
- 与长 TE 图像对比，避免误诊

冈上肌腱与冈下肌腱间的肌肉或纤维交错
- 引起冈上肌腱局部 T_2 信号增高
- 内旋位扫描会使这种信号增高更明显

斜冠状位肩袖间隙内的部分容积效应
- 引起冈上肌腱局部 T_2 信号增高

正常肱骨头后外侧部扁平或轻度凹陷
- 位于小圆肌腱止点近端
- 可能被误认为 Hill-Sachs 损伤，但 Hill-Sachs 损伤位于更近端，在喙突尖端水平以上

肩峰假骨刺形似骨质增生
- 肩峰下缘喙肩韧带处纤维软骨增生肥大
- 三角肌的上、下肌腱束

关节盂及肱骨近端干骺端正常残余的红骨髓与肿瘤样病变相似
- 红骨髓的 T_1 信号高于邻近肌肉
- 与同相位图像相比，典型的红骨髓在反相位图像中信号减低

二头肌沟外侧的旋肱前动、静脉前外侧支
- 可能被误诊为肱二头肌长头腱纵行撕裂

透明软骨嵌入上盂唇根部与盂唇撕裂相似
- 区别软骨信号与真正的撕裂信号
- 真空效应与游离体或软骨钙质沉着症相似
- 关节内圆形或曲线形低信号
- 在 MR 梯度回波序列中及外旋体位时更明显

一般图像伪影
- 患者上肢远离躯干可减少运动伪影
- 避免使用从上至下的编码以减少腋动静脉伪影
- 金属磁敏感伪影
  - 增加所有序列带宽
  - 使用快速自旋回波序列，替代普通的自旋回波序列

正常变异

骨骼
- 肩峰小骨
  - 未融合的肩峰尖端（通常于 25 岁融合）

  - 人群中约 5% 存在
  - 可能在活动或运动时引起喙肩间隙缩小
  - 可能引起撞击或肩袖撕裂，此变异具有重要临床意义
- 关节盂发育不良
  - 先天性异常导致关节盂后方、下方发育不良
  - 伴有盂唇撕裂或分离的关节盂后下方骨质增生
  - 与肩关节不稳有关

盂唇
- 盂唇下沟与盂唇下孔
  - 盂唇下隐窝（或称盂唇下沟）局限于前上盂唇（不会向后延伸至肱二头肌长头腱起点）
  - 隐窝通常 1~2 mm 宽，液体可能进入隐窝内，与撕裂相似
  - 隐窝可能与盂唇下孔相连
  - 人群中约 8%~18% 存在盂唇下孔
  - 盂唇下孔局限于盂唇的前上象限
  - 隐窝或盂唇下孔边界平滑，且逐渐缩小；这种形态特点可能有助于与撕裂鉴别
- 盂唇附着处分型
  - A 型：边缘游离覆盖于关节盂软骨上（半月板样）
  - B 型：与关节盂软骨紧密相连
- 肱二头肌盂唇复合体（BLC）
  - 肱二头肌长头腱附着于盂唇
  - I 型 BLC：肱二头肌长头腱稳固连接于关节盂及上盂唇，平板型
  - II 型 BLC：肱二头肌 / 盂唇与关节盂间的浅沟，可能与盂唇下孔相连，中间型
  - III 型 BLC：肱二头肌 / 盂唇与关节盂间的深沟，通常与盂唇下孔相连，半月板型
- 盂肱韧带大小的变异（或缺如）
  - 最常见的变异是盂肱中韧带缺如（或细小）
- Burford 复合体
  - 前上盂唇缺如或细小
  - 增粗呈条索状的盂肱中韧带
  - 人群中约 1%~6.5% 存在
  - 注意不要与关节盂唇分离混淆

参考文献

Wilson WR et al: Variability of the capsular anatomy in the rotator interval region of the shoulder. J Shoulder Elbow Surg. 22(6):856-61, 2013

正常变异：冈上肌腱远端信号增高

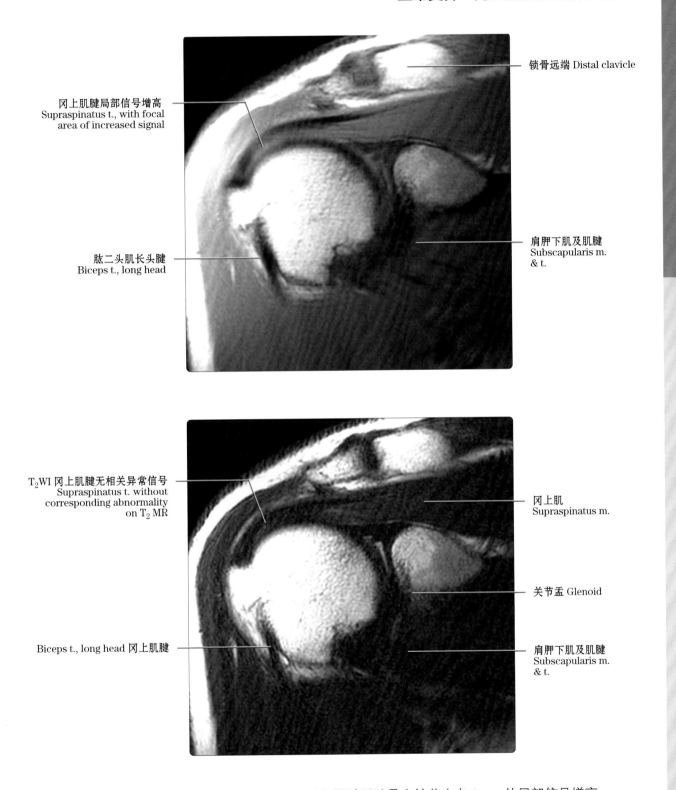

锁骨远端 Distal clavicle

冈上肌腱局部信号增高
Supraspinatus t., with focal
area of increased signal

肱二头肌长头腱
Biceps t., long head

肩胛下肌及肌腱
Subscapularis m.
& t.

T₂WI 冈上肌腱无相关异常信号
Supraspinatus t. without
corresponding abnormality
on T₂ MR

冈上肌
Supraspinatus m.

关节盂 Glenoid

Biceps t., long head 冈上肌腱

肩胛下肌及肌腱
Subscapularis m.
& t.

上图：MR 斜冠状位同层面 PDWI，TE 11 ms。冈上肌腱近肱骨大结节止点 1 cm 处局部信号增高。

下图：TE 为 93 ms 的同层面 T₂WI，该序列未见相对异常信号。异常信号产生的原因多种多样，包括魔角效应、肌腱退变及部分容积效应。TE 增加时，魔角效应会有所减轻。

正常变异：肱二头肌沟外侧的血管

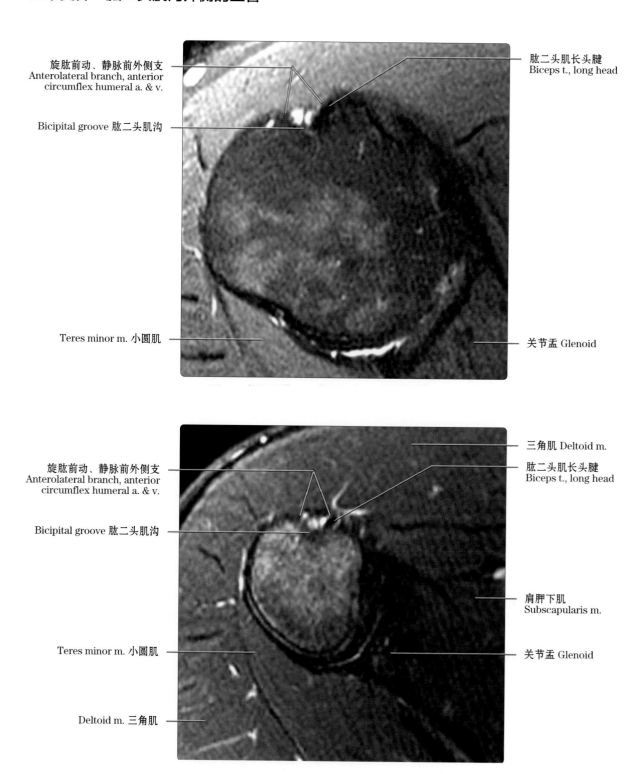

旋肱前动、静脉前外侧支
Anterolateral branch, anterior
circumflex humeral a. & v.

Bicipital groove 肱二头肌沟

Teres minor m. 小圆肌

肱二头肌长头腱
Biceps t., long head

关节盂 Glenoid

三角肌 Deltoid m.

旋肱前动、静脉前外侧支
Anterolateral branch, anterior
circumflex humeral a. & v.

Bicipital groove 肱二头肌沟

Teres minor m. 小圆肌

Deltoid m. 三角肌

肱二头肌长头腱
Biceps t., long head

肩胛下肌
Subscapularis m.

关节盂 Glenoid

上图：MR 横轴位脂肪抑制 T_2WI 显示肱二头肌沟外侧信号增高。旋肱前动、静脉前外侧支位于肱二头肌沟内，注意不要误认为腱鞘滑膜炎或肱二头肌腱撕裂。

下图：另一例横轴位脂肪抑制 T_2WI 显示旋肱前动、静脉前外侧支。

MR 诊断注意事项：肩峰假骨刺

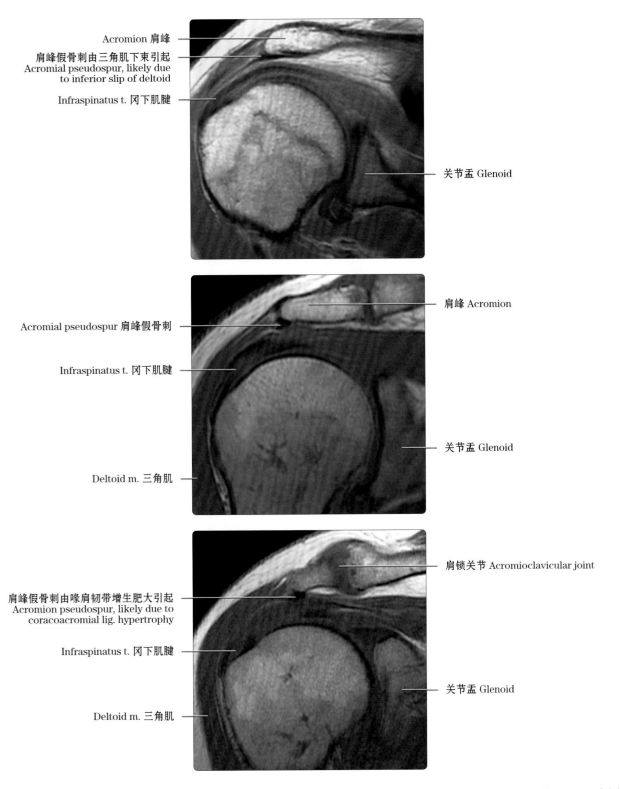

Acromion 肩峰

肩峰假骨刺由三角肌下束引起
Acromial pseudospur, likely due
to inferior slip of deltoid

Infraspinatus t. 冈下肌腱

关节盂 Glenoid

Acromial pseudospur 肩峰假骨刺

肩峰 Acromion

Infraspinatus t. 冈下肌腱

关节盂 Glenoid

Deltoid m. 三角肌

肩锁关节 Acromioclavicular joint

肩峰假骨刺由喙肩韧带增生肥大引起
Acromion pseudospur, likely due to
coracoacromial lig. hypertrophy

Infraspinatus t. 冈下肌腱

关节盂 Glenoid

Deltoid m. 三角肌

上图：右肩关节斜冠状位 T₁WI 显示肩峰假骨刺，X 线平片中未见骨刺。肩峰下缘假骨刺呈低信号，向外侧走行，可能是三角肌下束所致。

中图：假骨刺呈圆形低信号，可能是三角肌下束或喙肩韧带所致。

下图：低信号假骨刺向内侧走行，可能由喙肩韧带增生所引起。

影像学注意事项：正常肱骨头后方的扁平区

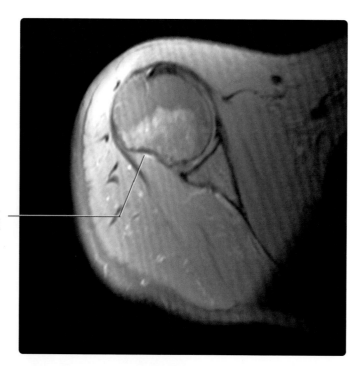

正常肱骨头的扁平区
Normal flattening humeral head

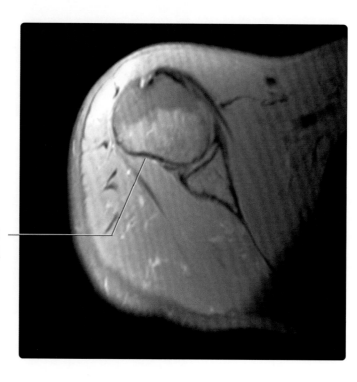

正常肱骨头后部的扁平区，邻近肱骨外科颈
Normal flat contour posterior humeral head,
approaching surgical neck of humerus

上图：盂肱关节中部 MR 横轴位图像，喙突下方水平（盂肱中韧带或以下水平）肱骨头后缘呈扁平状，而非正常的圆形轮廓。

下图：同一患者横轴位邻近层面，显示正常肱骨头后部的扁平区，注意不要将此扁平区误认为 Hill-Sachs 损伤，后者位于后外侧而非正后侧，且更靠上部（肱骨头上部）。

肩峰小骨 X 线平片

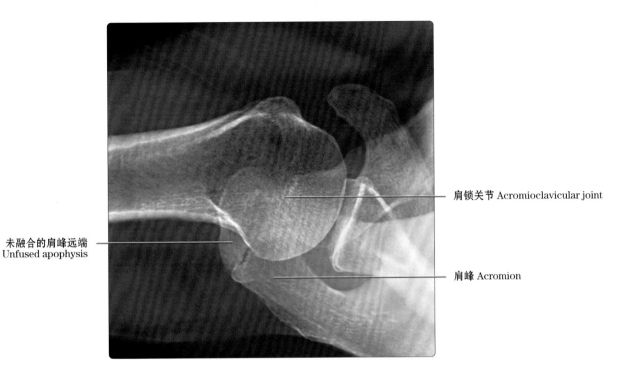

未融合的肩峰远端
Unfused apophysis

肩锁关节 Acromioclavicular joint

肩峰 Acromion

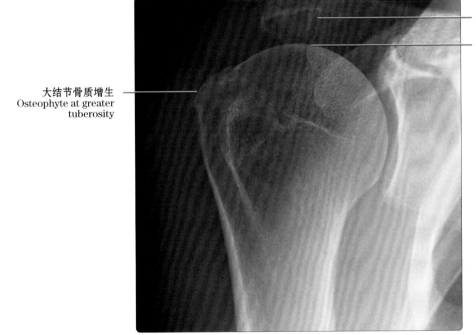

大结节骨质增生
Osteophyte at greater
tuberosity

未融合的肩峰小骨
Site of lack of fusion of os acromiale

锁骨远端及肩锁关节
Distal clavicle & acromioclavicular
joint

上图：肩关节腋位 X 线平片是显示肩峰小骨的最佳检查方法。本图可清晰显示未融合的肩峰小骨，与重叠在肱骨头中心的肩锁关节分离。

下图：肩峰小骨在肩关节前后位片上可能显示不清楚，应注意肩峰未融合与肩锁关节分离的区别。本例患者，长期不稳的肩峰小骨导致喙肩弓间隙变窄，引起肩袖病变及继发的退行性变，表现为大结节骨质增生。

肩峰小骨 X 线平片及 MR

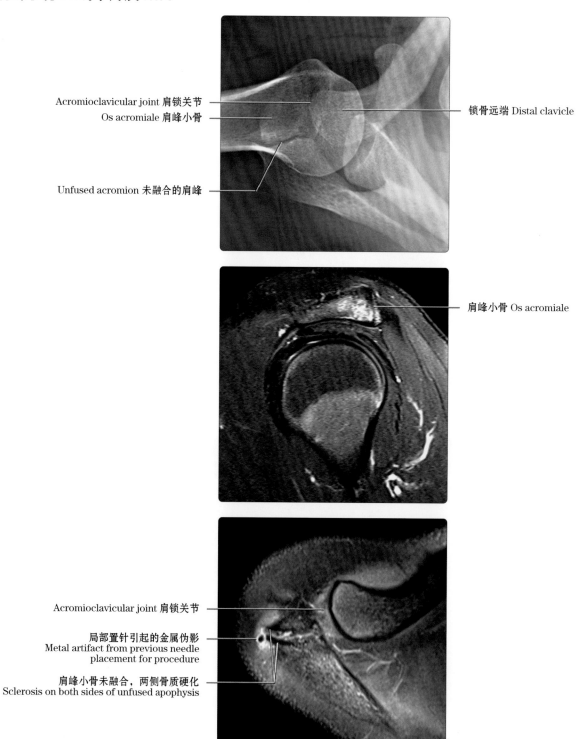

Acromioclavicular joint 肩锁关节
Os acromiale 肩峰小骨

锁骨远端 Distal clavicle

Unfused acromion 未融合的肩峰

肩峰小骨 Os acromiale

Acromioclavicular joint 肩锁关节

局部置针引起的金属伪影
Metal artifact from previous needle
placement for procedure

肩峰小骨未融合，两侧骨质硬化
Sclerosis on both sides of unfused apophysis

上图：肩峰小骨在腋位 X 线平片中容易发现。本例未融合的肩峰小骨边缘可见骨质硬化，提示该区域存在慢性活动不稳。

中图：同一患者斜矢状位脂肪抑制 T$_2$WI，显示未融合的肩峰小骨，两侧均可见高信号的骨髓水肿。本层面未见到肩袖损伤。

下图：同一患者横轴位脂肪抑制 PDWI，显示局部骨质硬化及肩峰小骨附近的骨髓水肿，提示局部慢性活动不稳。

肩峰小骨 3D CT 及 MR

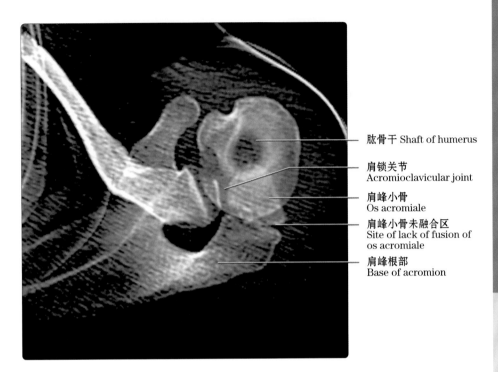

肱骨干 Shaft of humerus

肩锁关节
Acromioclavicular joint

肩峰小骨
Os acromiale

肩峰小骨未融合区
Site of lack of fusion of
os acromiale

肩峰根部
Base of acromion

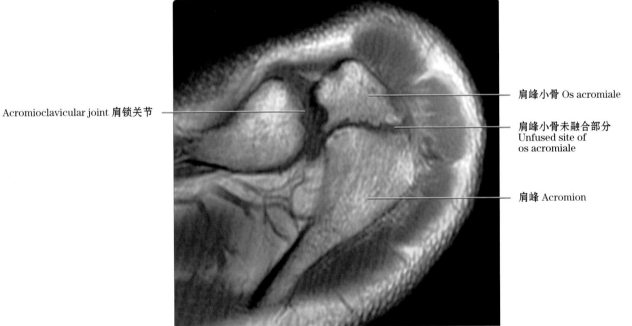

Acromioclavicular joint 肩锁关节

肩峰小骨 Os acromiale

肩峰小骨未融合部分
Unfused site of
os acromiale

肩峰 Acromion

上图：肩关节 CT 三维重建显示未融合的肩峰小骨边缘有硬化。
下图：MR 横轴位 T₁WI 显示肩峰小骨边缘硬化。

正常变异：关节盂发育不良

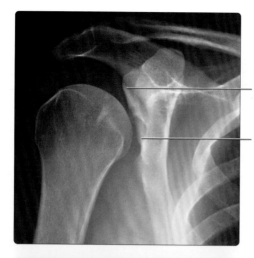

正常的关节盂上部
Normal superior glenoid

发育不良的关节盂下部
Hypoplastic inferior glenoid

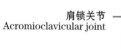

肩锁关节
Acromioclavicular joint

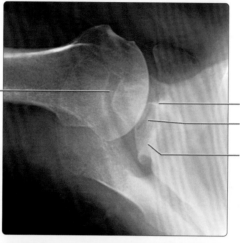

正常的关节盂前部 Normal anterior glenoid

气体关节造影显示肱骨头软骨边缘
Air arthrogram outlining humeral head cartilage

发育不良的关节盂后部
Hypoplastic posterior glenoid

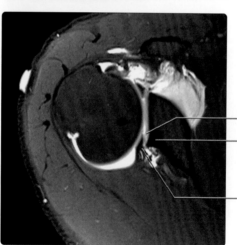

软骨层状损伤 Cartilage delamination

发育不良的关节盂后部
Hypoplastic posterior glenoid

后盂唇增生、撕裂、移位
Hyperplastic torn & displaced posterior labrum

上图：内旋位的肩关节前后位 X 线平片显示关节盂发育不良，此先天性异常仅累及关节盂下部和后部，而上盂唇形态正常。

中图：肩关节腋位 X 线平片显示关节盂发育不良，可见关节盂后部骨质缺损。肩锁关节位于重叠于肱骨头中心，表示该腋位 X 线平片显示良好。

下图：同一患者 MR 关节造影脂肪抑制 T_1WI，显示骨性关节盂后部缺损伴关节软骨缺损及后盂唇撕裂 / 移位。相较于正常的前盂唇，后盂唇可见轻度增生。

正常变异：关节盂发育不良

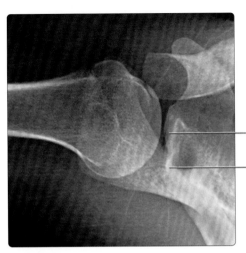

正常的关节盂前部 Normal anterior glenoid

关节盂后部发育不良
Hypoplastic posterior glenoid

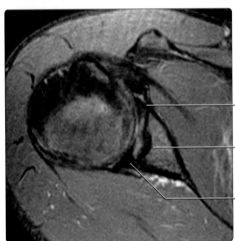

正常的关节盂前部及盂唇
Normal anterior glenoid & labrum

关节盂后部发育不良
Hypoplastic posterior glenoid

增生的后盂唇与异常的骨性关节盂分离
Hyperplastic posterior labrum with detachment
from underlying abnormal bony glenoid

正常的关节盂前部
Normal anterior glenoid

关节盂后部发育不良
Hypoplastic posterior glenoid

分离的后盂唇
Detached posterior labrum

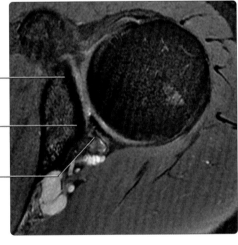

上图：肩关节腋位 X 线平片体位不佳，但仍显示相对正常的关节盂前部，关节盂后部发育不良。

中图：同一患者 MR 横轴位脂肪抑制 PDWI 明确显示相对正常的关节盂前部，关节盂后部发育不良。注意：相较丁前盂唇，后盂唇明显增生；后盂唇因持续受到剪切应力而与关节盂分离。

下图：另一患者横轴位脂肪抑制 T₂WI，显示发育不良的关节盂后部，亦可见增生并分离的后盂唇。

145

正常变异：盂肱韧带大小变异 / 缺如

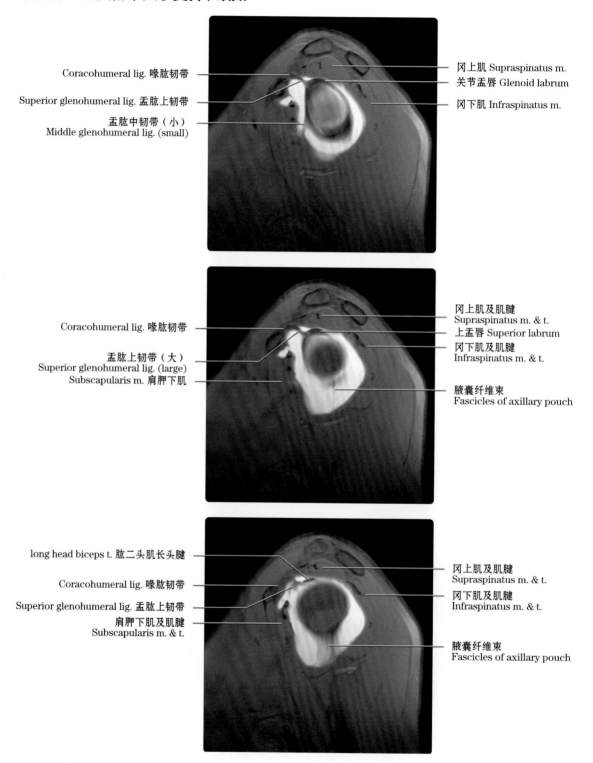

上图中标注：

Coracohumeral lig. 喙肱韧带

Superior glenohumeral lig. 盂肱上韧带

盂肱中韧带（小）
Middle glenohumeral lig. (small)

冈上肌 Supraspinatus m.
关节盂唇 Glenoid labrum
冈下肌 Infraspinatus m.

中图中标注：

Coracohumeral lig. 喙肱韧带

盂肱上韧带（大）
Superior glenohumeral lig. (large)
Subscapularis m. 肩胛下肌

冈上肌及肌腱
Supraspinatus m. & t.
上盂唇 Superior labrum
冈下肌及肌腱
Infraspinatus m. & t.

腋囊纤维束
Fascicles of axillary pouch

下图中标注：

long head biceps t. 肱二头肌长头腱

Coracohumeral lig. 喙肱韧带

Superior glenohumeral lig. 盂肱上韧带

肩胛下肌及肌腱
Subscapularis m. & t.

冈上肌及肌腱
Supraspinatus m. & t.
冈下肌及肌腱
Infraspinatus m. & t.

腋囊纤维束
Fascicles of axillary pouch

上图：左肩关节 MR 关节造影脂肪抑制 T_1WI。盂肱韧带可能存在正常（大小）变异或缺如。盂肱上韧带及盂肱中韧带边界在对比剂衬托下清晰显示，本例盂肱韧带形态较典型者细小。

中图：盂肱上韧带形态较常见者粗大，并与喙肱韧带及关节囊融合。在向外侧走行时，与冈上肌腱、肩胛下肌腱融合。

下图：盂肱下韧带复合体的前束、后束缺如，仅可见到腋囊的纤维束。

正常变异：盂唇下孔

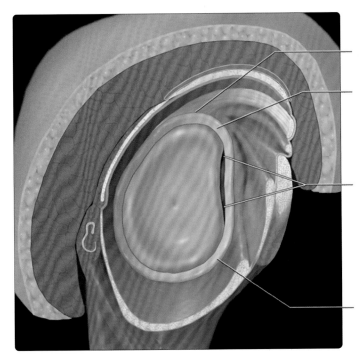

肱二头肌腱附着处 Biceps t. attachment

正常附着的上盂唇
Normally attached superior labrum

盂唇下孔及附近未附着的盂唇
Sublabral foramen with adjacent intact labrum

正常附着的下盂唇
Normally attached inferior labrum

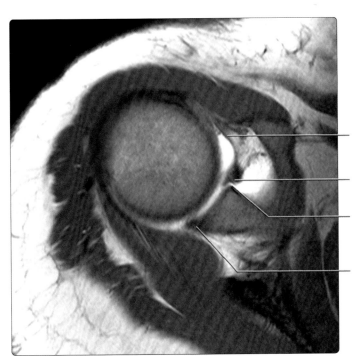

盂肱中韧带 Middle glenohumeral lig.

正常盂唇 2:00方位 Normal labrum, 2:00

盂唇下孔 Sublabral foramen

正常后盂唇 Normal posterior labrum

上图：可见局限于前上盂唇的正常盂唇下孔，盂唇下孔未累及肱二头肌腱附着处。

下图：MR 关节造影横轴位 T₁WI，2:00 方位上位于正常前上盂唇与骨性关节盂之间的盂唇下孔。注意液体勾勒出盂唇下孔的光滑边界，有助于与盂唇撕裂或分离鉴别。

正常变异：Burford 复合体

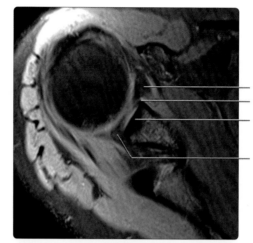

增粗的盂肱中韧带 Enlarged MGHL
前上盂唇缺失
Absent anterosuperior labrum
正常的骨性关节盂
Normal bony glenoid

正常后盂唇
Normal posterior labrum

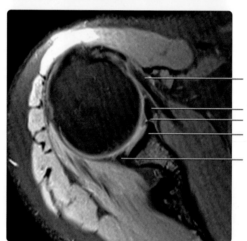

肩胛下肌腱 Subscapularis t.

增粗的盂肱中韧带 Enlarged MGHL
前上盂唇缺失 Absent anterior labrum
正常骨性关节盂
Normal bony glenoid
正常后盂唇
Normal posterior labrum

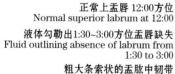

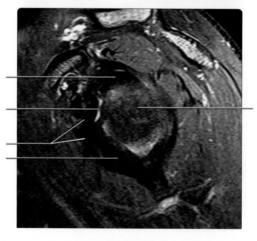

正常上盂唇 12:00方位
Normal superior labrum at 12:00

液体勾勒出1:30~3:00方位盂唇缺失
Fluid outlining absence of labrum from 1:30 to 3:00

粗大条索状的盂肱中韧带
Enlarged cord-like MGHL

正常前下盂唇
Normal anteroinferior labrum

骨性关节盂 Bony glenoid

上图：横轴位脂肪抑制 PDWI，Burford 复合体位于盂肱关节上部层面（1:30 方位），盂肱中韧带粗大，前盂唇缺失，后盂唇正常。

中图：横轴位脂肪抑制 PDWI，显示盂肱中韧带粗大呈条索状，在肩胛下肌腱后方走行。本层面可见前盂唇缺失，位于 3:00 方位。

下图：同一患者斜矢状位脂肪抑制 T$_2$WI，图像显示液体勾勒出骨性关节盂，1:30~3:00 方位前上盂唇局部缺失，3:00~12:00 方位盂唇"恢复"正常。前上盂唇缺失与条索状增粗的盂肱中韧带同时存在，矢状位图像 Burford 复合体可以清晰显示。

正常变异：Burford 复合体

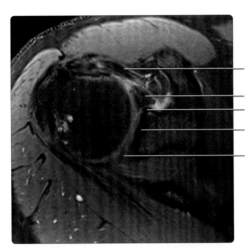

肩胛下肌腱 Subscapularis t.

粗大的盂肱中韧带 Enlarged MGHL
前盂唇缺失 Absent anterior labrum

骨性关节盂 Bony glenoid

正常的后盂唇 Normal posterior labrum

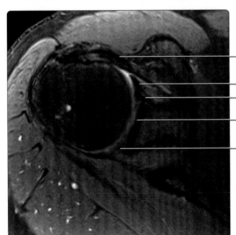

冈上肌腱 Supraspinatus t.

粗大的盂肱中韧带 Enlarged MGHL
前盂唇缺失 Absent anterior labrum

骨性关节盂 Bony glenoid

正常的后盂唇 Normal posterior labrum

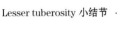

Lesser tuberosity 小结节

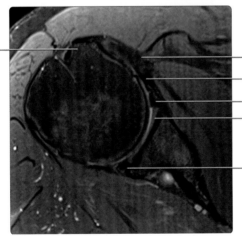

肩胛下肌腱 Subscapularis t.

盂肱中韧带 Middle glenohumeral lig.

正常的前下盂唇 Normal anteroinferior labrum

关节盂软骨 Glenoid cartilage

正常的后盂唇 Normal posterior labrum

上图：横轴位脂肪抑制 PDWI，显示 Burford 复合体，前盂唇缺如伴粗大盂肱中韧带。

中图：横轴位脂肪抑制 PDWI，显示条索状增粗的盂肱中韧带及前盂唇缺如。

下图：横轴位脂肪抑制 PDWI，显示"恢复"正常的前下盂唇，盂肱中韧带与小结节止点附近的肩胛下肌腱融合，为肩关节前下部 Burford 复合体的正常表现。

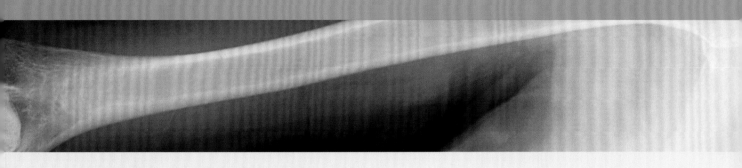

第二章 上臂部

影像解剖

解剖关系

- **近端肌肉止点**
  - 三角肌
    - 起点：前束、中束、后束分别起自锁骨、肩峰及肩胛冈
    - 止点：三部分肌束融合止于肱骨三角肌粗隆，三角肌粗隆位于肱骨干全长中点附近的外侧，跨越距离约 5 cm
    - 神经支配：腋神经（C5 及 C6）
    - 血供：胸肩峰动脉三角肌支
    - 运动功能：前束使肩关节屈曲、内旋；中束使肩关节外展，后束使肩关节伸直、外旋
  - 大圆肌
    - 起点：肩胛骨下角背侧表面
    - 止点：肱骨结节间沟内缘（肩胛下肌腱止点下方）
    - 神经支配：肩胛下神经（C6 及 C7）
    - 血供：肩胛下动脉及旋肩胛动脉
    - 运动功能：使上臂内收、内旋
  - 胸大肌
    - 起点：锁骨头起自锁骨内 1/2 上表面、胸肋头起自胸骨前表面、上方 6 根肋软骨及腹外斜肌腱膜
    - 止点：肱骨结节间沟外缘（大圆肌止点外侧）
    - 神经支配：C5、C6、C7、C8、T_1
    - 血供：胸肩峰动脉胸肌支
    - 运动功能：使肱骨内收、内旋、向前内侧牵拉肩胛骨
  - 背阔肌
    - 起点：下 6 节胸椎棘突、胸腰椎筋膜、髂嵴、下 3~4 肋
    - 止点：结节间沟底部（胸大肌与大圆肌之间）
    - 神经支配：胸背神经（C6、C7、C8）
    - 血供：胸背动脉
    - 运动功能：使肱骨伸直、内收、内旋，攀爬时将身体拉向手臂
- **上臂前群肌肉**
  - 喙肱肌
    - 起点：喙突顶端，通常与肱二头肌短头腱伴行并位于其内侧
    - 止点：肱骨干中段内表面，位于肱肌、肱三头肌起点之间
    - 神经支配：肌皮神经深穿支
    - 血供：肱动脉肌支
    - 运动功能：使肩关节屈曲内收，将肱骨头稳

定于关节盂内
    - 变异：下止点延伸至肱骨内上髁，上止点延伸至小结节
  - 肱二头肌短头
    - 起点：喙突近端，通常与喙肱肌伴行并位于其外侧
    - 止点：与长头汇合后止于桡骨粗隆
    - 神经支配：肌皮神经
    - 血供：肱动脉肌支
    - 运动功能：使肩关节、肘关节屈曲，使前臂旋后
  - 肱二头肌长头
    - 起点：多起自盂上结节，也可起自上盂唇及喙突根部
    - 止点：与短头汇合后止于桡骨粗隆
    - 神经支配：肌皮神经
    - 血供：肱动脉肌支
    - 运动功能：使肩关节、肘关节屈曲，使前臂旋后
    - 纤维束（远端二头肌筋膜 / 腱膜）牵拉前臂深筋膜
    - 肱二头肌变异：第 3 头见于 10% 人群，起自肱肌内上缘。第 4 头起自肱骨外侧、肱二头肌沟或大结节
  - 肱肌
    - 起点：肱骨干远侧 1/2 前表面及 2 个肌间隔
    - 止点：尺骨粗隆及喙突表面
    - 神经支配：肌皮神经及桡神经分支
    - 血供：肱动脉肌支及桡侧返动脉
    - 运动功能：使肘关节屈曲
    - 覆盖肘关节前部
    - 变异：双束；向旋后肌、旋前圆肌、肱二头肌、肱二头肌、肱二头肌腱膜或桡骨分支
- **上臂后群肌肉**
  - 肱三头肌长头
    - 起点：肩胛骨盂下结节
    - 止点：与外侧头、内侧头汇合后止于鹰嘴近端及上臂深筋膜
    - 神经支配：桡神经
    - 血供：肱深动脉分支
    - 运动功能：使肘关节伸直、在上臂伸直时使肱骨内收
  - 肱三头肌外侧头
    - 起点：肱骨干后外侧，外侧肌间隔
    - 止点：与长头、内侧头汇合后止于鹰嘴近端及上臂深筋膜
    - 神经支配：桡神经

– 血供：肱深动脉分支
– 运动功能：使肘关节伸直
○ 肱三头肌内侧头
– 起点：肱骨干后部，大圆肌止点至肱骨滑车，内侧肌间隔
– 止点：与外侧头、长头汇合后止于鹰嘴近端及上臂深筋膜
– 神经支配：桡神经及尺神经分支
– 血供：肱深动脉分支
– 运动功能：使肘关节伸直
– 肱三头肌变异：第 4 头，起自肱骨内缘，称为背外侧束，走行于肱三头肌及背阔肌之间
○ 肘肌
– 起点：肱骨外上髁
– 止点：鹰嘴外侧及尺骨上 1/4
– 神经支配：桡神经
– 血供：肱深动脉中副支
– 运动功能：辅助肘关节伸直，使尺骨外展
● 筋膜
○ 肱骨筋膜
– 与覆盖胸大肌、三角肌的筋膜相延续
– 厚度均匀，在跨越肱二头肌处变薄，跨越肱三头肌处变厚
– 外侧肌间隔起自大结节下部，至外上髁
– 内侧肌间隔起自小结节下部，至内上髁
– 内有尺神经、上尺侧副动脉、下尺侧副动脉后支
○ 肱二头肌筋膜
– 也称为肱二头肌腱膜
– 起自肘关节水平的远端肱二头肌腱内侧
– 跨越肱动脉浅方
– 与前臂深筋膜延续
● 神经血管组织
○ 肱动脉
– 与腋动脉在大圆肌内侧缘相延续
– 肱动脉在上臂上段走行于正中神经内侧，在上臂下段走行于正中神经外侧
– 肱深分支包绕肱骨后表面，降支延续为桡侧副动脉，并与桡神经一起走行于桡神经沟，供应上臂后部
– 上尺侧副动脉分支与尺神经伴行并从后方跨越内上髁
– 肱动脉远端穿入肱二头肌腱膜，走行于正中神经外侧、肱二头肌腱内侧，并分支形成桡动脉及尺动脉
○ 桡神经
– 臂丛神经后束的延续（C5~C8，T_1）

– 穿过大圆肌下方，绕行肱骨颈内侧，进入肱三头肌
– 穿过肱骨后方螺旋沟达上臂外侧
– 穿过外侧肌间隔达肱骨外上髁近端水平
– 分为表浅的皮肤感觉支和深层的运动支
○ 正中神经
– 起自臂丛神经外侧束及内侧束（C6~T_1）
– 与腋动脉伴行，后进入上臂深部至肱二头肌筋膜及肱肌表面
○ 尺神经
– 起自臂丛神经内侧束（C8~T_1）
– 沿腋动脉 - 肱动脉内侧走行至肱骨中部水平后向背侧成角，穿过内侧肌间隔
– 沿肱三头肌内侧头走行至肘管

解剖成像相关事宜

影像学方法的选择
● X 线平片及 CT：评价骨皮质及可识别病变的基质
● MR：横轴位是区别上臂前群、后群结构及神经、血管关系最有效的方位

临床意义

外伤性病变的相关解剖
● 桡神经麻痹
○ 肱骨干远 1/2 发生骨折时，桡神经有发生损伤的风险。因为桡神经在此段紧邻肱骨，走行于肱三头肌外侧头、内侧头间，肱骨后方的螺旋沟内
○ 16% 的肱骨干中段骨折可能引起桡神经麻痹
○ MR 上去神经支配表现
– 肱桡肌
– 桡侧腕长伸肌
– 桡侧腕短伸肌
– 若由于纤维带（Frohse 弓）卡压，损伤累及旋后肌近端，也可累及骨间后神经支配的肌肉
● 肱骨干骨折伴移位 / 成角
○ 肱骨干中段骨折通常出现明显的移位及成角
– 因三角肌引起骨折近端外展，导致内翻成角
– 因肱二头肌及肱肌的牵拉，引起骨折远端向近侧移位

参考文献

1. Kim SJ et al: MR imaging mapping of skeletal muscle denervation in entrapment and compressive neuropathies. Radiographics. 31(2):319-32, 2011
2. Sallomi D et al: Muscle denervation patterns in upper limb nerve injuries: MR imaging findings and anatomic basis. AJR Am J Roentgenol. 171(3):779-84, 1998

X 线平片

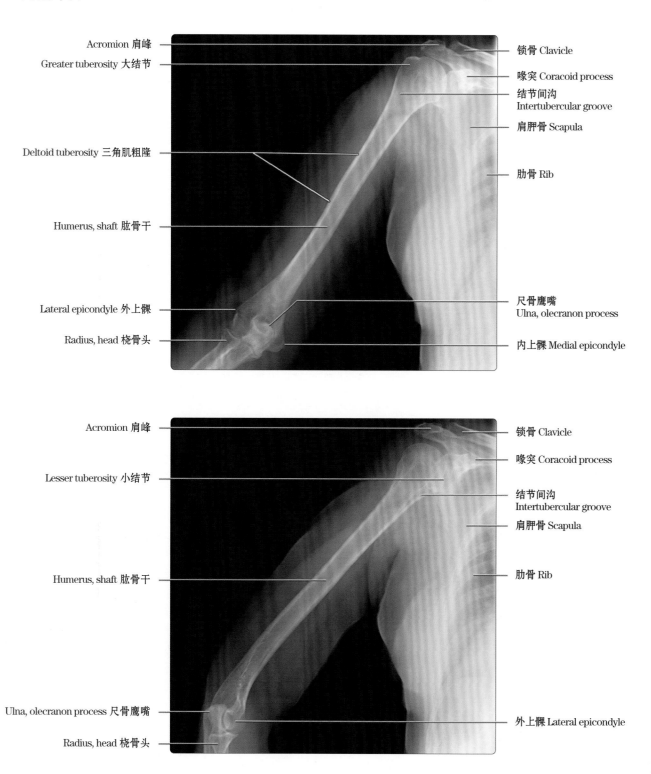

Acromion 肩峰

Greater tuberosity 大结节

Deltoid tuberosity 三角肌粗隆

Humerus, shaft 肱骨干

Lateral epicondyle 外上髁

Radius, head 桡骨头

锁骨 Clavicle

喙突 Coracoid process

结节间沟 Intertubercular groove

肩胛骨 Scapula

肋骨 Rib

尺骨鹰嘴 Ulna, olecranon process

内上髁 Medial epicondyle

Acromion 肩峰

Lesser tuberosity 小结节

Humerus, shaft 肱骨干

Ulna, olecranon process 尺骨鹰嘴

Radius, head 桡骨头

锁骨 Clavicle

喙突 Coracoid process

结节间沟 Intertubercular groove

肩胛骨 Scapula

肋骨 Rib

外上髁 Lateral epicondyle

上图：正常右肱骨外旋前后位 X 线平片。患者肩关节轻度外展、肘关节伸直、手部旋后，摄片中肩关节及肘关节均可显示。

下图：肱骨侧位 X 线平片。患者肩关节内旋、轻度外展。本例从外向内摄片时，肘关节应部分屈曲。若从内向外摄片，则肘关节应屈曲 90°。

上臂前面观

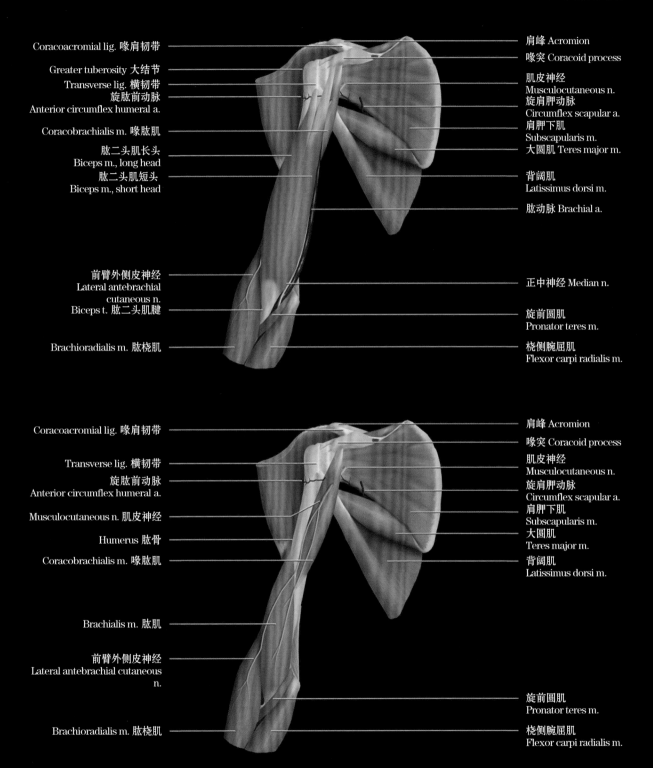

Coracoacromial lig. 喙肩韧带

Greater tuberosity 大结节
Transverse lig. 横韧带
旋肱前动脉
Anterior circumflex humeral a.

Coracobrachialis m. 喙肱肌

肱二头肌长头
Biceps m., long head
肱二头肌短头
Biceps m., short head

前臂外侧皮神经
Lateral antebrachial
cutaneous n.
Biceps t. 肱二头肌腱

Brachioradialis m. 肱桡肌

肩峰 Acromion
喙突 Coracoid process

肌皮神经
Musculocutaneous n.
旋肩胛动脉
Circumflex scapular a.
肩胛下肌
Subscapularis m.
大圆肌 Teres major m.

背阔肌
Latissimus dorsi m.

肱动脉 Brachial a.

正中神经 Median n.

旋前圆肌
Pronator teres m.

桡侧腕屈肌
Flexor carpi radialis m.

Coracoacromial lig. 喙肩韧带

Transverse lig. 横韧带
旋肱前动脉
Anterior circumflex humeral a.
Musculocutaneous n. 肌皮神经

Humerus 肱骨
Coracobrachialis m. 喙肱肌

Brachialis m. 肱肌

前臂外侧皮神经
Lateral antebrachial cutaneous
n.

Brachioradialis m. 肱桡肌

肩峰 Acromion
喙突 Coracoid process

肌皮神经
Musculocutaneous n.
旋肩胛动脉
Circumflex scapular a.
肩胛下肌
Subscapularis m.
大圆肌
Teres major m.

背阔肌
Latissimus dorsi m.

旋前圆肌
Pronator teres m.

桡侧腕屈肌
Flexor carpi radialis m.

上图：右上臂前面观示意图显示浅层解剖结构。
下图：右上臂前面观示意图显示深层解剖结构。

上臂后面观

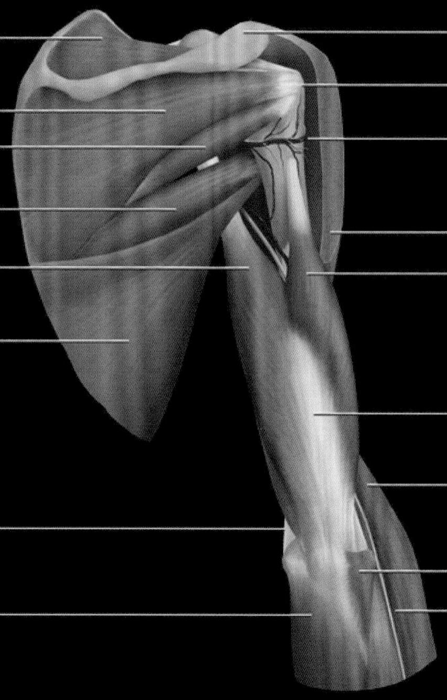

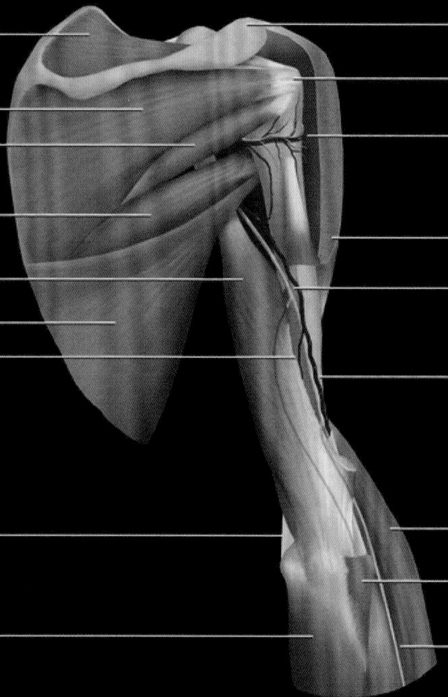

Supraspinatus m. 冈上肌

Infraspinatus m. 冈下肌
Teres minor m. 小圆肌

Teres major m. 大圆肌

肱三头肌长头
Long head triceps m.

背阔肌
Latissimus dorsi m.

内侧肌间隔
Medial intermuscular septum

尺侧腕屈肌
Flexor carpi ulnaris m.

肩峰 Acromion

肱骨大结节
Greater tuberosity of humerus

旋肱后动脉及腋神经
Posterior circumflex humera
a. & axillary n.

三角肌 Deltoid m.

肱三头肌外侧头
Lateral head triceps m.

肱三头肌腱 Triceps t.

肱桡肌
Brachioradialis m.

肘肌 Anconeus m.

前臂后皮神经
Posterior antebrachial
cutaneous n.

Supraspinatus m. 冈上肌

Infraspinatus m. 冈下肌
Teres minor m. 小圆肌

Teres major m. 大圆肌

肱三头肌长头
Long head triceps m.
背阔肌
Latissimus dorsi m.
正中副动脉
Middle collateral a.

内侧肌间隔
Medial intermuscular septum

尺侧腕屈肌
Flexor carpi ulnaris m.

肩峰 Acromion

肱骨大结节
Greater tuberosity of humerus

旋肱后动脉及腋神经
Posterior circumflex humeral
a. and axillary n.

三角肌 Deltoid m.

桡神经 Radial n.

桡侧副动脉
Radial collateral a.

肱桡肌
Brachioradialis m.
肘肌 Anconeus m.

前臂后皮神经
Posterior antebrachial
cutaneous n.

上图：右上臂后面观示意图，显示浅层解剖结构。
下图：右上臂后面观示意图，显示深层解剖结构。

上臂横轴位示意图

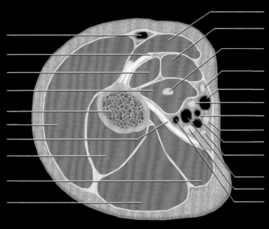

Cephalic v. 头静脉

Pectoralis major t. 胸大肌腱
肱二头肌长头
Biceps m., long head
Coracobrachialis m. 喙肱肌

Humerus 肱骨
Deltoid m. 三角肌
Latissimus dorsi t. 背阔肌腱

肱三头肌外侧头
Triceps m., lateral head
Teres major m. 大圆肌

肱三头肌长头
Triceps m., long head

胸大肌 Pectoralis major m.
肱二头肌短头
Biceps m., short head
肌皮神经 Musculocutaneous n.

前臂内侧神经
Medial antebrachial n.
贵要静脉 Basilic v.
正中神经 Median n.
肱静脉 Brachial v.
尺神经 Ulnar n.
肱深动脉 Deep brachial a.
臂内侧皮神经
Medial brachial cutaneous n.
肱动脉 Brachial a.
桡神经 Radial n.
肱静脉 Brachial v.

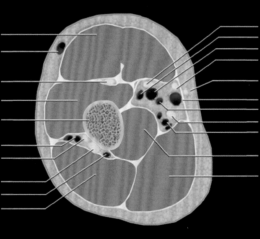

Biceps m. 肱二头肌
Cephalic v. 头静脉

Musculocutaneous n. 肌皮神经

Brachialis m. 肱肌

Humerus 肱骨

Radial collateral a. 桡侧副动脉
前臂后侧皮神经
Posterior antebrachial cutaneous n.
Radial n. 桡神经
Middle collateral a. 正中副动脉
肱三头肌外侧头
Triceps m., lateral head

正中神经 Median n.
肱静脉 Brachial v.
肱动脉 Brachial a.
前臂内侧皮神经
Medial antebrachial cutaneous n.
臂内侧皮神经
Medial brachial cutaneous n.
贵要静脉 Basilic v.
肱静脉 Brachial v.
尺神经 Ulnar n.
上尺侧副动脉
Superior ulnar collateral a.
肱三头肌内侧头
Triceps m., medial head
肱三头肌长头
Triceps m., long head

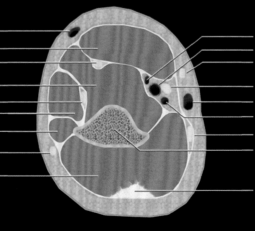

Cephalic v. 头静脉
Biceps m. 肱二头肌
前臂外侧皮神经
Lateral antebrachial cutaneous n.
Brachialis m. 肱肌
Radial n. 桡神经
Brachioradialis m. 肱桡肌
桡侧腕长伸肌
Extensor carpi radialis longus m.
前臂后侧皮神经
Posterior antebrachial cutaneous n.
Triceps m. 肱三头肌

肱静脉 Brachial v.
肱动脉 Brachial a.
前臂内侧神经
Medial antebrachial cutaneous n.
正中神经 Median n.
贵要静脉 Basilic v.
肱静脉 Brachial v.
尺神经 Ulnar n.
肱骨 Humerus

肱三头肌腱 Triceps t.

上图：右上臂肱骨近段层面横轴位结构示意图。
中图：右上臂肱骨中段层面横轴位结构示意图。
下图：右上臂肱骨远段层面横轴位结构示意图。

右上臂 MR 横轴位 T₁WI

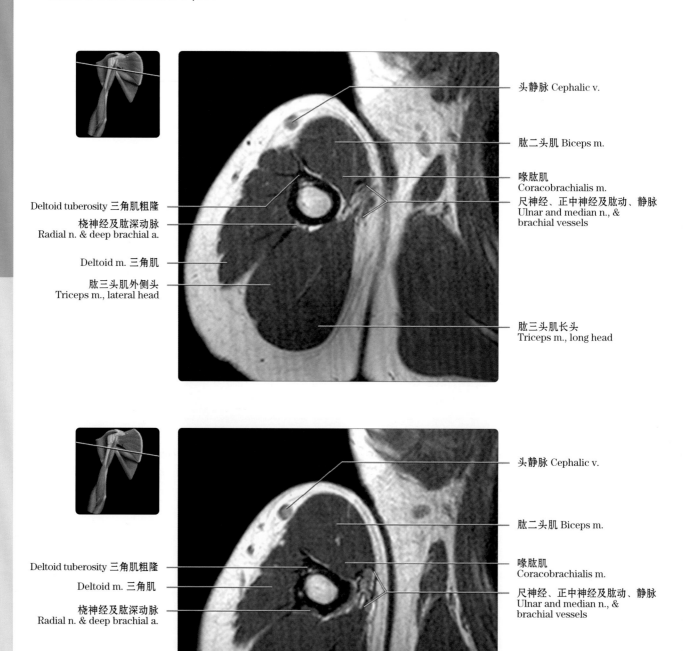

头静脉 Cephalic v.

肱二头肌 Biceps m.

喙肱肌
Coracobrachialis m.

尺神经、正中神经及肱动、静脉
Ulnar and median n., &
brachial vessels

Deltoid tuberosity 三角肌粗隆

桡神经及肱深动脉
Radial n. & deep brachial a.

Deltoid m. 三角肌

肱三头肌外侧头
Triceps m., lateral head

肱三头肌长头
Triceps m., long head

头静脉 Cephalic v.

肱二头肌 Biceps m.

喙肱肌
Coracobrachialis m.

尺神经、正中神经及肱动、静脉
Ulnar and median n., &
brachial vessels

Deltoid tuberosity 三角肌粗隆

Deltoid m. 三角肌

桡神经及肱深动脉
Radial n. & deep brachial a.

肱三头肌外侧头
Triceps m., lateral head

肱三头肌长头
Triceps m., long head

上图：右上臂横轴位 T₁WI，使用 3.0T MR 设备检查，图像位于腋窝远端层面。
下图：三角肌止于三角肌粗隆。

左上臂 MR 横轴位 T$_1$WI

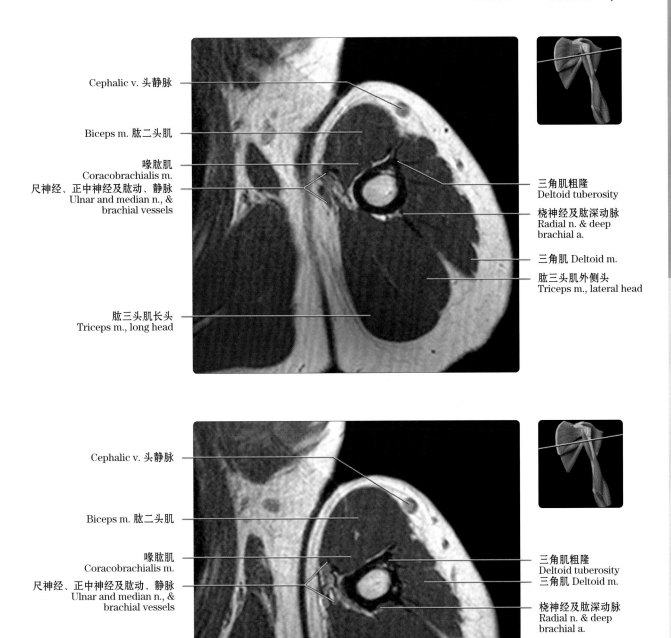

Cephalic v. 头静脉

Biceps m. 肱二头肌

喙肱肌
Coracobrachialis m.

尺神经、正中神经及肱动、静脉
Ulnar and median n., &
brachial vessels

三角肌粗隆
Deltoid tuberosity

桡神经及肱深动脉
Radial n. & deep
brachial a.

三角肌 Deltoid m.

肱三头肌外侧头
Triceps m., lateral head

肱三头肌长头
Triceps m., long head

Cephalic v. 头静脉

Biceps m. 肱二头肌

喙肱肌
Coracobrachialis m.

尺神经、正中神经及肱动、静脉
Ulnar and median n., &
brachial vessels

三角肌粗隆
Deltoid tuberosity
三角肌 Deltoid m.

桡神经及肱深动脉
Radial n. & deep
brachial a.

肱三头肌外侧头
Triceps m., lateral head

肱三头肌长头
Triceps m., long head

上图：左上臂 MR 横轴位 T$_1$WI，使用 3.0 T MR 设备检查，于腋窝远端层面。

下图：三角肌止于三角肌粗隆。

右上臂 MR 横轴位 T₁WI

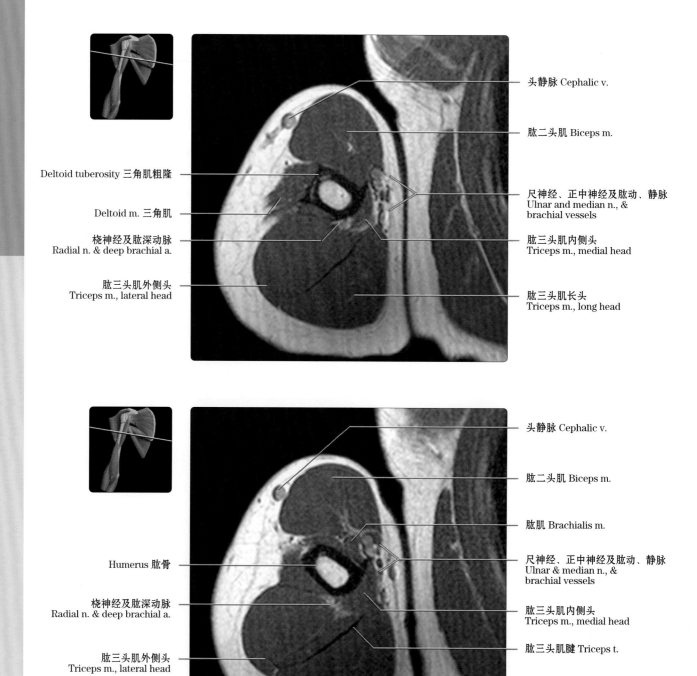

头静脉 Cephalic v.

肱二头肌 Biceps m.

Deltoid tuberosity 三角肌粗隆

尺神经、正中神经及肱动、静脉
Ulnar and median n., &
brachial vessels

Deltoid m. 三角肌

肱三头肌内侧头
Triceps m., medial head

桡神经及肱深动脉
Radial n. & deep brachial a.

肱三头肌外侧头
Triceps m., lateral head

肱三头肌长头
Triceps m., long head

头静脉 Cephalic v.

肱二头肌 Biceps m.

肱肌 Brachialis m.

Humerus 肱骨

尺神经、正中神经及肱动、静脉
Ulnar & median n., &
brachial vessels

桡神经及肱深动脉
Radial n. & deep brachial a.

肱三头肌内侧头
Triceps m., medial head

肱三头肌腱 Triceps t.

肱三头肌外侧头
Triceps m., lateral head

肱三头肌长头
Triceps m., long head

上图：肱三头肌内侧头起自肱骨后内侧骨皮质。
下图：肱肌起自肱骨前部骨皮质。

左上臂 MR 横轴位 T$_1$WI

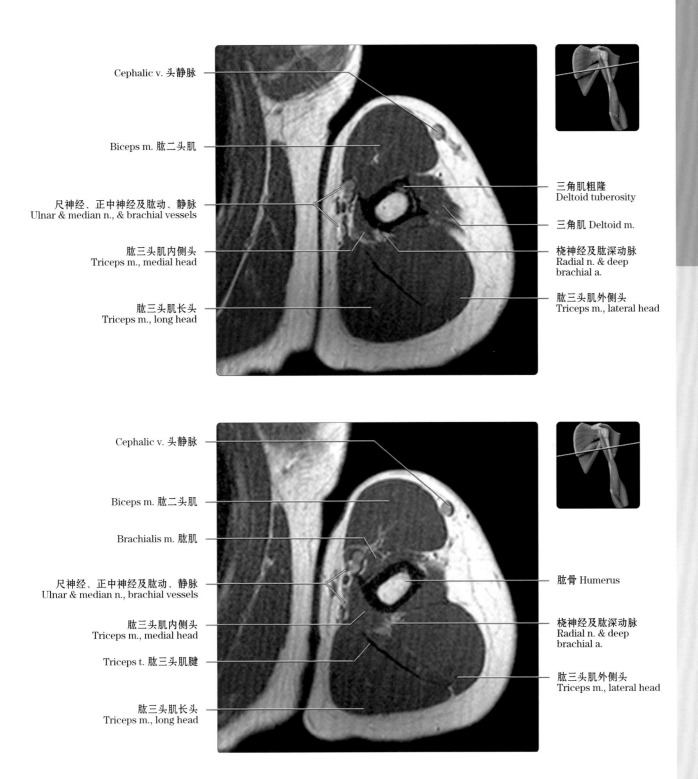

Cephalic v. 头静脉

Biceps m. 肱二头肌

尺神经、正中神经及肱动、静脉
Ulnar & median n., & brachial vessels

肱三头肌内侧头
Triceps m., medial head

肱三头肌长头
Triceps m., long head

三角肌粗隆
Deltoid tuberosity

三角肌 Deltoid m.

桡神经及肱深动脉
Radial n. & deep brachial a.

肱三头肌外侧头
Triceps m., lateral head

Cephalic v. 头静脉

Biceps m. 肱二头肌

Brachialis m. 肱肌

尺神经、正中神经及肱动、静脉
Ulnar & median n., brachial vessels

肱三头肌内侧头
Triceps m., medial head

Triceps t. 肱三头肌腱

肱三头肌长头
Triceps m., long head

肱骨 Humerus

桡神经及肱深动脉
Radial n. & deep brachial a.

肱三头肌外侧头
Triceps m., lateral head

上图：肱三头肌内侧头起自肱骨后内侧骨皮质。
下图：肱肌起自肱骨前部骨皮质。

右上臂 MR 横轴位 T₁WI

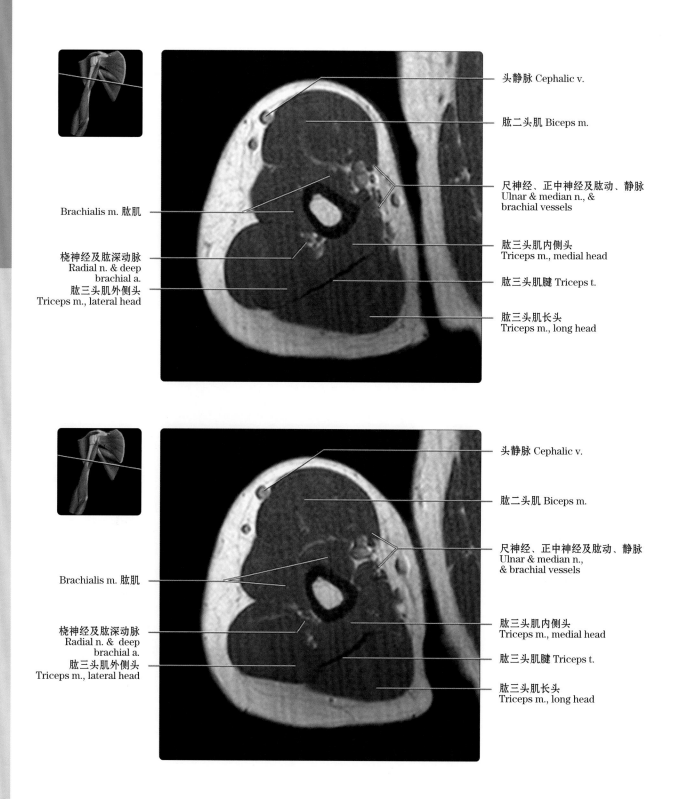

头静脉 Cephalic v.

肱二头肌 Biceps m.

尺神经、正中神经及肱动、静脉
Ulnar & median n., &
brachial vessels

肱三头肌内侧头
Triceps m., medial head

肱三头肌腱 Triceps t.

肱三头肌长头
Triceps m., long head

Brachialis m. 肱肌

桡神经及肱深动脉
Radial n. & deep
brachial a.
肱三头肌外侧头
Triceps m., lateral head

头静脉 Cephalic v.

肱二头肌 Biceps m.

尺神经、正中神经及肱动、静脉
Ulnar & median n.,
& brachial vessels

肱三头肌内侧头
Triceps m., medial head

肱三头肌腱 Triceps t.

肱三头肌长头
Triceps m., long head

Brachialis m. 肱肌

桡神经及肱深动脉
Radial n. & deep
brachial a.
肱三头肌外侧头
Triceps m., lateral head

上图：上臂后部包含肱三头肌的三个头。

下图：肱深动脉及桡神经沿肱骨后外侧走行。

左上臂 MR 横轴位 T₁WI

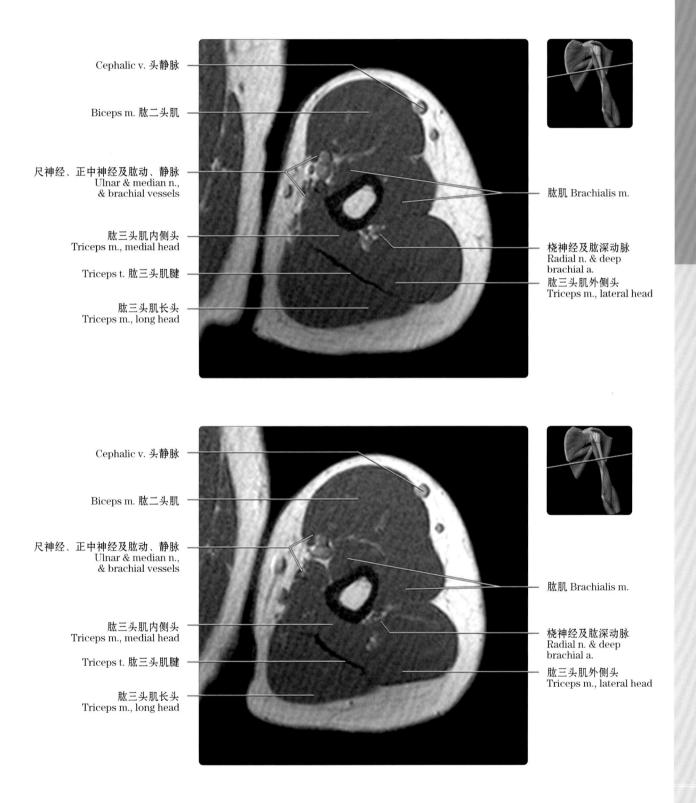

Cephalic v. 头静脉

Biceps m. 肱二头肌

尺神经、正中神经及肱动、静脉
Ulnar & median n.,
& brachial vessels

肱三头肌内侧头
Triceps m., medial head

Triceps t. 肱三头肌腱

肱三头肌长头
Triceps m., long head

肱肌 Brachialis m.

桡神经及肱深动脉
Radial n. & deep
brachial a.

肱三头肌外侧头
Triceps m., lateral head

上图：上臂后部包含肱三头肌的三个头。
下图：肱深动脉及桡神经沿肱骨后外侧走行。

右上臂 MR 横轴位 T₁WI

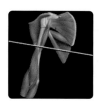

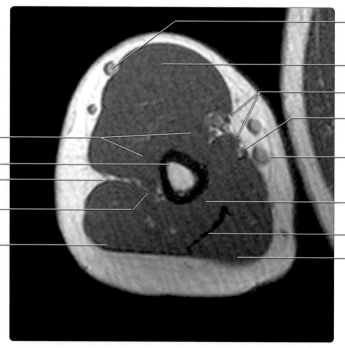

Brachialis m. 肱肌

Humerus 肱骨

外侧肌间隔
Lateral intermuscular septum

桡神经及肱深动脉
Radial n. & deep brachial a.

肱三头肌外侧头
Triceps m., lateral head

头静脉 Cephalic v.

肱二头肌 Biceps m.

正中神经及肱动、静脉
Median n., & brachial vessels

尺神经及上尺侧副动、静脉
Ulnar n. &, superior ulnar collateral vessels

贵要静脉及臂内侧皮神经
Basilic v. & medial brachial cutaneous n.

肱三头肌内侧头
Triceps m., medial head

肱三头肌腱 Triceps t.

肱三头肌长头
Triceps m., long head

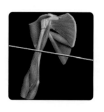

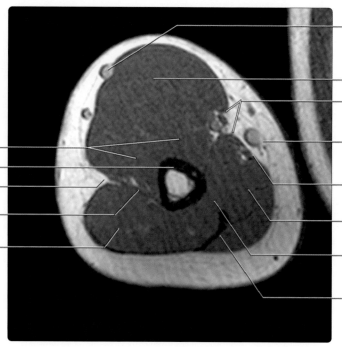

Brachialis m. 肱肌

Humerus 肱骨

外侧肌间隔
Lateral intermuscular septum

桡神经及肱深动脉
Radial n. & deep brachial a.

肱三头肌外侧头
Triceps m., lateral head

头静脉 Cephalic v.

肱二头肌 Biceps m.

正中神经及肱动、静脉
Median n., & brachial vessels

贵要静脉及臂内侧皮神经
Basilic v. & medial brachial cutaneous n.

尺神经及上尺侧副动、静脉
Ulnar n. &, superior ulnar collateral vessels

肱三头肌长头
Triceps m., long head

肱三头肌内侧头
Triceps m., medial head

肱三头肌腱 Triceps t.

上图：桡神经分支支配肱三头肌外侧头、长头及内侧头。

下图：包含正中神经及肱动、静脉的神经血管束，提示内侧肌间隔的位置。

左上臂 MR 横轴位 T₁WI

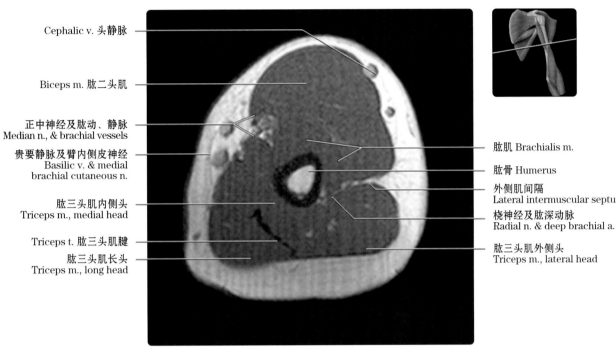

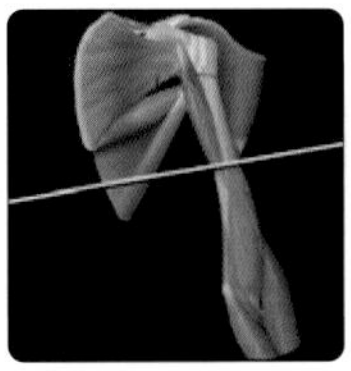

Cephalic v. 头静脉

Biceps m. 肱二头肌

正中神经及肱动、静脉
Median n., & brachial vessels

贵要静脉及臂内侧皮神经
Basilic v. & medial
brachial cutaneous n.

肱三头肌内侧头
Triceps m., medial head

Triceps t. 肱三头肌腱

肱三头肌长头
Triceps m., long head

肱肌 Brachialis m.

肱骨 Humerus

外侧肌间隔
Lateral intermuscular septum

桡神经及肱深动脉
Radial n. & deep brachial a.

肱三头肌外侧头
Triceps m., lateral head

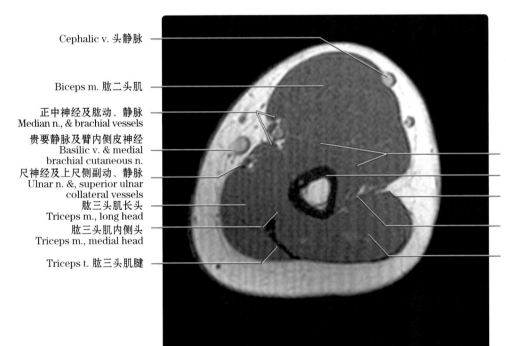

Cephalic v. 头静脉

Biceps m. 肱二头肌

正中神经及肱动、静脉
Median n., & brachial vessels

贵要静脉及臂内侧皮神经
Basilic v. & medial
brachial cutaneous n.

尺神经及上尺侧副动、静脉
Ulnar n. &, superior ulnar
collateral vessels

肱三头肌长头
Triceps m., long head

肱三头肌内侧头
Triceps m., medial head

Triceps t. 肱三头肌腱

肱肌 Brachialis m.

肱骨 Humerus

外侧肌间隔
Lateral intermuscular septum

桡神经及肱深动脉
Radial n. & deep brachial a.

肱三头肌外侧头
Triceps m., lateral head

上图：桡神经分支支配肱三头肌外侧头、长头及内侧头。

下图：包含正中神经及肱动、静脉的神经血管束，提示内侧肌间隔的位置。

右上臂 MR 横轴位 T₁WI

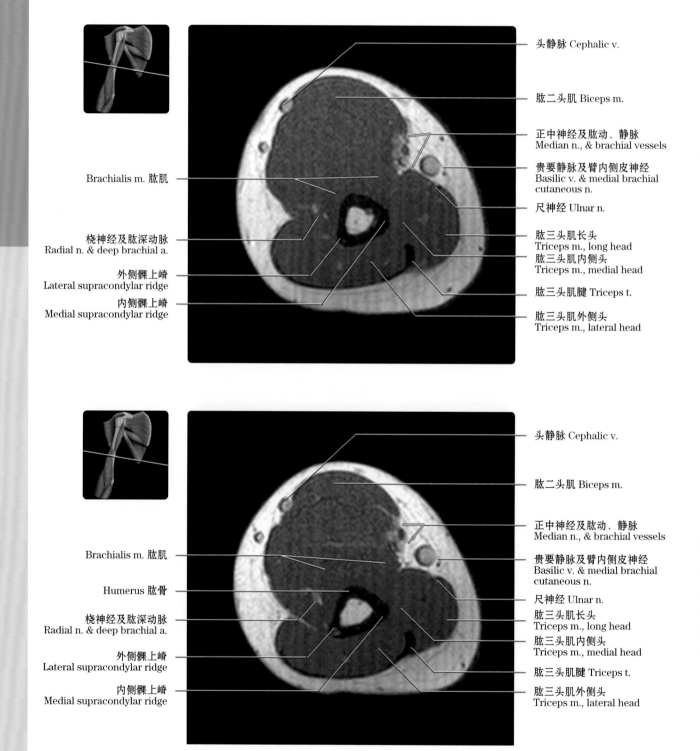

头静脉 Cephalic v.

肱二头肌 Biceps m.

正中神经及肱动、静脉
Median n., & brachial vessels

贵要静脉及臂内侧皮神经
Basilic v. & medial brachial
cutaneous n.

尺神经 Ulnar n.

肱三头肌长头
Triceps m., long head

肱三头肌内侧头
Triceps m., medial head

肱三头肌腱 Triceps t.

肱三头肌外侧头
Triceps m., lateral head

Brachialis m. 肱肌

桡神经及肱深动脉
Radial n. & deep brachial a.

外侧髁上嵴
Lateral supracondylar ridge

内侧髁上嵴
Medial supracondylar ridge

头静脉 Cephalic v.

肱二头肌 Biceps m.

正中神经及肱动、静脉
Median n., & brachial vessels

贵要静脉及臂内侧皮神经
Basilic v. & medial brachial
cutaneous n.

尺神经 Ulnar n.

肱三头肌长头
Triceps m., long head

肱三头肌内侧头
Triceps m., medial head

肱三头肌腱 Triceps t.

肱三头肌外侧头
Triceps m., lateral head

Brachialis m. 肱肌

Humerus 肱骨

桡神经及肱深动脉
Radial n. & deep brachial a.

外侧髁上嵴
Lateral supracondylar ridge

内侧髁上嵴
Medial supracondylar ridge

上图：粗大的肱三头肌腱走行于肱三头肌外侧头与长头间。
下图：肱二头肌在前方变薄。

左上臂 MR 横轴位 T₁WI

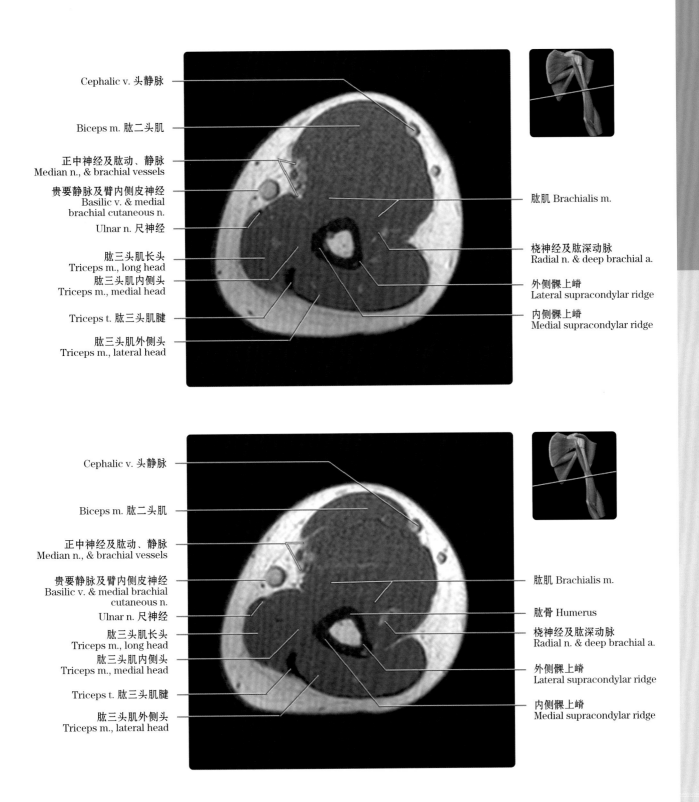

Cephalic v. 头静脉

Biceps m. 肱二头肌

正中神经及肱动、静脉
Median n., & brachial vessels

贵要静脉及臂内侧皮神经
Basilic v. & medial
brachial cutaneous n.

Ulnar n. 尺神经

肱三头肌长头
Triceps m., long head

肱三头肌内侧头
Triceps m., medial head

Triceps t. 肱三头肌腱

肱三头肌外侧头
Triceps m., lateral head

肱肌 Brachialis m.

桡神经及肱深动脉
Radial n. & deep brachial a.

外侧髁上嵴
Lateral supracondylar ridge

内侧髁上嵴
Medial supracondylar ridge

Cephalic v. 头静脉

Biceps m. 肱二头肌

正中神经及肱动、静脉
Median n., & brachial vessels

贵要静脉及臂内侧皮神经
Basilic v. & medial brachial
cutaneous n.

Ulnar n. 尺神经

肱三头肌长头
Triceps m., long head

肱三头肌内侧头
Triceps m., medial head

Triceps t. 肱三头肌腱

肱三头肌外侧头
Triceps m., lateral head

肱肌 Brachialis m.

肱骨 Humerus

桡神经及肱深动脉
Radial n. & deep brachial a.

外侧髁上嵴
Lateral supracondylar ridge

内侧髁上嵴
Medial supracondylar ridge

上图：粗大的肱三头肌腱走行于肱三头肌外侧头与长头间。
下图：肱二头肌在前方变薄。

右上臂 MR 横轴位 T₁WI

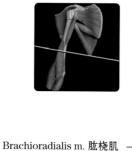

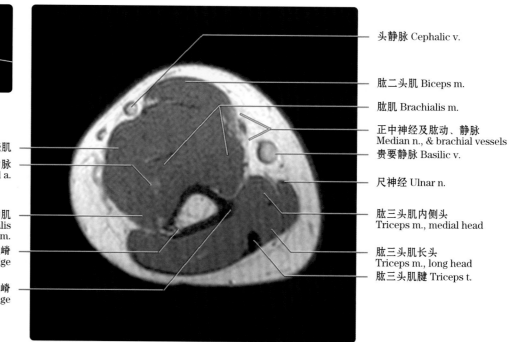

头静脉 Cephalic v.

肱二头肌 Biceps m.

肱肌 Brachialis m.

正中神经及肱动、静脉
Median n., & brachial vessels
贵要静脉 Basilic v.

尺神经 Ulnar n.

肱三头肌内侧头
Triceps m., medial head

肱三头肌长头
Triceps m., long head
肱三头肌腱 Triceps t.

Brachioradialis m. 肱桡肌

桡神经及肱深动脉
Radial n. & deep brachial a.

桡侧腕长伸肌
Extensor carpi radialis
longus m.
外侧髁上嵴
Lateral supracondylar ridge

内侧髁上嵴
Medial supracondylar ridge

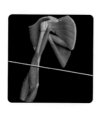

头静脉 Cephalic v.

肱二头肌 Biceps m.
肱肌 Brachialis m.

正中神经及肱动、静脉
Median n., & brachial vessels
贵要静脉 Basilic v.

尺神经 Ulnar n.

肱三头肌内侧头
Triceps m., medial head

肱三头肌长头
Triceps m., long head
肱三头肌腱 Triceps t.

肱桡肌
Brachioradialis m.

桡神经及肱深动脉
Radial n. & deep
brachial a.

桡侧腕长伸肌
Extensor carpi radialis
longus m.
外侧髁上嵴
Lateral supracondylar ridge
内侧髁上嵴
Medial supracondylar ridge

上图：桡侧腕长伸肌起自远端肱骨外侧髁上嵴。

下图：肱桡肌为前方肌群中最大的肌肉。

左上臂 MR 横轴位 T₁WI

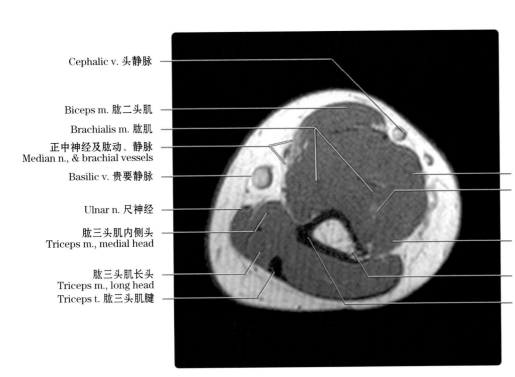

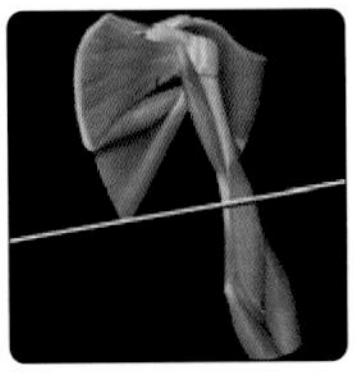

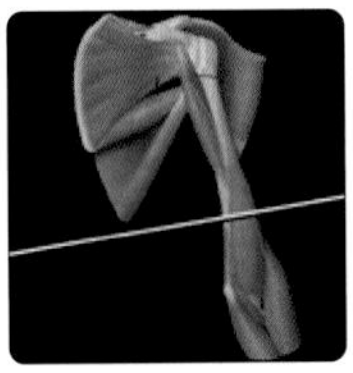

Cephalic v. 头静脉

Biceps m. 肱二头肌
Brachialis m. 肱肌
正中神经及肱动、静脉
Median n., & brachial vessels
Basilic v. 贵要静脉

Ulnar n. 尺神经

肱三头肌内侧头
Triceps m., medial head

肱三头肌长头
Triceps m., long head
Triceps t. 肱三头肌腱

肱桡肌 Brachioradialis m.
桡神经及肱深动脉
Radial n. & deep brachial a.

桡侧腕长伸肌
Extensor carpi radialis longus m.
外侧髁上嵴
Lateral supracondylar ridge
内侧髁上嵴
Medial supracondylar ridge

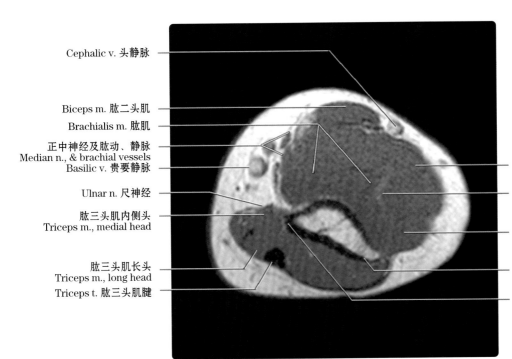

Cephalic v. 头静脉

Biceps m. 肱二头肌
Brachialis m. 肱肌
正中神经及肱动、静脉
Median n., & brachial vessels
Basilic v. 贵要静脉

Ulnar n. 尺神经

肱三头肌内侧头
Triceps m., medial head

肱三头肌长头
Triceps m., long head
Triceps t. 肱三头肌腱

肱桡肌 Brachioradialis m.
桡神经及肱深动脉
Radial n. & deep brachial a.

桡侧腕长伸肌
Extensor carpi radialis longus m.
外侧髁上嵴
Lateral supracondylar ridge
内侧髁上嵴
Medial supracondylar ridge

上图：桡侧腕长伸肌起自远端肱骨外侧髁上嵴。

下图：肱桡肌为前方肌群中最大的肌肉。

右上臂 MR 横轴位 T₁WI

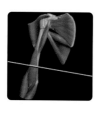

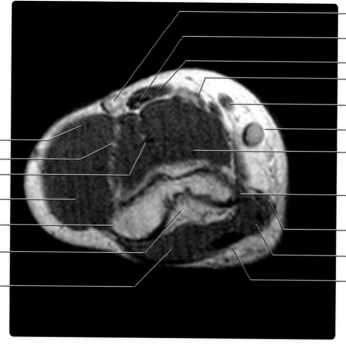

头静脉 Cephalic v.

肱二头肌腱 Biceps t.

肱二头肌 Biceps m.

正中神经 Median n.

肘正中静脉
Median cubital v.

贵要静脉 Basilic v.

肱肌 Brachialis m.

内侧髁上嵴
Medial supracondylar ridge

尺神经 Ulnar n.

肱三头肌长头
Triceps m., long head

肱三头肌腱 Triceps t.

Brachioradialis m. 肱桡肌

Radial n. 桡神经

Brachialis t. 肱肌腱

桡侧腕长伸肌
Extensor carpi radialis
longus m.

外侧髁上嵴
Lateral supracondylar ridge

鹰嘴窝及后方脂肪垫
Olecranon fossa & posterior
fat pad

Triceps m. 肱三头肌

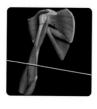

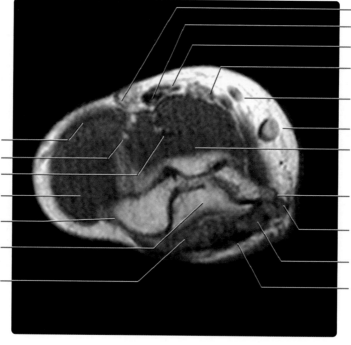

头静脉 Cephalic v.

肱二头肌腱 Biceps t.

肱二头肌 Biceps m.

正中神经 Median n.

肘正中静脉
Median cubital v.

贵要静脉 Basilic v.

肱肌 Brachialis m.

内上髁上嵴
Medial supracondylar ridge

尺神经 Ulnar n.

肱三头肌长头
Triceps m., long head

肱三头肌腱 Triceps t.

Brachioradialis m. 肱桡肌

Radial n. 桡神经

Brachialis t. 肱肌腱

桡侧腕长伸肌
Extensor carpi radialis
longus m.

外侧髁上嵴
Lateral supracondylar ridge

鹰嘴窝及后方脂肪垫
Olecranon fossa & posterior
fat pad

Triceps m. 肱三头肌

上图：肘关节上部层面图像，鹰嘴窝内可见后方脂肪垫。

下图：肱二头肌在本层面仅可见肌腱。

左上臂 MR 横轴位 T₁WI

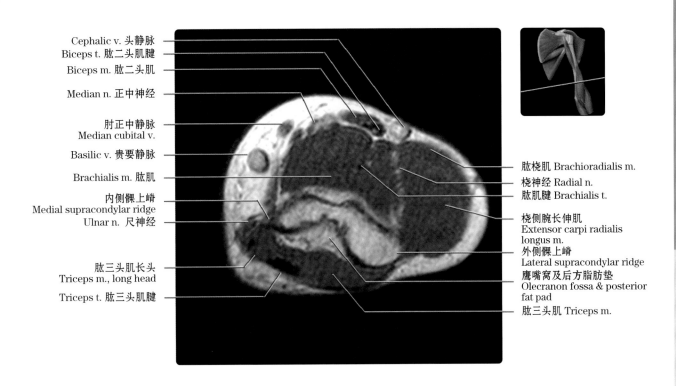

Cephalic v. 头静脉
Biceps t. 肱二头肌腱
Biceps m. 肱二头肌
Median n. 正中神经
肘正中静脉 Median cubital v.
Basilic v. 贵要静脉
Brachialis m. 肱肌
内侧髁上嵴 Medial supracondylar ridge
Ulnar n. 尺神经
肱三头肌长头 Triceps m., long head
Triceps t. 肱三头肌腱

肱桡肌 Brachioradialis m.
桡神经 Radial n.
肱肌腱 Brachialis t.
桡侧腕长伸肌 Extensor carpi radialis longus m.
外侧髁上嵴 Lateral supracondylar ridge
鹰嘴窝及后方脂肪垫 Olecranon fossa & posterior fat pad
肱三头肌 Triceps m.

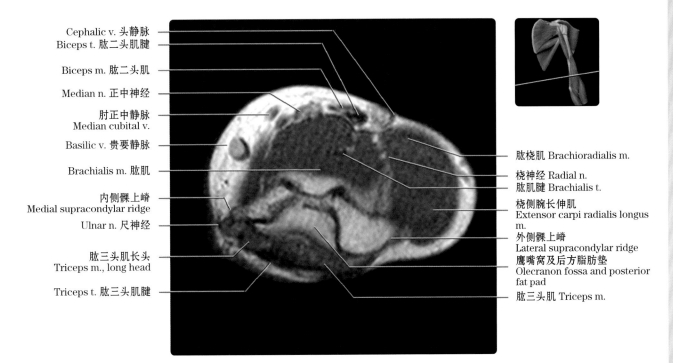

Cephalic v. 头静脉
Biceps t. 肱二头肌腱
Biceps m. 肱二头肌
Median n. 正中神经
肘正中静脉 Median cubital v.
Basilic v. 贵要静脉
Brachialis m. 肱肌
内侧髁上嵴 Medial supracondylar ridge
Ulnar n. 尺神经
肱三头肌长头 Triceps m., long head
Triceps t. 肱三头肌腱

肱桡肌 Brachioradialis m.
桡神经 Radial n.
肱肌腱 Brachialis t.
桡侧腕长伸肌 Extensor carpi radialis longus m.
外侧髁上嵴 Lateral supracondylar ridge
鹰嘴窝及后方脂肪垫 Olecranon fossa and posterior fat pad
肱三头肌 Triceps m.

上图：肘关节上部层面图像，鹰嘴窝内可见后方脂肪垫。
下图：肱二头肌在本层面仅可见肌腱。

右上臂 MR 横轴位 T₁WI

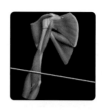
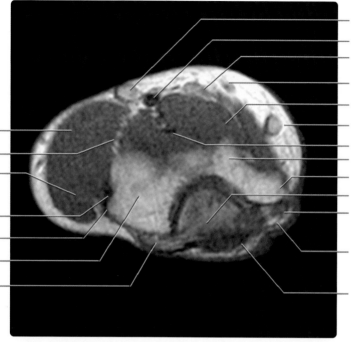

Brachioradialis m. 肱桡肌

桡神经分支
Radial n. branches
桡侧腕长伸肌
Extensor carpi radialis longus
m.

伸肌总腱
Common extensor t.
Lateral epicondyle 外上髁

Capitulum 肱骨小头

Anconeus m. 肘肌

头静脉 Cephalic v.
肱二头肌腱 Biceps t.
正中神经 Median n.
肘正中静脉
Median cubital v.
肱肌 Brachialis m.
贵要静脉 Basilic v.
肱肌腱 Brachialis t.
肱骨滑车 Trochlea
内上髁 Medial epicondyle
鹰嘴 Olecranon process
尺神经及后尺侧返动脉
Ulnar n. and posterior
ulnar recurrent a.
伸肌支持带
Extensor retinaculum
肱三头肌腱 Triceps t.

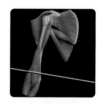
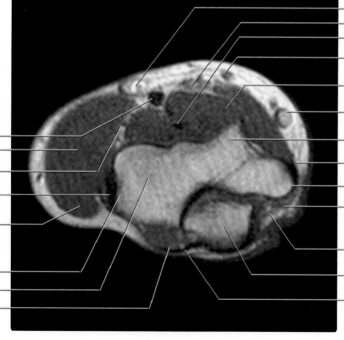

Biceps t. 肱二头肌腱
Brachioradialis m. 肱桡肌

桡神经分支
Radial n. branches
伸肌总腱
Common extensor t.

桡侧腕长伸肌
Extensor carpi radialis longus
m.

Lateral epicondyle 外上髁
Capitellum 肱骨小头
Anconeus m. 肘肌

头静脉 Cephalic v.
正中神经 Median n.
肱肌腱 Brachialis t.
肘正中静脉
Median cubital v.
肱肌 Brachialis m.
贵要静脉 Basilic v.
肱骨滑车 Trochlea
屈肌总腱
Common flexor t.
内上髁 Medial epicondyle
尺神经及后尺侧返动脉
Ulnar n. & posterior
ulnar recurrent a.
伸肌支持带
Extensor retinaculum
鹰嘴 Olecranon process
肱三头肌腱膜
Tricipital aponeurosis

上图：尺神经走行于肱骨内上髁后方。
下图：肘肌起自外上髁。

左上臂 MR 横轴位 T₁WI

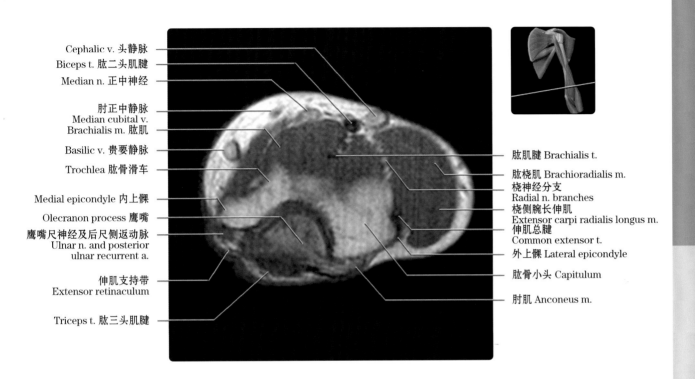

Cephalic v. 头静脉
Biceps t. 肱二头肌腱
Median n. 正中神经
肘正中静脉
Median cubital v.
Brachialis m. 肱肌
Basilic v. 贵要静脉
Trochlea 肱骨滑车
Medial epicondyle 内上髁
Olecranon process 鹰嘴
鹰嘴尺神经及后尺侧返动脉
Ulnar n. and posterior
ulnar recurrent a.
伸肌支持带
Extensor retinaculum
Triceps t. 肱三头肌腱

肱肌腱 Brachialis t.
肱桡肌 Brachioradialis m.
桡神经分支
Radial n. branches
桡侧腕长伸肌
Extensor carpi radialis longus m.
伸肌总腱
Common extensor t.
外上髁 Lateral epicondyle
肱骨小头 Capitulum
肘肌 Anconeus m.

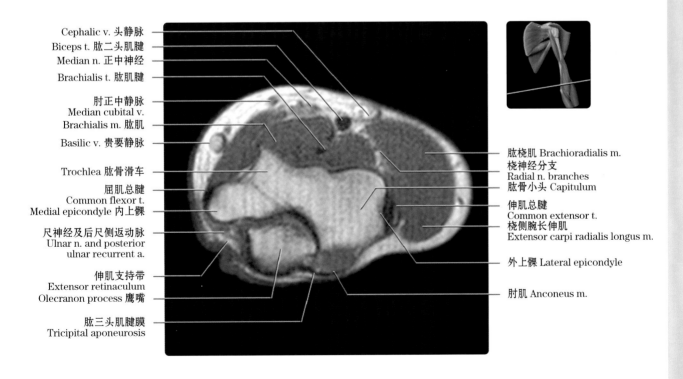

Cephalic v. 头静脉
Biceps t. 肱二头肌腱
Median n. 正中神经
Brachialis t. 肱肌腱
肘正中静脉
Median cubital v.
Brachialis m. 肱肌
Basilic v. 贵要静脉
Trochlea 肱骨滑车
屈肌总腱
Common flexor t.
Medial epicondyle 内上髁
尺神经及后尺侧返动脉
Ulnar n. and posterior
ulnar recurrent a.
伸肌支持带
Extensor retinaculum
Olecranon process 鹰嘴
肱三头肌腱膜
Tricipital aponeurosis

肱桡肌 Brachioradialis m.
桡神经分支
Radial n. branches
肱骨小头 Capitulum
伸肌总腱
Common extensor t.
桡侧腕长伸肌
Extensor carpi radialis longus m.
外上髁 Lateral epicondyle
肘肌 Anconeus m.

上图：尺神经走行于肱骨内上髁后方。

下图：肘肌起自外上髁。

右上臂 MR 横轴位 T₁WI

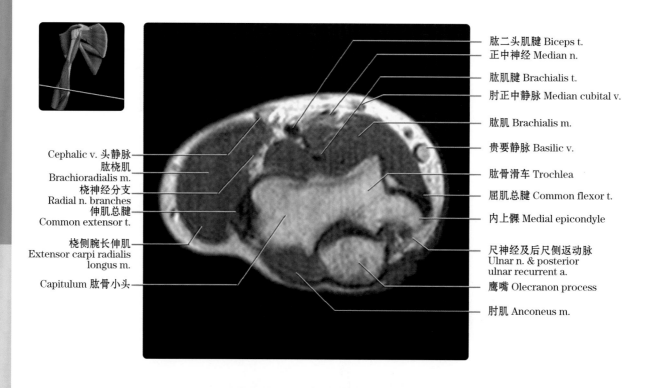

Cephalic v. 头静脉
肱桡肌
Brachioradialis m.
桡神经分支
Radial n. branches
伸肌总腱
Common extensor t.

桡侧腕长伸肌
Extensor carpi radialis
longus m.

Capitulum 肱骨小头

肱二头肌腱 Biceps t.
正中神经 Median n.

肱肌腱 Brachialis t.
肘正中静脉 Median cubital v.

肱肌 Brachialis m.

贵要静脉 Basilic v.

肱骨滑车 Trochlea

屈肌总腱 Common flexor t.

内上髁 Medial epicondyle

尺神经及后尺侧返动脉
Ulnar n. & posterior
ulnar recurrent a.

鹰嘴 Olecranon process

肘肌 Anconeus m.

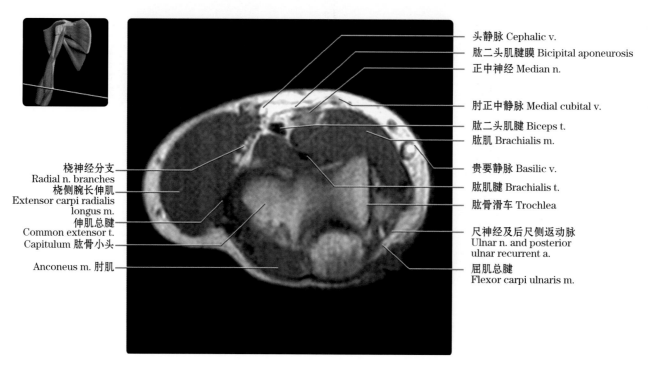

桡神经分支
Radial n. branches
桡侧腕长伸肌
Extensor carpi radialis
longus m.
伸肌总腱
Common extensor t.
Capitulum 肱骨小头

Anconeus m. 肘肌

头静脉 Cephalic v.
肱二头肌腱膜 Bicipital aponeurosis
正中神经 Median n.

肘正中静脉 Medial cubital v.

肱二头肌腱 Biceps t.
肱肌 Brachialis m.

贵要静脉 Basilic v.

肱肌腱 Brachialis t.

肱骨滑车 Trochlea

尺神经及后尺侧返动脉
Ulnar n. and posterior
ulnar recurrent a.

屈肌总腱
Flexor carpi ulnaris m.

上图：肱二头肌腱膜起自肱二头肌腱内侧。

下图：肱肌腱邻近其尺骨粗隆止点。

左上臂 MR 横轴位 T$_1$WI

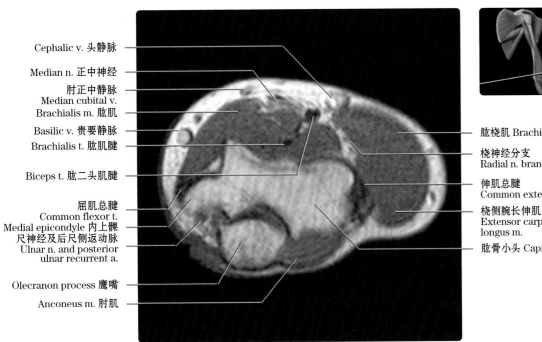

Cephalic v. 头静脉

Median n. 正中神经

肘正中静脉
Median cubital v.
Brachialis m. 肱肌

Basilic v. 贵要静脉
Brachialis t. 肱肌腱

Biceps t. 肱二头肌腱

屈肌总腱
Common flexor t.
Medial epicondyle 内上髁
尺神经及后尺侧返动脉
Ulnar n. and posterior
ulnar recurrent a.

Olecranon process 鹰嘴

Anconeus m. 肘肌

肱桡肌 Brachioradialis m.

桡神经分支
Radial n. branches

伸肌总腱
Common extensor t.

桡侧腕长伸肌
Extensor carpi radialis
longus m.

肱骨小头 Capitulum

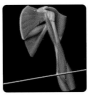

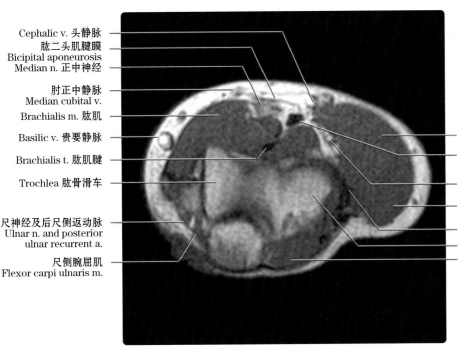

Cephalic v. 头静脉
肱二头肌腱膜
Bicipital aponeurosis
Median n. 正中神经

肘正中静脉
Median cubital v.

Brachialis m. 肱肌

Basilic v. 贵要静脉

Brachialis t. 肱肌腱

Trochlea 肱骨滑车

尺神经及后尺侧返动脉
Ulnar n. and posterior
ulnar recurrent a.

尺侧腕屈肌
Flexor carpi ulnaris m.

肱桡肌 Brachioradialis m.

肱二头肌腱 Biceps t.

桡神经分支
Radial n. branches
桡侧腕长伸肌
Extensor carpi radialis longus m.
伸肌总腱
Common extensor t.
桡骨小头 Capitulum
肘肌 Anconeus m.

上图：肱二头肌腱膜起自肱二头肌腱内侧。

下图：肱肌腱邻近其尺骨粗隆止点。

右上臂 MR 横轴位 T₁WI

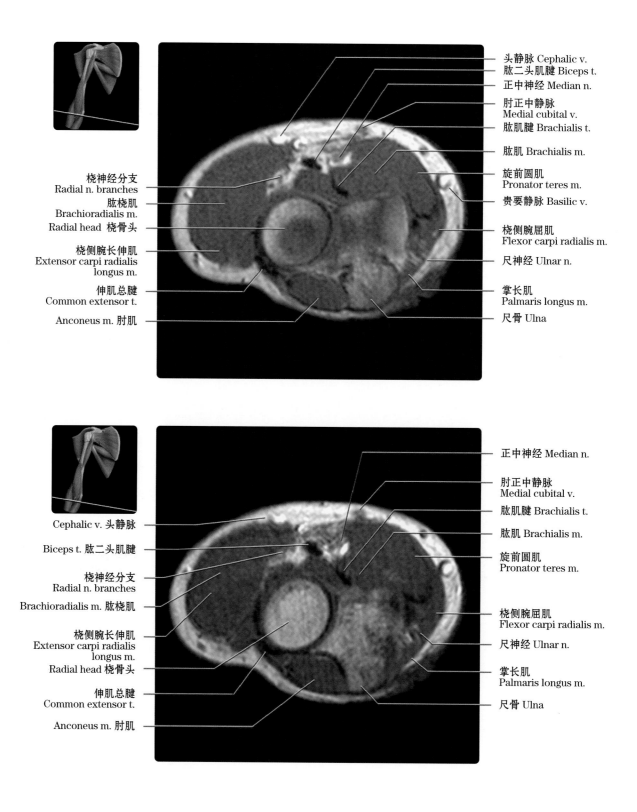

头静脉 Cephalic v.
肱二头肌腱 Biceps t.
正中神经 Median n.
肘正中静脉 Medial cubital v.
肱肌腱 Brachialis t.
肱肌 Brachialis m.
旋前圆肌 Pronator teres m.
贵要静脉 Basilic v.
桡侧腕屈肌 Flexor carpi radialis m.
尺神经 Ulnar n.
掌长肌 Palmaris longus m.
尺骨 Ulna

桡神经分支 Radial n. branches
肱桡肌 Brachioradialis m.
Radial head 桡骨头
桡侧腕长伸肌 Extensor carpi radialis longus m.
伸肌总腱 Common extensor t.
Anconeus m. 肘肌

正中神经 Median n.
肘正中静脉 Medial cubital v.
肱肌腱 Brachialis t.
肱肌 Brachialis m.
旋前圆肌 Pronator teres m.
桡侧腕屈肌 Flexor carpi radialis m.
尺神经 Ulnar n.
掌长肌 Palmaris longus m.
尺骨 Ulna

Cephalic v. 头静脉
Biceps t. 肱二头肌腱
桡神经分支 Radial n. branches
Brachioradialis m. 肱桡肌
桡侧腕长伸肌 Extensor carpi radialis longus m.
Radial head 桡骨头
伸肌总腱 Common extensor t.
Anconeus m. 肘肌

上图：本层面中开始出现桡骨头。肱二头肌腱通过肘前窝深部。

下图：肘外侧主要肌肉为肱桡肌及桡侧腕长伸肌。

左上臂 MR 横轴位 T₁WI

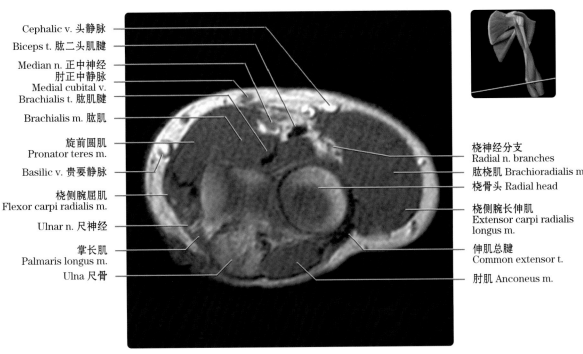

Cephalic v. 头静脉
Biceps t. 肱二头肌腱
Median n. 正中神经
肘正中静脉
Medial cubital v.
Brachialis t. 肱肌腱
Brachialis m. 肱肌
旋前圆肌
Pronator teres m.
Basilic v. 贵要静脉
桡侧腕屈肌
Flexor carpi radialis m.
Ulnar n. 尺神经
掌长肌
Palmaris longus m.
Ulna 尺骨

桡神经分支
Radial n. branches
肱桡肌 Brachioradialis m.
桡骨头 Radial head
桡侧腕长伸肌
Extensor carpi radialis
longus m.
伸肌总腱
Common extensor t.
肘肌 Anconeus m.

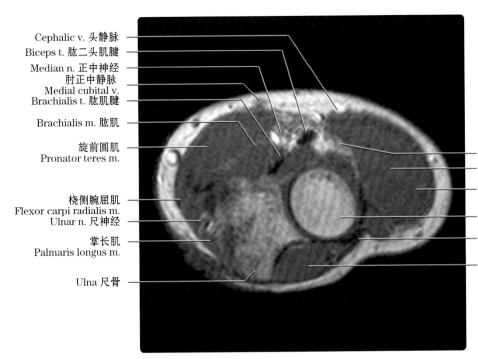

Cephalic v. 头静脉
Biceps t. 肱二头肌腱
Median n. 正中神经
肘正中静脉
Medial cubital v.
Brachialis t. 肱肌腱
Brachialis m. 肱肌
旋前圆肌
Pronator teres m.
桡侧腕屈肌
Flexor carpi radialis m.
Ulnar n. 尺神经
掌长肌
Palmaris longus m.
Ulna 尺骨

桡神经分支
Radial n. branches
肱桡肌 Brachioradialis m.
桡侧腕长伸肌
Extensor carpi radialis
longus m.
桡骨头 Radial head
伸肌总腱
Common extensor t.
肘肌 Anconeus m.

上图：本层面开始出现桡骨头。肱二头肌腱通过肘前窝深部。

下图：肘外侧主要肌肉为肱桡肌及桡侧腕长伸肌。

右上臂 MR 冠状位 T₁WI

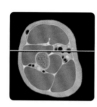

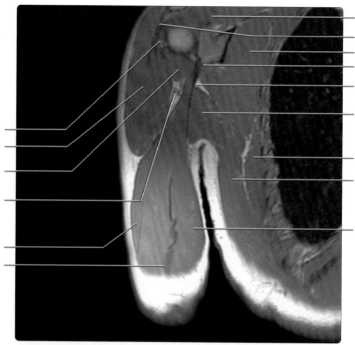

冈上肌
Supraspinatus m.

三角肌腱 Deltoid t.

肩胛下肌
Subscapularis m.

盂下结节
Infraglenoid tubercle

肱三头肌长头腱
Triceps t., long head

大圆肌 Teres major m.

前锯肌
Serratus anterior m.

背阔肌
Latissimus dorsi m.

肱三头肌长头
Triceps m., long head

Infraspinatus t. 冈下肌腱

三角肌后束
Deltoid m., posterior belly

Teres minor m. 小圆肌

旋肱后血管束及腋神经
Posterior circumflex humeral vessels & axillary n.

肱三头肌外侧头
Triceps m., lateral head

Triceps t. 肱三头肌腱

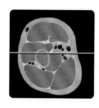

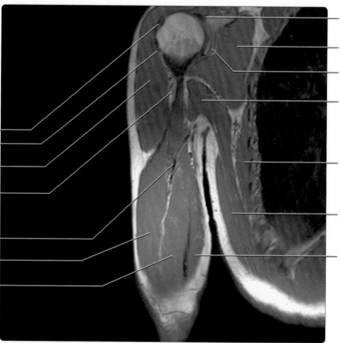

上盂唇 Superior labrum

肩胛下肌
Subscapularis m.

关节盂 Glenoid

大圆肌 Teres major m.

前锯肌
Serratus anterior m.

背阔肌
Latissimus dorsi m.

肱三头肌长头
Triceps m., long head

Infraspinatus t. 冈下肌腱

Teres minor t. 小圆肌腱

三角肌后束
Deltoid m., posterior belly

旋肱后血管束及腋神经
Posterior circumflex humeral vessels & axillary n.

桡神经及肱深动脉
Radial n., & deep brachial a.

肱三头肌外侧头
Triceps m., lateral head

肱三头肌内侧头
Triceps m., medial head

上图：右上臂 MR 冠状位 T₁WI，使用 3.0 T MR 设备检查。肱三头肌长头起自肩胛骨盂下结节。
下图：上臂后方的肌肉由肱三头肌的三个头组成。

左上臂 MR 冠状位 T₁WI

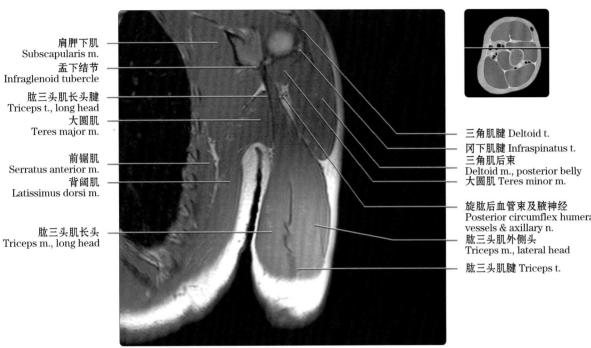

上图（第一幅）标注：

左侧：
- 肩胛下肌 Subscapularis m.
- 盂下结节 Infraglenoid tubercle
- 肱三头肌长头腱 Triceps t., long head
- 大圆肌 Teres major m.
- 前锯肌 Serratus anterior m.
- 背阔肌 Latissimus dorsi m.
- 肱三头肌长头 Triceps m., long head

右侧：
- 三角肌腱 Deltoid t.
- 冈下肌腱 Infraspinatus t.
- 三角肌后束 Deltoid m., posterior belly
- 大圆肌 Teres minor m.
- 旋肱后血管束及腋神经 Posterior circumflex humeral vessels & axillary n.
- 肱三头肌外侧头 Triceps m., lateral head
- 肱三头肌腱 Triceps t.

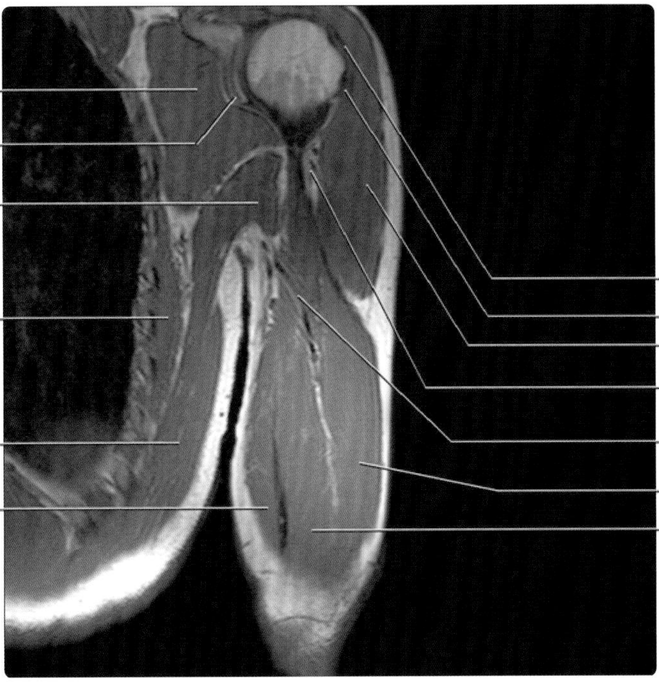

下图（第二幅）标注：

左侧：
- 肩胛下肌 Subscapularis m.
- Glenoid 关节盂
- 大圆肌 Teres major m.
- 前锯肌 Serratus anterior m.
- 背阔肌 Latissimus dorsi m.
- 肱三头肌长头 Triceps m., long head

右侧：
- 冈下肌腱 Infraspinatus t.
- 小圆肌腱 Teres minor t.
- 三角肌 Deltoid m.
- 旋肱后血管束及腋神经 Posterior circumflex humeral vessels & axillary n.
- 桡神经及肱深动脉 Radial n., deep brachial a.
- 肱三头肌外侧头 Triceps m., lateral head
- 肱三头肌内侧头 Triceps m., medial head

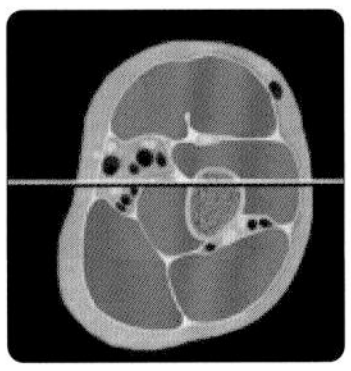

上图：左上臂 MR 冠状位 T₁WI，使用 3.0 T MR 设备检查。肱三头肌长头起自肩胛骨盂下结节。

下图：上臂后方的肌肉由肱三头肌的三个头组成。

右上臂 MR 冠状位 T₁WI

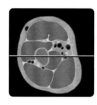

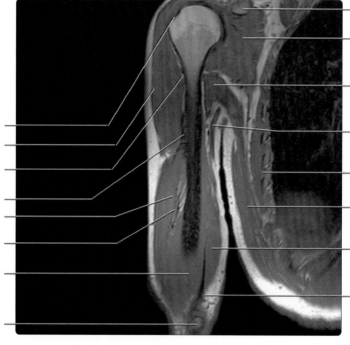

冈下肌腱
Infraspinatus t.
Deltoid m. 三角肌
旋肱后血管束及腋神经
Posterior circumflex humeral
vessels & axillary n.
三角肌后部止点
Posterior deltoid attachment
肱三头肌外侧头
Triceps m., lateral head
桡神经及肱深动脉
Radial n. & deep
brachial a.
肱三头肌内侧头
Triceps m., medial head

尺骨鹰嘴
Ulna, olecranon process

喙突根部
Coracoid process, base
肩胛下肌
Subscapularis m.
大圆肌及背阔肌
Teres major and latissimus
dorsi m.
肱动、静脉；正中神经/尺神经
Brachial vessels; median/
ulnar n.
前锯肌
Serratus anterior m.
背阔肌
Latissimus dorsi m.
肱三头肌长头
Triceps m., long head
肱三头肌腱 Triceps t.

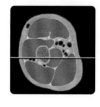

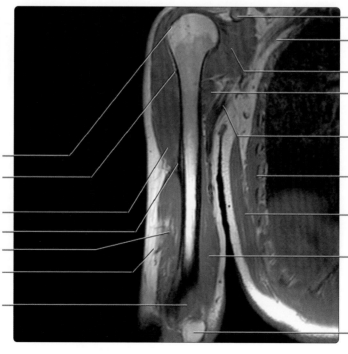

冈下肌腱
Infraspinatus t.
旋肱后血管束及腋神经
Posterior circumflex humeral
vessels & axillary n.
三角肌中束
Deltoid m., middle belly
Deltoid tuberosity 三角肌粗隆
肱三头肌外侧头
Triceps m., lateral head
桡神经及桡侧副动脉
Radial n. & radial
collateral a.
肱三头肌内侧头
Triceps m., medial head

喙突 Coracoid process
腋动、静脉及臂丛
Axillary vessels & brachial
plexus
肩胛下肌
Subscapularis m.
大圆肌及背阔肌
Teres major & latissimus
dorsi m.
肱动、静脉；正中神经/尺神经
Brachial vessels; median/ulnar
n.
前锯肌
Serratus anterior m.
背阔肌
Latissimus dorsi m.
肱三头肌长头
Triceps m., long head

尺骨鹰嘴
Ulna, olecranon process

上图：大圆肌及背阔肌向前走行，止于肱骨前部骨皮质。
下图：三角肌逐渐缩小，止于三角肌粗隆。

左上臂 MR 冠状位 T₁WI

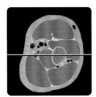

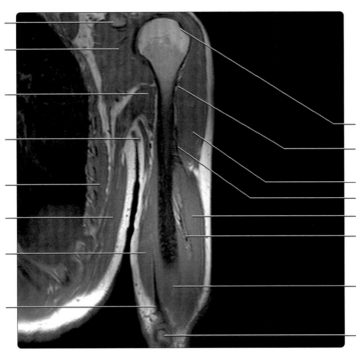

喙突根部
Coracoid process, base

肩胛下肌
Subscapularis m.

大圆肌及背阔肌
Teres major and latissimus dorsi m.

肱动、静脉；正中神经/尺神经
Brachial vessels; median/ulnar n.

前锯肌
Serratus anterior m.

背阔肌
Latissimus dorsi m.

肱三头肌长头
Triceps m., long head

Triceps t. 肱三头肌腱

冈下肌腱
Infraspinatus t.

旋肱后血管束及腋神经
Posterior circumflex humeral vessels & axillary n.

三角肌 Deltoid m.
三角肌后部止点
Posterior deltoid attachment

肱三头肌外侧头
Triceps m., lateral head

桡神经及肱深动脉
Radial n. & deep brachial a.

肱三头肌内侧头
Triceps m., medial head

尺骨鹰嘴
Ulna, olecranon process

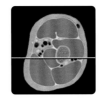

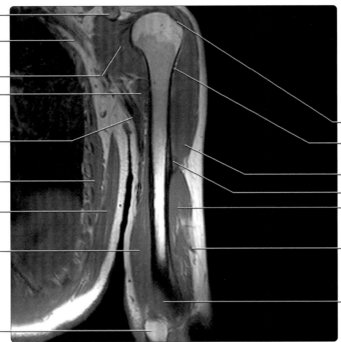

Coracoid process 喙突

腋动、静脉及臂丛
Axillary vessels & brachial plexus

肩胛下肌
Subscapularis m.

大圆肌及背阔肌
Teres major & latissimus dorsi m.

肱动、静脉；正中神经/尺神经
Brachial vessels; median/ulnar n.

前锯肌
Serratus anterior m.

背阔肌
Latissimus dorsi m.

肱三头肌长头
Triceps m., long head

尺骨鹰嘴
Ulna, olecranon process

冈下肌腱
Infraspinatus t.

旋肱后血管束及腋神经
Posterior circumflex humeral vessels and axillary n.

三角肌 Deltoid m.
三角肌粗隆
Deltoid tuberosity

肱三头肌外侧头
Triceps m., lateral head

桡神经及桡侧副动脉
Radial n. and radial collateral a.

肱三头肌内侧头
Triceps m., medial head

上图：大圆肌及背阔肌向前走行，止于肱骨前部骨皮质。

下图：三角肌逐渐缩小，止于三角肌粗隆。

右上臂 MR 冠状位 T₁WI

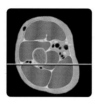

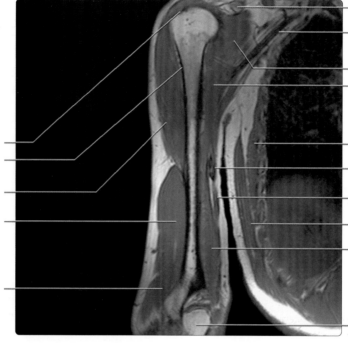

喙突 Coracoid process

腋动、静脉及臂丛
Axillary vessels &
brachial plexus

肩胛下肌
Subscapularis m.

大圆肌及背阔肌
Teres major & latissimus
dorsi m.

前锯肌
Serratus anterior m.

肱动、静脉
Brachial vessels

贵要静脉 Basilic v.

背阔肌
Latissimus dorsi m.

肱三头肌长头
Triceps m., long head

尺骨鹰嘴
Ulna, olecranon process

冈上肌腱
Supraspinatus t.
旋肱后血管及腋神经
Posterior circumflex humeral
vessels & axillary n.
三角肌中束
Deltoid m., middle belly
Brachialis m. 肱肌

桡侧腕长伸肌
Extensor carpi radialis
longus m.

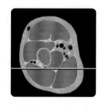

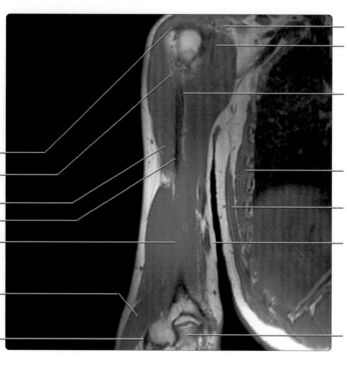

喙突 Coracoid process

喙肱肌腱及肱二头肌短头腱
Coracobrachialis & short
head biceps t.

胸大肌止点
Pectoralis major insertion

前锯肌
Serratus anterior m.

背阔肌
Latissimus dorsi m.

贵要静脉 Basilic v.

尺骨鹰嘴
Ulna, olecranon process

冈上肌腱
Supraspinatus t.
旋肱前血管及腋神经
Anterior circumflex humeral
vessels & axillary n.
三角肌前束
Deltoid m., anterior belly
肱骨前部骨皮质
Anterior humeral cortex
Brachialis m. 肱肌

桡侧腕长伸肌
Extensor carpi radialis
longus m.

伸肌总腱
Common extensor t.

上图：肱肌起自肱骨远段前部骨皮质。

下图：喙肱肌及肱二头肌短头腱起自喙突。

左上臂 MR 冠状位 T₁WI

Coracoid process 喙突

腋动、静脉及臂丛
Axillary vessels &
brachial plexus

肩胛下肌
Subscapularis m.

大圆肌及背阔肌
Teres major & latissimus
dorsi m.

前锯肌
Serratus anterior m.

肱动、静脉
Brachial vessels

Basilic v. 贵要静脉

背阔肌
Latissimus dorsi m.

肱三头肌长头
Triceps m., long head

尺骨鹰嘴
Ulna, olecranon process

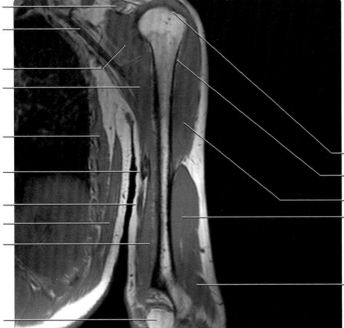
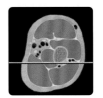

冈上肌腱 Supraspinatus t.
旋肱后血管束及腋神经
Posterior circumflex humeral
vessels & axillary n.
三角肌中束
Deltoid m., middle belly
肱肌 Brachialis m.

桡侧腕长屈肌
Extensor carpi radialis
longus m.

Coracoid process 喙突

喙肱肌腱及肱二头肌短头腱
Coracobrachialis & short
head biceps t.

胸大肌止点
Pectoralis major insertion

前锯肌
Serratus anterior m.

背阔肌
Latissimus dorsi m.

Basilic v. 贵要静脉

尺骨鹰嘴
Ulna, olecranon process

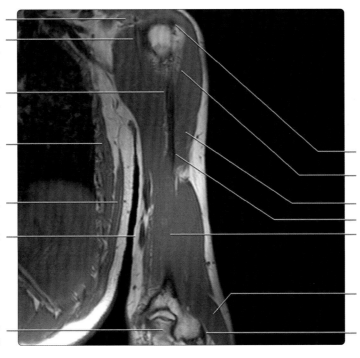
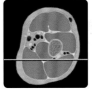

冈上肌腱 Supraspinatus t.
旋肱前血管束及腋神经
Anterior circumflex humeral
vessels & axillary n.
三角肌前束
Deltoid m., anterior belly
肱骨前部骨皮质
Anterior humeral cortex
肱肌 Brachialis m.

桡侧腕长伸肌
Extensor carpi radialis
longus m.

伸肌总腱
Common extensor t.

上图：肱肌起自肱骨远段前部骨皮质。

下图：喙肱肌及肱二头肌短头腱起自喙突。

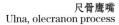

右上臂 MR 冠状位 T$_1$WI

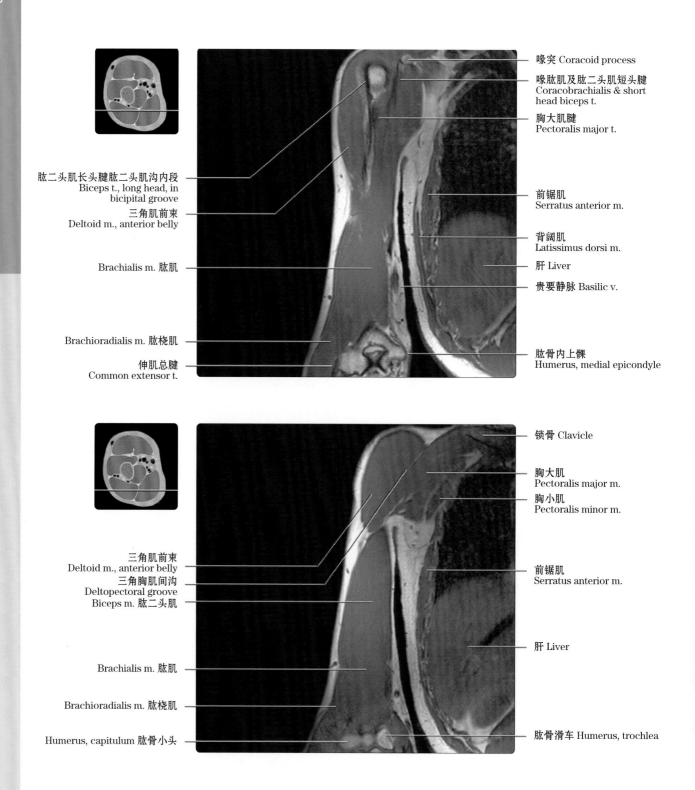

肱二头肌长头腱肱二头肌沟内段
Biceps t., long head, in bicipital groove

三角肌前束
Deltoid m., anterior belly

Brachialis m. 肱肌

Brachioradialis m. 肱桡肌

伸肌总腱
Common extensor t.

喙突 Coracoid process

喙肱肌及肱二头肌短头腱
Coracobrachialis & short head biceps t.

胸大肌腱
Pectoralis major t.

前锯肌
Serratus anterior m.

背阔肌
Latissimus dorsi m.

肝 Liver

贵要静脉 Basilic v.

肱骨内上髁
Humerus, medial epicondyle

三角肌前束
Deltoid m., anterior belly

三角胸肌间沟
Deltopectoral groove
Biceps m. 肱二头肌

Brachialis m. 肱肌

Brachioradialis m. 肱桡肌

Humerus, capitulum 肱骨小头

锁骨 Clavicle

胸大肌
Pectoralis major m.

胸小肌
Pectoralis minor m.

前锯肌
Serratus anterior m.

肝 Liver

肱骨滑车 Humerus, trochlea

上图：肱二头肌长头腱穿行于肱二头肌沟内。肱二头肌长头、短头在肱骨上部层面融合。

下图：肩关节最前方层面显示沿肱骨长轴方向走行的三角肌及肱二头肌。

左上臂 MR 冠状位 T₁WI

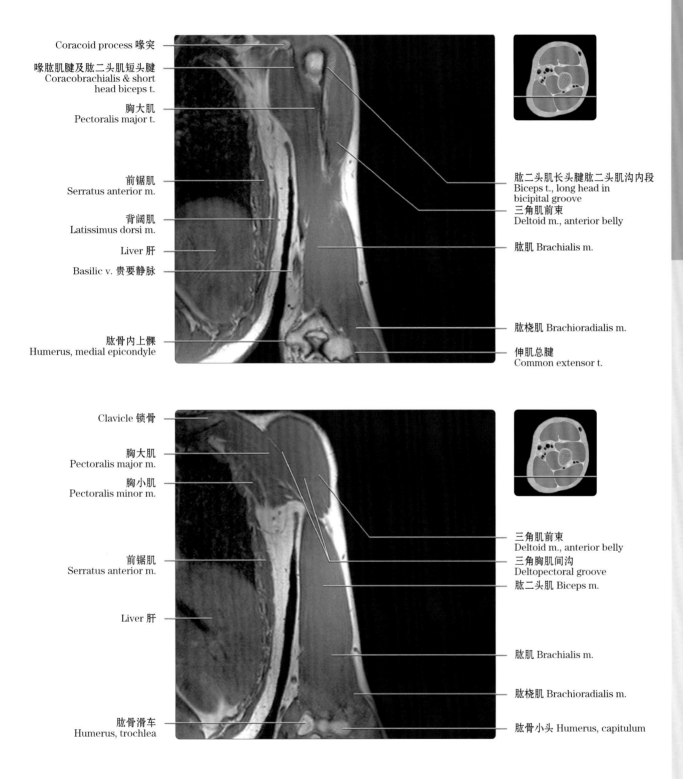

Coracoid process 喙突

喙肱肌腱及肱二头肌短头腱
Coracobrachialis & short
head biceps t.

胸大肌
Pectoralis major t.

前锯肌
Serratus anterior m.

背阔肌
Latissimus dorsi m.

Liver 肝

Basilic v. 贵要静脉

肱骨内上髁
Humerus, medial epicondyle

肱二头肌长头腱肱二头肌沟内段
Biceps t., long head in
bicipital groove
三角肌前束
Deltoid m., anterior belly

肱肌 Brachialis m.

肱桡肌 Brachioradialis m.

伸肌总腱
Common extensor t.

Clavicle 锁骨

胸大肌
Pectoralis major m.

胸小肌
Pectoralis minor m.

前锯肌
Serratus anterior m.

Liver 肝

肱骨滑车
Humerus, trochlea

三角肌前束
Deltoid m., anterior belly
三角胸肌间沟
Deltopectoral groove
肱二头肌 Biceps m.

肱肌 Brachialis m.

肱桡肌 Brachioradialis m.

肱骨小头 Humerus, capitulum

上图：肱二头肌长头腱穿行于肱二头肌沟内。肱二头肌长头、短头在肱骨上部层面融合。

下图：肩关节最前方层面显示沿肱骨长轴方向走行的三角肌及肱二头肌。

右上臂 MR 矢状位 T₁WI

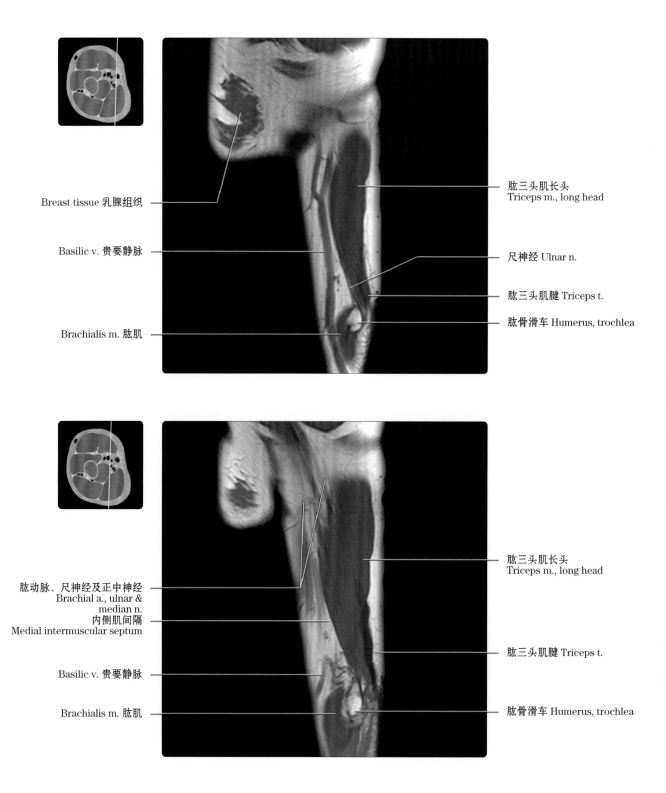

Breast tissue 乳腺组织

Basilic v. 贵要静脉

Brachialis m. 肱肌

肱三头肌长头 Triceps m., long head

尺神经 Ulnar n.

肱三头肌腱 Triceps t.

肱骨滑车 Humerus, trochlea

肱动脉、尺神经及正中神经 Brachial a., ulnar & median n.

内侧肌间隔 Medial intermuscular septum

Basilic v. 贵要静脉

Brachialis m. 肱肌

肱三头肌长头 Triceps m., long head

肱三头肌腱 Triceps t.

肱骨滑车 Humerus, trochlea

上图：右上臂 MR 矢状位 T₁WI，使用 3.0 T MR 设备检查。贵要静脉跨越上臂内侧。

下图：内侧肌间隔分隔前方肌群与后方的肱三头肌肌群。

左上臂 MR 矢状位 T₁WI

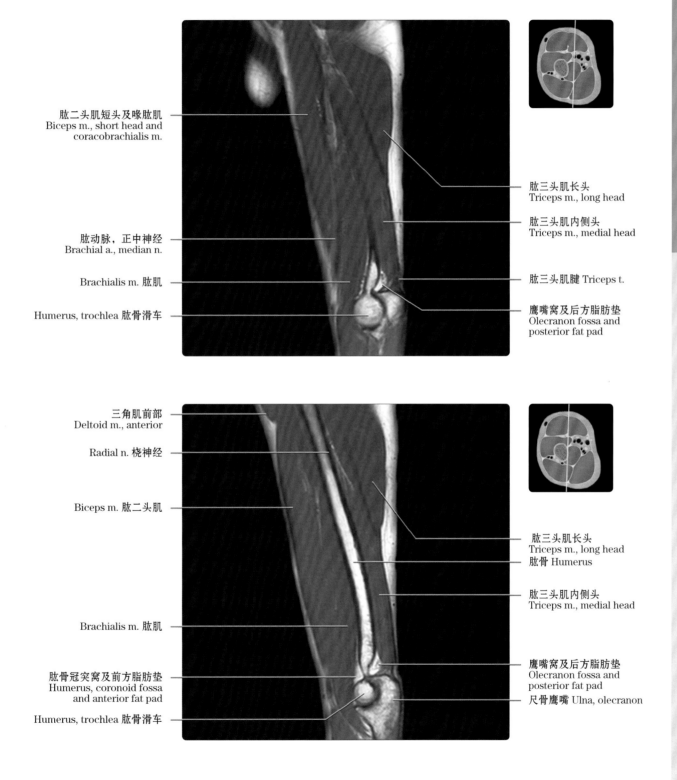

肱二头肌短头及喙肱肌
Biceps m., short head and
coracobrachialis m.

肱动脉，正中神经
Brachial a., median n.

Brachialis m. 肱肌

Humerus, trochlea 肱骨滑车

肱三头肌长头
Triceps m., long head

肱三头肌内侧头
Triceps m., medial head

肱三头肌腱 Triceps t.

鹰嘴窝及后方脂肪垫
Olecranon fossa and
posterior fat pad

三角肌前部
Deltoid m., anterior

Radial n. 桡神经

Biceps m. 肱二头肌

Brachialis m. 肱肌

肱骨冠突窝及前方脂肪垫
Humerus, coronoid fossa
and anterior fat pad

Humerus, trochlea 肱骨滑车

肱三头肌长头
Triceps m., long head
肱骨 Humerus

肱三头肌内侧头
Triceps m., medial head

鹰嘴窝及后方脂肪垫
Olecranon fossa and
posterior fat pad

尺骨鹰嘴 Ulna, olecranon

上图：肱三头肌内侧头位于长头及外侧头的深部。
下图：肱肌起自肱骨前方骨皮质，止于尺骨粗隆。

右上臂 MR 矢状位 T₁WI

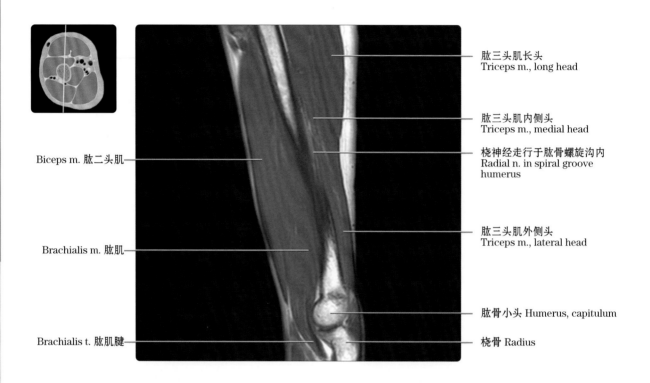

肱三头肌长头
Triceps m., long head

肱三头肌内侧头
Triceps m., medial head

桡神经走行于肱骨螺旋沟内
Radial n. in spiral groove
humerus

肱三头肌外侧头
Triceps m., lateral head

肱骨小头 Humerus, capitulum

桡骨 Radius

Biceps m. 肱二头肌

Brachialis m. 肱肌

Brachialis t. 肱肌腱

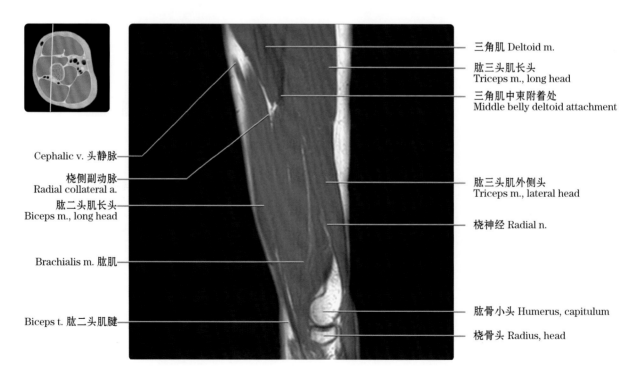

三角肌 Deltoid m.

肱三头肌长头
Triceps m., long head

三角肌中束附着处
Middle belly deltoid attachment

肱三头肌外侧头
Triceps m., lateral head

桡神经 Radial n.

肱骨小头 Humerus, capitulum

桡骨头 Radius, head

Cephalic v. 头静脉

桡侧副动脉
Radial collateral a.

肱二头肌长头
Biceps m., long head

Brachialis m. 肱肌

Biceps t. 肱二头肌腱

上图：图中后方可见肱三头肌外侧头。
下图：肱二头肌腱跨肘关节，止于桡骨粗隆。

左上臂 MR 矢状位 T₁WI

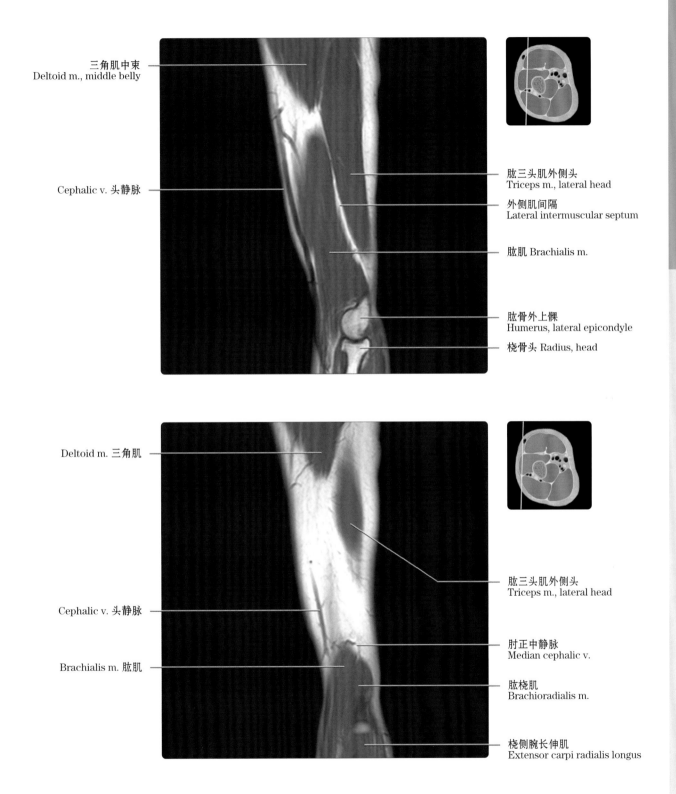

三角肌中束
Deltoid m., middle belly

Cephalic v. 头静脉

肱三头肌外侧头
Triceps m., lateral head

外侧肌间隔
Lateral intermuscular septum

肱肌 Brachialis m.

肱骨外上髁
Humerus, lateral epicondyle

桡骨头 Radius, head

Deltoid m. 三角肌

Cephalic v. 头静脉

Brachialis m. 肱肌

肱三头肌外侧头
Triceps m., lateral head

肘正中静脉
Median cephalic v.

肱桡肌
Brachioradialis m.

桡侧腕长伸肌
Extensor carpi radialis longus

上图：头静脉位于上臂前外侧皮下脂肪层内。外侧肌间隔分隔前群和后群肌肉。

下图：桡侧腕长伸肌起自肱骨外上髁。

第三章　肘　部

大体解剖

关节

- 肘关节是由肱骨、尺骨和桡骨构成的复关节
- 包括三个关节
  - **肱尺关节**
    - 由肱骨滑车与尺骨滑车切迹构成
    - 属滑车关节，可屈曲和伸展
    - 骨性结构在屈曲 0°~30° 之间可维持内侧 - 外侧稳定性
  - **肱桡关节**
    - 由肱骨小头与桡骨头构成
    - 允许铰链和轴线运动
    - 无固有的骨性稳定性
  - **桡尺近侧关节**
    - 由桡骨头与尺骨的桡切迹构成
    - 车轴关节，保证桡骨头在前臂旋前和旋后时旋转
    - 环状韧带将桡骨头固定在关节凹内以维持其稳定性
  - 关节面的协调度随肘关节和前臂的位置而变化：当肘关节屈曲至 90°，前臂旋前和旋后关节面一致性最大
- **关节囊**
  - 包绕三个关节
  - 后止点：尺骨鹰嘴窝和肱骨小头近端的肱骨、肱三头肌腱前方的尺骨鹰嘴
  - 前止点：冠突窝和桡窝近端的肱骨、冠突、环状韧带
  - 前脂肪垫和后脂肪垫位于关节囊内、滑膜外
- **肘关节运动**
  - **屈曲**
    - 肱肌：起自肱骨前面，止于尺骨前粗隆
    - 肱二头肌：起自肩部，止于桡骨粗隆
    - 肱桡肌：起自肱骨外侧髁上嵴，止于桡骨远端外侧
    - 旋前圆肌：起自肱骨内上髁和尺骨冠突，止于桡骨中段外侧
  - **伸展**
    - 肱三头肌：起自肩部和肱骨近端，止于尺骨鹰嘴
    - 肘肌：起自外上髁后方，止于尺骨和尺骨鹰嘴外侧（也可在旋前时外展尺骨）
- **桡尺近侧关节活动**
  - **旋后**
    - 肱二头肌（见上面"屈曲"部分的介绍）
    - 旋后肌：起自尺骨外上髁和旋后肌嵴，止于桡骨近端前外侧
  - **旋前**
    - 旋前圆肌（见上面"屈曲"部分的介绍）
    - 旋前方肌：位于前臂远端，起自尺骨远端，止于桡骨远端

韧带

- **侧面**
  - **桡侧副韧带**
    - 抑制内翻
    - 起自肱骨外上髁，远端与环状韧带融合
  - **外侧尺侧副韧带**
    - 维持后外侧稳定
    - 起自外上髁，位于桡侧副韧带后方
    - 沿桡骨颈后内侧走行，止于尺骨近端桡侧旋后肌嵴
- **内侧面**
  - **内侧（也称尺侧）副韧带**
    - 抑制外翻
    - 扇形，从内上髁延伸至尺骨
    - 3 个组成部分：前束（功能上最重要）、后束、横束
- **桡尺近侧关节韧带**
  - **环状韧带**：止于尺骨桡侧切迹的前后两侧，环绕于桡骨头周围
  - **方形韧带**：从桡骨颈延伸至尺骨、远端至环状韧带的细纤维带

肌腱

- 前臂多条屈肌、伸肌起自肱骨内、外上髁
  - **屈肌总腱**
    - 起自内上髁
    - 内侧副韧带表面
    - 屈肌/旋前肌群：桡侧腕屈肌、尺侧腕屈肌、指浅屈肌、旋前圆肌、掌长肌
  - **伸肌总腱**
    - 起自外上髁
    - 桡侧副韧带表面
    - 由伸腕/旋后肌群组成：桡侧腕短伸肌、桡侧腕长伸肌、小指伸肌、指总伸肌

滑囊

- **后面**
  - **鹰嘴皮下滑囊**：位于皮下，鹰嘴突表面
  - **腱下鹰嘴滑囊**：位于肱三头肌腱和尺骨鹰嘴之间
- **前面**
  - **肱二头肌桡骨滑囊**：位于肱二头肌腱和桡骨粗隆之间

- 侧面
  - **桡尺骨滑囊**：位于指伸肌和肱桡关节之间

血管

- **肱动脉**
  - 腋动脉的延续
  - 位于肘窝，肱二头肌腱内侧，肱二头肌腱膜深部
  - 与正中神经伴行
  - 手臂分支
    - 肱深动脉：与桡神经伴行向后向下，于外侧髁形成前后支吻合
    - 尺侧上副动脉：起自内侧，伴随尺神经下行至内侧髁后，与尺动脉分支形成吻合
    - 尺侧下副动脉：起自尺侧上副动脉远端，下行至内侧髁前，与尺动脉分支形成吻合
  - 于桡骨颈水平分为桡动脉和尺动脉
- **头静脉**
  - 位于肱二头肌外侧
- **贵要静脉**
  - 位于肱二头肌内侧

神经

- **桡神经**
  - 起自臂丛后束（C5-C8，T1）
  - 肱骨后外侧螺旋走行，与肱深动脉伴行
    - 发出前臂后皮神经，经后外侧髁支配前臂后方
  - 位于前外侧肱肌和肱桡肌之间
  - 支配肱三头肌、肘肌、肱桡肌和肱外侧肌
  - 为肘关节提供神经分支
  - 在外上髁水平分为深支和浅支
  - 深支
    - 纯运动支
    - 支配桡侧腕短伸肌和旋后肌
    - 穿旋后肌绕桡骨颈外旋
    - 在前臂后间室，从旋后肌穿出后为骨间后神经
    - 骨间后神经供应前臂后间室伸肌
    - 骨间后神经卡压综合征：Frohse 弓（旋后肌浅近缘）压迫深支
  - 浅支
    - 纯感觉支
    - 位于前臂前外侧，旋后肌和旋前圆肌浅层
- **正中神经**
  - 起自臂丛（C5-C8，T1）的内侧束和外侧束
  - 位于肘窝，肱二头肌腱膜深面
  - 为肘关节提供神经分支
  - 通过旋前圆肌两头之间深入前臂，位于前臂指浅屈肌和指深屈肌之间
  - 可能被肱二头肌腱膜或旋前圆肌头部压迫（旋前圆肌综合征）
  - 支配前臂前室旋前圆肌、旋前方肌和前臂前间室屈肌（尺侧腕屈肌和指深屈肌内侧半除外，由尺神经供应）
  - 骨间前神经
    - 起自旋前圆肌水平的正中神经
    - 位于前臂，骨间膜前方，拇长屈肌与指深屈肌之间
    - 支配拇长屈肌、旋前方肌和指深屈肌外侧半
    - Kiloh-Nevin 综合征：旋前圆肌尺骨头压迫骨间前神经
- **尺神经**
  - 起自臂丛内侧束（C8，T1）
  - 位于后内侧，在手臂远端，肱三头肌深面
  - 经内上髁后进入肘管
    - **肘管**：由内上髁和肘管支持带（Osborne 弓状韧带）形成的骨纤维管
    - 肘管综合征：肘管内尺神经受压所致的第 4、5 指疼痛和无力
  - 大约 15% 的人，可能于肱骨内上髁前方出现尺神经半脱位，通常在屈曲时发生
  - 为肘关节神经分支
  - 在前臂延续为尺侧腕屈肌的浅头和深头
  - 支配尺侧腕屈肌和指深屈肌内侧半
- **肌皮神经**
  - 发自臂丛外侧束（C5、C6、C7）
  - 位于肱肌和肱二头肌之间，并支配两者
  - 为肘关节提供神经分支
  - 肘关节处变浅，向外侧延续为前臂外侧皮神经，支配前臂外侧皮肤
- **前臂内侧皮神经**
  - 与贵要静脉伴行
  - 位于肘关节浅面，内上髁前方
  - 支配前臂后内侧感觉

参考文献

1. Rosenberg ZS et al: MR features of nerve disorders at the elbow. Magn Reson Imaging Clin N Am. 5(3):545-65, 1997
2. Rosenberg ZS et al: MR imaging of normal variants and interpretation pitfalls of the elbow. Magn Reson Imaging Clin N Am. 5(3):481-99, 1997

关节囊示意图侧面观

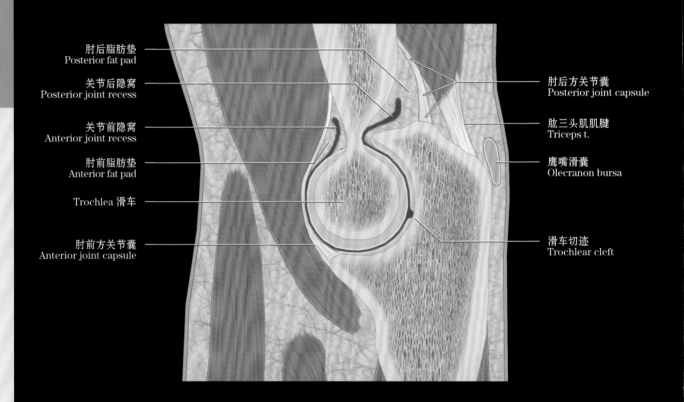

肘后脂肪垫
Posterior fat pad

关节后隐窝
Posterior joint recess

关节前隐窝
Anterior joint recess

肘前脂肪垫
Anterior fat pad

Trochlea 滑车

肘前方关节囊
Anterior joint capsule

肘后方关节囊
Posterior joint capsule

肱三头肌肌腱
Triceps t.

鹰嘴滑囊
Olecranon bursa

滑车切迹
Trochlear cleft

肘前脂肪垫和肘后脂肪垫位于关节囊内、滑膜外，可被关节积液向外推压。注意：滑车切迹为尺骨鹰嘴和冠状突的交界处，没有关节软骨覆盖，可能被混淆为游离体或假性缺损。

肘部横断面示意图

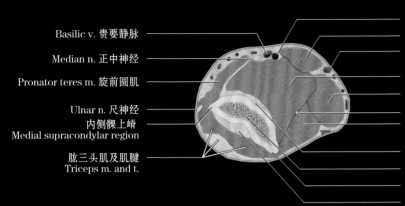

Basilic v. 贵要静脉
Median n. 正中神经
Pronator teres m. 旋前圆肌
Ulnar n. 尺神经
内侧髁上嵴 Medial supracondylar region
肱三头肌及肌腱 Triceps m. and t.

肱动脉 Brachial a.
肱二头肌 Biceps m.
头静脉 Cephalic v.
肱肌 Brachialis m.
肱桡肌 Brachioradialis m.
桡神经 Radial n.
桡侧腕长伸肌 Extensor carpi radialis longus m.
前脂肪垫 Anterior fat pad
肱骨远端 Distal humerus
外侧髁上嵴 Lateral supracondylar region
后脂肪垫 Posterior fat pad

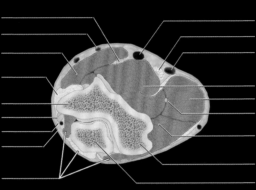

Median n. 正中神经
Basilic v. 贵要静脉
旋前圆肌 Pronator teres m.
屈肌总腱 Common flexor t.
Medial epicondyle 内上髁
Ulnar n. 尺神经
Ulnar recurrent a. 尺侧返动脉
肘管支持带 (Osborne韧带) Cubital retinaculum (lig. of Osborne)
肱三头肌及肌腱 Triceps m. and t.

肱动脉 Brachial a.
肱二头肌肌腱 Biceps t.
头静脉 Cephalic v.
肱肌 Brachialis m.
肱桡肌 Brachioradialis m.
桡神经 Radial n.
桡侧腕长伸肌 Extensor carpi radialis longus m.
外上髁 Lateral epicondyle
鹰嘴 Olecranon process

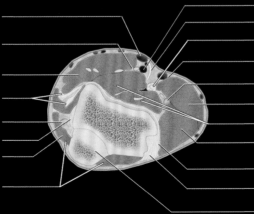

Basilic v. 贵要静脉
Median n. 正中神经
旋前圆肌 Pronator teres m.
屈肌总腱 Common flexor t.
Ulnar n. 尺神经
尺侧副韧带 Ulnar collateral lig.
尺侧腕屈肌 Flexor carpi ulnaris m.
肱三头肌及肌腱 Triceps m. and t.

肱动脉 Brachial a.
肱二头肌腱膜 Biceps aponeurosis
肱二头肌肌腱 Biceps t.
头静脉 Cephalic v.
桡神经 Radial n.
肱桡肌 Brachioradialis m.
肱肌 Brachialis m.
桡侧腕长伸肌 Extensor carpi radialis longus m.
伸肌总腱 Common extensor t.
桡侧副韧带 Radial collateral lig.
鹰嘴 Olecranon process

上图：横轴位示肱骨髁上嵴。冠突窝和尺骨鹰嘴窝内分别可见前脂肪垫和后脂肪垫。前臂远端主要由肱肌构成。

中图：横轴位图示肱骨远端髁上区域。当肌腱止于鹰嘴，肱三头肌肌腱变薄。尺神经和尺侧返动脉由肘管支持带（Osborne 韧带）固定在肘管内。

下图：横轴位图示肘关节近端髁上区域。伸肌总腱位于桡侧副韧带之上，此平面难以辨认。尺神经离开肘管，进入尺侧腕屈肌。

肘部横断面示意图

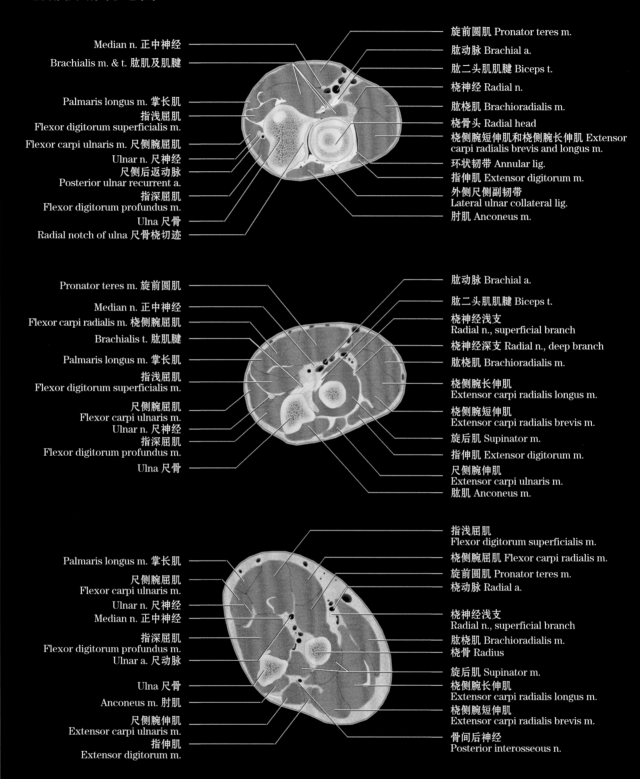

Median n. 正中神经
Brachialis m. & t. 肱肌及肌腱

Palmaris longus m. 掌长肌
指浅屈肌
Flexor digitorum superficialis m.
Flexor carpi ulnaris m. 尺侧腕屈肌
Ulnar n. 尺神经
尺侧后返动脉
Posterior ulnar recurrent a.
指深屈肌
Flexor digitorum profundus m.
Ulna 尺骨
Radial notch of ulna 尺骨桡切迹

旋前圆肌 Pronator teres m.
肱动脉 Brachial a.
肱二头肌肌腱 Biceps t.
桡神经 Radial n.
肱桡肌 Brachioradialis m.
桡骨头 Radial head
桡侧腕短伸肌和桡侧腕长伸肌 Extensor carpi radialis brevis and longus m.
环状韧带 Annular lig.
指伸肌 Extensor digitorum m.
外侧尺侧副韧带
Lateral ulnar collateral lig.
肘肌 Anconeus m.

Pronator teres m. 旋前圆肌
Median n. 正中神经
Flexor carpi radialis m. 桡侧腕屈肌
Brachialis t. 肱肌肌腱
Palmaris longus m. 掌长肌
指浅屈肌
Flexor digitorum superficialis m.
尺侧腕屈肌
Flexor carpi ulnaris m.
Ulnar n. 尺神经
指深屈肌
Flexor digitorum profundus m.
Ulna 尺骨

肱动脉 Brachial a.
肱二头肌肌腱 Biceps t.
桡神经浅支
Radial n., superficial branch
桡神经深支 Radial n., deep branch
肱桡肌 Brachioradialis m.
桡侧腕长伸肌
Extensor carpi radialis longus m.
桡侧腕短伸肌
Extensor carpi radialis brevis m.
旋后肌 Supinator m.
指伸肌 Extensor digitorum m.
尺侧腕伸肌
Extensor carpi ulnaris m.
肘肌 Anconeus m.

Palmaris longus m. 掌长肌
尺侧腕屈肌
Flexor carpi ulnaris m.
Ulnar n. 尺神经
Median n. 正中神经
指深屈肌
Flexor digitorum profundus m.
Ulnar a. 尺动脉
Ulna 尺骨
Anconeus m. 肘肌
尺侧腕伸肌
Extensor carpi ulnaris m.
指伸肌
Extensor digitorum m.

指浅屈肌
Flexor digitorum superficialis m.
桡侧腕屈肌 Flexor carpi radialis m.
旋前圆肌 Pronator teres m.
桡动脉 Radial a.
桡神经浅支
Radial n., superficial branch
肱桡肌 Brachioradialis m.
桡骨 Radius
旋后肌 Supinator m.
桡侧腕长伸肌
Extensor carpi radialis longus m.
桡侧腕短伸肌
Extensor carpi radialis brevis m.
骨间后神经
Posterior interosseous n.

上图：桡尺关节近端的横断面。因桡骨头被环状韧带固定在尺骨的桡切迹处，桡骨近侧关节的关节面清晰可见。外侧尺侧副韧带在止于尺骨之前，与环状韧带的后面融合。

中图：位于桡骨粗隆正上方的肘关节横断面。此平面肱肌腱止于尺骨粗隆上，肱二头肌肌腱即将止于桡骨粗隆上。肱二头肌肌腱附着点比肱肌腱附着点远。

下图：前臂近端层面，肌肉排列为前间室（屈）肌和后间室（伸）肌。

肘部血管和神经示意图

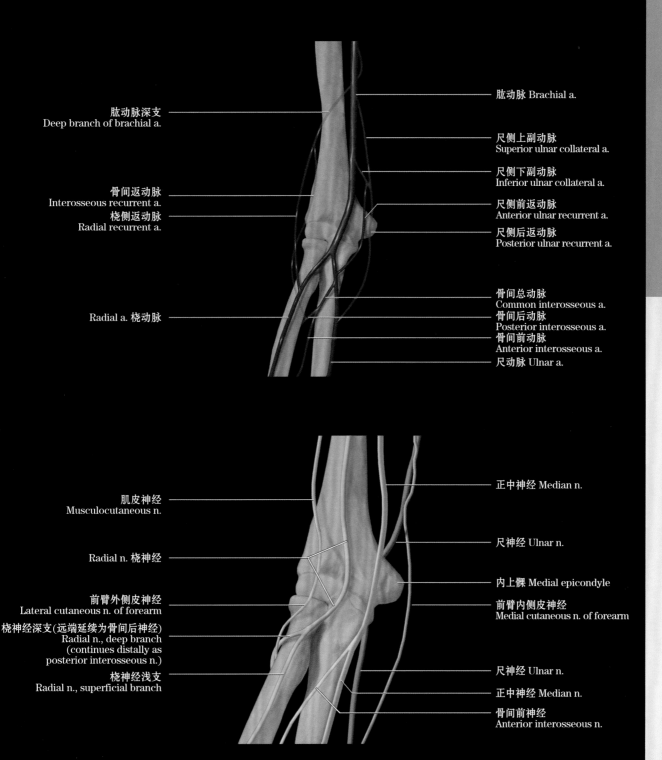

肱动脉深支
Deep branch of brachial a.

骨间返动脉
Interosseous recurrent a.
桡侧返动脉
Radial recurrent a.

Radial a. 桡动脉

肱动脉 Brachial a.

尺侧上副动脉
Superior ulnar collateral a.

尺侧下副动脉
Inferior ulnar collateral a.

尺侧前返动脉
Anterior ulnar recurrent a.

尺侧后返动脉
Posterior ulnar recurrent a.

骨间总动脉
Common interosseous a.
骨间后动脉
Posterior interosseous a.
骨间前动脉
Anterior interosseous a.
尺动脉 Ulnar a.

肌皮神经
Musculocutaneous n.

Radial n. 桡神经

前臂外侧皮神经
Lateral cutaneous n. of forearm
桡神经深支(远端延续为骨间后神经)
Radial n., deep branch
(continues distally as
posterior interosseous n.)
桡神经浅支
Radial n., superficial branch

正中神经 Median n.

尺神经 Ulnar n.

内上髁 Medial epicondyle

前臂内侧皮神经
Medial cutaneous n. of forearm

尺神经 Ulnar n.

正中神经 Median n.

骨间前神经
Anterior interosseous n.

上图：肱动脉是手臂的主要动脉，是腋动脉的直接延续。肱动脉在手臂上发出分支，分别与尺动脉和桡动脉的分支形成内外侧吻合，是肱动脉的终末分支。

下图：示肘关节的神经及主要分支。前臂外侧皮神经是上臂肌皮神经的延续。桡神经深支通过旋后肌绕桡骨颈，成为前臂骨间后神经。尺神经位于内上髁后方，通过尺侧腕屈肌浅、深头进入前臂。骨间前神经是正中神经的一个分支，起始于旋前圆肌近端和肱二头肌腱膜远端之间。

影像解剖

概述

- 肱骨远端有 2 个关节面
  - 滑车位于内侧，与尺骨相关节
    - 滑车向后延续为鹰嘴窝
    - 鹰嘴窝与尺骨鹰嘴相关节
  - 肱骨小头位于外侧，与桡骨相关节
  - 滑车和肱骨小头被髁间嵴分开
  - 透明软骨完整覆盖滑车和肱骨小头
- 桡骨近端
  - 圆形，关节面稍凹陷，与肱骨小头相关节
- 尺骨近端
  - 鹰嘴与滑车和鹰嘴窝相关节
    - 关节面称为滑车切迹
  - 冠突：关节前缘的三角形尖端
  - 高耸结节：内侧缘不连续突起
    - 尺侧副韧带止点
- 尺骨 - 肱骨关节是纯铰链关节
  - 只能屈伸
- 肱桡关节可完成更多复杂运动
  - 屈，伸，旋前，旋后
- 桡尺近侧关节
  - 透明软骨平行覆盖桡骨和尺骨
  - 可做旋前、旋后动作

内部结构

- 关节囊
  - 关节囊前、后部松弛，允许做屈 / 伸运动
  - 关节囊中部和边缘紧密，抑制内翻 / 外翻运动
    - 内侧和外侧副韧带加强
  - 上部：前、后均在鹰嘴窝略偏上
  - 下部：桡骨干骺端，尺骨冠突
    - 关节造影显示关节深部延伸到环状韧带
  - 中部和边缘：关节囊紧贴骨质，韧带进一步加强
- 尺侧副韧带（UCL）
  - 又称为内侧副韧带
  - 抵抗外翻力
  - 由 3 束组成：前束、后束和横束
  - 前束
    - 功能最为重要
    - 起自内上髁的下表面
    - 止于尺骨粗隆
    - 屈肌腱起点深部
  - 后束
    - 起自内上髁
    - 止于鹰嘴

- 横束
  - 没有具体功能
  - 由后向前延伸止于鹰嘴突
- 桡侧副韧带（RCL）
  - 又称外侧副韧带（LCL）
  - 抵抗内翻力
  - 较尺侧副韧带细
  - 自外上髁延伸到环状韧带
- 外侧尺侧副韧带（LUCL）
  - 又称为桡尺侧副韧带
  - 保证后外侧转动的稳定性
  - 起自外上髁桡侧副韧带后方
  - 向后下延伸，环绕桡骨头、颈
  - 向后与环状韧带融合
  - 远端止于尺骨旋后肌嵴
- 环状韧带
  - 在桡骨头周围形成环状
  - 前后连接尺侧桡切迹
  - 与桡侧副韧带和外侧尺侧副韧带融合
  - 旋后肌浅头起源于此
- 副桡侧副韧带
  - 表现各异
  - 起自环状韧带的前部
  - 止于尺骨旋后肌嵴
  - 内翻应力时稳定环状韧带
- 滑膜皱襞
  - 肱骨和桡骨头之间半月板样结构，表现多样
  - 滑膜内折
  - 可能会导致交锁（如果剧烈会导致断裂），但没有明确的可被接受的标准

解剖成像相关事宜

成像方法

- 平片
  - 标准位：前后位，侧位，外斜位
  - 前后位
    - 旋后，完全伸展
    - 内侧髁大于外侧髁
    - 鹰嘴窝和冠突窝致肱骨远端呈现为透光区
  - 侧位
    - 屈曲 90°
    - 正常情况下透明的前脂肪垫在肱骨远端前方可见，呈笔直的略微倾斜的线条状
    - 后脂肪垫不可见，除非存在水肿
    - 旋后肌线：旋后肌浅层薄而透亮的脂肪，与桡骨干近端平行，可因桡骨头骨折或关节积液而移位

- 外斜位
  - 因桡骨头无重叠，用于观察桡骨头
- 桡骨头位
  - 侧位，屈曲 90°，X 线束向桡骨头、颈横向成角 45°
- 屈曲尺骨沟位
  - 肘关节屈曲，手置于肩关节，肩关节和肘关节在同一平面，X 线束垂直向下照射
  - 显示鹰嘴突、内、外上髁和尺骨沟
- **关节造影**
  - 最佳入路：侧方入路
    - 患者俯卧位，面转向一侧
    - 肘关节屈曲近 90°，手臂上举超过头部
    - 拇指竖起
    - 此位置显示置针的肱桡关节
    - 对于侧方入路来说，患者坐于透视床旁，可获得同样的肘关节位置，但经验表明，该体位置针后更容易引起血管迷走神经反应
  - 替代入路：后方入路
    - 患者仰卧，肘关节屈曲放于枕头上垫高
    - 触诊到肱骨小头后凹，将针置于关节背外侧，从鹰嘴和肱骨小头之间朝向桡骨头
    - 可在超声引导下进针
  - 由于尺神经位于内侧，应避免内侧入路
- **MR 关节造影术**
  - 对于骨软骨骨折稳定性的评估优于常规 MR
  - 对内侧副韧带完整性的评估可能优于常规 MR
- **MR 扫描**
  - 患者仰卧位，可在一侧扫描肘关节
    - 患者体型大的该位置扫描具有挑战性，因为肘关节位于磁体的周围
  - "超人"体位
    - 患者俯卧位，手臂伸直超过头顶
    - 头部向一侧弯曲，以避免产生卷褶伪影
    - 摆位可能是一个难题，特别对于肩关节运动受限的老年人
  - 尽可能使用 3T MR
  - 高质量的收发线圈必不可少
    - Wrap 线圈
    - 腕关节线圈常用于儿童
    - 如果手臂超过头顶，肘关节下方可联合使用脊柱线圈，肘关节上方用柔性线圈（可比单独使用柔性线圈提供更多信号）
  - 横轴位、冠状位、矢状位
  - MR 关节造影，在个别临床问题时，3 个方位的

T_1WI 脂肪抑制，加最有用方位的 T_1WI 和（或）T_2WI
  - 对于非关节造影 MR，3 个方位的 PDWI 脂肪抑制加最有用方位的 T_1WI
- **CT 扫描**
  - CT 关节造影用于有 MR 禁忌证的患者
  - 定位
    - 患者俯卧，手臂上举超过头顶
    - 患者侧卧，手臂上举超过头顶
    - 头颅偏向一侧，避免产生线束硬化伪影
    - 由于线束硬化伪影，尽可能避免手臂放于一侧扫描

影像学注意事项
- **X 线平片注意事项**
  - 肱骨远侧干骺端内外侧的薄翼状缘
    - 可能被误认为骨膜反应
  - 正面投照时，桡骨粗隆呈透光区
    - 可能被误认为溶骨性病变
  - 骨发育未成熟患者骨骺 / 骨突骨化中心不规则
    - 外上髁、滑车、肱骨小头
    - 可能被误认为骨软骨骨折或骨坏死
  - 环状韧带附着处的切迹
    - 可能被误认为不完全骨折或骨侵蚀
- **MR 关节造影注意事项**
  - 肱骨小头假缺损
    - 位于肱骨小头关节面的后部
    - 无软骨覆盖的骨凹陷
    - 此区域可发生骨软骨损伤；可在 T_2WI 上鉴别
  - 滑车切迹软骨缺损
    - 小碗状
    - 位于关节面中央
  - 尺侧和桡侧副韧带较薄
    - MR 关节造影上显示与相邻屈肌腱分隔的结构

参考文献

1. Magee T: Accuracy of 3-T MR arthrography versus conventional 3-T MRI of elbow tendons and ligaments compared with surgery. AJR Am J Roentgenol. 204(1):W70-5, 2015
2. van Wagenberg JM et al: The posterior transtriceps approach for intra-articular elbow diagnostics, definitely not forgotten. Skeletal Radiol. 42(1):55-9, 2013
3. Delport AG et al: MR and CT arthrography of the elbow. Semin Musculoskelet Radiol. 16(1):15-26, 2012
4. Munshi M et al: Anterior bundle of ulnar collateral ligament: evaluation of anatomic relationships by using MR imaging, MR arthrography, and gross anatomic and histologic analysis. Radiology. 231(3):797-803, 2004
5. Cotten A et al: Normal Anatomy of the Elbow on Conventional MR Imaging and MR Arthrography. Semin Musculoskelet Radiol. 2(2):133-140, 1998

X 线平片：前后位和侧位

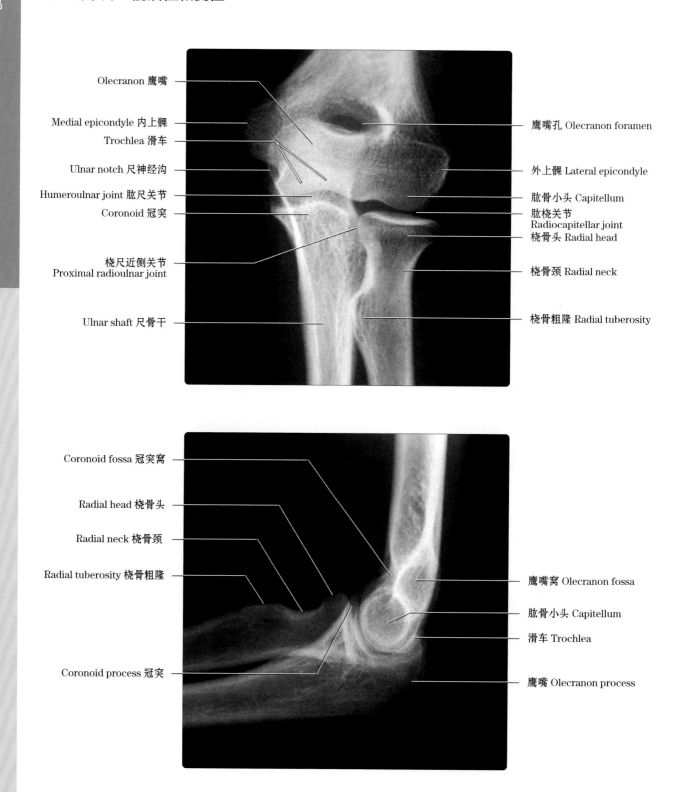

Olecranon 鹰嘴
Medial epicondyle 内上髁
Trochlea 滑车
Ulnar notch 尺神经沟
Humeroulnar joint 肱尺关节
Coronoid 冠突
桡尺近侧关节 Proximal radioulnar joint
Ulnar shaft 尺骨干

鹰嘴孔 Olecranon foramen
外上髁 Lateral epicondyle
肱骨小头 Capitellum
肱桡关节 Radiocapitellar joint
桡骨头 Radial head
桡骨颈 Radial neck
桡骨粗隆 Radial tuberosity

Coronoid fossa 冠突窝
Radial head 桡骨头
Radial neck 桡骨颈
Radial tuberosity 桡骨粗隆
Coronoid process 冠突

鹰嘴窝 Olecranon fossa
肱骨小头 Capitellum
滑车 Trochlea
鹰嘴 Olecranon process

上图：肘关节前后位，本例示鹰嘴窝有一孔，系鹰嘴窝和冠突窝之间皮质的一个洞，为正常变异。
下图：肘关节侧位，示肱骨小头和滑车互相重叠。桡骨头始终应与肱骨小头相交（肱桡线），沿肱骨前缘画一条线应始终与肱骨小头中部相交（肱骨前线）。

X 线平片：外斜位和桡骨头位

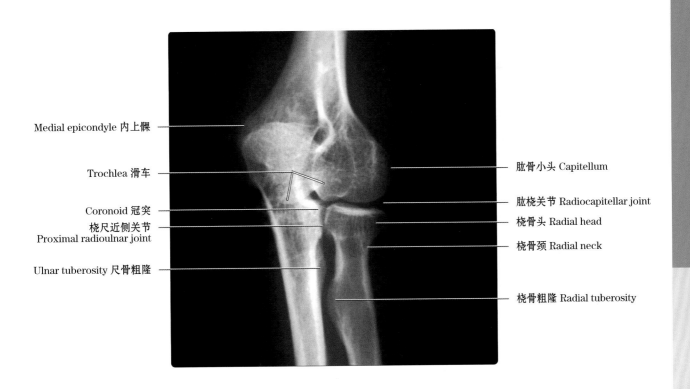

Medial epicondyle 内上髁

Trochlea 滑车

Coronoid 冠突

桡尺近侧关节
Proximal radioulnar joint

Ulnar tuberosity 尺骨粗隆

肱骨小头 Capitellum

肱桡关节 Radiocapitellar joint

桡骨头 Radial head

桡骨颈 Radial neck

桡骨粗隆 Radial tuberosity

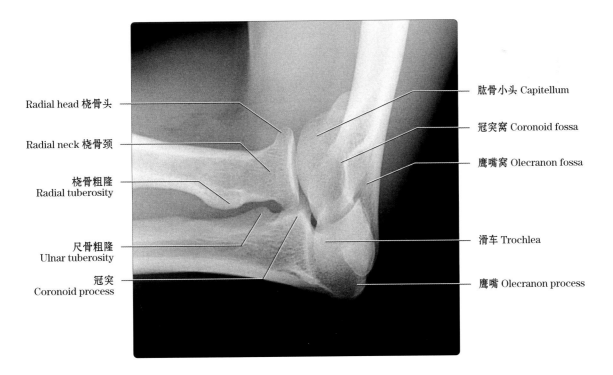

Radial head 桡骨头

Radial neck 桡骨颈

桡骨粗隆
Radial tuberosity

尺骨粗隆
Ulnar tuberosity

冠突
Coronoid process

肱骨小头 Capitellum

冠突窝 Coronoid fossa

鹰嘴窝 Olecranon fossa

滑车 Trochlea

鹰嘴 Olecranon process

上图：外斜位。桡骨和尺骨不再重叠，桡骨和尺骨粗隆清晰可见。内斜位图像很少获得。

下图：桡骨头清晰显示。肘关节侧位，X 线束横向倾斜照射。桡骨头和冠突不再重叠，桡骨头的显示优于常规侧位图像。该位置图像对于评估可疑桡骨头骨折很有用。

关节囊和冠状位示意图

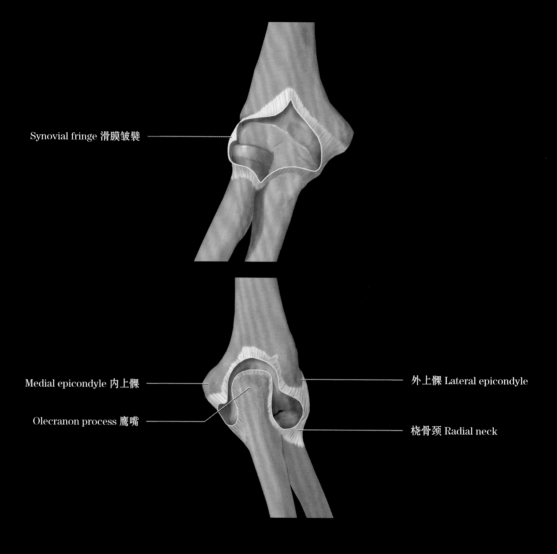

Synovial fringe 滑膜皱襞

Medial epicondyle 内上髁
Olecranon process 鹰嘴

外上髁 Lateral epicondyle

桡骨颈 Radial neck

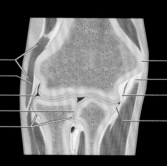

Common extensor origin 伸肌总腱起点
桡侧腕短伸肌
Extensor carpi radialis brevis
Radial collateral lig. 桡侧副韧带
Proximal radioulnar joint 桡尺近侧关节
Annular lig. 环状韧带

内上髁 Medial epicondyle
屈肌总腱起点
Common flexor origin
尺侧副韧带
Ulnar collateral lig.
尺骨高耸结节
Sublime tubercle of ulna

上图：去除关节囊前部后，显示其骨附着处轮廓。注意关节囊肱桡关节处局限性半月板样增厚，称为滑膜皱襞。

中图：去除关节囊后部后，显示其后部骨附着处轮廓。

下图：尺侧副韧带位于屈肌总腱起始处深部。

韧带解剖示意图

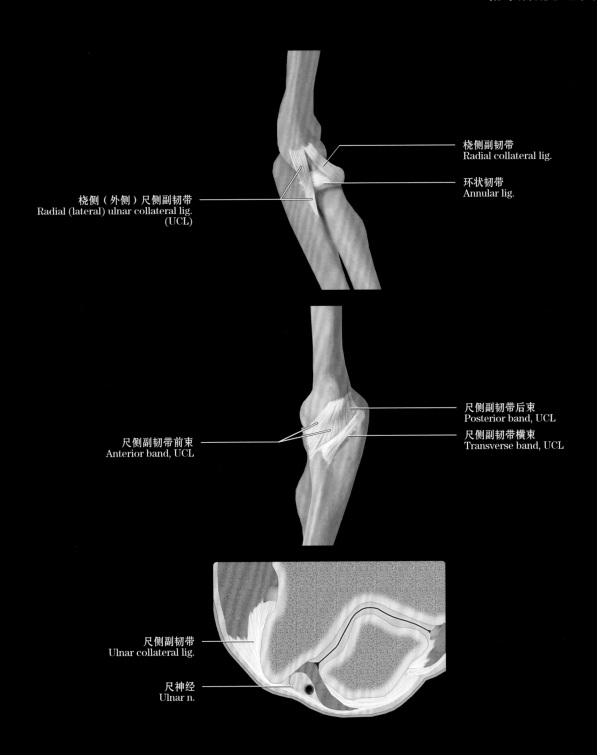

桡侧副韧带
Radial collateral lig.

环状韧带
Annular lig.

桡侧（外侧）尺侧副韧带
Radial (lateral) ulnar collateral lig.
(UCL)

尺侧副韧带后束
Posterior band, UCL

尺侧副韧带横束
Transverse band, UCL

尺侧副韧带前束
Anterior band, UCL

尺侧副韧带
Ulnar collateral lig.

尺神经
Ulnar n.

上图：侧位显示桡侧副韧带起自外上髁，止于桡骨颈。桡侧尺侧副韧带呈对角线自外上髁后缘经桡骨头后方（与环状韧带融合）斜行，止于尺骨旋后肌嵴。

中图：肘关节内侧面显示尺侧副韧带的 3 个组成部分。前束在功能上最重要，它起自内上髁，止于尺骨高耸结节。

下图：尺神经位于肘管内，紧邻尺侧副韧带，这解释了为什么尺侧副韧带撕裂常引起尺神经病变。

关节造影图像：定位针位置

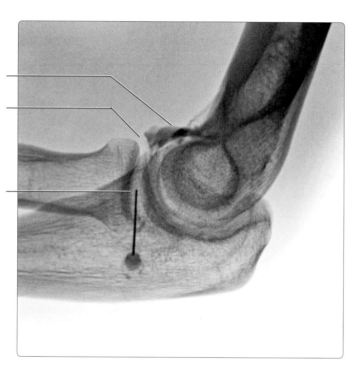

前隐窝(冠状窝)先充盈
Initial filling of anterior (coronoid) fossa

对比剂勾勒出桡骨头软骨
Radial head cartilage outlined by contrast

针尖位于桡骨头凹中心
Needle tip at center of radial fovea

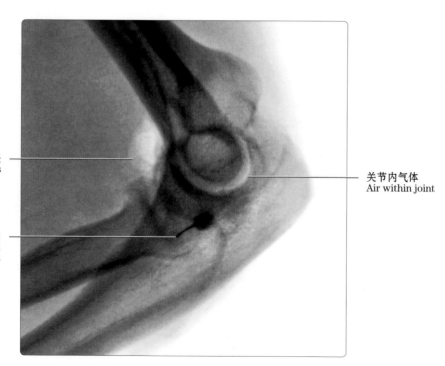

关节前隐窝充气膨胀
Air distending anterior joint recess

针尖位于肱桡关节背侧
Needle tip at dorsal portion of radiocapitellar joint

关节内气体
Air within joint

上图：肘关节侧位片显示针尖位置良好，邻近桡骨头凹的中心。对比剂通常先充填冠状窝，再向后填充。如果后隐窝没充填，应在取针后进行关节运动，以确定是否有瘢痕阻止了正常的关节充填。注意由于关节囊较紧，除了桡骨头掌侧大部分外，很难看到对比剂勾勒出的透明软骨。

下图：碘过敏患者，注射皮质类固醇激素后关节空气造影，侧位片显示空气充满正常关节前隐窝。

关节造影解剖

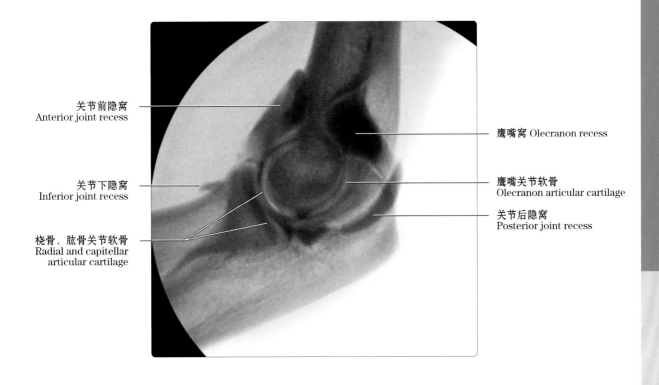

关节前隐窝
Anterior joint recess

鹰嘴窝 Olecranon recess

关节下隐窝
Inferior joint recess

鹰嘴关节软骨
Olecranon articular cartilage

关节后隐窝
Posterior joint recess

桡骨、肱骨关节软骨
Radial and capitellar
articular cartilage

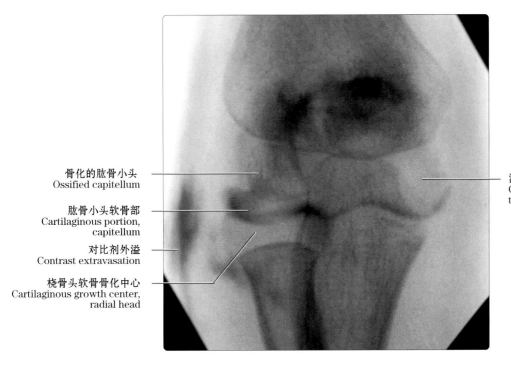

骨化的肱骨小头
Ossified capitellum

滑车，软骨骨化中心
Cartilaginous growth center,
trochlea

肱骨小头软骨部
Cartilaginous portion,
capitellum

对比剂外溢
Contrast extravasation

桡骨头软骨骨化中心
Cartilaginous growth center,
radial head

上图：关节造影时关节隐窝应充分充盈，关节粘连和游离体常发生于此。软骨显示受限。

下图：4岁儿童前后位关节造影来评估软骨损伤，对比剂勾勒出正常软骨骨化中心。骨化中心出现顺序：肱骨小头，桡骨头，内上髁，滑车，鹰嘴，外上髁。

MR 关节造影冠状位

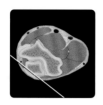

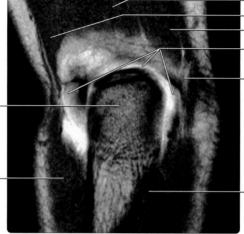

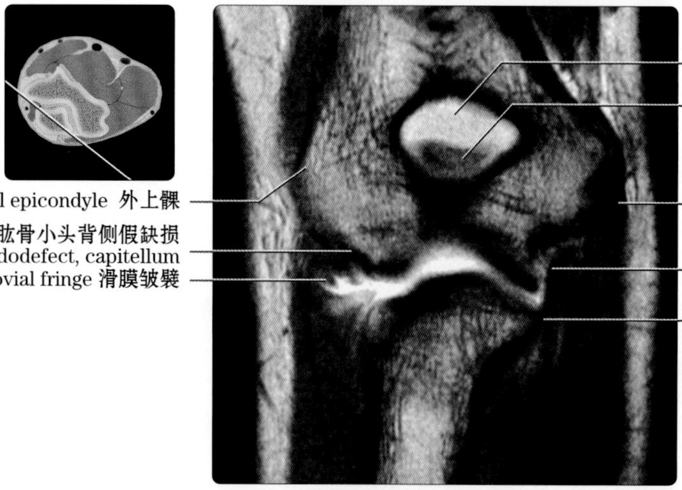

肱三头肌内侧头 Triceps m., medial head
肱三头肌外侧头 Triceps m., lateral head
肱三头肌长头 Triceps m., long head
关节后隐窝 Posterior joint recesses

尺神经 Ulnar n.

Olecranon process 鹰嘴

Anconeus m. 肘肌

指深屈肌
Flexor digitorum profundus m.

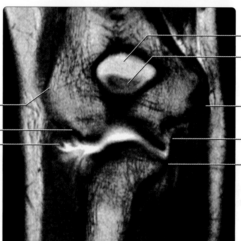

鹰嘴窝 Olecranon fossa
鹰嘴 Olecranon process

Lateral epicondyle 外上髁
肱骨小头背侧假缺损
Dorsal pseudodefect, capitellum
Synovial fringe 滑膜皱襞

屈肌总腱起点 Common flexor origin

尺侧副韧带
Ulnar collateral lig.
尺骨高耸结节
Sublime tubercle, ulna

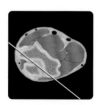

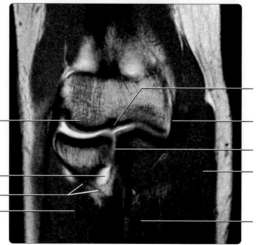

肱骨髁间嵴
Intercondylar ridge, humerus

Capitellum 肱骨小头

尺侧副韧带 Ulnar collateral lig.

桡尺近侧关节 Proximal radioulnar joint

Inferior joint recess 关节下隐窝
桡侧（外侧）尺侧副韧带
Radial (lateral) ulnar collateral lig.
Supinator m. 旋后肌

指浅屈肌
Flexor digitorum superficialis m.

指深屈肌
Flexor digitorum profundus m.

上图：MR 关节造影冠状位 T₁WI，图示关节后隐窝在鹰嘴周围形成马蹄形。关节囊前、后部松弛。

中图：鹰嘴窝下缘层面可见到鹰嘴前缘。尺侧副韧带起自内上髁，止于尺骨高耸结节。注意肱骨小头后方的正常缺口，称为假性缺损。

下图：桡侧（外）尺侧副韧带在桡骨后方形成吊带，提供后外侧稳定性。

MR 关节造影冠状位

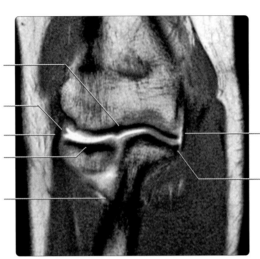

Intercondylar ridge 髁间嵴

Synovial fringe 滑膜皱襞

Radial collateral lig. 桡侧副韧带

桡骨头关节凹
Fovea capitis, radial head

桡侧 (外侧) 尺侧副韧带
Radial (lateral) ulnar collateral lig.

尺侧副韧带 Ulnar collateral lig.

尺骨高耸结节 Sublime tubercle, ulna

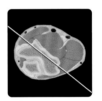

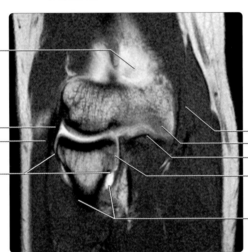

Anterior joint recess 关节前隐窝

Radial collateral lig. 桡侧副韧带
桡侧腕短伸肌
Extensor carpi radialis brevis m.

Annular lig. 环状韧带

旋前圆肌 Pronator teres m.
滑车 Trochlea
冠突 Coronoid process
桡尺近侧关节 Proximal radioulnar joint

关节下隐窝 Inferior joint recesses

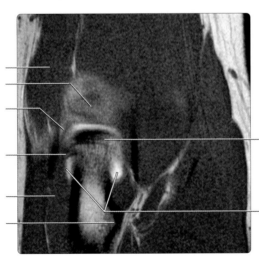

Brachioradialis m. 肱桡肌
Capitellum 肱骨小头

Radial collateral lig. 桡侧副韧带

Annular lig. 环状韧带

Supinator m. 旋后肌

Bicipital tubercle 桡骨粗隆

桡骨头 Radial head

关节下隐窝 Inferior joint recesses

上图：桡骨头关节凹处的软骨通常很薄，滑膜皱襞在桡骨和肱骨小头之间形成半月板状的结构，肱骨小头和滑车关节面被髁间嵴分开。

中图：桡侧副韧带紧贴肱骨和桡骨外侧缘，远端与环状韧带融合。

下图：肱桡关节在肱尺关节前方平面。

MR 关节造影矢状位

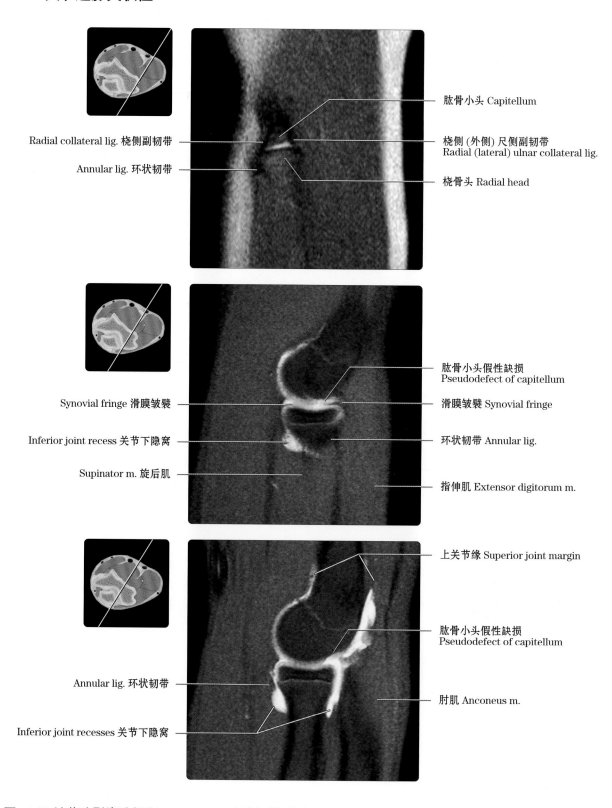

肱骨小头 Capitellum

Radial collateral lig. 桡侧副韧带

桡侧 (外侧) 尺侧副韧带
Radial (lateral) ulnar collateral lig.

Annular lig. 环状韧带

桡骨头 Radial head

肱骨小头假性缺损
Pseudodefect of capitellum

Synovial fringe 滑膜皱襞

滑膜皱襞 Synovial fringe

Inferior joint recess 关节下隐窝

环状韧带 Annular lig.

Supinator m. 旋后肌

指伸肌 Extensor digitorum m.

上关节缘 Superior joint margin

肱骨小头假性缺损
Pseudodefect of capitellum

Annular lig. 环状韧带

肘肌 Anconeus m.

Inferior joint recesses 关节下隐窝

上图：MR 关节造影脂肪抑制 PDWI，显示桡侧副韧带位于肘关节前部，桡侧（外侧）尺侧副韧带位于后部。
中图：12 岁患者关节镜检查证实软骨正常，注意正常的骨凹和肱骨小头背侧的软骨缺失（假性缺损）。
下图：同一患者通过肱骨小头中央的图像，再次显示假性缺损。环状韧带远端有正常的关节膨出，形成关节下隐窝。

MR 关节造影矢状位

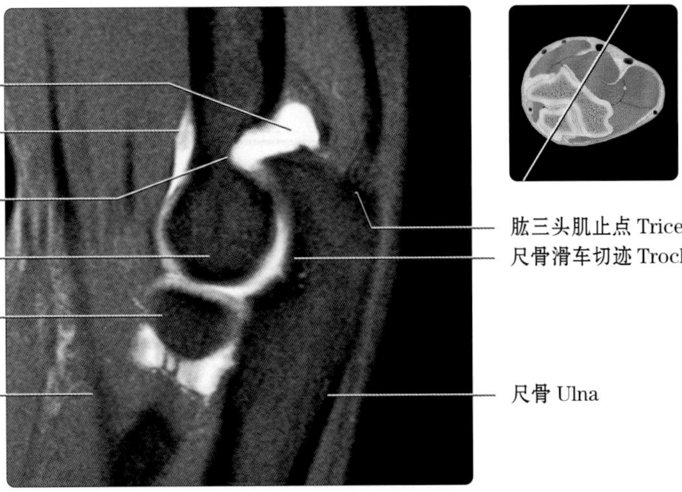

Olecranon recess 鹰嘴隐窝
Anterior joint recess 关节前隐窝
Olecranon fossa, ulna 尺骨鹰嘴窝
Intercondylar humerus 肱骨髁间
Radial head 桡骨头
Biceps t. 肱二头肌肌腱

肱三头肌止点 Triceps insertion
尺骨滑车切迹 Trochlear notch, ulna

尺骨 Ulna

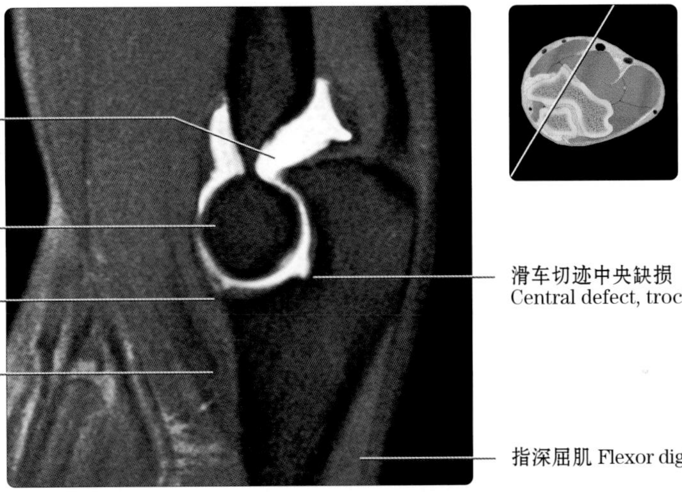

Olecranon recess 鹰嘴隐窝
Trochlea 滑车
关节囊止于冠突
Capsular attachment to coronoid process
Brachialis t. 肱肌肌腱

滑车切迹中央缺损
Central defect, trochlear notch

指深屈肌 Flexor digitorum profundus m.

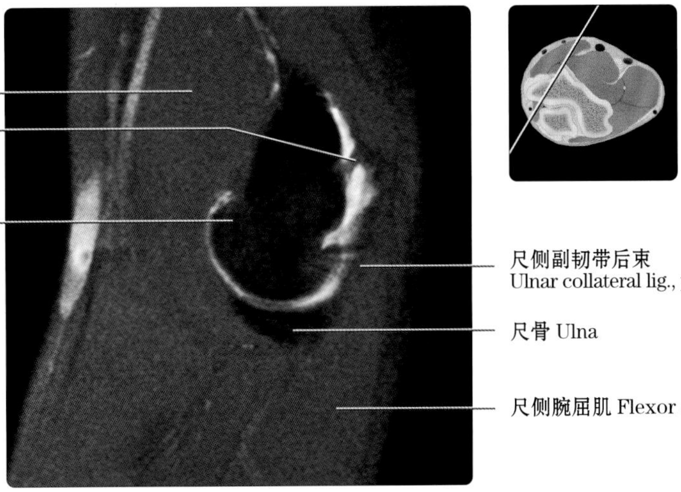

Brachialis m. 肱肌
关节窝内正常皱褶
Normal fold in joint recess
Trochlea 滑车

尺侧副韧带后束
Ulnar collateral lig., posterior band

尺骨 Ulna

尺侧腕屈肌 Flexor carpi ulnaris m.

上图：通过肘关节中央层面图像，显示肱桡关节层面向肱尺关节层面的过渡。

中图：关节囊向前、后延伸至鹰嘴窝上方，滑车在矢状位比肱骨小头更圆。尺骨鹰嘴在冠突及鹰嘴顶端中间的关节软骨，有一正常的碗状缺损。

下图：肘关节内侧层面图像，可见尺侧副韧带的后束，呈水平走行。

MR 关节造影横轴位

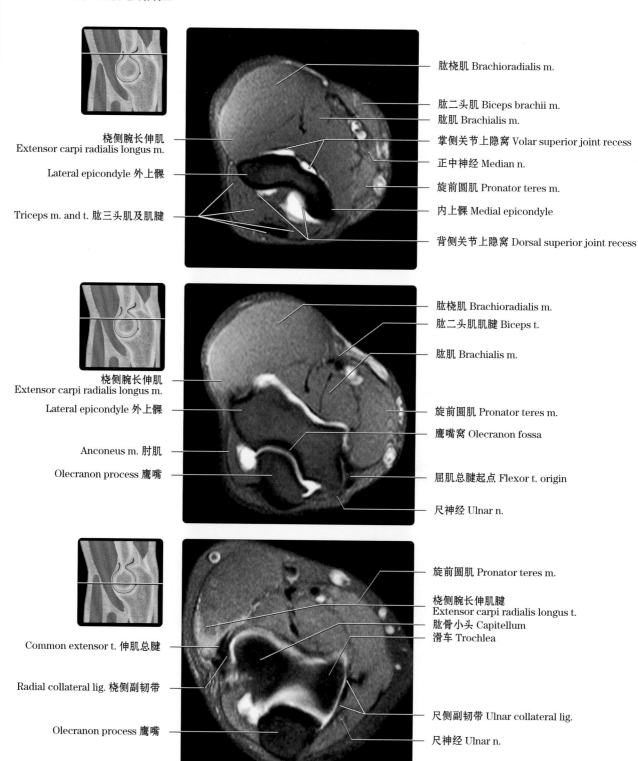

桡侧腕长伸肌
Extensor carpi radialis longus m.

Lateral epicondyle 外上髁

Triceps m. and t. 肱三头肌及肌腱

肱桡肌 Brachioradialis m.

肱二头肌 Biceps brachii m.
肱肌 Brachialis m.
掌侧关节上隐窝 Volar superior joint recess
正中神经 Median n.
旋前圆肌 Pronator teres m.
内上髁 Medial epicondyle
背侧关节上隐窝 Dorsal superior joint recess

桡侧腕长伸肌
Extensor carpi radialis longus m.

Lateral epicondyle 外上髁

Anconeus m. 肘肌

Olecranon process 鹰嘴

肱桡肌 Brachioradialis m.
肱二头肌肌腱 Biceps t.

肱肌 Brachialis m.

旋前圆肌 Pronator teres m.
鹰嘴窝 Olecranon fossa

屈肌总腱起点 Flexor t. origin

尺神经 Ulnar n.

Common extensor t. 伸肌总腱

Radial collateral lig. 桡侧副韧带

Olecranon process 鹰嘴

旋前圆肌 Pronator teres m.
桡侧腕长伸肌腱
Extensor carpi radialis longus t.
肱骨小头 Capitellum
滑车 Trochlea

尺侧副韧带 Ulnar collateral lig.
尺神经 Ulnar n.

上图：MR 关节造影横轴位脂肪抑制 PDWI，图示关节囊广泛附着，背侧关节上隐窝存在正常皱褶。

中图：内上髁下缘层面，屈肌腱和尺侧副韧带起自此处。外上髁更垂直，肌腱和桡侧副韧带起自其外侧缘。

下图：尺神经靠近尺侧副韧带，解剖关系密切，尺侧副韧带修复时需注意勿伤及尺神经。

MR 关节造影横轴位

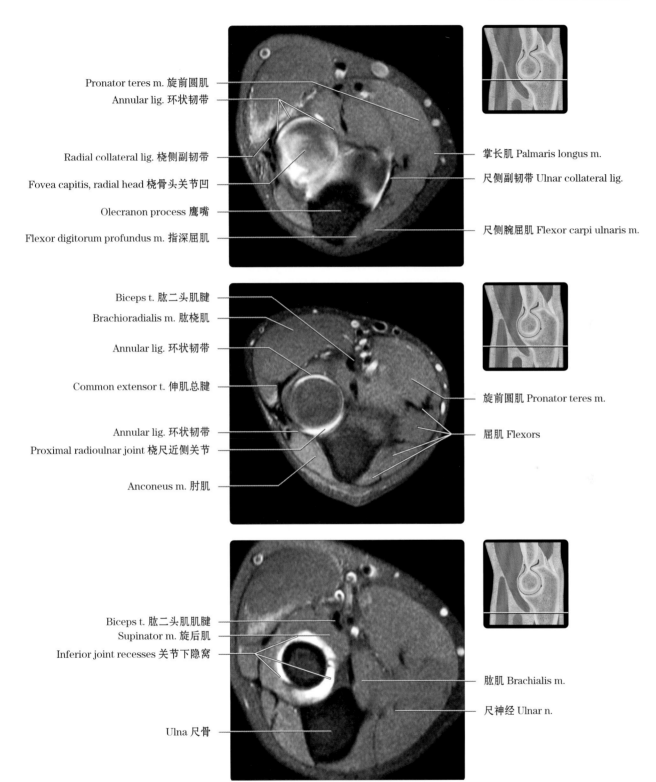

Pronator teres m. 旋前圆肌
Annular lig. 环状韧带

Radial collateral lig. 桡侧副韧带
Fovea capitis, radial head 桡骨头关节凹
Olecranon process 鹰嘴
Flexor digitorum profundus m. 指深屈肌

掌长肌 Palmaris longus m.
尺侧副韧带 Ulnar collateral lig.
尺侧腕屈肌 Flexor carpi ulnaris m.

Biceps t. 肱二头肌腱
Brachioradialis m. 肱桡肌
Annular lig. 环状韧带
Common extensor t. 伸肌总腱
Annular lig. 环状韧带
Proximal radioulnar joint 桡尺近侧关节
Anconeus m. 肘肌

旋前圆肌 Pronator teres m.
屈肌 Flexors

Biceps t. 肱二头肌肌腱
Supinator m. 旋后肌
Inferior joint recesses 关节下隐窝
Ulna 尺骨

肱肌 Brachialis m.
尺神经 Ulnar n.

上图：在桡侧副韧带深部，可见环绕桡骨头的部分环状韧带。尺侧副韧带与邻近的屈肌不能明确分开。
中图：可见桡尺近侧关节。尺骨关节囊止于此图像的头侧。
下图：关节下隐窝几乎沿圆周环绕桡骨颈，位于旋后肌下方。

影像解剖

MR 成像建议

- 肘部可在患者一侧或**"超人"位置**进行扫描（患者俯卧，手臂伸直，举过头顶）
- 横轴位、矢状位和冠状位
  - 矢状位图像对于鉴别肱二头肌腱远端和血管结构不可靠；需要依靠横轴位图像对肱二头肌评估
  - 注意：横轴位成像需延伸到桡骨粗隆的远端，才能充分评估肱二头肌止点
- T_1WI 和 PDWI ± 脂肪抑制
- 补充成像
  - 后下倾斜 20° 冠状面：更好地显示尺骨副韧带和外侧尺侧副韧带
  - FABS：屈（肘）、外展（臂）、旋后（前臂）；屈（肘）的超人姿势，可以很好地展示肱二头肌腱远端及止点
  - MR 关节造影：用于评估肱骨头骨软骨骨折和尺侧副韧带的完整性

临床意义

与肘部解剖有关的去神经综合征

- 桡神经
  - 后骨间神经去神经
  - 两大临床症状
    - 桡管综合征：疼痛 ± 轻度运动无力；占 MR 去神经表现的 52%
    - 后骨间神经综合征：单纯运动无力伴肌肉去神经表现；无疼痛
  - 桡管解剖
    - 后侧：肱骨小头
    - 中侧：肱二头肌
    - 前外侧：肱桡肌和桡侧腕伸肌
  - 桡管的常见压迫点
    - 在 Frohse 弓下（肱肌和肱桡肌之间的纤维粘连；可见于 30%~50% 的人群）旋后肌近端边缘（最常见的压迫部位）
    - 肱桡关节前囊在桡管入口处的纤维带
    - 桡返动脉（leash of Henry）
    - 桡侧腕短伸肌纤维缘
    - 旋后肌的远侧缘筋膜弓下
  - 最常见的去神经支配特点
    - 旋后肌、指伸肌、尺侧腕伸肌、小指伸肌、拇长展肌、拇长伸肌、示指伸肌的去神经支配
    - 桡侧腕长伸肌和腕短伸肌因支配的神经分支出现在桡管的近端，通常不受影响

- 如果支配的神经分支在桡管近端出现，旋后肌偶尔不受累
- 正中神经
  - 正中神经近端去神经：旋前肌综合征有几个潜在的正中神经卡压部位
    - 在旋前圆肌的肱骨头（浅表）和尺骨头（深）之间
    - 在肱二头肌腱膜（纤维腱膜）
    - 在指浅屈肌起始弓部（sublimis bridge）
    - 肌肉肥大或先天性肌腹 / 肌腱异常
    - 临床表现肘关节 / 前臂 / 手掌侧疼痛和麻木；一般无肌无力
    - 偶见旋前圆肌、桡侧腕屈肌、指浅屈肌去神经体征
  - 正中神经近端去神经：髁上突综合征
    - 罕见的连接髁上突和内上髁的 Struthers 韧带压迫正中神经
    - 手部感觉异常和麻木的临床表现；偶尔无力
  - 骨间前神经综合征（Kiloh-Nevin）：压迫前臂近端神经
    - 大多数病灶位于引起旋前圆肌综合征的病灶远端
    - 通常由于直接创伤或外部压迫（如石膏、软组织肿块、异常肌肉或纤维带）所致
    - 临床表现为前臂掌部疼痛，急性拇指、示指肌无力，偶有中指肌无力
    - 涉及的肌肉：指深屈肌、拇长屈肌、旋前方肌
- 尺神经：肘管综合征
  - 尺神经在内上髁后方肘管内，经肘管支持带（Osborne 韧带）下方走行
  - 肘管尺神经病变的原因
    - 继发于外伤或纤维组织松弛的半脱位
    - 游离体、骨折骨痂或骨赘
    - 软组织肿块
    - 滑膜炎或关节出血
    - 尺骨腕屈肌支持带增厚
    - 副肌：滑车上副肌
    - 直接创伤
  - 临床表现：疼痛涉及第 4、5 指和爪状手
  - 受累肌肉：尺侧腕屈肌和指深屈肌尺侧半

参考文献

1. Kim SJ et al: MR imaging mapping of skeletal muscle denervation in entrapment and compressive neuropathies. Radiographics. 31(2):319-32, 2011
2. Husarik DB et al: Elbow nerves: MR findings in 60 asymptomatic subjects–normal anatomy, variants, and pitfalls. Radiology. 252(1):148-56, 2009

横断面解剖

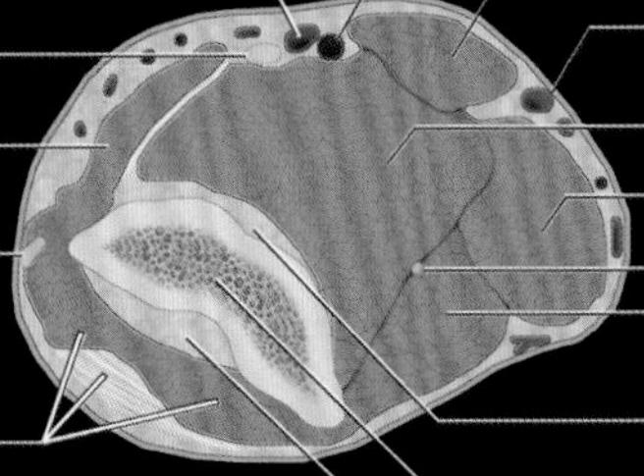

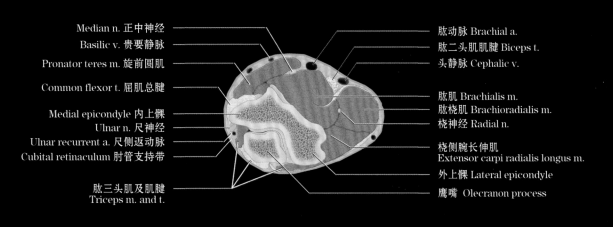

Basilic v. 贵要静脉
Median n. 正中神经
Pronator teres m. 旋前圆肌
Ulnar n. 尺神经
Triceps m. & t. 肱三头肌及肌腱

肱动脉 Brachial a.
肱二头肌 Biceps m.
头静脉 Cephalic v.
肱肌 Brachialis m.
肱桡肌 Brachioradialis m.
桡神经 Radial n.
桡侧腕长伸肌 Extensor carpi radialis longus m.
肘前脂肪垫 Anterior fat pad
肱骨远端 Distal humerus
肘后脂肪垫 Posterior fat pad

Median n. 正中神经
Basilic v. 贵要静脉
Pronator teres m. 旋前圆肌
Common flexor t. 屈肌总腱
Medial epicondyle 内上髁
Ulnar n. 尺神经
Ulnar recurrent a. 尺侧返动脉
Cubital retinaculum 肘管支持带
肱三头肌及肌腱 Triceps m. and t.

肱动脉 Brachial a.
肱二头肌肌腱 Biceps t.
头静脉 Cephalic v.
肱肌 Brachialis m.
肱桡肌 Brachioradialis m.
桡神经 Radial n.
桡侧腕长伸肌 Extensor carpi radialis longus m.
外上髁 Lateral epicondyle
鹰嘴 Olecranon process

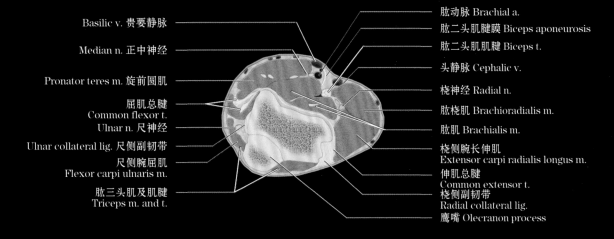

Basilic v. 贵要静脉
Median n. 正中神经
Pronator teres m. 旋前圆肌
屈肌总腱 Common flexor t.
Ulnar n. 尺神经
Ulnar collateral lig. 尺侧副韧带
尺侧腕屈肌 Flexor carpi ulnaris m.
肱三头肌及肌腱 Triceps m. and t.

肱动脉 Brachial a.
肱二头肌腱膜 Biceps aponeurosis
肱二头肌肌腱 Biceps t.
头静脉 Cephalic v.
桡神经 Radial n.
肱桡肌 Brachioradialis m.
肱肌 Brachialis m.
桡侧腕长伸肌 Extensor carpi radialis longus m.
伸肌总腱 Common extensor t.
桡侧副韧带 Radial collateral lig.
鹰嘴 Olecranon process

上图：横轴位图示肱骨髁上区。在冠突和鹰嘴窝可见肘前、后脂肪垫。肱肌占前臂筋膜前间室的大部分。

中图：横轴位图示肱骨远端髁上区。肱三头肌肌腱与鹰嘴相连时，肱三头肌变薄。尺神经和尺侧后返动脉由肘管支持带（Osborne 韧带）固定在肘管内。

下图：示紧靠肘关节近端的横轴位。伸肌总腱覆盖于桡侧副韧带上，在本层面上可能很难区分。尺神经已出肘管进入尺侧腕屈肌。

横断面解剖

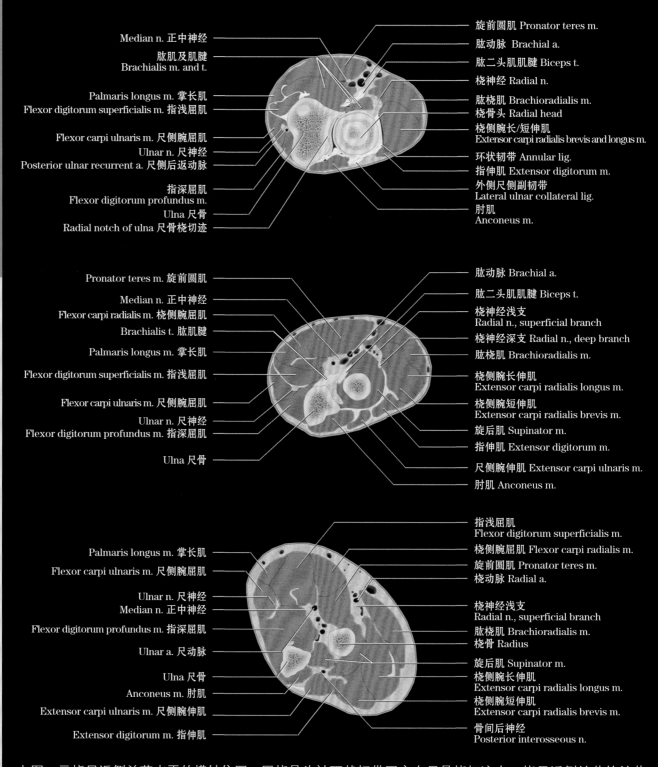

Median n. 正中神经
肱肌及肌腱 Brachialis m. and t.
Palmaris longus m. 掌长肌
Flexor digitorum superficialis m. 指浅屈肌
Flexor carpi ulnaris m. 尺侧腕屈肌
Ulnar n. 尺神经
Posterior ulnar recurrent a. 尺侧后返动脉
指深屈肌 Flexor digitorum profundus m.
Ulna 尺骨
Radial notch of ulna 尺骨桡切迹

旋前圆肌 Pronator teres m.
肱动脉 Brachial a.
肱二头肌肌腱 Biceps t.
桡神经 Radial n.
肱桡肌 Brachioradialis m.
桡骨头 Radial head
桡侧腕长/短伸肌 Extensor carpi radialis brevis and longus m.
环状韧带 Annular lig.
指伸肌 Extensor digitorum m.
外侧尺侧副韧带 Lateral ulnar collateral lig.
肘肌 Anconeus m.

Pronator teres m. 旋前圆肌
Median n. 正中神经
Flexor carpi radialis m. 桡侧腕屈肌
Brachialis t. 肱肌腱
Palmaris longus m. 掌长肌
Flexor digitorum superficialis m. 指浅屈肌
Flexor carpi ulnaris m. 尺侧腕屈肌
Ulnar n. 尺神经
Flexor digitorum profundus m. 指深屈肌
Ulna 尺骨

肱动脉 Brachial a.
肱二头肌肌腱 Biceps t.
桡神经浅支 Radial n., superficial branch
桡神经深支 Radial n., deep branch
肱桡肌 Brachioradialis m.
桡侧腕长伸肌 Extensor carpi radialis longus m.
桡侧腕短伸肌 Extensor carpi radialis brevis m.
旋后肌 Supinator m.
指伸肌 Extensor digitorum m.
尺侧腕伸肌 Extensor carpi ulnaris m.
肘肌 Anconeus m.

Palmaris longus m. 掌长肌
Flexor carpi ulnaris m. 尺侧腕屈肌
Ulnar n. 尺神经
Median n. 正中神经
Flexor digitorum profundus m. 指深屈肌
Ulnar a. 尺动脉
Ulna 尺骨
Anconeus m. 肘肌
Extensor carpi ulnaris m. 尺侧腕伸肌
Extensor digitorum m. 指伸肌

指浅屈肌 Flexor digitorum superficialis m.
桡侧腕屈肌 Flexor carpi radialis m.
旋前圆肌 Pronator teres m.
桡动脉 Radial a.
桡神经浅支 Radial n., superficial branch
肱桡肌 Brachioradialis m.
桡骨 Radius
旋后肌 Supinator m.
桡侧腕长伸肌 Extensor carpi radialis longus m.
桡侧腕短伸肌 Extensor carpi radialis brevis m.
骨间后神经 Posterior interosseous n.

上图：示桡尺近侧关节水平的横轴位图。因桡骨头被环状韧带固定在尺骨桡切迹内，桡尺近侧关节的关节面清晰可见。外侧尺侧副韧带与环状韧带的后部融合。

中图：示肘关节横轴位，桡骨粗隆正上方层面。肱肌腱止于尺骨粗隆，肱二头肌腱接近其桡骨粗隆的止点，比肱肌附着点远。

下图：前臂近端层面，肌肉开始排列成前（屈肌）间室和后（伸肌）间室。

肘窝、桡神经和正中神经的关系

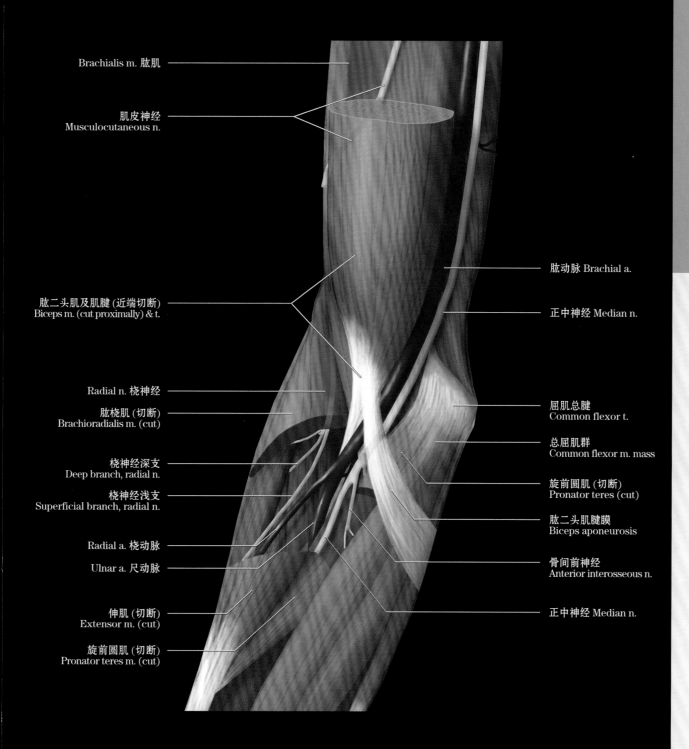

Brachialis m. 肱肌

肌皮神经
Musculocutaneous n.

肱二头肌及肌腱 (近端切断)
Biceps m. (cut proximally) & t.

Radial n. 桡神经

肱桡肌 (切断)
Brachioradialis m. (cut)

桡神经深支
Deep branch, radial n.

桡神经浅支
Superficial branch, radial n.

Radial a. 桡动脉

Ulnar a. 尺动脉

伸肌 (切断)
Extensor m. (cut)

旋前圆肌 (切断)
Pronator teres m. (cut)

肱动脉 Brachial a.

正中神经 Median n.

屈肌总腱
Common flexor t.

总屈肌群
Common flexor m. mass

旋前圆肌 (切断)
Pronator teres (cut)

肱二头肌腱膜
Biceps aponeurosis

骨间前神经
Anterior interosseous n.

正中神经 Median n.

肘窝前面观显示正中神经和肱动脉穿过肱二头肌腱膜下面。正中神经穿过旋前圆肌的两个头之间时，发出骨间前神经。在肱桡肌深面，可以看到桡神经分为浅支和深支。

肘
部

桡神经和正中神经卡压

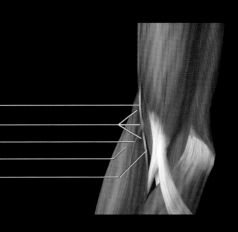

Radial n. 桡神经
Arcade of Frohse 旋后肌腱弓
Radial n., deep branch 桡神经深支
Supinator m. 旋后肌
桡神经浅支
Radial n., superficial branch

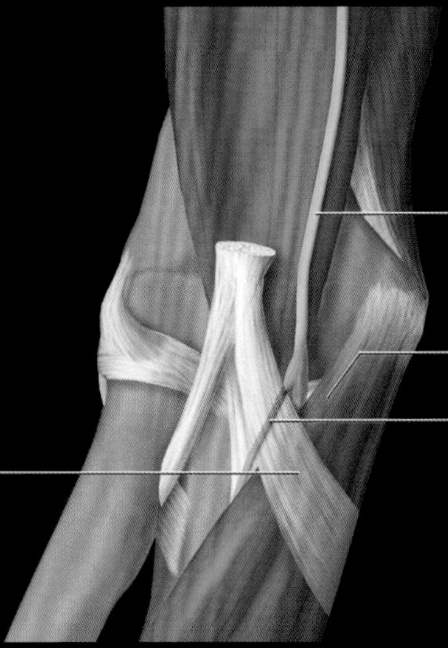

正中神经 Median n.

旋前圆肌肱骨头
Pronator teres, humeral head
骨间前神经
Anterior interosseous n.

Biceps aponeurosis 肱二头肌腱膜

上图：桡神经和 / 或其深支可能受到 Frohse 弓（旋后肌上缘，即旋后肌腱弓）的撞击。

下图：正中神经可被夹在旋前圆肌的两个头之间，或被上覆的肱二头肌腱膜卡压。正中神经骨间前支也可被上覆的肱二头肌腱膜压迫。

尺神经卡压

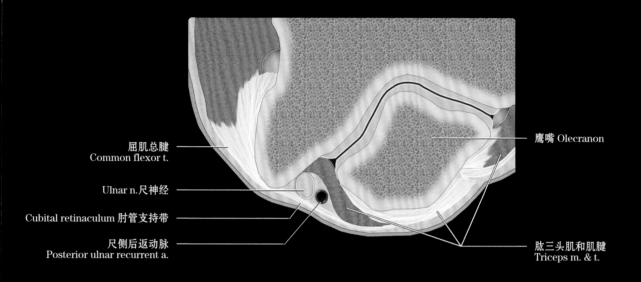

屈肌总腱
Common flexor t.

Ulnar n.尺神经

Cubital retinaculum 肘管支持带

尺侧后返动脉
Posterior ulnar recurrent a.

鹰嘴 Olecranon

肱三头肌和肌腱
Triceps m. & t.

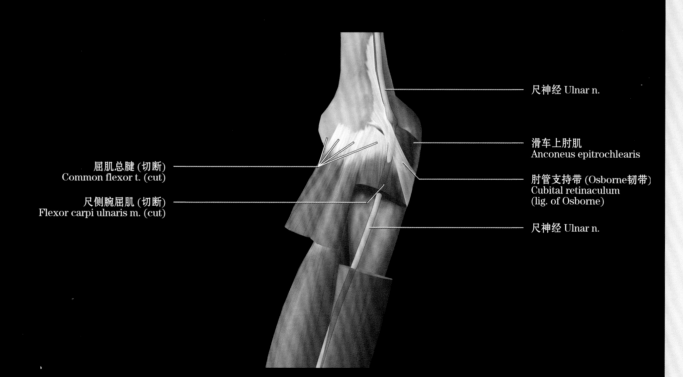

尺神经 Ulnar n.

滑车上肘肌
Anconeus epitrochlearis

屈肌总腱 (切断)
Common flexor t. (cut)

尺侧腕屈肌 (切断)
Flexor carpi ulnaris m. (cut)

肘管支持带 (Osborne韧带)
Cubital retinaculum
(lig. of Osborne)

尺神经 Ulnar n.

上图：肘管横轴位示意图。尺神经在肘管内可能被肿块、创伤后骨畸形或尺返动脉的动脉瘤压迫（肘管综合征）。尺神经也可以被邻近的肱三头肌内侧头压迫致使半脱位出肘管。

下图：肘管内侧图。滑车上肘肌是不稳定的副肌，位于尺神经后方，可将神经向肘管支持带和内上髁压迫。

右侧肘部 MR 横轴位 T₁WI

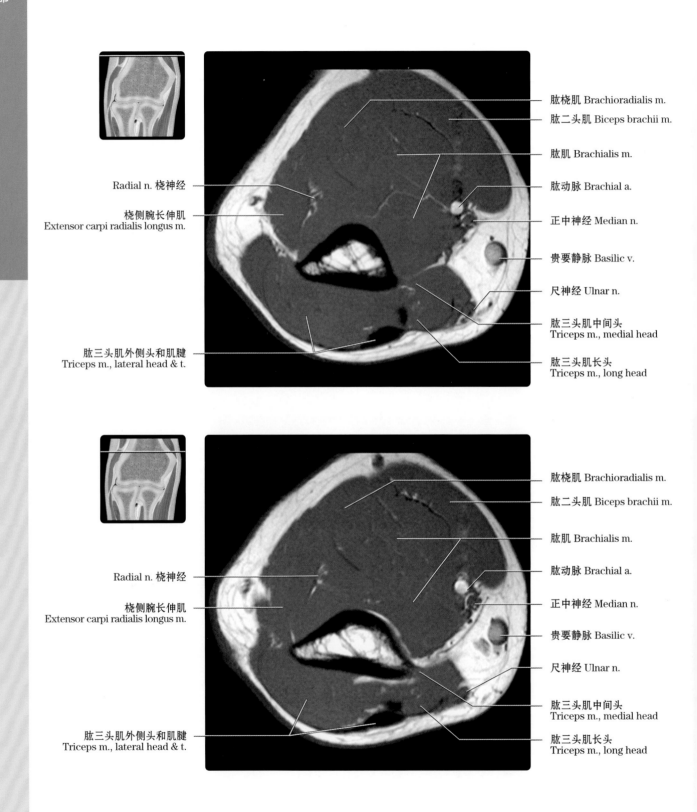

Radial n. 桡神经

桡侧腕长伸肌
Extensor carpi radialis longus m.

肱三头肌外侧头和肌腱
Triceps m., lateral head & t.

肱桡肌 Brachioradialis m.
肱二头肌 Biceps brachii m.
肱肌 Brachialis m.
肱动脉 Brachial a.
正中神经 Median n.
贵要静脉 Basilic v.
尺神经 Ulnar n.
肱三头肌中间头
Triceps m., medial head
肱三头肌长头
Triceps m., long head

上图：肘关节横轴位 T₁WI 可见桡神经、尺神经和正中神经。肱三头肌占据后间室全部。

下图：显示肱肌占据前间室的大部分。

左侧肘部 MR 横轴位 T₁WI

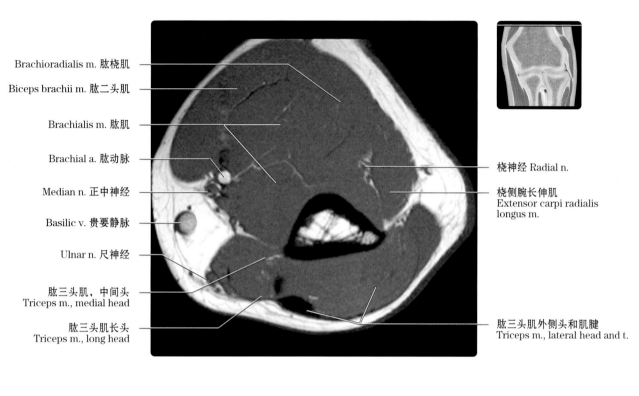

Brachioradialis m. 肱桡肌

Biceps brachii m. 肱二头肌

Brachialis m. 肱肌

Brachial a. 肱动脉

Median n. 正中神经

Basilic v. 贵要静脉

Ulnar n. 尺神经

肱三头肌，中间头
Triceps m., medial head

肱三头肌长头
Triceps m., long head

桡神经 Radial n.

桡侧腕长伸肌
Extensor carpi radialis
longus m.

肱三头肌外侧头和肌腱
Triceps m., lateral head and t.

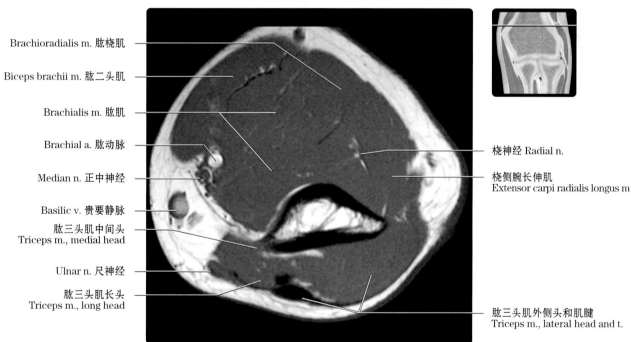

Brachioradialis m. 肱桡肌

Biceps brachii m. 肱二头肌

Brachialis m. 肱肌

Brachial a. 肱动脉

Median n. 正中神经

Basilic v. 贵要静脉

肱三头肌中间头
Triceps m., medial head

Ulnar n. 尺神经

肱三头肌长头
Triceps m., long head

桡神经 Radial n.

桡侧腕长伸肌
Extensor carpi radialis longus m

肱三头肌外侧头和肌腱
Triceps m., lateral head and t.

上图：肘关节横轴位 T₁WI 可见桡神经、尺神经和正中神经。肱三头肌占据后间室全部。

下图：显示肱肌占据前间室的大部分。

右侧肘部 MR 横轴位 T₁WI

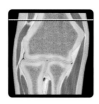

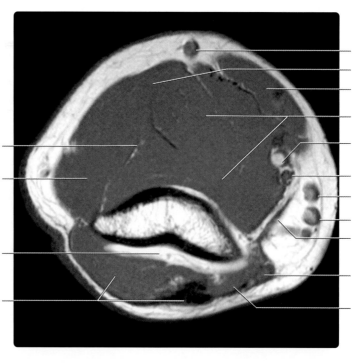

Radial n. 桡神经

桡侧腕长伸肌
Extensor carpi radialis longus m.

Posterior fat pad 肘后脂肪垫

肱三头肌外侧头和肌腱
Triceps m., lateral head & t.

头静脉 Cephalic v.
肱桡肌 Brachioradialis m.
肱二头肌 Biceps brachii m.

肱肌 Brachialis m.

肱动脉 Brachial a.

正中神经 Median n.
副静脉 Accessory v.
贵要静脉 Basilic v.
旋前圆肌 Pronator teres m.

尺神经 Ulnar n.

肱三头肌长头
Triceps, long head

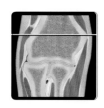

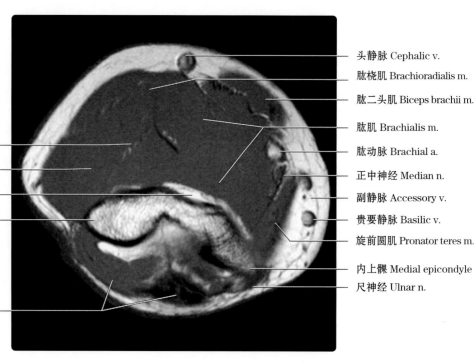

Radial n. 桡神经
桡侧腕长伸肌
Extensor carpi radialis longus m.

Anterior fat pad 肘前脂肪垫

Lateral epicondyle 外上髁

肱三头肌外侧头和肌腱
Triceps m., lateral head & t.

头静脉 Cephalic v.
肱桡肌 Brachioradialis m.

肱二头肌 Biceps brachii m.

肱肌 Brachialis m.

肱动脉 Brachial a.

正中神经 Median n.
副静脉 Accessory v.

贵要静脉 Basilic v.

旋前圆肌 Pronator teres m.

内上髁 Medial epicondyle
尺神经 Ulnar n.

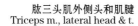

上图：肱三头肌在接近鹰嘴时开始变细，旋前圆肌在肱骨内上髁的起点开始出现，为起于肱骨内上髁最近端的肌腱。

下图：肱骨内上髁和外上髁开始出现，尺神经进入肘管。

左侧肘部 MR 横轴位 T$_1$WI

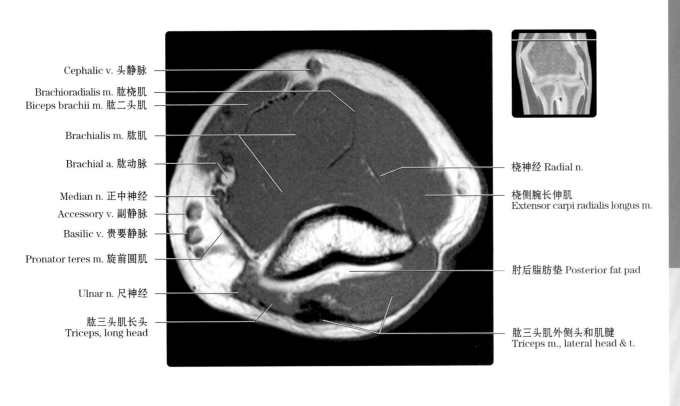

Cephalic v. 头静脉
Brachioradialis m. 肱桡肌
Biceps brachii m. 肱二头肌
Brachialis m. 肱肌
Brachial a. 肱动脉
Median n. 正中神经
Accessory v. 副静脉
Basilic v. 贵要静脉
Pronator teres m. 旋前圆肌
Ulnar n. 尺神经
肱三头肌长头 Triceps, long head

桡神经 Radial n.
桡侧腕长伸肌 Extensor carpi radialis longus m.
肘后脂肪垫 Posterior fat pad
肱三头肌外侧头和肌腱 Triceps m., lateral head & t.

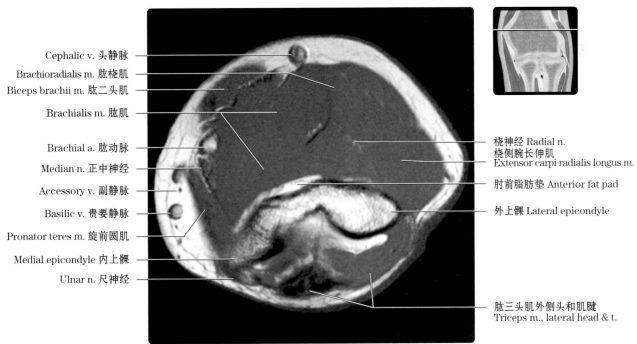

Cephalic v. 头静脉
Brachioradialis m. 肱桡肌
Biceps brachii m. 肱二头肌
Brachialis m. 肱肌
Brachial a. 肱动脉
Median n. 正中神经
Accessory v. 副静脉
Basilic v. 贵要静脉
Pronator teres m. 旋前圆肌
Medial epicondyle 内上髁
Ulnar n. 尺神经

桡神经 Radial n.
桡侧腕长伸肌 Extensor carpi radialis longus m.
肘前脂肪垫 Anterior fat pad
外上髁 Lateral epicondyle
肱三头肌外侧头和肌腱 Triceps m., lateral head & t.

上图：肱三头肌在接近鹰嘴时开始变细，旋前圆肌在肱骨内上髁的起点开始出现，为起于肱骨内上髁最近端的肌腱。

下图：肱骨内上髁和外上髁开始出现，尺神经进入肘管。

右侧肘部 MR 横轴位 T₁WI

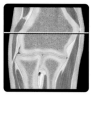

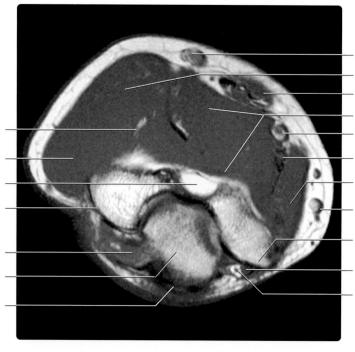

Radial n. 桡神经
桡侧腕长伸肌
Extensor carpi radialis
longus m.
Anterior fat pad 肘前脂肪垫
Lateral epicondyle 外上髁

Anconeus m. 肘肌
Olecranon process 鹰嘴突
Triceps t. 肱三头肌肌腱

头静脉 Cephalic v.
肱桡肌 Brachioradialis m.
肱二头肌及肌腱 Biceps brachii m.& t.
肱肌 Brachialis m.
肱动脉 Brachial a.
正中神经 Median n.
旋前圆肌 Pronator teres m.
贵要静脉 Basilic v.
内上髁 Medial epicondyle
尺神经 Ulnar n.
尺侧返动脉 Ulnar recurrent a.

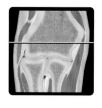

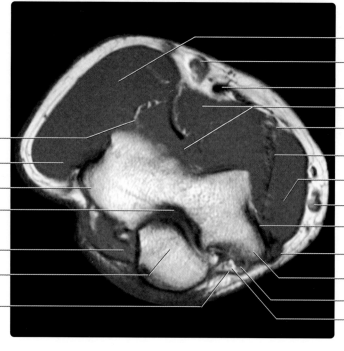

Radial n. 桡神经
桡侧腕长伸肌
Extensor carpi radialis
longus m.
Lateral epicondyle 外上髁
Olecranon fossa 鹰嘴窝

Anconeus m. 肘肌
Olecranon process 鹰嘴突

Osborne 弓状韧带
Arcuate lig. of Osborne

肱桡肌 Brachioradialis m.
头静脉 Cephalic v.
肱二头肌肌腱 Biceps t.
肱肌 Brachialis m.
肱动脉 Brachial a.
正中神经 Median n.
旋前圆肌 Pronator teres m.
贵要静脉 Basilic v.
尺侧副韧带 Ulnar collateral lig.
屈肌总腱 Common flexor t.
内上髁 Medial epicondyle
尺神经 Ulnar n.
尺侧返动脉 Ulnar recurrent a.

上图：肱三头肌腱止于鹰嘴突，肱二头肌远端肌腱逐渐变细。
下图：尺神经位于肘管内，与尺侧返动脉伴行。

左侧肘部 MR 横轴位 T₁WI

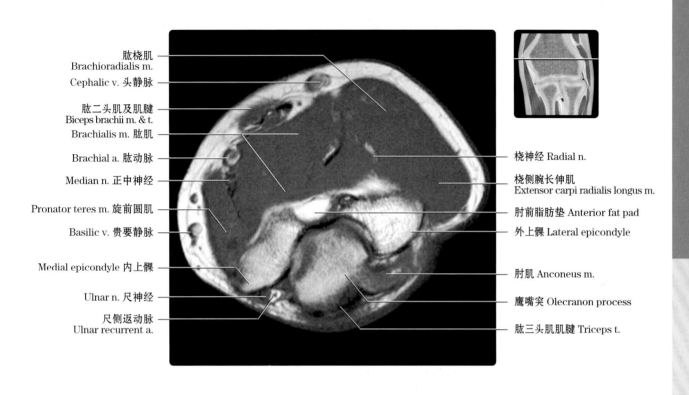

肱桡肌
Brachioradialis m.

Cephalic v. 头静脉

肱二头肌及肌腱
Biceps brachii m. & t.

Brachialis m. 肱肌

Brachial a. 肱动脉

Median n. 正中神经

Pronator teres m. 旋前圆肌

Basilic v. 贵要静脉

Medial epicondyle 内上髁

Ulnar n. 尺神经

尺侧返动脉
Ulnar recurrent a.

桡神经 Radial n.

桡侧腕长伸肌
Extensor carpi radialis longus m.

肘前脂肪垫 Anterior fat pad

外上髁 Lateral epicondyle

肘肌 Anconeus m.

鹰嘴突 Olecranon process

肱三头肌肌腱 Triceps t.

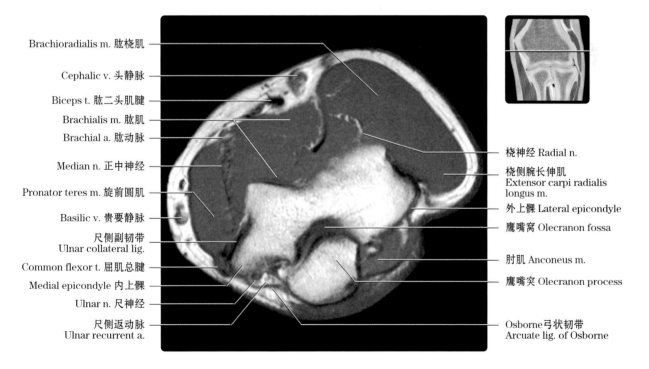

Brachioradialis m. 肱桡肌

Cephalic v. 头静脉

Biceps t. 肱二头肌腱

Brachialis m. 肱肌

Brachial a. 肱动脉

Median n. 正中神经

Pronator teres m. 旋前圆肌

Basilic v. 贵要静脉

尺侧副韧带
Ulnar collateral lig.

Common flexor t. 屈肌总腱

Medial epicondyle 内上髁

Ulnar n. 尺神经

尺侧返动脉
Ulnar recurrent a.

桡神经 Radial n.

桡侧腕长伸肌
Extensor carpi radialis
longus m.

外上髁 Lateral epicondyle

鹰嘴窝 Olecranon fossa

肘肌 Anconeus m.

鹰嘴突 Olecranon process

Osborne 弓状韧带
Arcuate lig. of Osborne

上图：肱三头肌腱止于鹰嘴突。肱二头肌远端肌腱逐渐变细。

下图：尺神经位于肘管内，与尺侧返动脉伴行。

右侧肘部 MR 横轴位 T$_1$WI

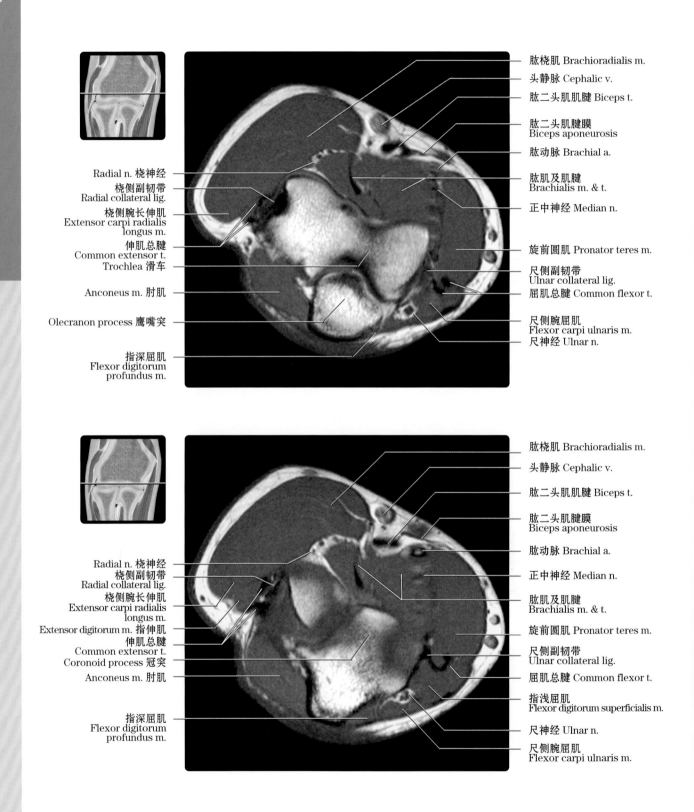

肱桡肌 Brachioradialis m.
头静脉 Cephalic v.
肱二头肌肌腱 Biceps t.
肱二头肌腱膜 Biceps aponeurosis
肱动脉 Brachial a.
肱肌及肌腱 Brachialis m. & t.
正中神经 Median n.
旋前圆肌 Pronator teres m.
尺侧副韧带 Ulnar collateral lig.
屈肌总腱 Common flexor t.
尺侧腕屈肌 Flexor carpi ulnaris m.
尺神经 Ulnar n.

Radial n. 桡神经
桡侧副韧带 Radial collateral lig.
桡侧腕长伸肌 Extensor carpi radialis longus m.
伸肌总腱 Common extensor t.
Trochlea 滑车
Anconeus m. 肘肌
Olecranon process 鹰嘴突
指深屈肌 Flexor digitorum profundus m.

肱桡肌 Brachioradialis m.
头静脉 Cephalic v.
肱二头肌肌腱 Biceps t.
肱二头肌腱膜 Biceps aponeurosis
肱动脉 Brachial a.
正中神经 Median n.
肱肌及肌腱 Brachialis m. & t.
旋前圆肌 Pronator teres m.
尺侧副韧带 Ulnar collateral lig.
屈肌总腱 Common flexor t.
指浅屈肌 Flexor digitorum superficialis m.
尺神经 Ulnar n.
尺侧腕屈肌 Flexor carpi ulnaris m.

Radial n. 桡神经
桡侧副韧带 Radial collateral lig.
桡侧腕长伸肌 Extensor carpi radialis longus m.
Extensor digitorum m. 指伸肌
伸肌总腱 Common extensor t.
Coronoid process 冠突
Anconeus m. 肘肌
指深屈肌 Flexor digitorum profundus m.

上图：尺神经穿过肘管，开始进入尺侧腕屈肌。

下图：指深屈肌开始出现，起于尺骨鹰嘴内侧。肱二头肌腱膜从肱二头肌肌腱延伸到屈肌群的表面。

左侧肘部 MR 横轴位 T$_1$WI

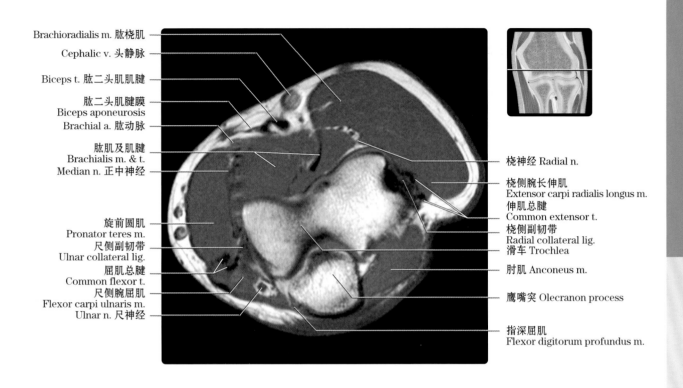

Brachioradialis m. 肱桡肌
Cephalic v. 头静脉
Biceps t. 肱二头肌肌腱
肱二头肌腱膜 Biceps aponeurosis
Brachial a. 肱动脉
肱肌及肌腱 Brachialis m. & t.
Median n. 正中神经
旋前圆肌 Pronator teres m.
尺侧副韧带 Ulnar collateral lig.
屈肌总腱 Common flexor t.
尺侧腕屈肌 Flexor carpi ulnaris m.
Ulnar n. 尺神经

桡神经 Radial n.
桡侧腕长伸肌 Extensor carpi radialis longus m.
伸肌总腱 Common extensor t.
桡侧副韧带 Radial collateral lig.
滑车 Trochlea
肘肌 Anconeus m.
鹰嘴突 Olecranon process
指深屈肌 Flexor digitorum profundus m.

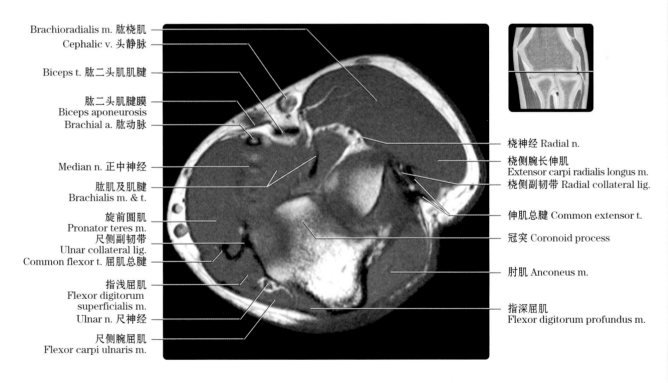

Brachioradialis m. 肱桡肌
Cephalic v. 头静脉
Biceps t. 肱二头肌肌腱
肱二头肌腱膜 Biceps aponeurosis
Brachial a. 肱动脉
Median n. 正中神经
肱肌及肌腱 Brachialis m. & t.
旋前圆肌 Pronator teres m.
尺侧副韧带 Ulnar collateral lig.
Common flexor t. 屈肌总腱
指浅屈肌 Flexor digitorum superficialis m.
Ulnar n. 尺神经
尺侧腕屈肌 Flexor carpi ulnaris m.

桡神经 Radial n.
桡侧腕长伸肌 Extensor carpi radialis longus m.
桡侧副韧带 Radial collateral lig.
伸肌总腱 Common extensor t.
冠突 Coronoid process
肘肌 Anconeus m.
指深屈肌 Flexor digitorum profundus m.

上图：尺神经穿过肘管，开始进入尺侧腕屈肌。

下图：指深屈肌开始出现，起于尺骨鹰嘴内侧。肱二头肌腱膜从肱二头肌肌腱延伸到屈肌群的表面。

右侧肘部 MR 横轴位 T₁WI

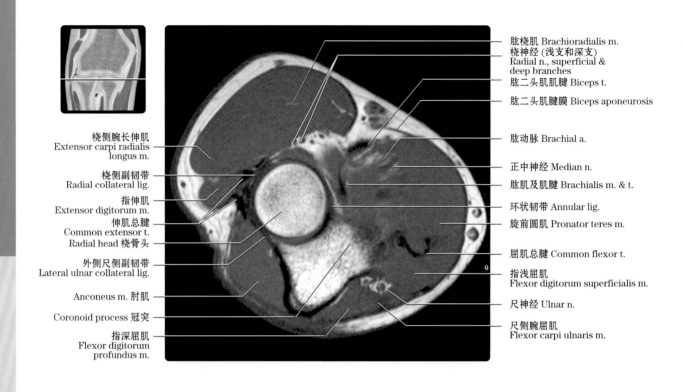

桡侧腕长伸肌
Extensor carpi radialis
longus m.

桡侧副韧带
Radial collateral lig.

指伸肌
Extensor digitorum m.

伸肌总腱
Common extensor t.
Radial head 桡骨头

外侧尺侧副韧带
Lateral ulnar collateral lig.

Anconeus m. 肘肌

Coronoid process 冠突

指深屈肌
Flexor digitorum
profundus m.

肱桡肌 Brachioradialis m.
桡神经 (浅支和深支)
Radial n., superficial &
deep branches
肱二头肌肌腱 Biceps t.

肱二头肌腱膜 Biceps aponeurosis

肱动脉 Brachial a.

正中神经 Median n.

肱肌及肌腱 Brachialis m. & t.

环状韧带 Annular lig.

旋前圆肌 Pronator teres m.

屈肌总腱 Common flexor t.

指浅屈肌
Flexor digitorum superficialis m.

尺神经 Ulnar n.

尺侧腕屈肌
Flexor carpi ulnaris m.

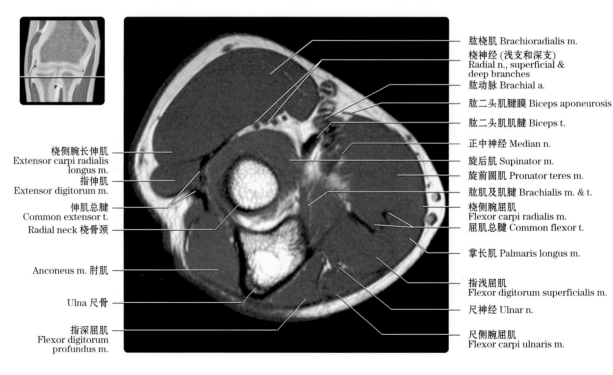

桡侧腕长伸肌
Extensor carpi radialis
longus m.

指伸肌
Extensor digitorum m.

伸肌总腱
Common extensor t.
Radial neck 桡骨颈

Anconeus m. 肘肌

Ulna 尺骨

指深屈肌
Flexor digitorum
profundus m.

肱桡肌 Brachioradialis m.
桡神经 (浅支和深支)
Radial n., superficial &
deep branches
肱动脉 Brachial a.

肱二头肌腱膜 Biceps aponeurosis

肱二头肌肌腱 Biceps t.

正中神经 Median n.

旋后肌 Supinator m.

旋前圆肌 Pronator teres m.

肱肌及肌腱 Brachialis m. & t.

桡侧腕屈肌
Flexor carpi radialis m.
屈肌总腱 Common flexor t.

掌长肌 Palmaris longus m.

指浅屈肌
Flexor digitorum superficialis m.

尺神经 Ulnar n.

尺侧腕屈肌
Flexor carpi ulnaris m.

上图：环状韧带环绕于桡骨头周围，桡侧副韧带止于环状韧带外侧。桡神经分为浅支和深支。

下图：旋后肌环绕桡骨颈。

肘部

左侧肘部 MR 横轴位 T₁WI

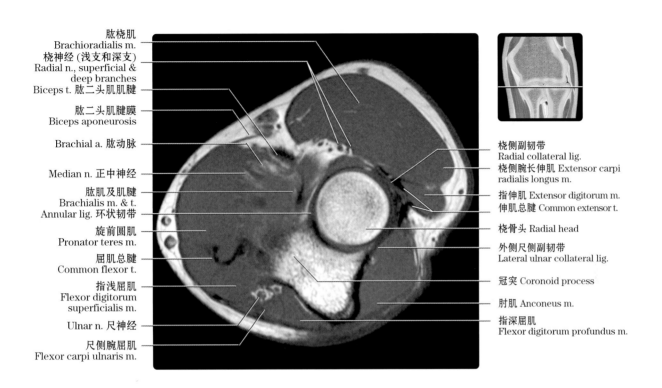

肱桡肌
Brachioradialis m.
桡神经（浅支和深支）
Radial n., superficial & deep branches
Biceps t. 肱二头肌肌腱
肱二头肌腱膜
Biceps aponeurosis
Brachial a. 肱动脉
Median n. 正中神经
肱肌及肌腱
Brachialis m. & t.
Annular lig. 环状韧带
旋前圆肌
Pronator teres m.
屈肌总腱
Common flexor t.
指浅屈肌
Flexor digitorum superficialis m.
Ulnar n. 尺神经
尺侧腕屈肌
Flexor carpi ulnaris m.

桡侧副韧带
Radial collateral lig.
桡侧腕长伸肌 Extensor carpi radialis longus m.
指伸肌 Extensor digitorum m.
伸肌总腱 Common extensor t.
桡骨头 Radial head
外侧尺侧副韧带
Lateral ulnar collateral lig.
冠突 Coronoid process
肘肌 Anconeus m.
指深屈肌
Flexor digitorum profundus m.

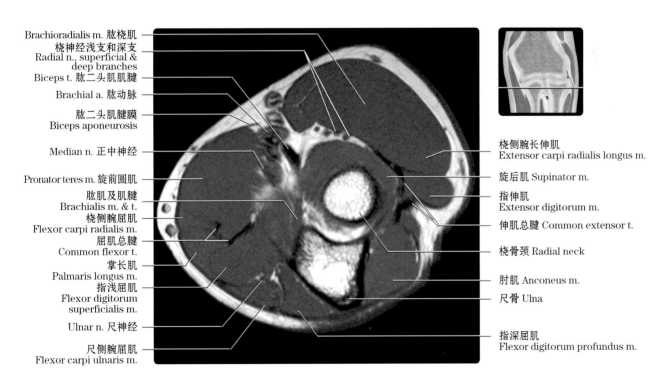

Brachioradialis m. 肱桡肌
桡神经浅支和深支
Radial n., superficial & deep branches
Biceps t. 肱二头肌肌腱
Brachial a. 肱动脉
肱二头肌腱膜
Biceps aponeurosis
Median n. 正中神经
Pronator teres m. 旋前圆肌
肱肌及肌腱
Brachialis m. & t.
桡侧腕屈肌
Flexor carpi radialis m.
屈肌总腱
Common flexor t.
掌长肌
Palmaris longus m.
指浅屈肌
Flexor digitorum superficialis m.
Ulnar n. 尺神经
尺侧腕屈肌
Flexor carpi ulnaris m.

桡侧腕长伸肌
Extensor carpi radialis longus m.
旋后肌 Supinator m.
指伸肌
Extensor digitorum m.
伸肌总腱 Common extensor t.
桡骨颈 Radial neck
肘肌 Anconeus m.
尺骨 Ulna
指深屈肌
Flexor digitorum profundus m.

上图：环状韧带环绕于桡骨头周围，桡侧副韧带止于环状韧带外侧。桡神经分为浅支和深支。

下图：旋后肌环绕桡骨颈。

右侧肘部 MR 横轴位 T₁WI

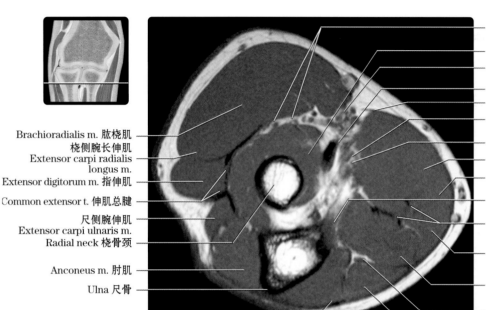

桡神经浅支和深支
Radial n., superficial
and deep branches

旋后肌 Supinator m.

桡动脉和桡静脉 Radial a. & v.

肱二头肌肌腱 Biceps t.
肱二头肌腱膜
Biceps aponeurosis

尺动脉 Ulnar a.

正中神经 Median n.

旋前圆肌 Pronator teres m.

桡侧腕屈肌
Flexor carpi radialis m.

肱肌腱 Brachialis t.

屈肌总腱 Common flexor t.

掌长肌 Palmaris longus m.

指浅屈肌
Flexor digitorum superficialis

尺神经 Ulnar n.

尺侧腕屈肌
Flexor carpi ulnaris m.

Brachioradialis m. 肱桡肌

桡侧腕长伸肌
Extensor carpi radialis
longus m.

Extensor digitorum m. 指伸肌

Common extensor t. 伸肌总腱

尺侧腕伸肌
Extensor carpi ulnaris m.

Radial neck 桡骨颈

Anconeus m. 肘肌

Ulna 尺骨

指深屈肌
Flexor digitorum
profundus m.

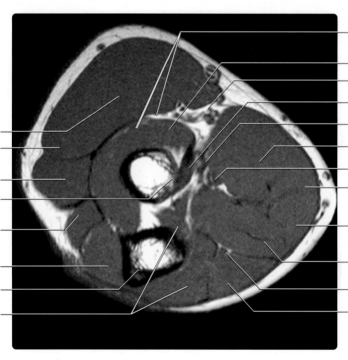

桡神经浅支和深支
Radial n., superficial &
deep branches

旋后肌 Supinator m.

桡动脉和桡静脉 Radial a. & v.

肱二头肌肌腱 Biceps t.

尺动脉 Ulnar a.

旋前圆肌 Pronator teres m.

正中神经 Median n.

桡侧腕屈肌
Flexor carpi radialis m.

掌长肌 Palmaris longus m.

指浅屈肌
Flexor digitorum superficialis

尺神经 Ulnar n.

尺侧腕屈肌
Flexor carpi ulnaris m.

Brachioradialis m. 肱桡肌

桡侧腕长伸肌
Extensor carpi radialis
longus m.

指伸肌
Extensor digitorum m.

Radial tuberosity 桡骨粗隆

尺侧腕伸肌
Extensor carpi ulnaris m.

Anconeus m. 肘肌

Ulna 尺骨

指深屈肌
Flexor digitorum
profundus m.

上图：可见肱肌腱止于尺骨粗隆，肱动脉分为桡动脉和尺动脉。

下图：肱二头肌肌腱止于桡骨粗隆。桡神经深支向前臂后间室走行，进入旋后肌并延续为骨间后神经。

左侧肘部 MR 横轴位 T₁WI

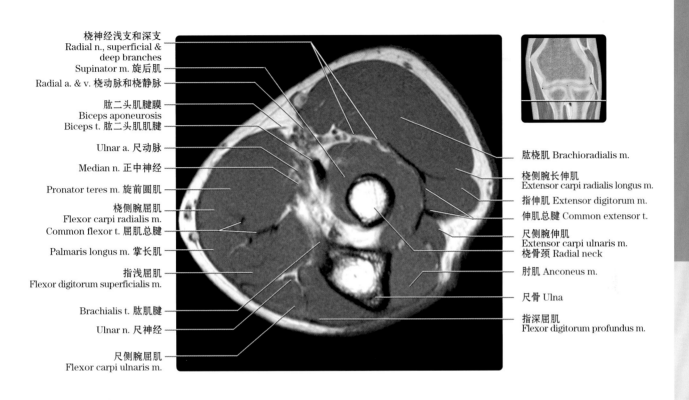

桡神经浅支和深支
Radial n., superficial & deep branches
Supinator m. 旋后肌
Radial a. & v. 桡动脉和桡静脉
肱二头肌肌腱膜
Biceps aponeurosis
Biceps t. 肱二头肌肌腱
Ulnar a. 尺动脉
Median n. 正中神经
Pronator teres m. 旋前圆肌
桡侧腕屈肌
Flexor carpi radialis m.
Common flexor t. 屈肌总腱
Palmaris longus m. 掌长肌
指浅屈肌
Flexor digitorum superficialis m.
Brachialis t. 肱肌腱
Ulnar n. 尺神经
尺侧腕屈肌
Flexor carpi ulnaris m.

肱桡肌 Brachioradialis m.
桡侧腕长伸肌
Extensor carpi radialis longus m.
指伸肌 Extensor digitorum m.
伸肌总腱 Common extensor t.
尺侧腕伸肌
Extensor carpi ulnaris m.
桡骨颈 Radial neck
肘肌 Anconeus m.
尺骨 Ulna
指深屈肌
Flexor digitorum profundus m.

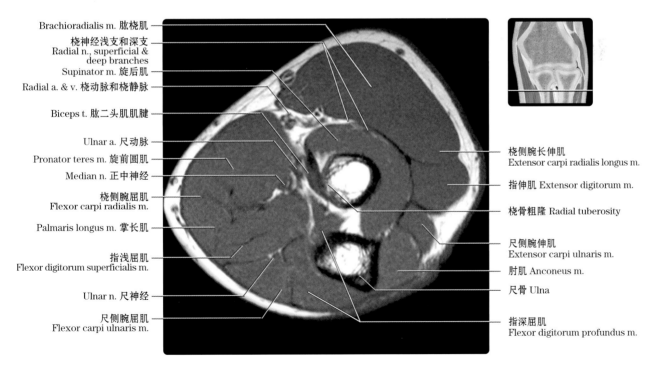

Brachioradialis m. 肱桡肌
桡神经浅支和深支
Radial n., superficial & deep branches
Supinator m. 旋后肌
Radial a. & v. 桡动脉和桡静脉
Biceps t. 肱二头肌肌腱
Ulnar a. 尺动脉
Pronator teres m. 旋前圆肌
Median n. 正中神经
桡侧腕屈肌
Flexor carpi radialis m.
Palmaris longus m. 掌长肌
指浅屈肌
Flexor digitorum superficialis m.
Ulnar n. 尺神经
尺侧腕屈肌
Flexor carpi ulnaris m.

桡侧腕长伸肌
Extensor carpi radialis longus m.
指伸肌 Extensor digitorum m.
桡骨粗隆 Radial tuberosity
尺侧腕伸肌
Extensor carpi ulnaris m.
肘肌 Anconeus m.
尺骨 Ulna
指深屈肌
Flexor digitorum profundus m.

上图：可见肱肌腱止于尺骨粗隆，肱动脉分为桡动脉和尺动脉。

下图：肱二头肌肌腱止于桡骨粗隆。桡神经深支向前臂后间室走行，进入旋后肌并延续为骨间后神经。

右侧肘部 MR 横轴位 T₁WI

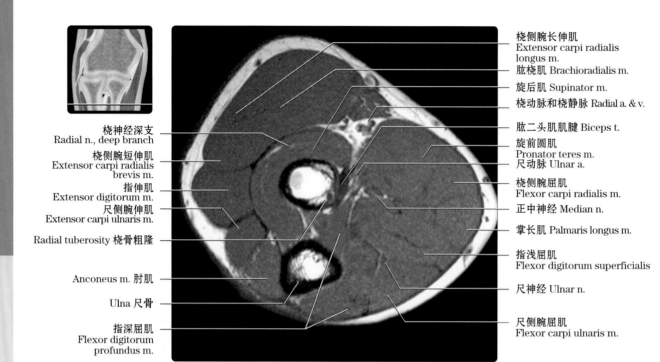

桡神经深支 Radial n., deep branch
桡侧腕短伸肌 Extensor carpi radialis brevis m.
指伸肌 Extensor digitorum m.
尺侧腕伸肌 Extensor carpi ulnaris m.
Radial tuberosity 桡骨粗隆
Anconeus m. 肘肌
Ulna 尺骨
指深屈肌 Flexor digitorum profundus m.

桡侧腕长伸肌 Extensor carpi radialis longus m.
肱桡肌 Brachioradialis m.
旋后肌 Supinator m.
桡动脉和桡静脉 Radial a. & v.
肱二头肌肌腱 Biceps t.
旋前圆肌 Pronator teres m.
尺动脉 Ulnar a.
桡侧腕屈肌 Flexor carpi radialis m.
正中神经 Median n.
掌长肌 Palmaris longus m.
指浅屈肌 Flexor digitorum superficialis
尺神经 Ulnar n.
尺侧腕屈肌 Flexor carpi ulnaris m.

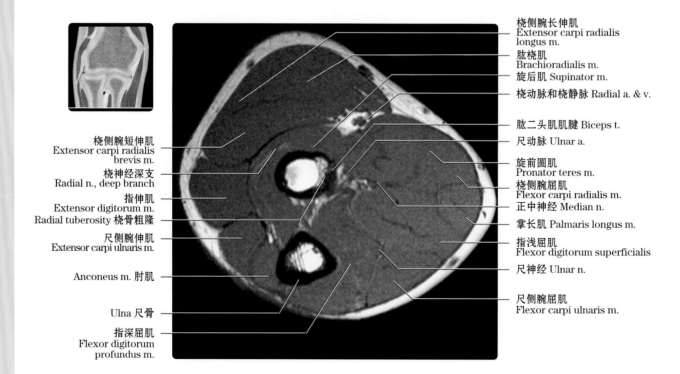

桡侧腕短伸肌 Extensor carpi radialis brevis m.
桡神经深支 Radial n., deep branch
指伸肌 Extensor digitorum m.
Radial tuberosity 桡骨粗隆
尺侧腕伸肌 Extensor carpi ulnaris m.
Anconeus m. 肘肌
Ulna 尺骨
指深屈肌 Flexor digitorum profundus m.

桡侧腕长伸肌 Extensor carpi radialis longus m.
肱桡肌 Brachioradialis m.
旋后肌 Supinator m.
桡动脉和桡静脉 Radial a. & v.
肱二头肌肌腱 Biceps t.
尺动脉 Ulnar a.
旋前圆肌 Pronator teres m.
桡侧腕屈肌 Flexor carpi radialis m.
正中神经 Median n.
掌长肌 Palmaris longus m.
指浅屈肌 Flexor digitorum superficialis
尺神经 Ulnar n.
尺侧腕屈肌 Flexor carpi ulnaris m.

上图：桡神经深支已进入旋后肌，肱二头肌肌腱止于桡骨粗隆。

下图：屈肌 - 旋前肌群显示清晰。若要显示肱二头肌肌腱止于桡骨粗隆的全长，则需扩大成像范围。

左侧肘部 MR 横轴位 T₁WI

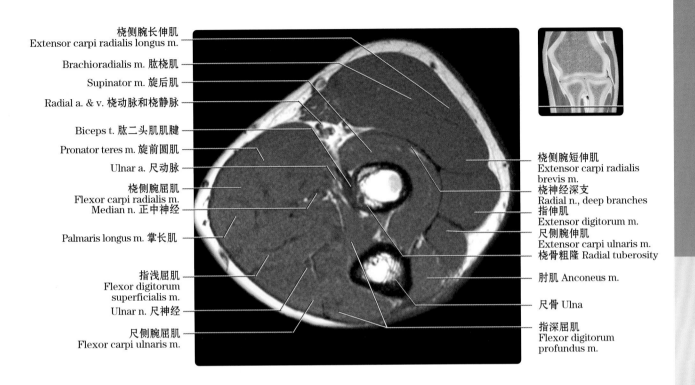

桡侧腕长伸肌
Extensor carpi radialis longus m.

Brachioradialis m. 肱桡肌

Supinator m. 旋后肌

Radial a. & v. 桡动脉和桡静脉

Biceps t. 肱二头肌肌腱

Pronator teres m. 旋前圆肌

Ulnar a. 尺动脉

桡侧腕屈肌
Flexor carpi radialis m.

Median n. 正中神经

Palmaris longus m. 掌长肌

指浅屈肌
Flexor digitorum
superficialis m.

Ulnar n. 尺神经

尺侧腕屈肌
Flexor carpi ulnaris m.

桡侧腕短伸肌
Extensor carpi radialis
brevis m.

桡神经深支
Radial n., deep branches

指伸肌
Extensor digitorum m.

尺侧腕伸肌
Extensor carpi ulnaris m.

桡骨粗隆 Radial tuberosity

肘肌 Anconeus m.

尺骨 Ulna

指深屈肌
Flexor digitorum
profundus m.

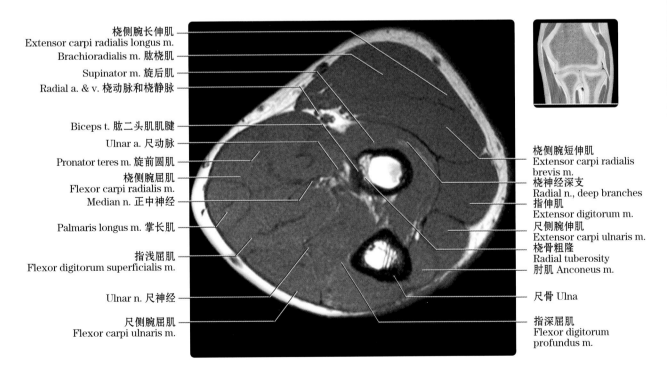

桡侧腕长伸肌
Extensor carpi radialis longus m.

Brachioradialis m. 肱桡肌

Supinator m. 旋后肌

Radial a. & v. 桡动脉和桡静脉

Biceps t. 肱二头肌肌腱

Ulnar a. 尺动脉

Pronator teres m. 旋前圆肌

桡侧腕屈肌
Flexor carpi radialis m.

Median n. 正中神经

Palmaris longus m. 掌长肌

指浅屈肌
Flexor digitorum superficialis m.

Ulnar n. 尺神经

尺侧腕屈肌
Flexor carpi ulnaris m.

桡侧腕短伸肌
Extensor carpi radialis
brevis m.

桡神经深支
Radial n., deep branches

指伸肌
Extensor digitorum m.

尺侧腕伸肌
Extensor carpi ulnaris m.

桡骨粗隆
Radial tuberosity

肘肌 Anconeus m.

尺骨 Ulna

指深屈肌
Flexor digitorum
profundus m.

上图：桡神经深支已进入旋后肌，肱二头肌肌腱止于桡骨粗隆。

下图：屈肌 - 旋前肌群显示清晰。若要显示肱二头肌肌腱止于桡骨粗隆的全长，则需扩大成像范围。

右侧肘部 MR 冠状位 T₁WI

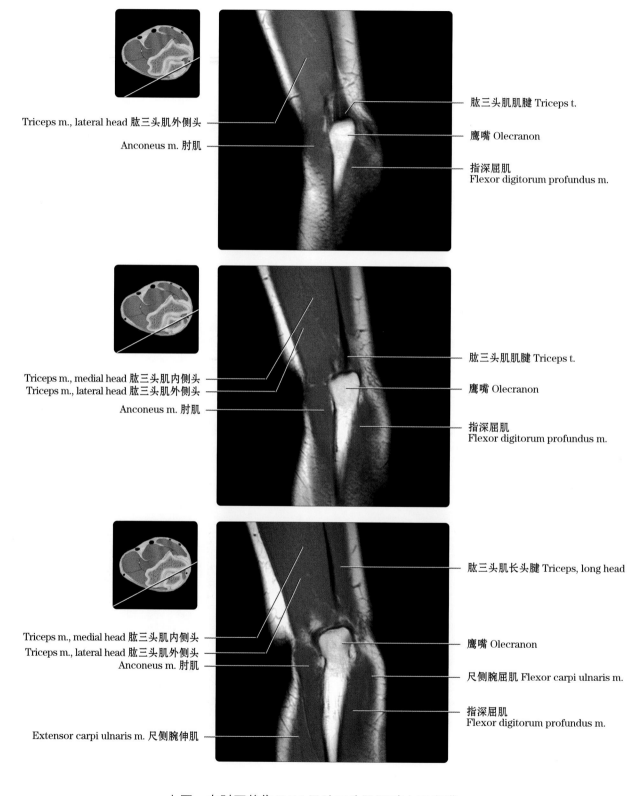

Triceps m., lateral head 肱三头肌外侧头

Anconeus m. 肘肌

肱三头肌肌腱 Triceps t.

鹰嘴 Olecranon

指深屈肌
Flexor digitorum profundus m.

Triceps m., medial head 肱三头肌内侧头
Triceps m., lateral head 肱三头肌外侧头

Anconeus m. 肘肌

肱三头肌肌腱 Triceps t.

鹰嘴 Olecranon

指深屈肌
Flexor digitorum profundus m.

Triceps m., medial head 肱三头肌内侧头
Triceps m., lateral head 肱三头肌外侧头
Anconeus m. 肘肌

Extensor carpi ulnaris m. 尺侧腕伸肌

肱三头肌长头腱 Triceps, long head

鹰嘴 Olecranon

尺侧腕屈肌 Flexor carpi ulnaris m.

指深屈肌
Flexor digitorum profundus m.

上图：右肘冠状位 T₁WI 示肱三头肌肌腱止于鹰嘴。
中图：肘肌和指深屈肌在此层面显示较好。
下图：尺侧腕屈肌和尺侧腕伸肌肌腱开始出现。

左侧肘部 MR 冠状位 T₁WI

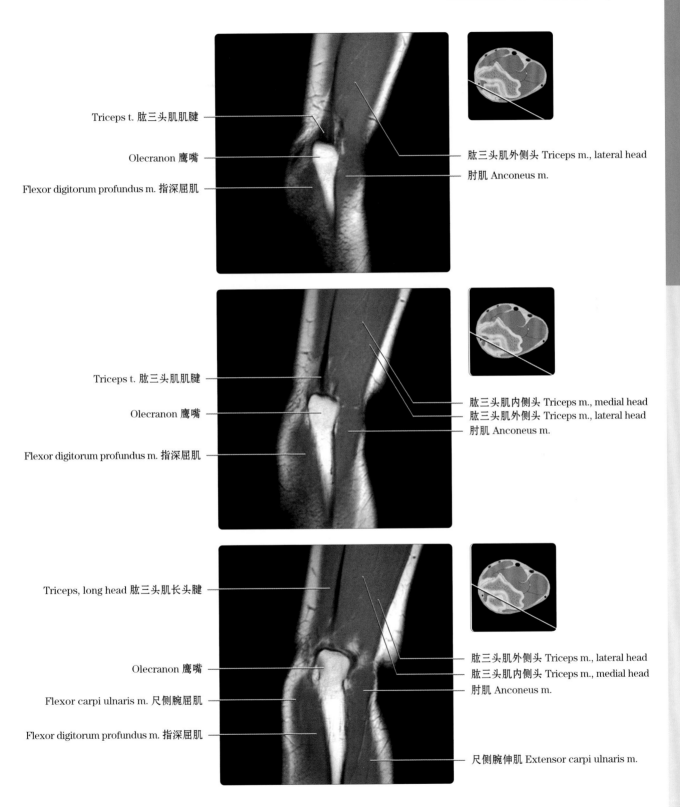

Triceps t. 肱三头肌肌腱

Olecranon 鹰嘴

Flexor digitorum profundus m. 指深屈肌

肱三头肌外侧头 Triceps m., lateral head
肘肌 Anconeus m.

Triceps t. 肱三头肌肌腱

Olecranon 鹰嘴

Flexor digitorum profundus m. 指深屈肌

肱三头肌内侧头 Triceps m., medial head
肱三头肌外侧头 Triceps m., lateral head
肘肌 Anconeus m.

Triceps, long head 肱三头肌长头腱

Olecranon 鹰嘴

Flexor carpi ulnaris m. 尺侧腕屈肌

Flexor digitorum profundus m. 指深屈肌

肱三头肌外侧头 Triceps m., lateral head
肱三头肌内侧头 Triceps m., medial head
肘肌 Anconeus m.

尺侧腕伸肌 Extensor carpi ulnaris m.

上图：右肘冠状位 T₁WI 示肱三头肌肌腱止于鹰嘴。
中图：肘肌和指深屈肌在此层面显示较好。
下图：尺侧腕屈肌和尺侧腕伸肌肌腱开始出现。

右侧肘部 MR 冠状位 T₁WI

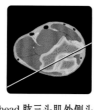
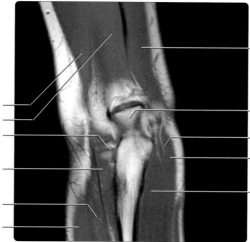

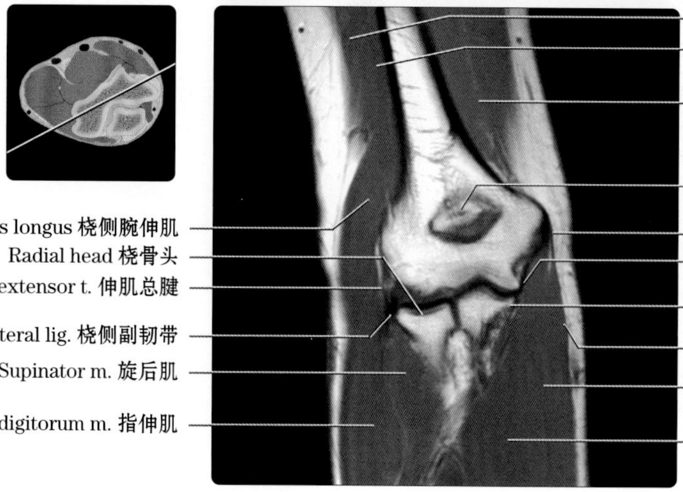

Triceps m., lateral head 肱三头肌外侧头
Triceps m., medial head 肱三头肌内侧头
Radial head 桡骨头

Anconeus m. 肘肌

Extensor carpi ulnaris m. 尺侧腕伸肌

Extensor digitorum m. 指伸肌

肱三头肌长头腱 Triceps, long head

鹰嘴 Olecranon

尺神经 Ulnar n.
尺侧腕屈肌 Flexor carpi ulnaris m.

指深屈肌 Flexor digitorum profundus m.

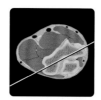
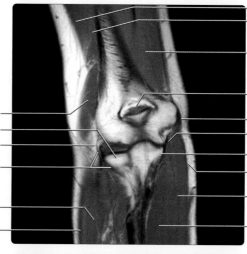
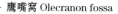

桡侧腕长伸肌
Extensor carpi radialis longus
Radial head 桡骨头
Common extensor t. 伸肌总腱

Lateral ulnar collateral lig. 外侧尺侧副韧带

Extensor carpi ulnaris m. 尺侧腕伸肌

Extensor digitorum m. 指伸肌

肱桡肌 Brachioradialis m.
肱肌 Brachialis m.

肱三头肌长头 Triceps, long head

鹰嘴窝 Olecranon fossa

屈肌总腱 Common flexor t.
尺侧副韧带 Ulnar collateral lig.

冠突 Coronoid process
掌长肌 Palmaris longus m.

指浅屈肌 Flexor digitorum superficialis m.

指深屈肌 Flexor digitorum profundus m.

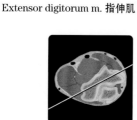
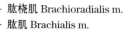
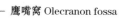

Extensor carpi radialis longus 桡侧腕伸肌
Radial head 桡骨头
Common extensor t. 伸肌总腱

Radial collateral lig. 桡侧副韧带

Supinator m. 旋后肌

Extensor digitorum m. 指伸肌

肱桡肌 Brachioradialis m.
肱肌 Brachialis m.

肱三头肌长头 Triceps, long head

鹰嘴窝 Olecranon fossa

屈肌总腱 Common flexor t.
尺侧副韧带 Ulnar collateral lig.

冠突 Coronoid process
掌长肌 Palmaris longus m.

指浅屈肌 Flexor digitorum superficialis m.

指深屈肌 Flexor digitorum profundus m.

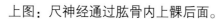

上图：尺神经通过肱骨内上髁后面。

中图：外侧尺侧副韧带似悬带位于桡骨颈后方，防止桡骨后外侧不稳。

下图：伸肌总腱长、薄，屈肌总腱短、宽。

左侧肘部 MR 冠状位 T₁WI

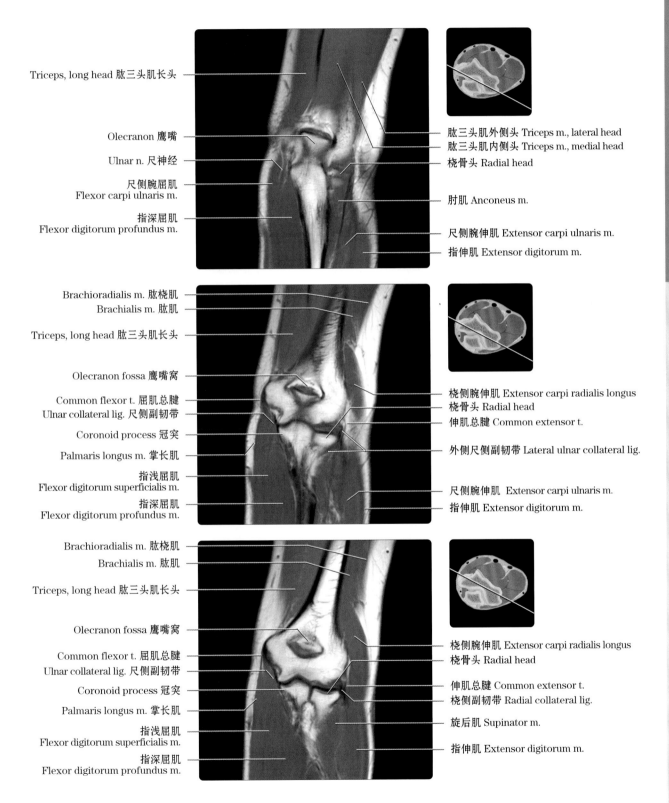

Triceps, long head 肱三头肌长头

Olecranon 鹰嘴
Ulnar n. 尺神经
尺侧腕屈肌 Flexor carpi ulnaris m.
指深屈肌 Flexor digitorum profundus m.

肱三头肌外侧头 Triceps m., lateral head
肱三头肌内侧头 Triceps m., medial head
桡骨头 Radial head
肘肌 Anconeus m.
尺侧腕伸肌 Extensor carpi ulnaris m.
指伸肌 Extensor digitorum m.

Brachioradialis m. 肱桡肌
Brachialis m. 肱肌
Triceps, long head 肱三头肌长头
Olecranon fossa 鹰嘴窝
Common flexor t. 屈肌总腱
Ulnar collateral lig. 尺侧副韧带
Coronoid process 冠突
Palmaris longus m. 掌长肌
指浅屈肌 Flexor digitorum superficialis m.
指深屈肌 Flexor digitorum profundus m.

桡侧腕伸肌 Extensor carpi radialis longus
桡骨头 Radial head
伸肌总腱 Common extensor t.
外侧尺侧副韧带 Lateral ulnar collateral lig.
尺侧腕伸肌 Extensor carpi ulnaris m.
指伸肌 Extensor digitorum m.

Brachioradialis m. 肱桡肌
Brachialis m. 肱肌
Triceps, long head 肱三头肌长头
Olecranon fossa 鹰嘴窝
Common flexor t. 屈肌总腱
Ulnar collateral lig. 尺侧副韧带
Coronoid process 冠突
Palmaris longus m. 掌长肌
指浅屈肌 Flexor digitorum superficialis m.
指深屈肌 Flexor digitorum profundus m.

桡侧腕伸肌 Extensor carpi radialis longus
桡骨头 Radial head
伸肌总腱 Common extensor t.
桡侧副韧带 Radial collateral lig.
旋后肌 Supinator m.
指伸肌 Extensor digitorum m.

上图：尺神经通过肱骨内上髁后面。

中图：外侧尺侧副韧带似悬带位于桡骨颈后方，防止桡骨后外侧不稳。

下图：伸肌总腱长、薄，屈肌总腱短、宽。

右侧肘部 MR 冠状位 T$_1$WI

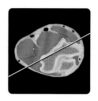
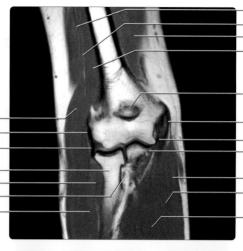

肱桡肌 Brachioradialis m.
桡神经 Radial n.
肱三头肌长头 Triceps, long head
肱肌 Brachialis m.

鹰嘴窝 Olecranon fossa

屈肌总腱 Common flexor t.
尺侧副韧带 Ulnar collateral lig.
冠突 Coronoid process

掌长肌 Palmaris longus m.
指浅屈肌 Flexor digitorum superficialis m.
指深屈肌 Flexor digitorum profundus m.

Extensor carpi radialis longus 桡侧腕长伸肌
Common extensor t. 伸肌总腱
Radial collateral lig. 桡侧副韧带
Radial neck 桡骨颈
Supinator m. 旋后肌
Biceps t. 肱二头肌肌腱
Extensor digitorum m. 指伸肌

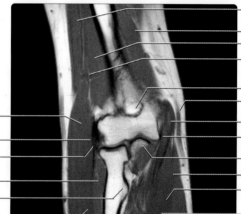

肱桡肌 Brachioradialis m.
肱三头肌长头 Triceps, long head
肱肌 Brachialis m.
桡神经 Radial n.
冠突窝 Coronoid fossa
贵要静脉 Basilic v.
屈肌总腱 Common flexor t.
尺侧副韧带 Ulnar collateral lig.
冠突 Coronoid process
掌长肌 Palmaris longus m.
指浅屈肌 Flexor digitorum superficialis m.
指深屈肌 Flexor digitorum profundus m.

桡侧腕长伸肌 Extensor carpi radialis longus m.
Common extensor t. 伸肌总腱
Radial collateral lig. 桡侧副韧带
Supinator m. 旋后肌
Radial tuberosity 桡骨粗隆
Extensor digitorum m. 指伸肌

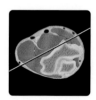
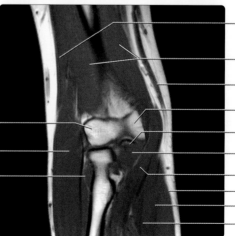

肱桡肌 Brachioradialis m.
肱肌 Brachialis m.
贵要静脉 Basilic v.
滑车 Trochlea
冠突 Coronoid process
肱肌 Brachialis m.
旋前圆肌 Pronator teres m.
掌长肌 Palmaris longus m.
桡侧腕屈肌 Flexor carpi radialis m.
指浅屈肌 Flexor digitorum superficialis m.

Capitellum 肱骨小头
桡侧腕长伸肌和腕短伸肌 Extensor carpi radialis longus & brevis m.
Supinator m. 旋后肌

上图：桡神经位于肱肌和肱桡肌之间，肱二头肌肌腱远端接近桡骨粗隆的止点。
中图：桡骨粗隆的轮廓清晰可见。
下图：肱肌覆盖在肱骨骨干前方。

左侧肘部 MR 冠状位 T$_1$WI

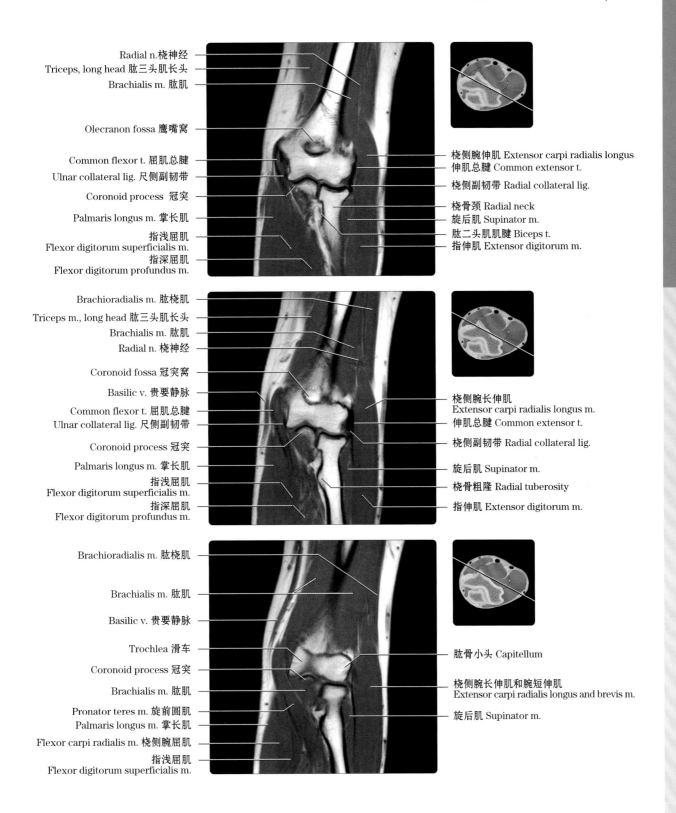

上图：

- Radial n.桡神经
- Triceps, long head 肱三头肌长头
- Brachialis m. 肱肌
- Olecranon fossa 鹰嘴窝
- Common flexor t. 屈肌总腱
- Ulnar collateral lig. 尺侧副韧带
- Coronoid process 冠突
- Palmaris longus m. 掌长肌
- 指浅屈肌 Flexor digitorum superficialis m.
- 指深屈肌 Flexor digitorum profundus m.

- 桡侧腕伸肌 Extensor carpi radialis longus
- 伸肌总腱 Common extensor t.
- 桡侧副韧带 Radial collateral lig.
- 桡骨颈 Radial neck
- 旋后肌 Supinator m.
- 肱二头肌肌腱 Biceps t.
- 指伸肌 Extensor digitorum m.

中图：

- Brachioradialis m. 肱桡肌
- Triceps m., long head 肱三头肌长头
- Brachialis m. 肱肌
- Radial n. 桡神经
- Coronoid fossa 冠突窝
- Basilic v. 贵要静脉
- Common flexor t. 屈肌总腱
- Ulnar collateral lig. 尺侧副韧带
- Coronoid process 冠突
- Palmaris longus m. 掌长肌
- 指浅屈肌 Flexor digitorum superficialis m.
- 指深屈肌 Flexor digitorum profundus m.

- 桡侧腕长伸肌 Extensor carpi radialis longus m.
- 伸肌总腱 Common extensor t.
- 桡侧副韧带 Radial collateral lig.
- 旋后肌 Supinator m.
- 桡骨粗隆 Radial tuberosity
- 指伸肌 Extensor digitorum m.

下图：

- Brachioradialis m. 肱桡肌
- Brachialis m. 肱肌
- Basilic v. 贵要静脉
- Trochlea 滑车
- Coronoid process 冠突
- Brachialis m. 肱肌
- Pronator teres m. 旋前圆肌
- Palmaris longus m. 掌长肌
- Flexor carpi radialis m. 桡侧腕屈肌
- 指浅屈肌 Flexor digitorum superficialis m.

- 肱骨小头 Capitellum
- 桡侧腕长伸肌和腕短伸肌 Extensor carpi radialis longus and brevis m.
- 旋后肌 Supinator m.

上图：桡神经位于肱肌和肱桡肌之间，肱二头肌肌腱远端接近桡骨粗隆的止点。

中图：桡骨粗隆的轮廓清晰可见。

下图：肱肌覆盖在肱骨骨干前方。

右侧肘部 MR 冠状位 T₁WI

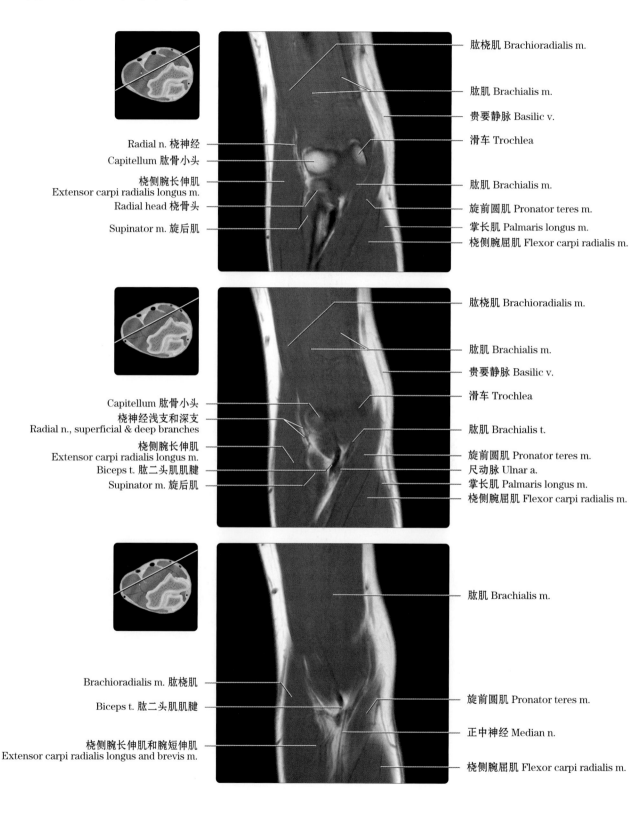

肱桡肌 Brachioradialis m.

肱肌 Brachialis m.

贵要静脉 Basilic v.

滑车 Trochlea

肱肌 Brachialis m.

旋前圆肌 Pronator teres m.

掌长肌 Palmaris longus m.

桡侧腕屈肌 Flexor carpi radialis m.

Radial n. 桡神经

Capitellum 肱骨小头

桡侧腕长伸肌 Extensor carpi radialis longus m.

Radial head 桡骨骨头

Supinator m. 旋后肌

肱桡肌 Brachioradialis m.

肱肌 Brachialis m.

贵要静脉 Basilic v.

滑车 Trochlea

肱肌 Brachialis t.

旋前圆肌 Pronator teres m.

尺动脉 Ulnar a.

掌长肌 Palmaris longus m.

桡侧腕屈肌 Flexor carpi radialis m.

Capitellum 肱骨小头

桡神经浅支和深支 Radial n., superficial & deep branches

桡侧腕长伸肌 Extensor carpi radialis longus m.

Biceps t. 肱二头肌肌腱

Supinator m. 旋后肌

肱肌 Brachialis m.

旋前圆肌 Pronator teres m.

正中神经 Median n.

桡侧腕屈肌 Flexor carpi radialis m.

Brachioradialis m. 肱桡肌

Biceps t. 肱二头肌肌腱

桡侧腕长伸肌和腕短伸肌 Extensor carpi radialis longus and brevis m.

上图：旋前圆肌绕至前臂前面。

中图：可见肱二头肌和肱肌肌腱向其止点下行，桡神经分为浅支和深支。

下图：正中神经位于旋前圆肌外侧。

左侧肘部 MR 冠状位 T₁WI

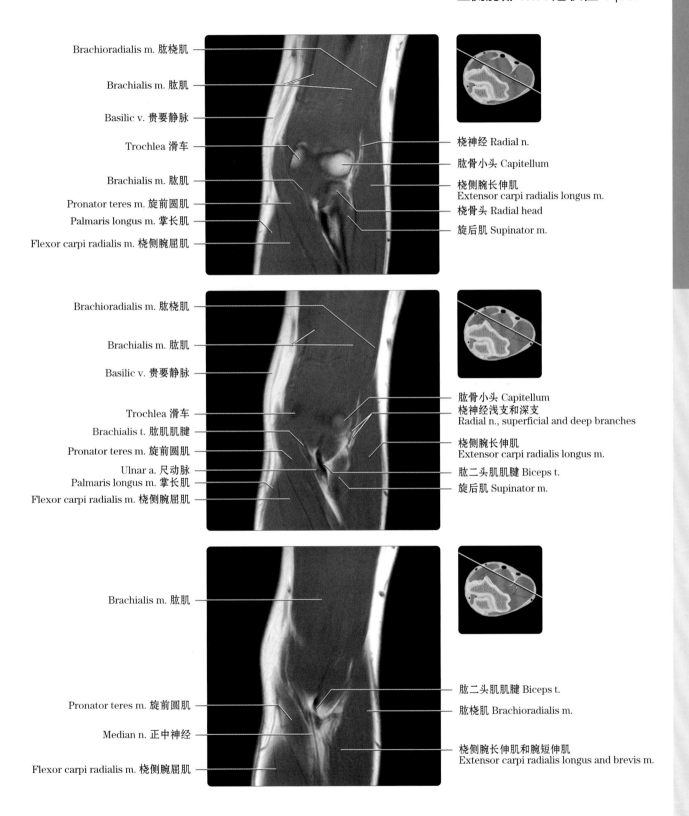

上图标注（从上到下，左侧）：
- Brachioradialis m. 肱桡肌
- Brachialis m. 肱肌
- Basilic v. 贵要静脉
- Trochlea 滑车
- Brachialis m. 肱肌
- Pronator teres m. 旋前圆肌
- Palmaris longus m. 掌长肌
- Flexor carpi radialis m. 桡侧腕屈肌

上图标注（右侧）：
- 桡神经 Radial n.
- 肱骨小头 Capitellum
- 桡侧腕长伸肌 Extensor carpi radialis longus m.
- 桡骨头 Radial head
- 旋后肌 Supinator m.

中图标注（左侧）：
- Brachioradialis m. 肱桡肌
- Brachialis m. 肱肌
- Basilic v. 贵要静脉
- Trochlea 滑车
- Brachialis t. 肱肌肌腱
- Pronator teres m. 旋前圆肌
- Ulnar a. 尺动脉
- Palmaris longus m. 掌长肌
- Flexor carpi radialis m. 桡侧腕屈肌

中图标注（右侧）：
- 肱骨小头 Capitellum
- 桡神经浅支和深支 Radial n., superficial and deep branches
- 桡侧腕长伸肌 Extensor carpi radialis longus m.
- 肱二头肌肌腱 Biceps t.
- 旋后肌 Supinator m.

下图标注（左侧）：
- Brachialis m. 肱肌
- Pronator teres m. 旋前圆肌
- Median n. 正中神经
- Flexor carpi radialis m. 桡侧腕屈肌

下图标注（右侧）：
- 肱二头肌肌腱 Biceps t.
- 肱桡肌 Brachioradialis m.
- 桡侧腕长伸肌和腕短伸肌 Extensor carpi radialis longus and brevis m.

上图：旋前圆肌绕至前臂前面。
中图：可见肱二头肌和肱肌肌腱向其止点下行，桡神经分为浅支和深支。
下图：正中神经位于旋前圆肌外侧。

右侧肘部 MR 冠状位 T₁WI

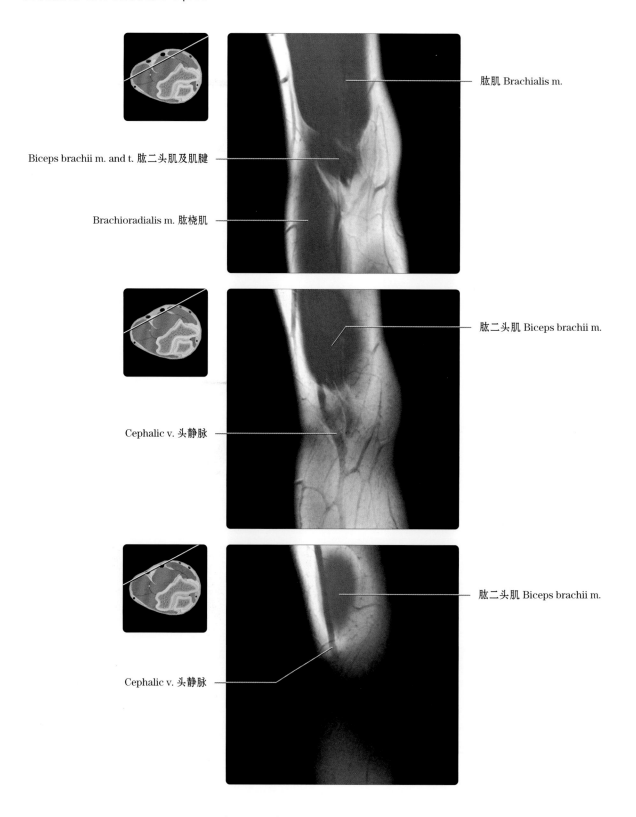

肱肌 Brachialis m.

Biceps brachii m. and t. 肱二头肌及肌腱

Brachioradialis m. 肱桡肌

肱二头肌 Biceps brachii m.

Cephalic v. 头静脉

肱二头肌 Biceps brachii m.

Cephalic v. 头静脉

上图：本层面内仅显示肱桡肌。
中图：本层面内仅显示肱二头肌。
下图：皮下脂肪层面显示头静脉和肱二头肌。

3. 肘部 MR 解剖

左侧肘部 MR 冠状位 T₁WI

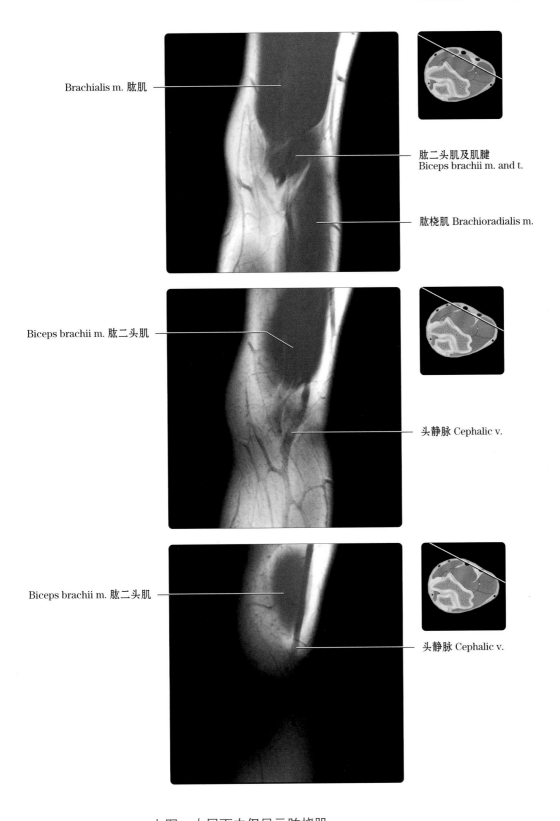

Brachialis m. 肱肌

肱二头肌及肌腱
Biceps brachii m. and t.

肱桡肌 Brachioradialis m.

Biceps brachii m. 肱二头肌

头静脉 Cephalic v.

Biceps brachii m. 肱二头肌

头静脉 Cephalic v.

上图：本层面内仅显示肱桡肌。

中图：本层面内仅显示肱二头肌。

下图：皮下脂肪层面显示头静脉和肱二头肌。

左侧肘部 MR 冠状位 T$_1$WI

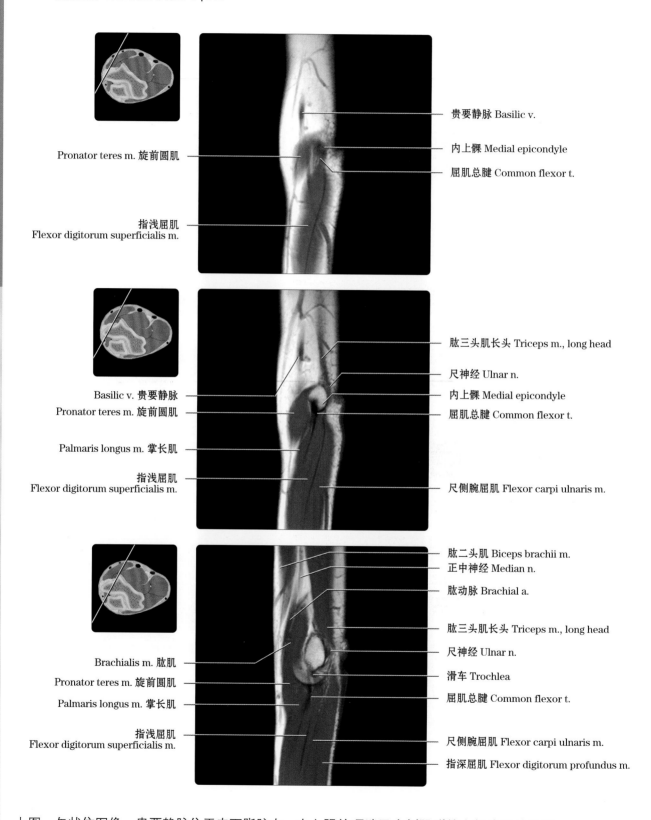

Pronator teres m. 旋前圆肌

指浅屈肌
Flexor digitorum superficialis m.

贵要静脉 Basilic v.

内上髁 Medial epicondyle

屈肌总腱 Common flexor t.

Basilic v. 贵要静脉
Pronator teres m. 旋前圆肌

Palmaris longus m. 掌长肌

指浅屈肌
Flexor digitorum superficialis m.

肱三头肌长头 Triceps m., long head

尺神经 Ulnar n.

内上髁 Medial epicondyle

屈肌总腱 Common flexor t.

尺侧腕屈肌 Flexor carpi ulnaris m.

Brachialis m. 肱肌
Pronator teres m. 旋前圆肌
Palmaris longus m. 掌长肌

指浅屈肌
Flexor digitorum superficialis m.

肱二头肌 Biceps brachii m.
正中神经 Median n.

肱动脉 Brachial a.

肱三头肌长头 Triceps m., long head

尺神经 Ulnar n.

滑车 Trochlea

屈肌总腱 Common flexor t.

尺侧腕屈肌 Flexor carpi ulnaris m.

指深屈肌 Flexor digitorum profundus m.

上图：矢状位图像，贵要静脉位于皮下脂肪内，内上髁的顶端及内侧肌群的大部分开始出现。

中图：可见屈肌总腱和屈肌 - 旋前肌群的肌肉。

下图：前臂前筋膜间室结构开始出现。

左侧肘部 MR 矢状位 T$_1$WI

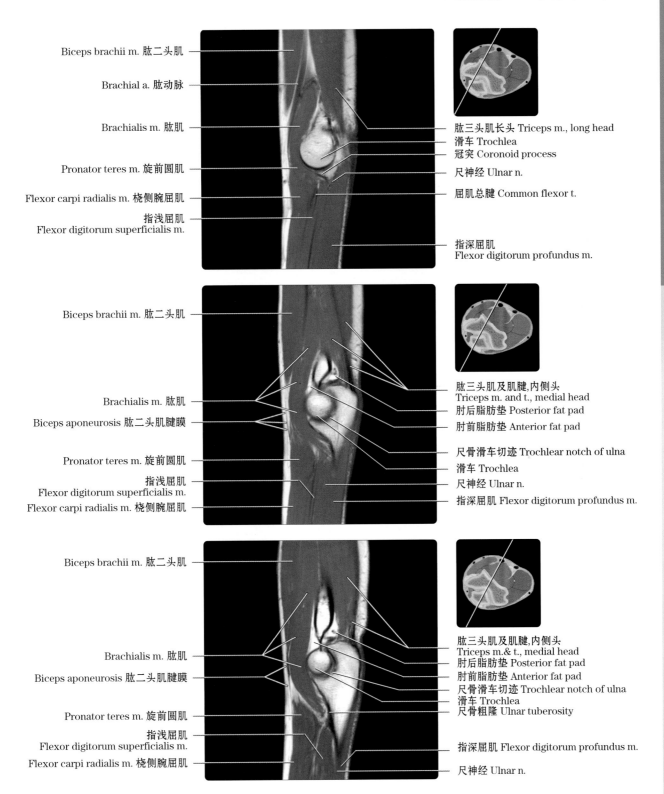

Biceps brachii m. 肱二头肌

Brachial a. 肱动脉

Brachialis m. 肱肌

Pronator teres m. 旋前圆肌

Flexor carpi radialis m. 桡侧腕屈肌

指浅屈肌
Flexor digitorum superficialis m.

肱三头肌长头 Triceps m., long head
滑车 Trochlea
冠突 Coronoid process

尺神经 Ulnar n.

屈肌总腱 Common flexor t.

指深屈肌
Flexor digitorum profundus m.

Biceps brachii m. 肱二头肌

Brachialis m. 肱肌

Biceps aponeurosis 肱二头肌腱膜

Pronator teres m. 旋前圆肌

指浅屈肌
Flexor digitorum superficialis m.
Flexor carpi radialis m. 桡侧腕屈肌

肱三头肌及肌腱,内侧头
Triceps m. and t., medial head
肘后脂肪垫 Posterior fat pad
肘前脂肪垫 Anterior fat pad

尺骨滑车切迹 Trochlear notch of ulna
滑车 Trochlea
尺神经 Ulnar n.
指深屈肌 Flexor digitorum profundus m.

Biceps brachii m. 肱二头肌

Brachialis m. 肱肌

Biceps aponeurosis 肱二头肌腱膜

Pronator teres m. 旋前圆肌

指浅屈肌
Flexor digitorum superficialis m.

Flexor carpi radialis m. 桡侧腕屈肌

肱三头肌及肌腱,内侧头
Triceps m.& t., medial head
肘后脂肪垫 Posterior fat pad
肘前脂肪垫 Anterior fat pad
尺骨滑车切迹 Trochlear notch of ulna
滑车 Trochlea
尺骨粗隆 Ulnar tuberosity

指深屈肌 Flexor digitorum profundus m.

尺神经 Ulnar n.

上图：尺骨冠突开始出现，肱二头肌位于上臂前方。

中图：肱三头肌肌腱接近尺骨鹰嘴突的止点。注意，肱三头肌本身也止于鹰嘴。

下图：肱肌的远端向其尺骨粗隆的止点下行。可见肱二头肌腱膜的横断面位于肱肌前方。

左侧肘部 MR 矢状位 T₁WI

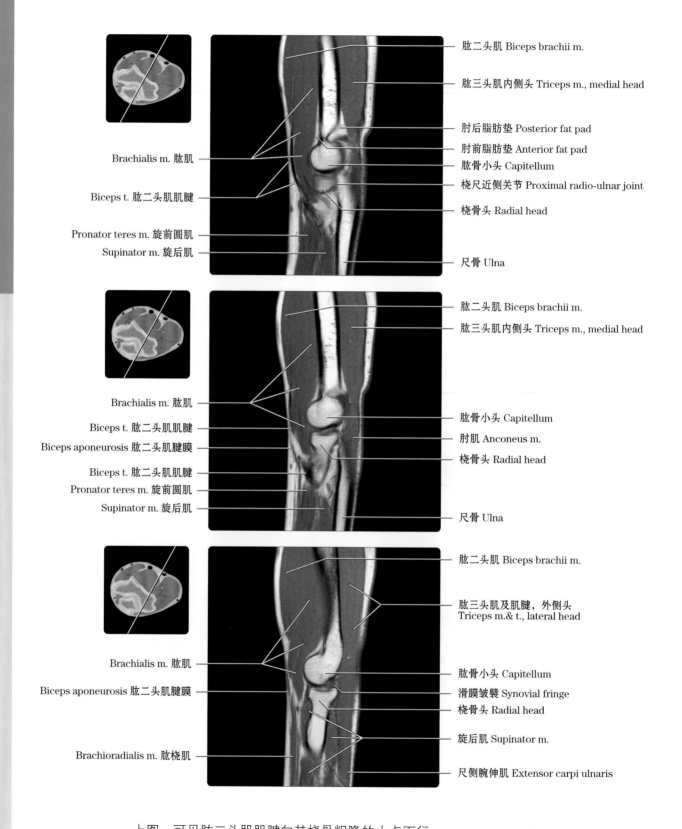

Brachialis m. 肱肌

Biceps t. 肱二头肌肌腱

Pronator teres m. 旋前圆肌
Supinator m. 旋后肌

肱二头肌 Biceps brachii m.

肱三头肌内侧头 Triceps m., medial head

肘后脂肪垫 Posterior fat pad
肘前脂肪垫 Anterior fat pad
肱骨小头 Capitellum
桡尺近侧关节 Proximal radio-ulnar joint
桡骨头 Radial head

尺骨 Ulna

Brachialis m. 肱肌

Biceps t. 肱二头肌肌腱
Biceps aponeurosis 肱二头肌腱膜

Biceps t. 肱二头肌肌腱
Pronator teres m. 旋前圆肌
Supinator m. 旋后肌

肱二头肌 Biceps brachii m.

肱三头肌内侧头 Triceps m., medial head

肱骨小头 Capitellum
肘肌 Anconeus m.
桡骨头 Radial head

尺骨 Ulna

Brachialis m. 肱肌

Biceps aponeurosis 肱二头肌腱膜

Brachioradialis m. 肱桡肌

肱二头肌 Biceps brachii m.

肱三头肌及肌腱，外侧头
Triceps m.& t., lateral head

肱骨小头 Capitellum
滑膜皱襞 Synovial fringe
桡骨头 Radial head

旋后肌 Supinator m.

尺侧腕伸肌 Extensor carpi ulnaris

上图：可见肱二头肌肌腱向其桡骨粗隆的止点下行。
中图：当切面通过尺骨鹰嘴外侧时，肱肌开始出现。
下图：前侧可见肱桡肌。滑膜褶皱又称为滑膜皱襞，嵌入肱桡关节。

左侧肘部 MR 矢状位 T₁WI

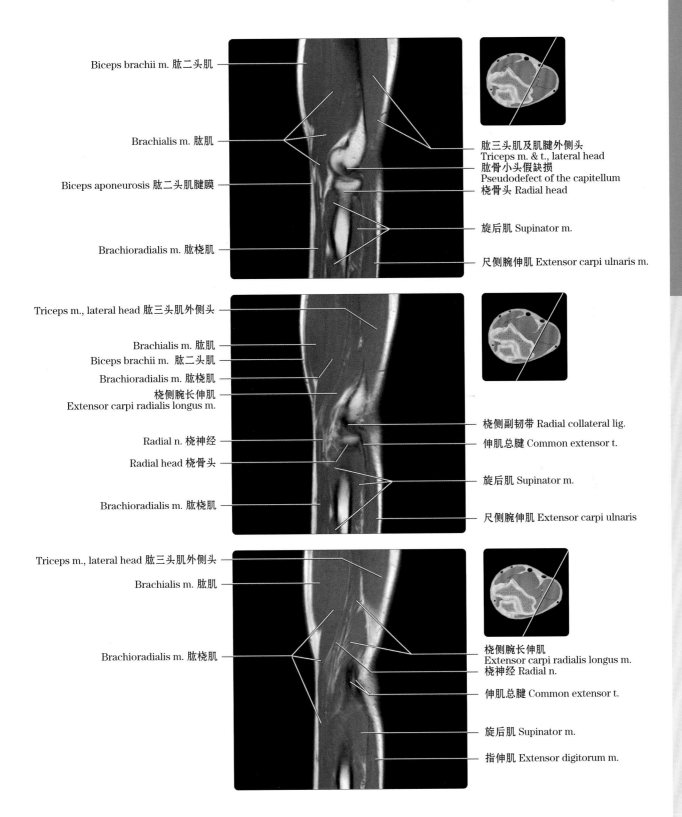

Biceps brachii m. 肱二头肌

Brachialis m. 肱肌

Biceps aponeurosis 肱二头肌腱膜

Brachioradialis m. 肱桡肌

肱三头肌及肌腱外侧头
Triceps m. & t., lateral head
肱骨小头假缺损
Pseudodefect of the capitellum
桡骨头 Radial head

旋后肌 Supinator m.

尺侧腕伸肌 Extensor carpi ulnaris m.

Triceps m., lateral head 肱三头肌外侧头

Brachialis m. 肱肌
Biceps brachii m. 肱二头肌
Brachioradialis m. 肱桡肌
桡侧腕长伸肌
Extensor carpi radialis longus m.

Radial n. 桡神经
Radial head 桡骨头

Brachioradialis m. 肱桡肌

桡侧副韧带 Radial collateral lig.
伸肌总腱 Common extensor t.

旋后肌 Supinator m.

尺侧腕伸肌 Extensor carpi ulnaris

Triceps m., lateral head 肱三头肌外侧头
Brachialis m. 肱肌

Brachioradialis m. 肱桡肌

桡侧腕长伸肌
Extensor carpi radialis longus m.
桡神经 Radial n.

伸肌总腱 Common extensor t.

旋后肌 Supinator m.

指伸肌 Extensor digitorum m.

上图：肱骨小头假性缺损位于肱骨小头的后面，为肱骨小头与外上髁之间正常的沟，可能被误认为骨软骨缺损。
中图：伸肌总腱伴随桡侧副韧带开始出现。
下图：本层面显示伸肌总腱较好，肱桡肌向前走行至前臂的最外侧。

大体解剖

概述

- 肘关节分为前、后、内侧、外侧 4 个筋膜间室

筋膜间室

- 前间室
  - 包括肘屈肌
  - **肱二头肌**
    - 起点：肩胛骨盂上结节（长头），肩胛骨喙突（短头）
    - 止点：桡骨粗隆
    - 神经支配：肌皮神经
    - 血供：肱动脉肌支
    - 作用：肘关节屈曲，前臂旋后
    - **肱二头肌纤维腱膜（二头肌腱膜）**：将肱二头肌腱远端连接到屈肌群上方覆盖的筋膜
    - 纤维腱膜可压迫正中神经
    - 纤维腱膜可以防止肱二头肌腱断裂后的回缩
  - **肱肌**
    - 起点：肱骨下半前面
    - 止点：尺骨粗隆
    - 神经支配：肌皮神经
    - 血供：肱动脉肌支，桡动脉返支
    - 作用：屈肘
    - 位于肱二头肌深处
- 后间室
  - 包括肘伸肌
  - **肱三头肌**
    - 起点：肩胛骨盂下结节（长头），肱骨后面的桡神经沟的外上方（外侧头），桡神经沟内下方的骨面（内侧头）
    - 止点：尺骨鹰嘴
    - 神经支配：桡神经
    - 血供：肱深动脉分支
    - 作用：肘关节伸展
  - **肘肌**
    - 起点：肱骨外上髁
    - 止点：尺骨鹰嘴外侧部，尺骨后侧
    - 神经支配：桡神经
    - 血供：肱深动脉中副支，骨间返动脉
    - 作用：肘关节伸展，内旋时尺骨外展
  - **滑车上肘肌**
    - 3%~28% 的人有此副肌
    - 解剖学上的变异
    - 起点：肱骨内上髁
    - 止点：尺骨鹰嘴内侧部
    - 神经支配：桡神经
    - 血供：肱深动脉中副支

- 作用：肘关节伸展
- 穿肘管，位于尺神经后内侧
- 可以保护尺神经，免受直接外伤；但也可能压迫尺神经，导致肘管综合征

- 外侧间室
  - 包括伸肌 - 旋肌群和一个肘屈肌
  - **肱桡肌**
    - 起点：肱骨外上髁近端 2/3
    - 止点：桡骨远端外侧
    - 神经支配：桡神经（有时只支配伸肌）
    - 血供：桡动脉返支
    - 作用：屈肘
    - 外侧间室内唯一的肘屈肌
  - **桡侧腕长伸肌**
    - 起点：肱骨外上髁下方（可与肱桡肌起点混合）
    - 止点：第 2 掌骨基底背侧
    - 神经支配：桡神经
    - 血供：肱动脉
    - 作用：伸腕，腕外展
  - **伸肌总腱**
    - 桡侧腕短伸肌腱，指伸肌腱，小指伸肌腱，尺侧腕伸肌腱
    - 起点：肱骨外上髁前面和外侧髁上嵴
    - 止点：见下面列出的各个肌肉
  - **桡侧腕短伸肌**
    - 起点：伸肌总腱和桡侧副韧带
    - 止点：第 3 掌骨基底背侧
    - 神经支配：桡神经深支
    - 血供：桡动脉
    - 作用：伸腕，腕外展
  - **指伸肌**
    - 起点：伸肌总腱，肌间隔
    - 止点：第 2~5 指的指背腱膜
    - 神经支配：桡神经骨间后支
    - 血供：骨间返动脉和骨间后动脉
    - 作用：在掌指关节和指间关节伸指；伸腕
  - **小指伸肌**
    - 起点：伸肌总腱
    - 止点：第 5 指的指背腱膜
    - 神经支配：桡神经骨间后支
    - 血供：骨间返动脉
    - 作用：伸小指
  - **尺侧腕伸肌**
    - 起点：伸肌总腱和尺骨后侧
    - 止点：第 5 掌骨底背面
    - 神经支配：桡神经骨间后支
    - 血供：尺动脉
    - 作用：伸腕和腕内收

○ 旋后肌
- 起点有两个头
- 肱骨起点：外上髁，桡侧副韧带，环状韧带
- 尺骨起点：尺骨旋后肌窝（前）和尺骨旋后肌嵴（后）
- 止点：桡骨干近端的外侧
- 神经支配：桡神经深支
- 血供：骨间动脉返支
- 作用：前臂旋后

● 内侧间室
○ 包括屈肌 - 旋前肌群
○ 屈肌总腱
- 桡侧腕屈肌腱，尺侧腕屈肌腱，指浅屈肌腱，掌长肌腱，旋前圆肌腱
- 起点：肱骨内上髁和内侧髁上嵴
- 止点：见下面列出的各个肌肉
○ 桡侧腕屈肌
- 起点：屈肌总腱
- 止点：第 2 掌骨基底掌侧
- 神经支配：正中神经
- 血供：尺动脉
- 作用：屈和外展腕；轻微屈肘
○ 尺侧腕屈肌
- 起点有两个头
- 肱骨起点：屈肌总腱
- 尺骨起点：尺骨鹰嘴内侧面和尺骨后侧面
- 止点：豌豆骨、钩骨钩、第 5 掌骨基底部
- 神经支配：尺神经
- 血供：尺动脉
- 作用：屈腕和内收腕
○ 指浅屈肌
- 起点有两个头
- 肱骨 - 尺骨起点：屈肌总腱，尺侧副韧带，尺骨冠突
- 桡骨头的起点：桡骨近端的前方
- 止点：第 2~5 中节指骨的掌侧
- 神经支配：正中神经
- 血供：尺动脉
- 作用：屈近侧指间关节；轻微屈曲掌指关节和腕关节
○ 掌长肌
- 起点：屈肌总腱
- 止点：掌腱膜
- 神经支配：正中神经
- 血供：尺动脉
- 作用：屈腕
○ 旋前圆肌
- 起点有两个头

- 肱骨起点：屈肌总腱
- 尺骨起点：冠突
- 止点：桡骨中段外侧面
- 神经支配：正中神经
- 血供：尺动脉，尺侧返动脉前支
- 作用：前臂旋前，屈肘

影像解剖

概述
● 伸肌总腱
○ 比屈肌总腱更长、更薄
○ 可能很难区分桡侧副韧带
● 肱三头肌腱
○ 在肘关节完全伸展的矢状位图像上可能呈波浪状
● 肱二头肌桡骨滑囊
○ 位于肱二头肌腱远端和桡骨粗隆之间
○ 减少内旋时对肱二头肌腱的摩擦
○ 呈倒泪滴状

解剖成像相关事宜

成像建议
● 肱二头肌腱远端
○ 在标准矢状位上很难看到纵向长轴
- 很难区分肱二头肌腱和邻近的血管结构
- 纤维腱膜可以防止断裂的肱二头肌腱回缩，所以不要依赖于看到缩回的肌肉块来诊断肱二头肌腱断裂
- 若采用 3 个标准平面，则依靠横轴位，但远端必须包括整个桡骨粗隆
○ FABS 像
- 屈曲（肘），外展（臂），旋后（前臂）
- 患者手臂弯曲，呈超人姿势
- 可完全显示肱二头肌腱的长轴和桡骨粗隆处的附着处
- 患者身体的冠状面上获得定位像（对屈肘来说，是矢状面）
- 图像垂直于桡骨（肱骨的冠状面）
- 也显示肱肌腱的纵向部分
● 肱三头肌腱弹响
○ 肘关节屈曲时，内侧头在内上髁上
○ 肘关节屈曲时，可能会导致尺神经前脱位
○ 无论伸展和屈曲，必须横轴位成像
○ 肘关节屈曲和伸展时，可进行超声动态扫描

参考文献

Giuffre BM et al: Optimal positioning for MRI of the distal biceps brachii tendon: flexed abducted supinated view. AJR Am J Roentgenol. 182(4):944-6, 2004

肱二头肌肌腱和腱膜（纤维腱膜）示意图

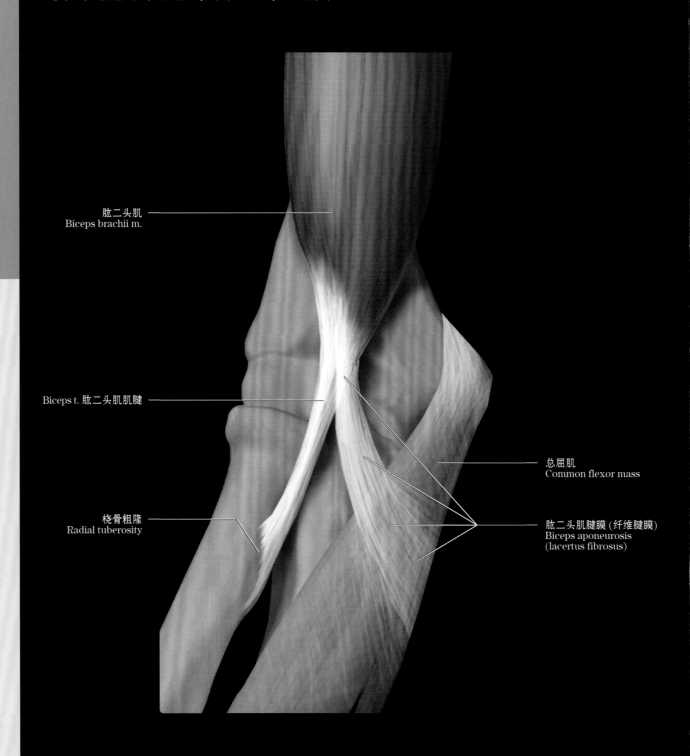

肱二头肌
Biceps brachii m.

Biceps t. 肱二头肌肌腱

桡骨粗隆
Radial tuberosity

总屈肌
Common flexor mass

肱二头肌腱膜（纤维腱膜）
Biceps aponeurosis
(lacertus fibrosus)

肱二头肌腱膜，也称为纤维腱膜，为一菲薄的筋膜，是连接肱二头肌肌腱和总屈肌的浅筋膜，可阻止肱二头肌腱断裂、回缩。

4. 肘部肌肉和肌腱

伸肌总腱和屈肌总腱示意图

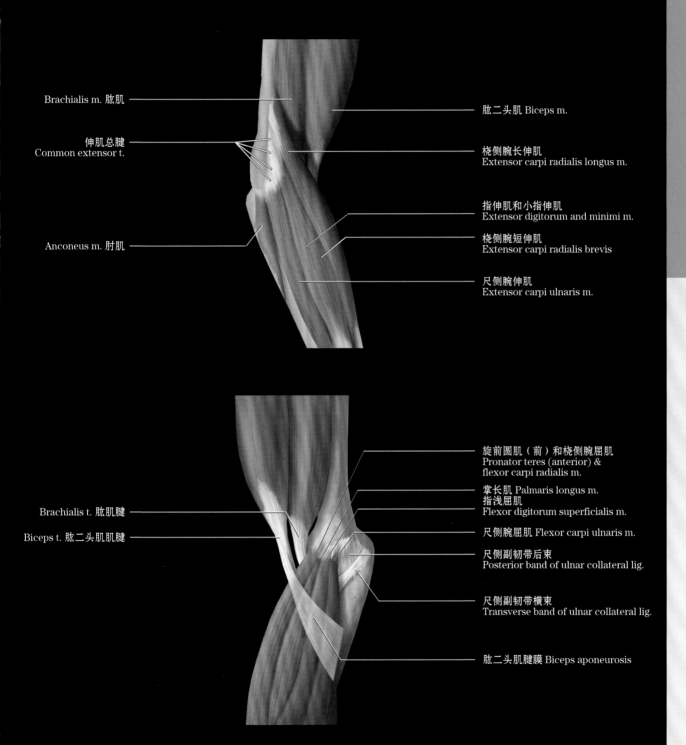

Brachialis m. 肱肌

伸肌总腱 Common extensor t.

Anconeus m. 肘肌

肱二头肌 Biceps m.

桡侧腕长伸肌 Extensor carpi radialis longus m.

指伸肌和小指伸肌 Extensor digitorum and minimi m.

桡侧腕短伸肌 Extensor carpi radialis brevis

尺侧腕伸肌 Extensor carpi ulnaris m.

Brachialis t. 肱肌腱

Biceps t. 肱二头肌肌腱

旋前圆肌（前）和桡侧腕屈肌 Pronator teres (anterior) & flexor carpi radialis m.

掌长肌 Palmaris longus m.
指浅屈肌 Flexor digitorum superficialis m.

尺侧腕屈肌 Flexor carpi ulnaris m.

尺侧副韧带后束 Posterior band of ulnar collateral lig.

尺侧副韧带横束 Transverse band of ulnar collateral lig.

肱二头肌腱膜 Biceps aponeurosis

上图：肘关节外侧面观，显示伸肌群及伸肌总腱，后者止于肱骨外上髁和髁上区。桡侧腕长伸肌腱起于伸肌总腱上方。伸肌总腱由桡侧腕短伸肌、指伸肌、小指伸肌和尺侧腕伸肌组成。肱桡肌位于肱骨外侧髁上嵴最上方，本图中未显示。

下图：肘关节内侧面观，显示屈肌-旋前肌群及止于肱骨内上髁的屈肌总腱。尺侧副韧带前束位于总腱深部。

右侧肘部横轴位 T₁WI

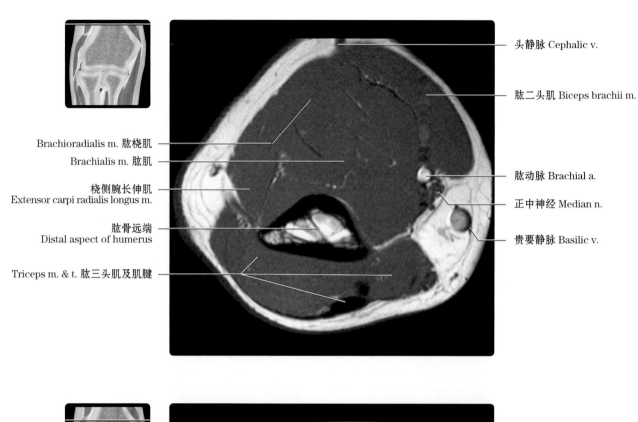

Brachioradialis m. 肱桡肌
Brachialis m. 肱肌
桡侧腕长伸肌
Extensor carpi radialis longus m.
肱骨远端
Distal aspect of humerus
Triceps m. & t. 肱三头肌及肌腱

头静脉 Cephalic v.
肱二头肌 Biceps brachii m.
肱动脉 Brachial a.
正中神经 Median n.
贵要静脉 Basilic v.

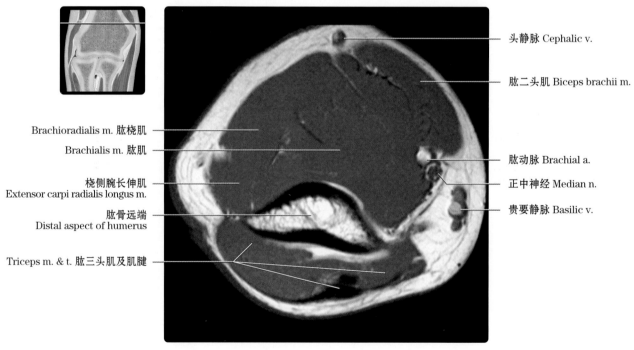

Brachioradialis m. 肱桡肌
Brachialis m. 肱肌
桡侧腕长伸肌
Extensor carpi radialis longus m.
肱骨远端
Distal aspect of humerus
Triceps m. & t. 肱三头肌及肌腱

头静脉 Cephalic v.
肱二头肌 Biceps brachii m.
肱动脉 Brachial a.
正中神经 Median n.
贵要静脉 Basilic v.

上图：前臂远端横轴位图像，肱三头肌占据了全部后间室，肱肌则占据了前间室的大部分。

下图：肱骨髁上层面，肱三头肌开始变薄。

4. 肘部肌肉和肌腱

右侧肘部横轴位 T₁WI

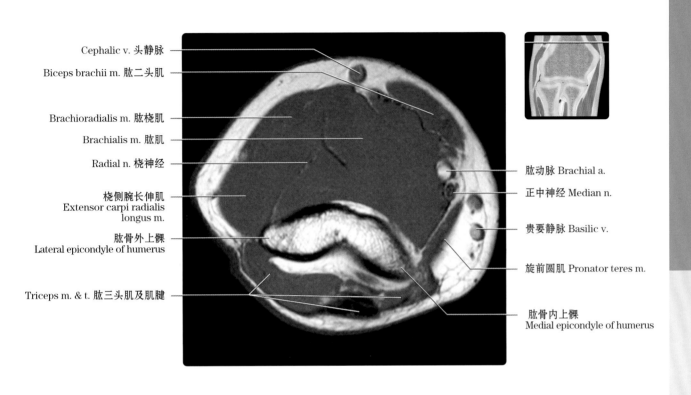

Cephalic v. 头静脉
Biceps brachii m. 肱二头肌
Brachioradialis m. 肱桡肌
Brachialis m. 肱肌
Radial n. 桡神经
桡侧腕长伸肌
Extensor carpi radialis longus m.
肱骨外上髁
Lateral epicondyle of humerus
Triceps m. & t. 肱三头肌及肌腱

肱动脉 Brachial a.
正中神经 Median n.
贵要静脉 Basilic v.
旋前圆肌 Pronator teres m.
肱骨内上髁
Medial epicondyle of humerus

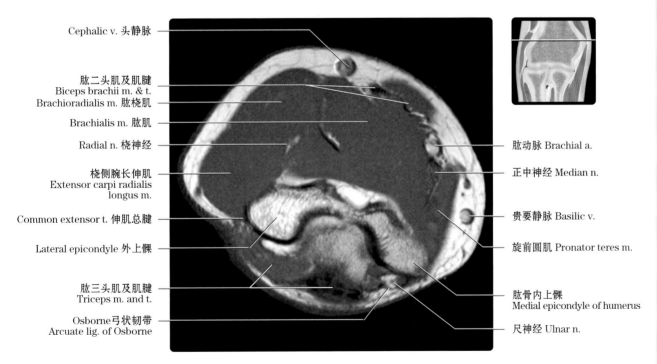

Cephalic v. 头静脉
肱二头肌及肌腱
Biceps brachii m. & t.
Brachioradialis m. 肱桡肌
Brachialis m. 肱肌
Radial n. 桡神经
桡侧腕长伸肌
Extensor carpi radialis longus m.
Common extensor t. 伸肌总腱
Lateral epicondyle 外上髁
肱三头肌及肌腱
Triceps m. and t.
Osborne弓状韧带
Arcuate lig. of Osborne

肱动脉 Brachial a.
正中神经 Median n.
贵要静脉 Basilic v.
旋前圆肌 Pronator teres m.
肱骨内上髁
Medial epicondyle of humerus
尺神经 Ulnar n.

上图：肱骨髁上方层面，可见旋前圆肌的肱骨内侧髁起点。旋前圆肌是附着于内上髁最近端的肌腱。

下图：肱三头肌外侧头仍可显示，毗邻尺骨鹰嘴突，肱三头肌其他部分为肌腱部。尺神经在肘管内清晰可见，周围为高信号的脂肪，表面覆盖有弓状韧带。

右侧肘部横轴位 T₁WI

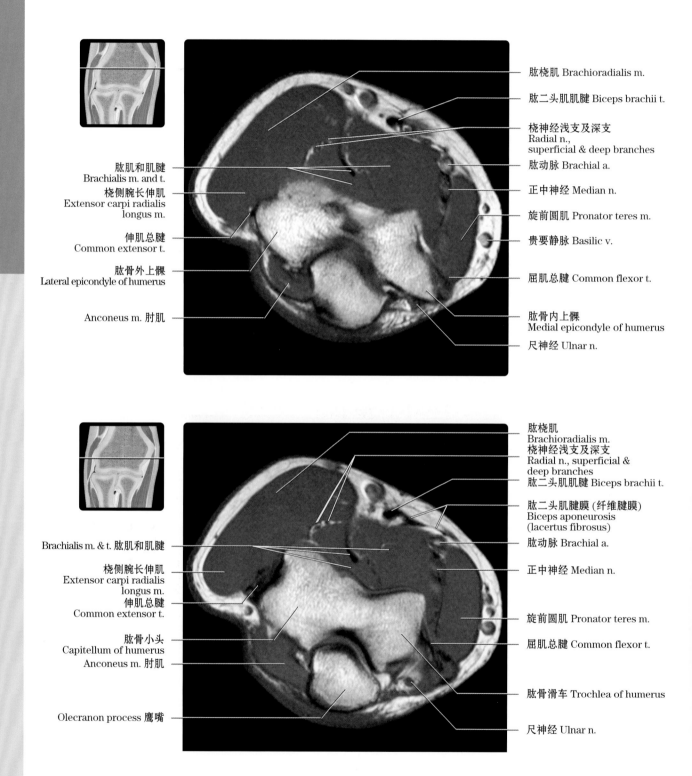

肱桡肌 Brachioradialis m.

肱二头肌肌腱 Biceps brachii t.

桡神经浅支及深支
Radial n.,
superficial & deep branches

肱动脉 Brachial a.

正中神经 Median n.

旋前圆肌 Pronator teres m.

贵要静脉 Basilic v.

屈肌总腱 Common flexor t.

肱骨内上髁
Medial epicondyle of humerus

尺神经 Ulnar n.

肱肌和肌腱
Brachialis m. and t.

桡侧腕长伸肌
Extensor carpi radialis
longus m.

伸肌总腱
Common extensor t.

肱骨外上髁
Lateral epicondyle of humerus

Anconeus m. 肘肌

肱桡肌
Brachioradialis m.
桡神经浅支及深支
Radial n., superficial &
deep branches
肱二头肌肌腱 Biceps brachii t.

肱二头肌腱膜 (纤维腱膜)
Biceps aponeurosis
(lacertus fibrosus)

肱动脉 Brachial a.

正中神经 Median n.

旋前圆肌 Pronator teres m.

屈肌总腱 Common flexor t.

肱骨滑车 Trochlea of humerus

尺神经 Ulnar n.

Brachialis m. & t. 肱肌和肌腱

桡侧腕长伸肌
Extensor carpi radialis
longus m.
伸肌总腱
Common extensor t.

肱骨小头
Capitellum of humerus
Anconeus m. 肘肌

Olecranon process 鹰嘴

上图：肘肌位于尺骨鹰嘴和外上髁之间。肱二头肌与远端肌腱呈锥形，伸肌和屈肌总腱与髁突的连接处清晰可见。桡神经分成浅支和深支。

下图：肱二头肌腱膜（"纤维腱膜"）菲薄，起自肱二头肌肌腱远端，向内侧屈肌群的旋前圆肌方向走行。

右侧肘部横轴位 T₁WI

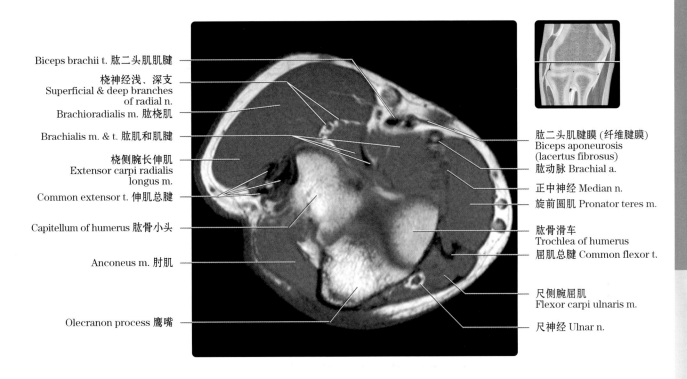

Biceps brachii t. 肱二头肌肌腱
桡神经浅、深支
Superficial & deep branches of radial n.
Brachioradialis m. 肱桡肌
Brachialis m. & t. 肱肌和肌腱
桡侧腕长伸肌
Extensor carpi radialis longus m.
Common extensor t. 伸肌总腱
Capitellum of humerus 肱骨小头
Anconeus m. 肘肌
Olecranon process 鹰嘴

肱二头肌腱膜 (纤维腱膜)
Biceps aponeurosis (lacertus fibrosus)
肱动脉 Brachial a.
正中神经 Median n.
旋前圆肌 Pronator teres m.
肱骨滑车
Trochlea of humerus
屈肌总腱 Common flexor t.
尺侧腕屈肌
Flexor carpi ulnaris m.
尺神经 Ulnar n.

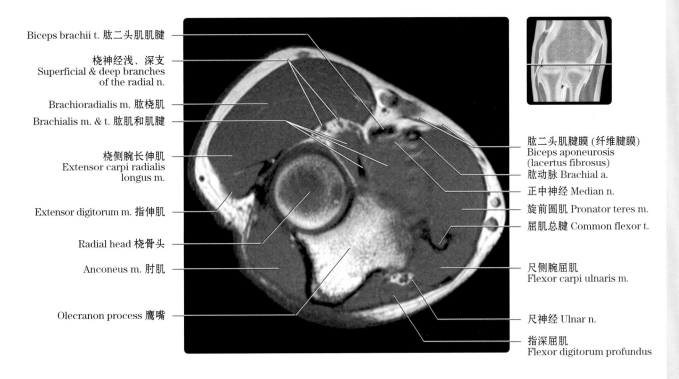

Biceps brachii t. 肱二头肌肌腱
桡神经浅、深支
Superficial & deep branches of the radial n.
Brachioradialis m. 肱桡肌
Brachialis m. & t. 肱肌和肌腱
桡侧腕长伸肌
Extensor carpi radialis longus m.
Extensor digitorum m. 指伸肌
Radial head 桡骨头
Anconeus m. 肘肌
Olecranon process 鹰嘴

肱二头肌腱膜 (纤维腱膜)
Biceps aponeurosis (lacertus fibrosus)
肱动脉 Brachial a.
正中神经 Median n.
旋前圆肌 Pronator teres m.
屈肌总腱 Common flexor t.
尺侧腕屈肌
Flexor carpi ulnaris m.
尺神经 Ulnar n.
指深屈肌
Flexor digitorum profundus

上图：尺神经穿过肘管进入前臂，位于尺侧腕屈肌两头之间。伸肌总腱开始分成各个独立的部分。
下图：随肱肌肌腱走向尺骨粗隆的附着点，肱肌逐渐变细。

右侧肘部横轴位 T₁WI

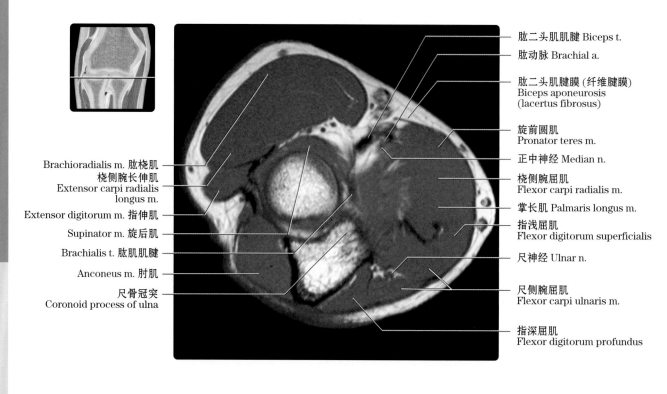

肱二头肌肌腱 Biceps t.

肱动脉 Brachial a.

肱二头肌腱膜（纤维腱膜）
Biceps aponeurosis
(lacertus fibrosus)

旋前圆肌
Pronator teres m.

正中神经 Median n.

桡侧腕屈肌
Flexor carpi radialis m.

掌长肌 Palmaris longus m.

指浅屈肌
Flexor digitorum superficialis

尺神经 Ulnar n.

尺侧腕屈肌
Flexor carpi ulnaris m.

指深屈肌
Flexor digitorum profundus

Brachioradialis m. 肱桡肌

桡侧腕长伸肌
Extensor carpi radialis
longus m.

Extensor digitorum m. 指伸肌

Supinator m. 旋后肌

Brachialis t. 肱肌肌腱

Anconeus m. 肘肌

尺骨冠突
Coronoid process of ulna

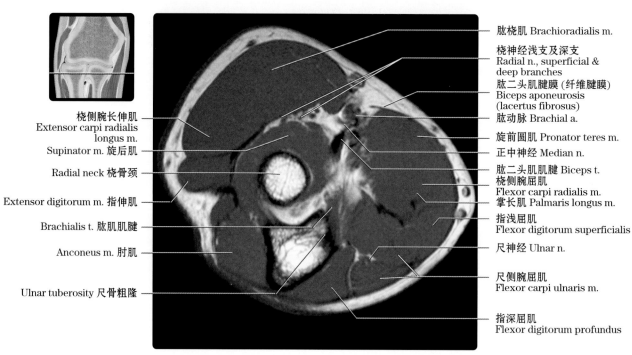

肱桡肌 Brachioradialis m.

桡神经浅支及深支
Radial n., superficial &
deep branches

肱二头肌腱膜（纤维腱膜）
Biceps aponeurosis
(lacertus fibrosus)

肱动脉 Brachial a.

旋前圆肌 Pronator teres m.

正中神经 Median n.

肱二头肌肌腱 Biceps t.
桡侧腕屈肌
Flexor carpi radialis m.
掌长肌 Palmaris longus m.

指浅屈肌
Flexor digitorum superficialis

尺神经 Ulnar n.

尺侧腕屈肌
Flexor carpi ulnaris m.

指深屈肌
Flexor digitorum profundus

桡侧腕长伸肌
Extensor carpi radialis
longus m.

Supinator m. 旋后肌

Radial neck 桡骨颈

Extensor digitorum m. 指伸肌

Brachialis t. 肱肌肌腱

Anconeus m. 肘肌

Ulnar tuberosity 尺骨粗隆

上图：随着肱二头肌腱膜与总屈肌前表面融合，屈肌各部肌肉逐渐显示。桡骨头颈部周围可见旋后肌近端。下图：肱肌肌腱止于尺骨粗隆。图中可清楚显示旋后肌延伸到桡骨颈周围，桡神经浅支和深支位于其前方，尺神经位于尺侧腕屈肌浅头和深头之间。

右侧肘部横轴位 T₁WI

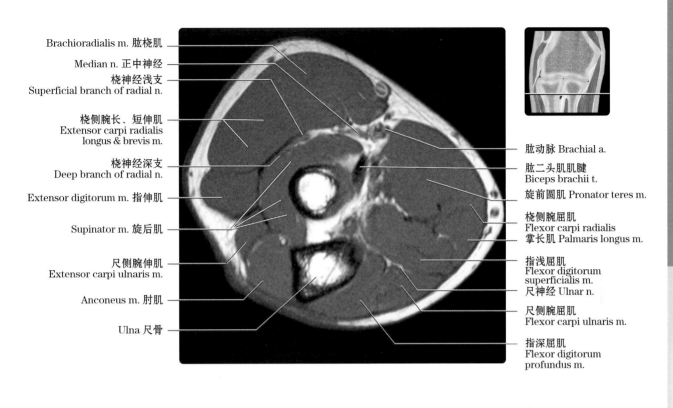

Brachioradialis m. 肱桡肌
Median n. 正中神经
桡神经浅支
Superficial branch of radial n.
桡侧腕长、短伸肌
Extensor carpi radialis longus & brevis m.
桡神经深支
Deep branch of radial n.
Extensor digitorum m. 指伸肌
Supinator m. 旋后肌
尺侧腕伸肌
Extensor carpi ulnaris m.
Anconeus m. 肘肌
Ulna 尺骨

肱动脉 Brachial a.
肱二头肌肌腱
Biceps brachii t.
旋前圆肌 Pronator teres m.
桡侧腕屈肌
Flexor carpi radialis
掌长肌 Palmaris longus m.
指浅屈肌
Flexor digitorum superficialis m.
尺神经 Ulnar n.
尺侧腕屈肌
Flexor carpi ulnaris m.
指深屈肌
Flexor digitorum profundus m.

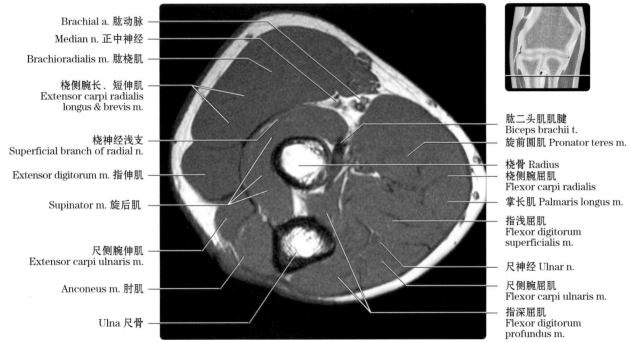

Brachial a. 肱动脉
Median n. 正中神经
Brachioradialis m. 肱桡肌
桡侧腕长、短伸肌
Extensor carpi radialis longus & brevis m.
桡神经浅支
Superficial branch of radial n.
Extensor digitorum m. 指伸肌
Supinator m. 旋后肌
尺侧腕伸肌
Extensor carpi ulnaris m.
Anconeus m. 肘肌
Ulna 尺骨

肱二头肌肌腱
Biceps brachii t.
旋前圆肌 Pronator teres m.
桡骨 Radius
桡侧腕屈肌
Flexor carpi radialis
掌长肌 Palmaris longus m.
指浅屈肌
Flexor digitorum superficialis m.
尺神经 Ulnar n.
尺侧腕屈肌
Flexor carpi ulnaris m.
指深屈肌
Flexor digitorum profundus m.

上图：桡神经深支开始进入旋后肌前方，变为骨间后神经从后面穿出。肱二头肌远端肌腱接近桡骨粗隆处的止点。

下图：肱二头肌肌腱止于桡骨粗隆。桡神经深支正穿过旋后肌，本图显示不佳。

右侧肘部横轴位 T₁WI

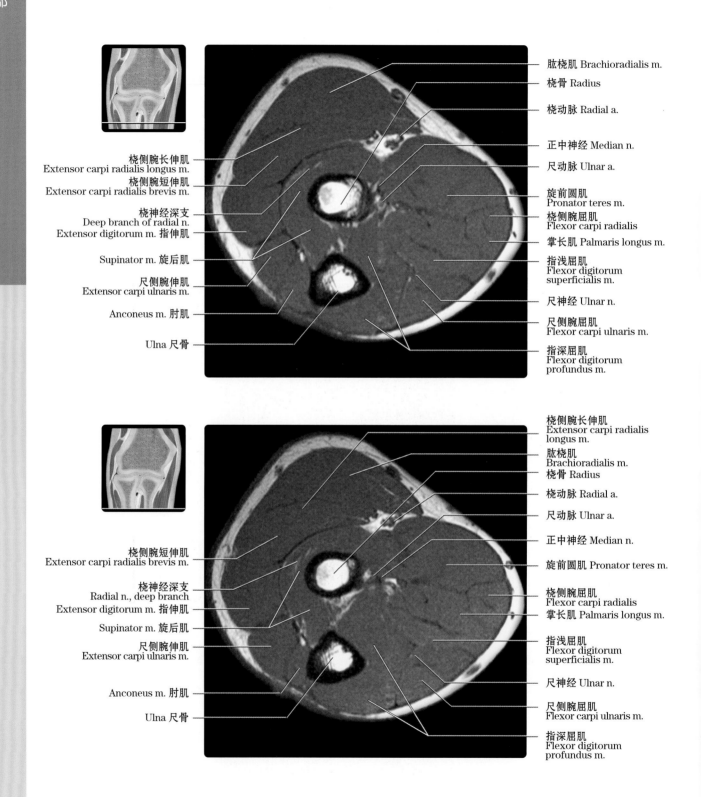

肱桡肌 Brachioradialis m.

桡骨 Radius

桡动脉 Radial a.

正中神经 Median n.

尺动脉 Ulnar a.

旋前圆肌 Pronator teres m.

桡侧腕屈肌 Flexor carpi radialis

掌长肌 Palmaris longus m.

指浅屈肌 Flexor digitorum superficialis m.

尺神经 Ulnar n.

尺侧腕屈肌 Flexor carpi ulnaris m.

指深屈肌 Flexor digitorum profundus m.

桡侧腕长伸肌 Extensor carpi radialis longus m.

桡侧腕短伸肌 Extensor carpi radialis brevis m.

桡神经深支 Deep branch of radial n.

指伸肌 Extensor digitorum m.

旋后肌 Supinator m.

尺侧腕伸肌 Extensor carpi ulnaris m.

肘肌 Anconeus m.

尺骨 Ulna

桡侧腕长伸肌 Extensor carpi radialis longus m.

肱桡肌 Brachioradialis m.

桡骨 Radius

桡动脉 Radial a.

尺动脉 Ulnar a.

正中神经 Median n.

旋前圆肌 Pronator teres m.

桡侧腕屈肌 Flexor carpi radialis

掌长肌 Palmaris longus m.

指浅屈肌 Flexor digitorum superficialis m.

尺神经 Ulnar n.

尺侧腕屈肌 Flexor carpi ulnaris m.

指深屈肌 Flexor digitorum profundus m.

桡侧腕短伸肌 Extensor carpi radialis brevis m.

桡神经深支 Radial n., deep branch

指伸肌 Extensor digitorum m.

旋后肌 Supinator m.

尺侧腕伸肌 Extensor carpi ulnaris m.

肘肌 Anconeus m.

尺骨 Ulna

上图：旋后肌内可见桡神经深支，浅支显示不清。屈肌-旋前肌群的各部分显示清楚。

下图：伸肌群各部分在本层面开始出现。

左侧肘部冠状位 T₁WI

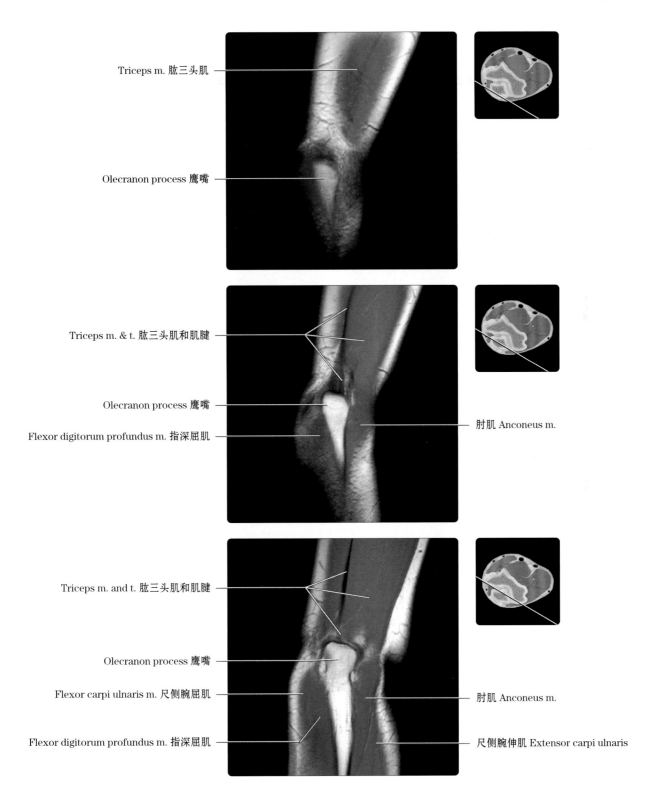

Triceps m. 肱三头肌

Olecranon process 鹰嘴

Triceps m. & t. 肱三头肌和肌腱

Olecranon process 鹰嘴

Flexor digitorum profundus m. 指深屈肌

肘肌 Anconeus m.

Triceps m. and t. 肱三头肌和肌腱

Olecranon process 鹰嘴

Flexor carpi ulnaris m. 尺侧腕屈肌

肘肌 Anconeus m.

Flexor digitorum profundus m. 指深屈肌

尺侧腕伸肌 Extensor carpi ulnaris

上图：肘关节后部冠状位图像，可见肱三头肌和鹰嘴。肱三头肌肌腱尚未显示。

中图：显示肱三头肌肌腱止于鹰嘴。外侧的肘肌和内侧的指深屈肌的后部也开始出现。

下图：尺侧腕屈肌和尺侧腕伸肌清晰可见。

肘
部

左侧肘部冠状位 T₁WI

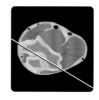

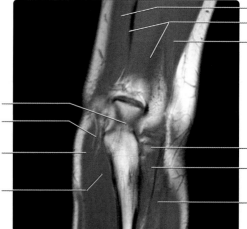

肱三头肌长头 Triceps m., long head
肱三头肌腱和内侧头
Triceps t. and medial head
肱三头肌外侧头 Triceps m., lateral head

Trochlear notch of ulna 尺骨滑车切迹
Ulnar n. 尺神经

Flexor carpi ulnaris m. 尺侧腕屈肌

桡骨头 Radial head
旋后肌 Supinator m.

指深屈肌
Flexor digitorum profundus m.

尺侧腕伸肌 Extensor carpi ulnaris m.

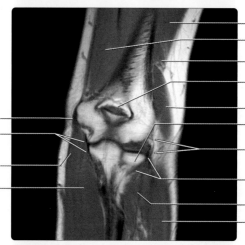

肱三头肌外侧头 Triceps m., lateral head
肱三头肌长头 Triceps m., long head
肱桡肌 Brachioradialis m.
鹰嘴窝 Olecranon fossa
桡侧腕长伸肌
Extensor carpi radialis longus m.
桡骨头 Radial head

Common flexor t. 屈肌总腱
Ulnar collateral lig. 尺侧副韧带

Flexor carpi ulnaris m. 尺侧腕屈肌

指深屈肌
Flexor digitorum profundus m.

伸肌总腱 Common extensor t.
外侧尺侧副韧带 Lateral ulnar collateral lig.
旋后肌 Supinator m.
指伸肌 Extensor digitorum m.

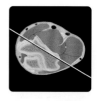

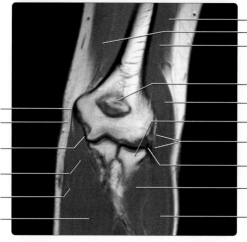

肱三头肌外侧头 Triceps m., lateral head
肱三头肌长头 Triceps m., long head
肱桡肌 Brachioradialis m.

鹰嘴窝 Olecranon fossa
桡侧腕长伸肌
Extensor carpi radialis longus m.
桡骨头 Radial head
伸肌总腱 Common extensor t.
桡侧副韧带 Radial collateral lig.
旋后肌 Supinator m.
指伸肌 Extensor digitorum m.

Common flexor t. 屈肌总腱
Palmaris longus t. 掌长肌腱

Ulnar collateral lig. 尺侧副韧带

指浅屈肌
Flexor digitorum superficialis m.
Flexor carpi ulnaris m. 尺侧腕屈肌

指深屈肌
Flexor digitorum profundus m.

上图：内上髁后方层面（图中未显示内上髁），尺神经穿过肘管从尺侧腕屈肌的两个头之间穿过。图中可见桡骨头后面部分及其周围的旋后肌。

中图：伸肌总腱的后部为外侧尺侧副韧带，后者绕过桡骨后方，向尺骨止点走行。屈肌总腱较伸肌总腱短而宽，止于肱骨内上髁。

下图：本层面可较好地显示位于桡侧副韧带浅层的伸肌总腱。屈肌的掌长肌部分亦可见，尺侧副韧带位于总屈肌的深部。

左侧肘部冠状位 T$_1$WI

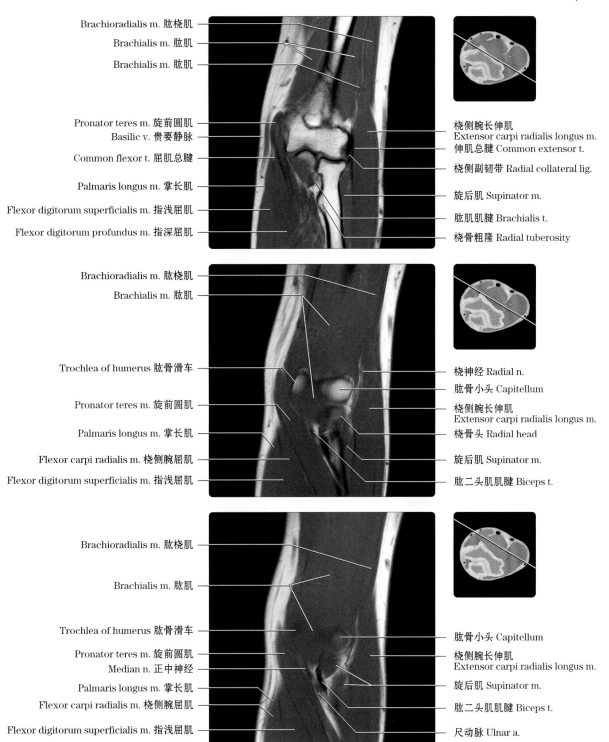

Brachioradialis m. 肱桡肌
Brachialis m. 肱肌
Brachialis m. 肱肌

Pronator teres m. 旋前圆肌
Basilic v. 贵要静脉
Common flexor t. 屈肌总腱
Palmaris longus m. 掌长肌
Flexor digitorum superficialis m. 指浅屈肌
Flexor digitorum profundus m. 指深屈肌

桡侧腕长伸肌 Extensor carpi radialis longus m.
伸肌总腱 Common extensor t.
桡侧副韧带 Radial collateral lig.
旋后肌 Supinator m.
肱肌肌腱 Brachialis t.
桡骨粗隆 Radial tuberosity

Brachioradialis m. 肱桡肌
Brachialis m. 肱肌

Trochlea of humerus 肱骨滑车
Pronator teres m. 旋前圆肌
Palmaris longus m. 掌长肌
Flexor carpi radialis m. 桡侧腕屈肌
Flexor digitorum superficialis m. 指浅屈肌

桡神经 Radial n.
肱骨小头 Capitellum
桡侧腕长伸肌 Extensor carpi radialis longus m.
桡骨头 Radial head
旋后肌 Supinator m.
肱二头肌肌腱 Biceps t.

Brachioradialis m. 肱桡肌
Brachialis m. 肱肌

Trochlea of humerus 肱骨滑车
Pronator teres m. 旋前圆肌
Median n. 正中神经
Palmaris longus m. 掌长肌
Flexor carpi radialis m. 桡侧腕屈肌
Flexor digitorum superficialis m. 指浅屈肌

肱骨小头 Capitellum
桡侧腕长伸肌 Extensor carpi radialis longus m.
旋后肌 Supinator m.
肱二头肌肌腱 Biceps t.
尺动脉 Ulnar a.

上图：桡神经位于肱桡肌和肱肌之间。肱肌肌腱到达尺骨粗隆处。

中图：显示肱二头肌肌腱远端，接近其桡骨粗隆附着处。可以清楚地显示旋前圆肌的走行，从肱骨内侧延伸到桡骨近端。

下图：正中神经和尺动脉开始出现，与肱二头肌肌腱相邻。

4. 肘部肌肉和肌腱

左侧肘部冠状位 T$_1$WI

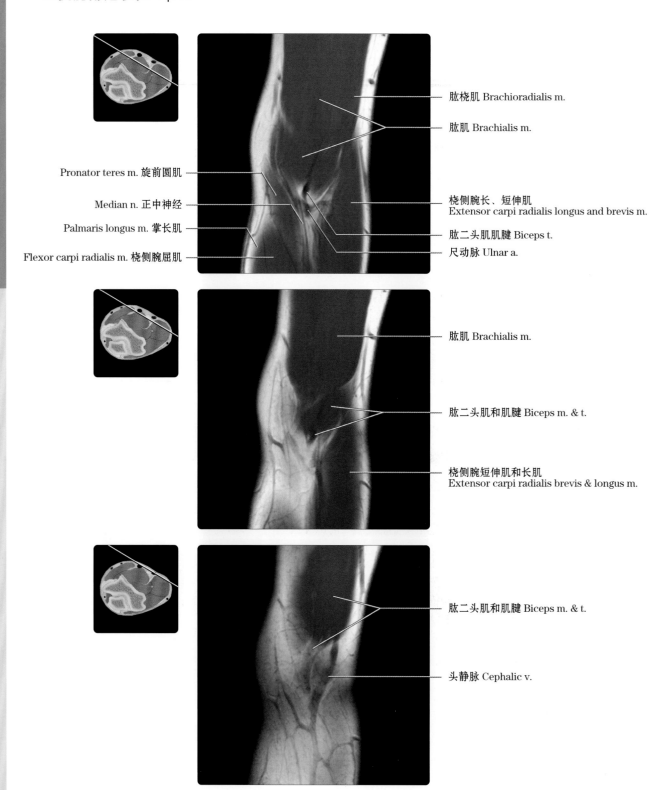

肱桡肌 Brachioradialis m.

肱肌 Brachialis m.

Pronator teres m. 旋前圆肌

Median n. 正中神经

Palmaris longus m. 掌长肌

Flexor carpi radialis m. 桡侧腕屈肌

桡侧腕长、短伸肌
Extensor carpi radialis longus and brevis m.

肱二头肌肌腱 Biceps t.

尺动脉 Ulnar a.

肱肌 Brachialis m.

肱二头肌和肌腱 Biceps m. & t.

桡侧腕短伸肌和长肌
Extensor carpi radialis brevis & longus m.

肱二头肌和肌腱 Biceps m. & t.

头静脉 Cephalic v.

上图：正中神经的纵向走行清晰可见。
中图：肱二头肌在本层面显示。
下图：肘关节最前面的肌肉为肱二头肌。

4. 肘部肌肉和肌腱

左侧肘部矢状位 T_1WI

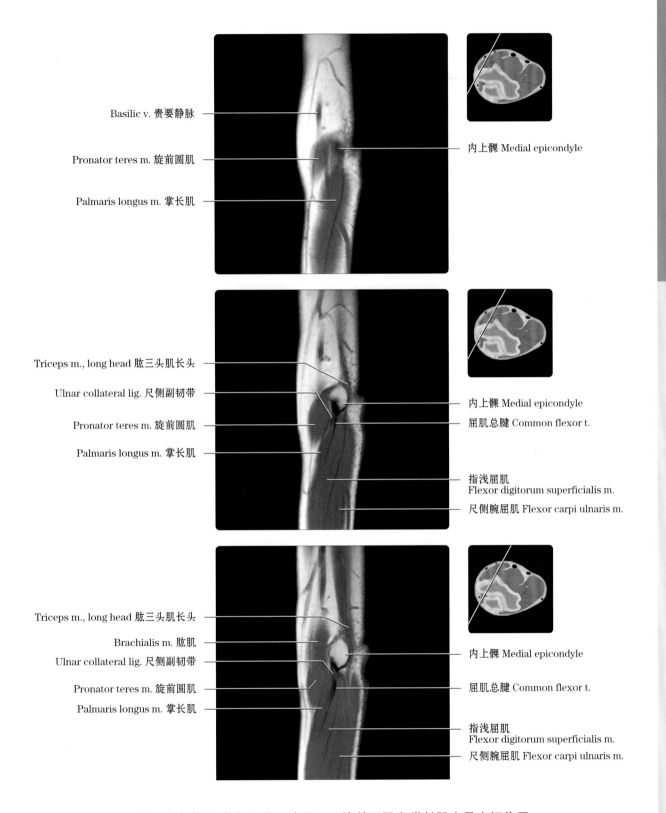

Basilic v. 贵要静脉

Pronator teres m. 旋前圆肌

Palmaris longus m. 掌长肌

内上髁 Medial epicondyle

Triceps m., long head 肱三头肌长头

Ulnar collateral lig. 尺侧副韧带

Pronator teres m. 旋前圆肌

Palmaris longus m. 掌长肌

内上髁 Medial epicondyle

屈肌总腱 Common flexor t.

指浅屈肌
Flexor digitorum superficialis m.

尺侧腕屈肌 Flexor carpi ulnaris m.

Triceps m., long head 肱三头肌长头

Brachialis m. 肱肌

Ulnar collateral lig. 尺侧副韧带

Pronator teres m. 旋前圆肌

Palmaris longus m. 掌长肌

内上髁 Medial epicondyle

屈肌总腱 Common flexor t.

指浅屈肌
Flexor digitorum superficialis m.

尺侧腕屈肌 Flexor carpi ulnaris m.

上图：矢状位图像内上髁顶端层面，旋前圆肌和掌长肌在最中间位置。
中图：清楚显示内上髁、尺侧副韧带和屈肌总腱的止点。
下图：肱肌在本层面开始出现。

左侧肘部矢状位 T₁WI

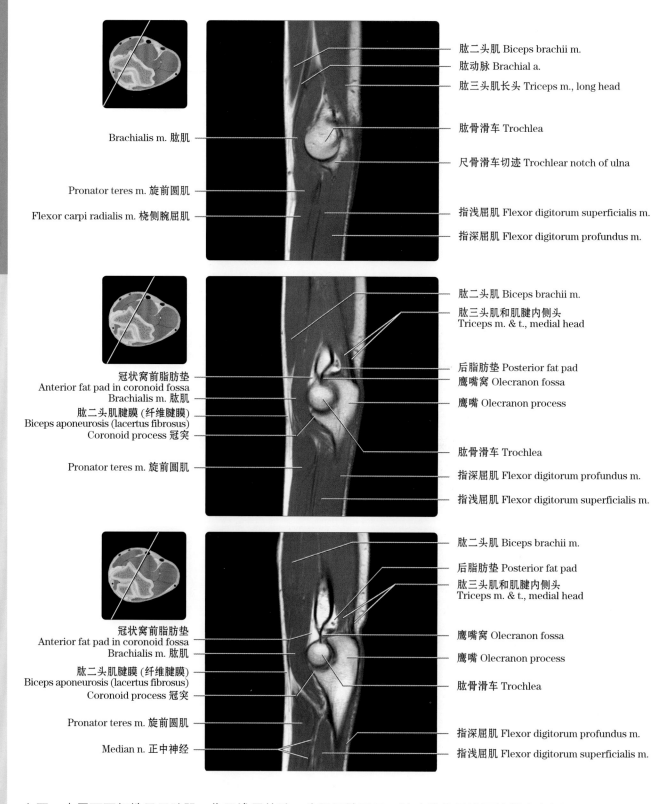

肱二头肌 Biceps brachii m.
肱动脉 Brachial a.
肱三头肌长头 Triceps m., long head
肱骨滑车 Trochlea
尺骨滑车切迹 Trochlear notch of ulna
指浅屈肌 Flexor digitorum superficialis m.
指深屈肌 Flexor digitorum profundus m.

Brachialis m. 肱肌
Pronator teres m. 旋前圆肌
Flexor carpi radialis m. 桡侧腕屈肌

肱二头肌 Biceps brachii m.
肱三头肌和肌腱内侧头
Triceps m. & t., medial head
后脂肪垫 Posterior fat pad
鹰嘴窝 Olecranon fossa
鹰嘴 Olecranon process
肱骨滑车 Trochlea
指深屈肌 Flexor digitorum profundus m.
指浅屈肌 Flexor digitorum superficialis m.

冠状窝前脂肪垫
Anterior fat pad in coronoid fossa
Brachialis m. 肱肌
肱二头肌腱膜 (纤维腱膜)
Biceps aponeurosis (lacertus fibrosus)
Coronoid process 冠突
Pronator teres m. 旋前圆肌

肱二头肌 Biceps brachii m.
后脂肪垫 Posterior fat pad
肱三头肌和肌腱内侧头
Triceps m. & t., medial head
鹰嘴窝 Olecranon fossa
鹰嘴 Olecranon process
肱骨滑车 Trochlea
指深屈肌 Flexor digitorum profundus m.
指浅屈肌 Flexor digitorum superficialis m.

冠状窝前脂肪垫
Anterior fat pad in coronoid fossa
Brachialis m. 肱肌
肱二头肌腱膜 (纤维腱膜)
Biceps aponeurosis (lacertus fibrosus)
Coronoid process 冠突
Pronator teres m. 旋前圆肌
Median n. 正中神经

上图：本层面更好地显示肱肌，位于浅层的肱二头肌开始显示，肱动脉位于这两块肌肉之间。

中图：显示肱三头肌的一部分止于鹰嘴，同时可见肱二头肌腱膜。

下图：肱肌接近尺骨粗隆的位置，正中神经位于旋前圆肌和指浅屈肌之间。

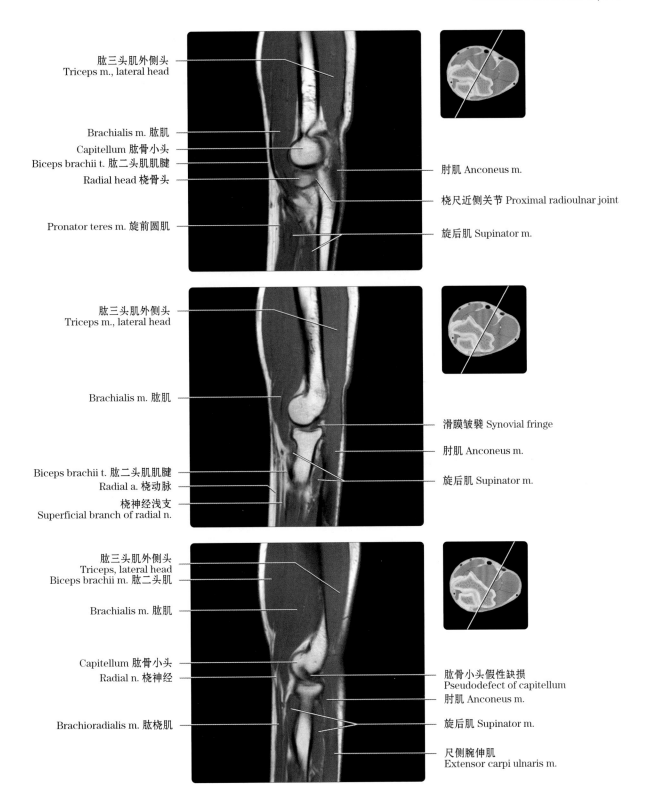

肱三头肌外侧头
Triceps m., lateral head

Brachialis m. 肱肌
Capitellum 肱骨小头
Biceps brachii t. 肱二头肌肌腱
Radial head 桡骨头

Pronator teres m. 旋前圆肌

肘肌 Anconeus m.

桡尺近侧关节 Proximal radioulnar joint

旋后肌 Supinator m.

肱三头肌外侧头
Triceps m., lateral head

Brachialis m. 肱肌

Biceps brachii t. 肱二头肌肌腱
Radial a. 桡动脉
桡神经浅支
Superficial branch of radial n.

滑膜皱襞 Synovial fringe

肘肌 Anconeus m.

旋后肌 Supinator m.

肱三头肌外侧头
Triceps, lateral head
Biceps brachii m. 肱二头肌

Brachialis m. 肱肌

Capitellum 肱骨小头
Radial n. 桡神经

Brachioradialis m. 肱桡肌

肱骨小头假性缺损
Pseudodefect of capitellum
肘肌 Anconeus m.

旋后肌 Supinator m.

尺侧腕伸肌
Extensor carpi ulnaris m.

上图：桡骨头和桡尺近侧关节开始进入视野，肱二头肌肌腱远端向其在桡骨粗隆止点下行。

中图：显示肱二头肌肌腱与桡骨粗隆相连。滑膜皱襞是滑膜在关节囊内的半月板状折叠。

下图：显示肱骨小头假性缺损位于肱骨小头后方，表现为圆形的肱骨小头和外侧髁之间的正常沟。

左侧肘部矢状位 T₁WI

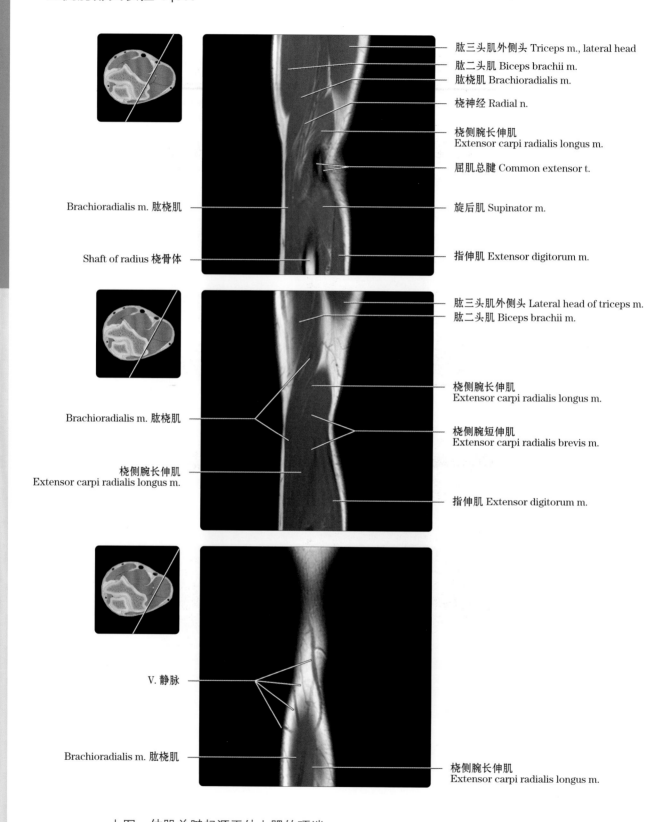

肱三头肌外侧头 Triceps m., lateral head
肱二头肌 Biceps brachii m.
肱桡肌 Brachioradialis m.
桡神经 Radial n.
桡侧腕长伸肌 Extensor carpi radialis longus m.
屈肌总腱 Common extensor t.
旋后肌 Supinator m.
指伸肌 Extensor digitorum m.

Brachioradialis m. 肱桡肌
Shaft of radius 桡骨体

肱三头肌外侧头 Lateral head of triceps m.
肱二头肌 Biceps brachii m.
桡侧腕长伸肌 Extensor carpi radialis longus m.
桡侧腕短伸肌 Extensor carpi radialis brevis m.
指伸肌 Extensor digitorum m.

Brachioradialis m. 肱桡肌
桡侧腕长伸肌 Extensor carpi radialis longus m.

V. 静脉

Brachioradialis m. 肱桡肌
桡侧腕长伸肌 Extensor carpi radialis longus m.

上图：伸肌总腱起源于外上髁的顶端。

中图：沿肘关节远外侧，可以看到伸肌群的肌肉，形成前臂外侧丰满的侧面。

下图：显示大量静脉，从外侧肌肉延伸至皮下脂肪。

肱二头肌桡骨滑囊横轴位脂肪抑制 T_2WI

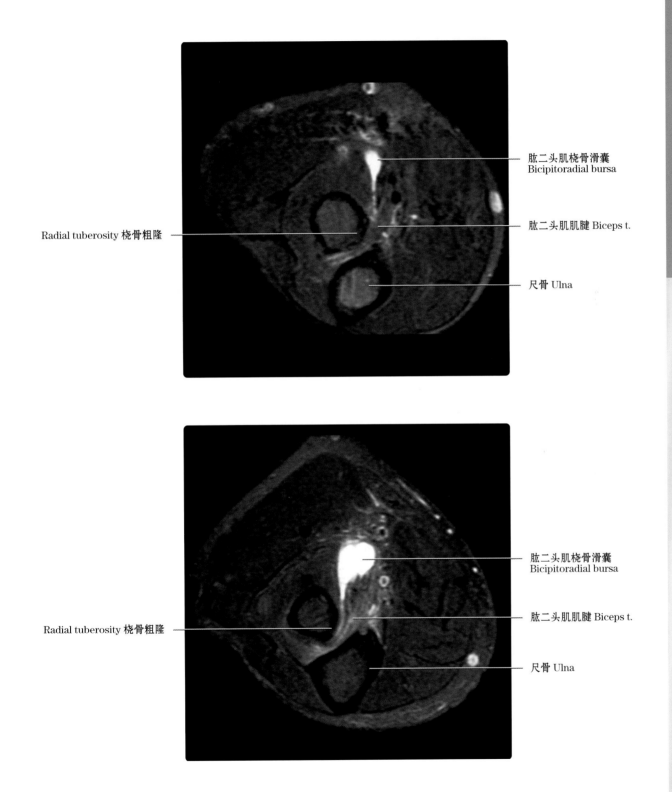

上图：肱二头肌桡骨滑囊呈泪滴状，位于肱二头肌肌腱和桡骨粗隆之间，可在旋前时保护肌腱。
下图：另一患者图像，肱二头肌桡骨滑囊更大，但仍呈泪滴状。肱二头肌肌腱呈轻度肌腱炎改变，表现为肿胀和信号改变。

FABS 定位与成像

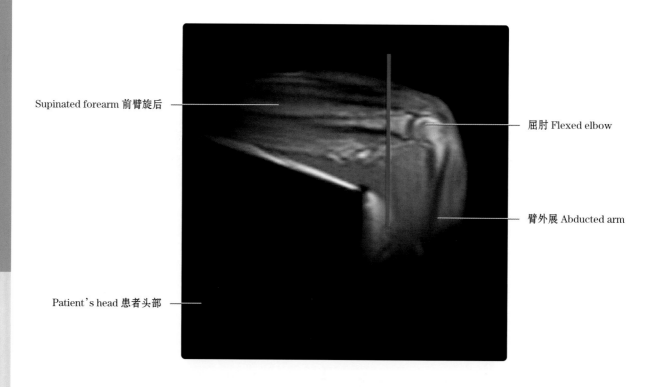

Supinated forearm 前臂旋后

屈肘 Flexed elbow

臂外展 Abducted arm

Patient's head 患者头部

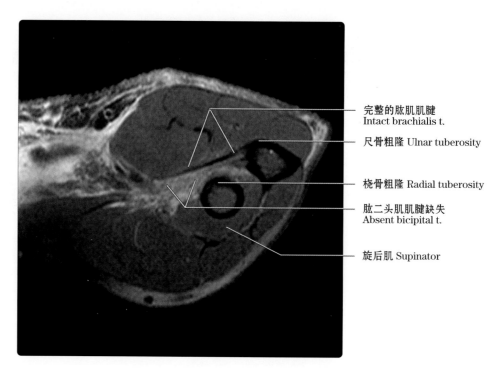

完整的肱肌肌腱
Intact brachialis t.

尺骨粗隆 Ulnar tuberosity

桡骨粗隆 Radial tuberosity

肱二头肌肌腱缺失
Absent bicipital t.

旋后肌 Supinator

上图：FABS 位冠状位定位图像，曲肘、手臂外展、前臂旋后。红线表示用于后续成像的定位线（垂直于桡骨，冠状位平行于肱骨）。

下图：根据定位像所获得的 T₂WI 图像，显示完整的肱肌肌腱止于尺骨粗隆，本例显示肱二头肌肌腱于桡骨粗隆处断裂。

4. 肘部肌肉和肌腱

左侧肘部 FABS 位 T₁WI

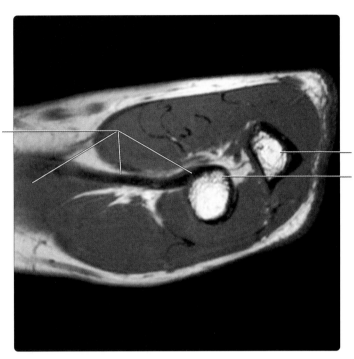

肱二头肌和肌腱
Biceps brachii m. and t.

尺骨 Ulna

桡骨粗隆 Radial tuberosity

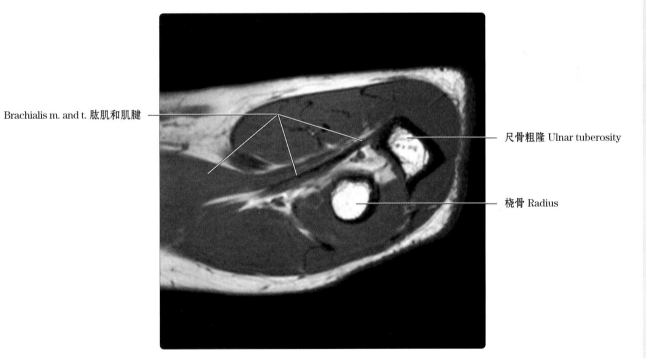

Brachialis m. and t. 肱肌和肌腱

尺骨粗隆 Ulnar tuberosity

桡骨 Radius

上图：正常前臂 FABS 位图像，显示附着于桡骨粗隆的正常肱二头肌远端肌腱的完整长轴图像，图像稍偏离肱肌肌腱平面。

下图：前臂 FABS 位近侧层面图像，显示止于尺骨粗隆的肱肌肌腱完整长轴图像。

5. 肘部韧带

专业术语

缩略语
- 尺侧副韧带（ulnar collateral ligament UCL）
- 桡侧副韧带（radial collateral ligament RCL）

定义
- 肘关节韧带为固有韧带：加固关节囊

影像解剖

肘关节外侧
- **外侧副韧带复合体**
  - 桡侧副韧带
    - 三角形，尖端位于外上髁，宽基底止于桡骨附着处
    - 起点：外上髁，紧靠外侧尺侧副韧带前方
    - 止点：基底在桡骨头周围与环状韧带混合
    - 位于桡侧腕短伸肌腱深方
    - 旋后肌浅头的起点
    - 主要抑制内翻应力
  - 外侧尺侧副韧带（又称为桡侧尺侧副韧带）
    - 菲薄韧带
    - 起点：外上髁，位于 RCL 起始点的后侧，并与之融合
    - 止点：尺骨近端外侧旋后肌嵴
    - 韧带绕桡骨头后方，中部与环状韧带部分融合
    - 对桡骨头后外侧不稳提供约束
  - 环状韧带
    - 止于尺骨桡切迹的前后侧面
    - 在桡骨头周围形成环
    - 前止点在旋后时变得紧张
    - 后止点在极度旋前时变得紧张
    - 旋后肌浅头的起点
  - 副外侧副韧带
    - 解剖学上多变
    - 起点：环状韧带前下方
    - 止点：尺骨旋后肌嵴，与外侧 UCL 的止点混合
    - 在内翻应力时稳定环状韧带

肘关节内侧
- **尺（内）侧副韧带**
  - 三角形，尖端位于内上髁的下表面
  - 止点：尺骨的冠突和鹰嘴部分
  - 由 3 束组成
    - 前束：功能最为重要，从肱骨内上髁延伸至冠突的高耸结节
    - 后束：功能弱，但与前束保持相互紧张性，从内侧上髁延伸到尺骨鹰嘴
    - 横束：没有具体功能，构成前后束之间三角形的底
    - 位于屈肌总腱的深处
    - 减弱外翻应力

桡尺近侧关节
- 环状韧带：见肘关节外侧的论述
- **方形韧带**
  - 细纤维带
  - 起点：尺骨外侧，桡骨切迹远端
  - 止点：桡骨颈内侧，环状韧带远端
  - 在完全旋后状态下稳定桡尺近侧关节
- **斜索**
  - 解剖学上多变
  - 起点：尺骨外侧，粗隆远侧
  - 止点：桡骨内侧，粗隆远侧

解剖成像相关事宜

桡侧副韧带
- 在冠状图像上看得最清楚；在所有患者的图像中均全程可见
- 低信号结构，可能很难与覆盖在上面的桡侧腕短伸肌腱相区分
- 半月板样滑膜皱折（滑膜皱襞）可能从其深面突入到肱桡关节

外侧尺侧副韧带
- 由于韧带菲薄和斜行走行，很难看到
  - 使用多平面成像，85% 可见
  - 可通过下列办法提高可视性
    - 冠状位薄层
    - 斜冠状位

尺侧副韧带
- 前束在冠状位上常规可见（100%），其他束则不能
- 冠状面：倒三角形
  - 近端宽，止于内侧髁下表面
    - 可呈等信号
  - 远端薄，止于冠突高耸结节，与冠突边缘平齐
    - 均匀低信号
- 通常通过深筋膜脂肪与上方屈肌总腱分离
- 斜冠状面提高可视性
- 可能需要 MR 关节造影才能显示远端深部的部分撕裂（T 征）

环状韧带
- 在桡骨头水平的横轴位图像上显示最佳

参考文献

Husarik DB et al: Ligaments and plicae of the elbow: normal MR imaging variability in 60 asymptomatic subjects. Radiology. 257(1):185-94, 2010

桡侧副韧带复合体示意图

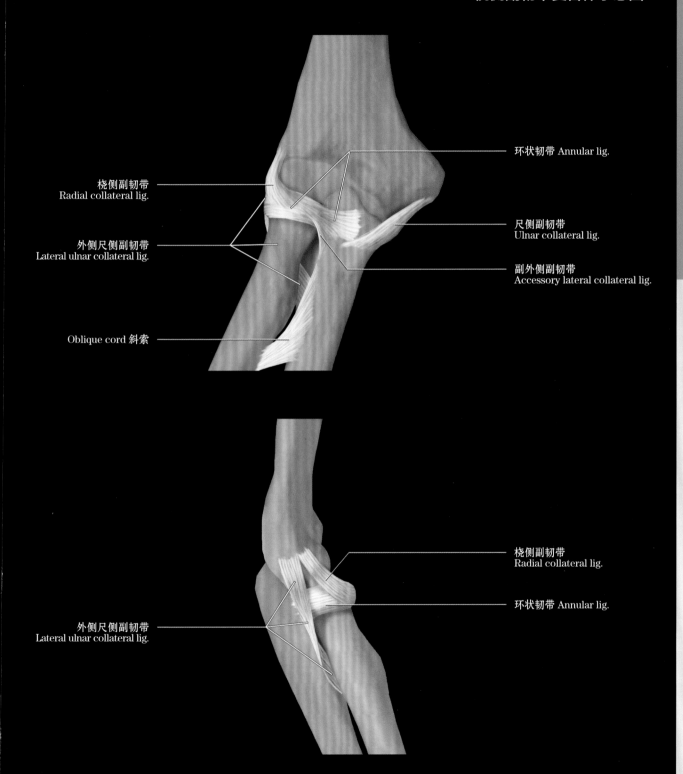

环状韧带 Annular lig.

桡侧副韧带
Radial collateral lig.

外侧尺侧副韧带
Lateral ulnar collateral lig.

尺侧副韧带
Ulnar collateral lig.

副外侧副韧带
Accessory lateral collateral lig.

Oblique cord 斜索

桡侧副韧带
Radial collateral lig.

环状韧带 Annular lig.

外侧尺侧副韧带
Lateral ulnar collateral lig.

上图：肘关节前面观显示桡侧副韧带复合体，由桡侧副韧带（提供内翻稳定性）、尺侧副韧带（提供后外侧稳定性）、环状韧带（将桡骨头固定在尺骨的桡骨切迹上）和副外侧副韧带（加强环状韧带）组成。斜索是桡尺近侧关节的一部分。

下图：侧位示意图示外侧尺侧副韧带的后方路径，通过桡骨头后方时，与环状韧带融合。

肘部侧副韧带示意图

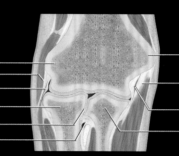

Lateral epicondyle 外上髁
Common extensor t. 伸肌总腱
Radial collateral lig. 桡侧副韧带
Radial head 桡骨头
Proximal radioulnar joint 桡尺近侧关节
Annular lig. 环状韧带

内上髁 Medial epicondyle
屈肌总腱 Common flexor t.
尺侧副韧带 Ulnar collateral lig.
冠突 Coronoid

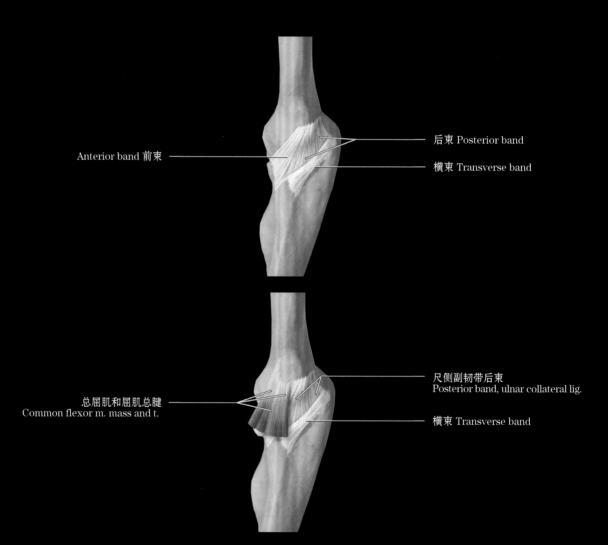

Anterior band 前束

后束 Posterior band
横束 Transverse band

总屈肌和屈肌总腱
Common flexor m. mass and t.

尺侧副韧带后束
Posterior band, ulnar collateral lig.
横束 Transverse band

上图：肱骨髁上水平的冠状面显示总腱群深侧的副韧带，虽然可以显示桡侧副韧带，但因切面太靠前，无法显示外侧尺侧副韧带，后者起于桡侧副韧带的后方。

中图：肘关节内侧观显示尺侧副韧带的 3 个组成部分：前束、后束和横束。

下图：屈肌总腱覆盖于尺侧副韧带前束上面。

桡侧副韧带复合体

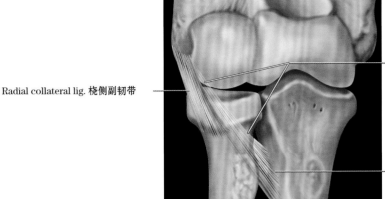

Radial collateral lig. 桡侧副韧带

外侧 (桡)尺侧副韧带绕过桡骨头及
颈部后方
Lateral (radial) ulnar collateral lig.
extending posterior to radial head & neck

外侧 (桡)尺侧副韧带止于尺骨旋后肌嵴
Lateral (radial) ulnar collateral lig.
at its insertion on supinator crest of ulna

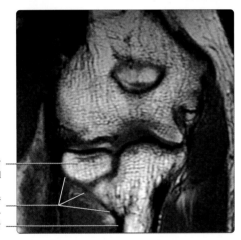

桡骨头后 (背)面
Posterior (dorsal) aspect of radial head

外侧 (桡)尺副韧带
Lateral (radial) ulnar collateral lig.

Supinator crest of ulna 尺骨旋后肌嵴

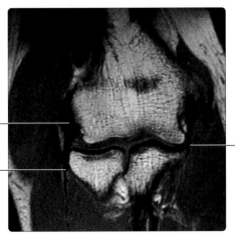

桡侧副韧带起点
Origin radial collateral lig.

桡侧副韧带止点
Insertion radial collateral lig.

尺侧副韧带止于高耸结节
Ulnar collateral lig. at insertion on
sublime tubercle

上图：示桡侧副韧带从外上髁的起点延伸到止点（与环状韧带混合，未显示）。本层面完整显示外侧（桡侧）尺侧副韧带的走行，起于后部的外上髁，绕过桡骨头颈部后方，止于尺骨外侧的旋后肌嵴。

中图：通过肘中部层面的冠状位 T_2WI 图像，示外侧（桡侧）尺侧副韧带紧靠桡骨颈背侧（后方），绕过桡骨头颈后方，止于尺骨外侧的旋后肌嵴。

下图：通过肘中部偏掌侧层面的冠状位 T_2WI 图像，显示桡侧副韧带的起止点。

肘部韧带冠状位 MR 关节造影

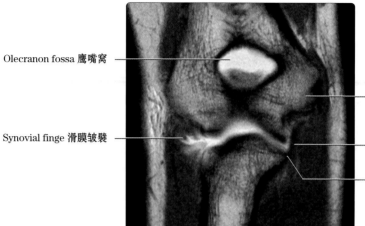

Olecranon fossa 鹰嘴窝

内上髁 Medial epicondyle

Synovial finge 滑膜皱襞

尺侧副韧带前束
Ulnar collateral lig., anterior band

尺骨高耸结节 Sublime tubercle of ulna

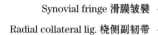
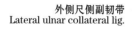
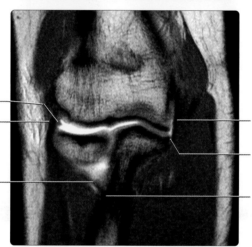

Synovial fringe 滑膜皱襞
Radial collateral lig. 桡侧副韧带

尺侧副韧带前束
Ulnar collateral lig., anterior band

高耸结节 Sublime tubercle

外侧尺侧副韧带
Lateral ulnar collateral lig.

旋后肌嵴 Supinator crest

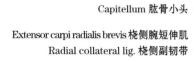
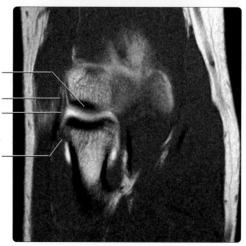

Capitellum 肱骨小头

Extensor carpi radialis brevis 桡侧腕短伸肌
Radial collateral lig. 桡侧副韧带

Annular lig. 环状韧带

上图：右肘 MR 关节造影冠状位 T₁WI，显示侧副韧带的主要部分。尺侧副韧带前束从内上髁下表面延伸到尺骨高耸结节。

中图：本层面中，外侧尺侧副韧带止于尺骨旋后肌嵴，韧带位于桡骨头颈部后方，为桡骨旋转稳定性提供支持，近端与桡侧副韧带纤维合并。

下图：更靠前层面，可见桡侧副韧带从外侧髁走向其环状韧带的附着部。环状韧带在冠状位上显示不清楚，桡侧副韧带位于桡侧腕短伸肌深侧。

右侧肘部横轴位 T₁WI

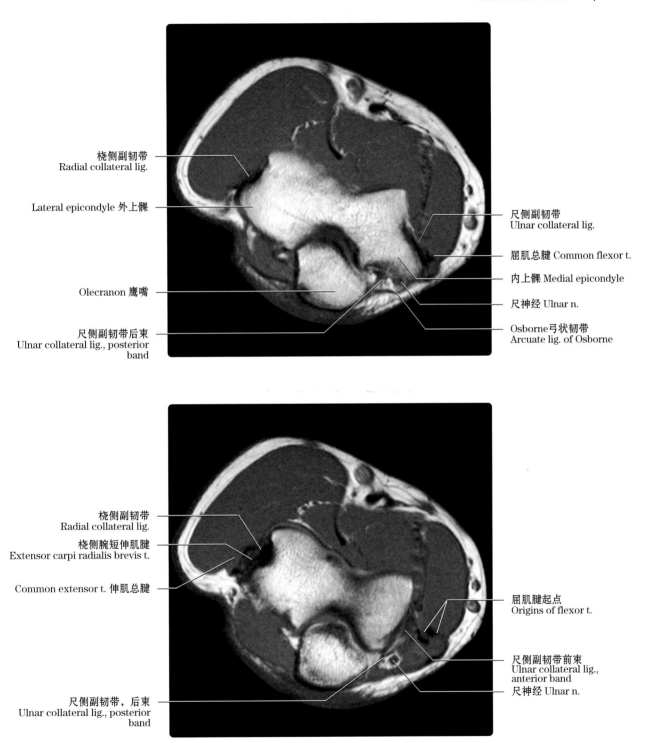

桡侧副韧带
Radial collateral lig.

Lateral epicondyle 外上髁

Olecranon 鹰嘴

尺侧副韧带后束
Ulnar collateral lig., posterior band

尺侧副韧带
Ulnar collateral lig.

屈肌总腱 Common flexor t.

内上髁 Medial epicondyle

尺神经 Ulnar n.

Osborne 弓状韧带
Arcuate lig. of Osborne

桡侧副韧带
Radial collateral lig.

桡侧腕短伸肌腱
Extensor carpi radialis brevis t.

Common extensor t. 伸肌总腱

屈肌腱起点
Origins of flexor t.

尺侧副韧带前束
Ulnar collateral lig., anterior band

尺神经 Ulnar n.

尺侧副韧带，后束
Ulnar collateral lig., posterior band

上图：横轴位外上髁水平图像，可见桡侧和尺侧副韧带的附着点。Osborne 弓状韧带将尺神经固定在肘管内。尺神经周围包绕着脂肪，容易显示。

下图：髁上附着点远侧层面，副韧带和上覆的总肌腱可明显分开。

右侧肘部横轴位 T₁WI

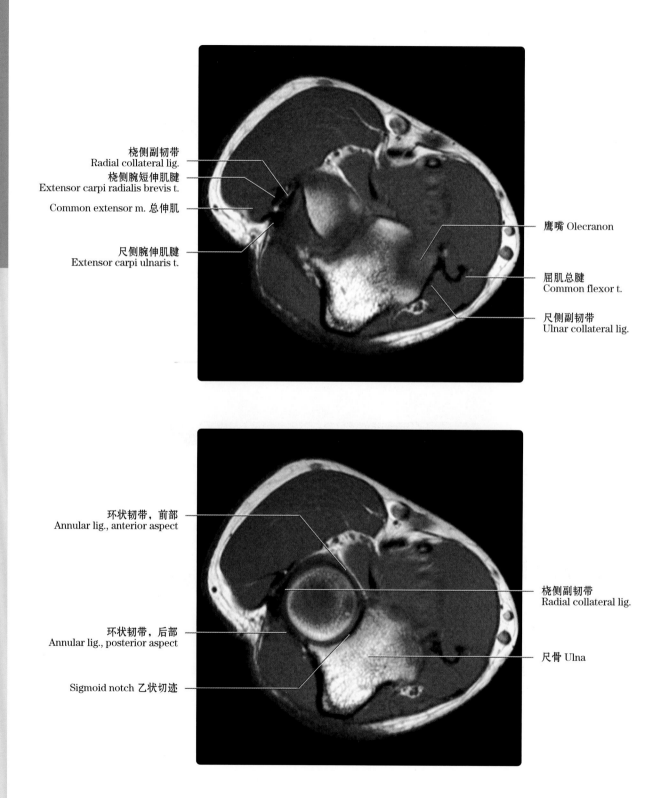

桡侧副韧带
Radial collateral lig.

桡侧腕短伸肌腱
Extensor carpi radialis brevis t.

Common extensor m. 总伸肌

尺侧腕伸肌腱
Extensor carpi ulnaris t.

鹰嘴 Olecranon

屈肌总腱
Common flexor t.

尺侧副韧带
Ulnar collateral lig.

环状韧带，前部
Annular lig., anterior aspect

桡侧副韧带
Radial collateral lig.

环状韧带，后部
Annular lig., posterior aspect

尺骨 Ulna

Sigmoid notch 乙状切迹

上图：尺侧副韧带前束附着在尺骨鹰嘴的高耸结节上。
下图：在桡骨头水平，桡侧副韧带止于环状韧带。

右侧肘部横轴位 T₁WI

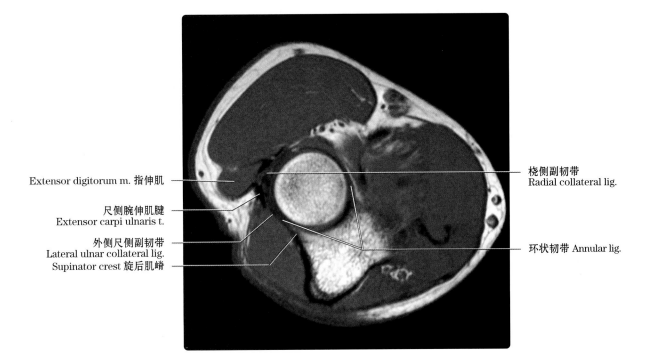

Extensor digitorum m. 指伸肌

尺侧腕伸肌腱
Extensor carpi ulnaris t.

外侧尺侧副韧带
Lateral ulnar collateral lig.
Supinator crest 旋后肌嵴

桡侧副韧带
Radial collateral lig.

环状韧带 Annular lig.

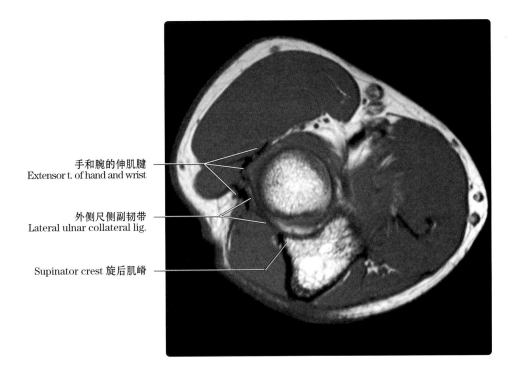

手和腕的伸肌腱
Extensor t. of hand and wrist

外侧尺侧副韧带
Lateral ulnar collateral lig.

Supinator crest 旋后肌嵴

上图：在略低于桡骨头的层面，外侧尺侧副韧带在止于尺骨旋后肌嵴时，与环状韧带的后部纤维融合。

下图：在桡骨颈水平，可看到外侧尺侧副韧带附着在尺骨旋后肌嵴上，此层面低于桡侧副韧带和环状韧带水平。

左侧肘部冠状位 T₁WI

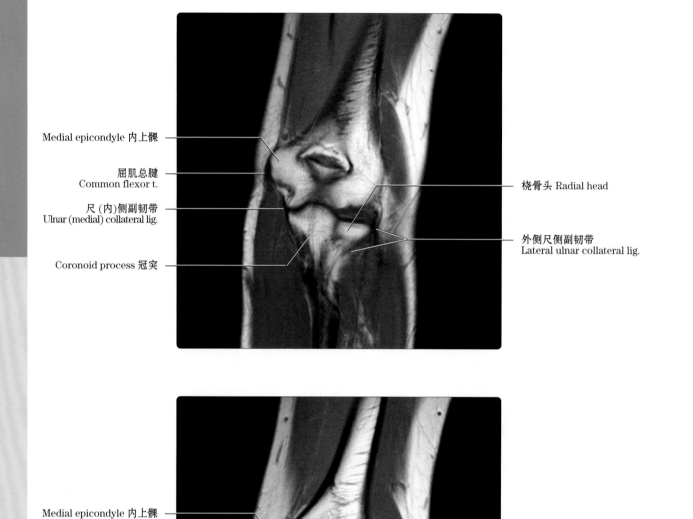

Medial epicondyle 内上髁

屈肌总腱
Common flexor t.

尺（内）侧副韧带
Ulnar (medial) collateral lig.

Coronoid process 冠突

桡骨头 Radial head

外侧尺侧副韧带
Lateral ulnar collateral lig.

Medial epicondyle 内上髁

屈肌总腱
Common flexor t.

尺侧副韧带
Ulnar collateral lig.

Coronoid process 冠突

桡侧腕长伸肌
Extensor carpi radialis longus m.

外上髁 Lateral epicondyle

伸肌总腱 Common extensor t.

桡侧副韧带 Radial collateral lig.

桡骨头 Radial head

上图：肘关节后部冠状位图像，外侧（桡侧）尺侧副韧带为一纤细纤维带，位于桡骨头后方水平，起于桡侧副韧带起点后方，绕过桡骨头颈部，止于尺骨旋后肌嵴。

下图：桡骨头正中部冠状位图像，可见桡侧副韧带位于伸肌总腱深处，尺侧副韧带从内上髁下表面延伸至尺骨冠突。

左侧肘部冠状位 T₁WI

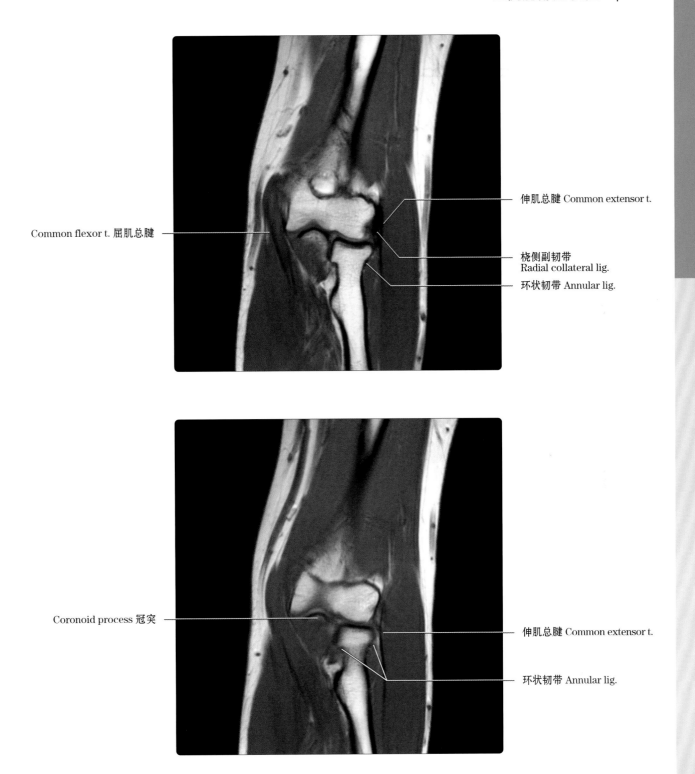

Common flexor t. 屈肌总腱

伸肌总腱 Common extensor t.

桡侧副韧带
Radial collateral lig.

环状韧带 Annular lig.

Coronoid process 冠突

伸肌总腱 Common extensor t.

环状韧带 Annular lig.

上图：通过冠突最前方的层面，尺侧副韧带不再显示，桡侧副韧带位于伸肌总腱的深处。

下图：更靠前层面，侧副韧带不再显示。

肘部正常变异及影像学注意事项

X 线

- 干骺端切迹
  - 小儿桡骨头干骺端"切迹"
  - 在骨骼成熟和骨骺闭合时填充
- 环状韧带附着点
  - 尺骨干骺端环状韧带切迹
  - 并非总能见到
- 桡骨粗隆假囊肿
  - 正常桡骨粗隆，正位片显示椭圆形透光区
  - 类似骨病变
- 骨化中心不完全愈合
  - 类似不全骨折

MR

- 肱骨小头假性缺损
  - 肱骨小头和外侧髁之间正常骨性凹陷
    - 此 2~3 mm 区域无关节软骨覆盖
  - 多位于肱骨小头关节面的后外侧
  - 冠状位和矢状位图像上类似骨软骨骨折
    - 然而，由于半脱位或脱位，该部位可能会发生骨软骨损伤
    - 利用 T_2WI 评估骨髓水肿，以区分损伤与正常形态
- 尺骨鹰嘴关节软骨中心性假性缺损
  - 尺骨鹰嘴突在冠突与尺骨鹰嘴顶部之间的关节软骨有正常的碗状缺损
  - 类似骨软骨损伤，但无骨髓水肿支持此诊断
- 滑车沟假性缺损
  - 尺骨滑车切迹内外侧的正常切迹，位于鹰嘴和冠突交界处
  - 矢状面示尺骨内侧或外侧近似骨折
  - 正中矢状位不显示及无骨髓水肿，以鉴别正常与骨折
- 横向滑车嵴
  - 正常骨嵴横向横跨尺骨滑车切迹，位于尺骨鹰嘴与冠突交界处
  - 可不完整
  - 无关节软骨覆盖
  - 矢状位观近似关节内骨赘或创伤后畸形

正常变异

骨骼结构

- 髁上突
  - 内上髁近端约 5 cm 骨刺影，侧位片可见
  - 1%~3% 的人群可见
  - 通常无症状
- 滑车骨骺不规则骨化
  - 滑车骨骺通常在骨化早期出现碎裂状，类似骨坏死或骨软骨骨折
  - 骨化随着骨骼的成熟而正常演变，不会产生任何后果
- 外上髁突不规则骨化
  - 外上髁突通常在骨化早期出现碎裂状，类似骨坏死或骨软骨骨折
  - 骨化随着骨骼的成熟而正常演变，不会产生任何后果
- 肱骨小头骨骺不规则骨化
  - 类似肘关节其他骨骺 / 骨突的不规则骨化
  - 可能由肱骨小头的血液供应不足引起，被称为"Panner 病"
  - 肱骨小头初期显示正常，至 5~12 岁呈现碎裂状
  - 上覆关节软骨常完整
  - 经一段时间休息后恢复
- 滑车上副骨
  - 鹰嘴窝副骨
  - 类似游离体
- 肘髌骨
  - 肱三头肌远端的籽骨
  - 类似游离体

MR

- Struthers 韧带
  - 由髁上突发起，旋前圆肌的额外起始部
  - 自髁上突延伸至内上髁
  - 可压迫正中神经和肱动脉
- 滑膜皱襞增生
  - 滑膜皱襞通常见于肱桡关节的后外侧
  - 皱襞可能会增生、不稳定
    - 滑膜皱襞增生尚无既定的衡量标准
    - 滑膜皱襞厚度 >2.6 mm 提示增生：在小样本研究中，约 67% 的患者有滑膜皱襞综合征
  - 据称与肘关节疼痛性弹响相关
- 滑车上肘肌
  - 副肌（勿与正常肘肌混淆）
  - 起自尺骨鹰嘴，止于肱骨内上髁
  - 存在时，构成肘管的顶部
  - 可无症状
  - 可能导致肘管综合征和尺神经炎

参考文献

1. Opanova MI et al: Supracondylar process syndrome: case report and literature review. J Hand Surg Am. 39(6):1130-5, 2014
2. Ruiz de Luzuriaga BC et al: Elbow MR imaging findings in patients with synovial fringe syndrome. Skeletal Radiol. 42(5):675-80, 2013
3. Husarik DB et al: Ligaments and plicae of the elbow: normal MR imaging variability in 60 asymptomatic subjects. Radiology. 257(1):185-94, 2010

干骺端切迹和环状韧带切迹

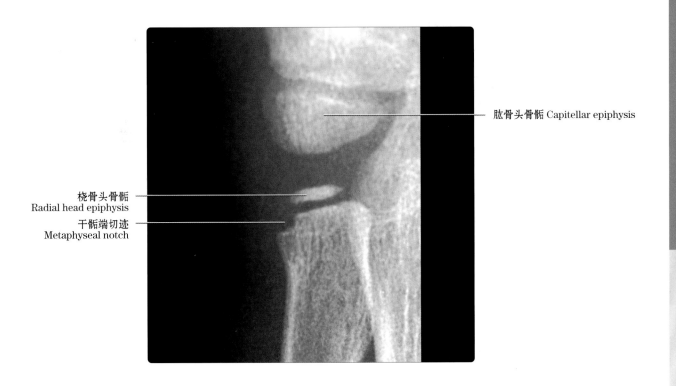

桡骨头骨骺
Radial head epiphysis

干骺端切迹
Metaphyseal notch

肱骨头骨骺 Capitellar epiphysis

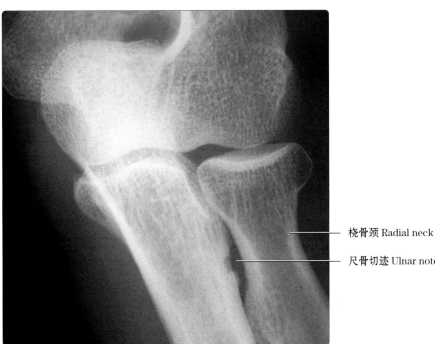

桡骨颈 Radial neck

尺骨切迹 Ulnar notch

上图：干骺端切迹是儿童肘关节的一种正常变异，随着骨骼成熟和骨骺端闭合而逐渐填充。

下图：环状韧带切迹位于尺骨干骺端的环状韧带附着处，是一种正常变异。

桡骨粗隆假囊肿

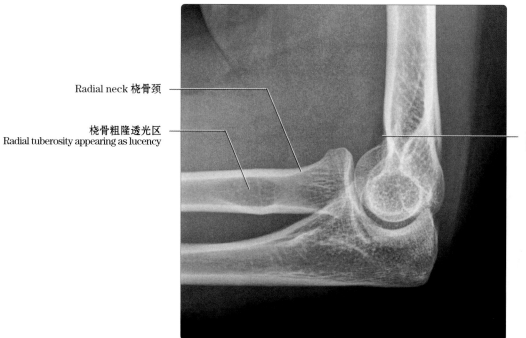

Radial neck 桡骨颈

桡骨粗隆透光区
Radial tuberosity appearing as lucency

正常肘前脂肪垫
Normal anterior fat pad

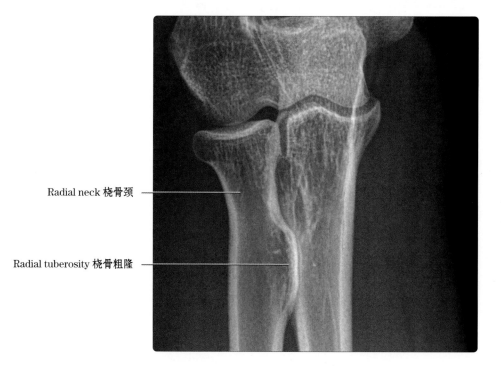

Radial neck 桡骨颈

Radial tuberosity 桡骨粗隆

上图：X 线侧位片上显示椭圆形透光区，代表桡骨粗隆的正面观。

下图：同一患者 X 线前后（AP）位像显示正常的桡骨粗隆，与侧位片显示的"透光区"处于同一位置。

肱骨小头假性缺损

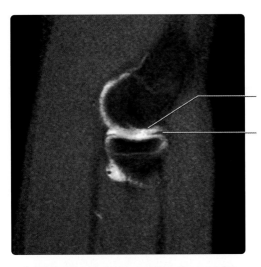

肱骨小头假性缺损
Pseudodefect of capitellum

滑膜皱襞 Synovial fringe

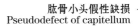

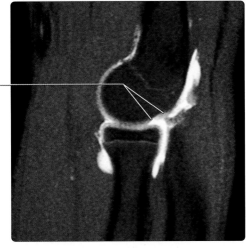

肱骨小头假性缺损
Pseudodefect of capitellum

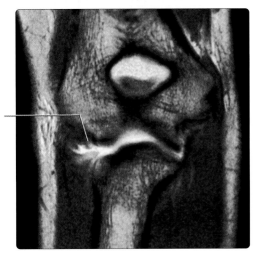

肱骨小头假性缺损
Pseudodefect of capitellum

上图：肱骨小头假性缺损多位于肱骨小头关节面后方，在关节造影矢状位脂肪抑制 PDWI 上位于关节的桡侧远端，假性缺损在此层面开始出现。

中图：上图的下一层面清晰显示肱骨小头假性缺损。正常时有轻微的骨性凹陷，无软骨覆盖。在无骨髓水肿的情况下，勿将其认为骨软骨缺损。

下图：同一患者关节造影冠状位 T_1WI，显示肱骨小头假性缺损。

肱骨小头假性缺损

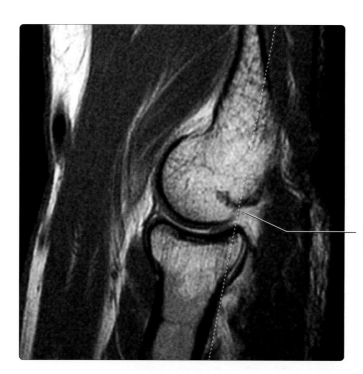

肱骨小头假性缺损
Pseudodefect of capitellum

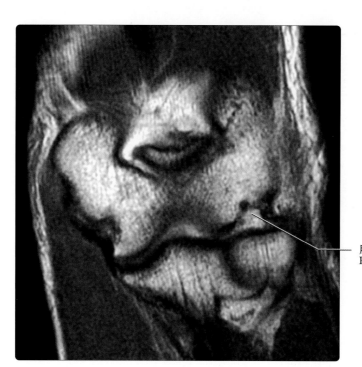

肱骨小头假性缺损
Pseudodefect of capitellum

上图：矢状位 T$_2$WI 显示肱骨小头假性缺损的位置和形态，虚线表示下图所示的斜冠状位图像的扫描层面。

下图：同一患者斜冠状位 T$_2$WI，经上图所示的扫描层面获得，利于显示位于背侧的肱骨小头假性缺损。

鹰嘴假性缺损和髁上突

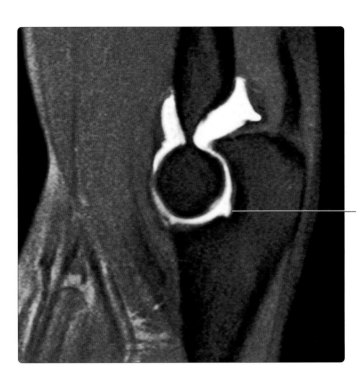

中央缺损，滑车切迹
Central defect, trochlear notch

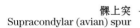

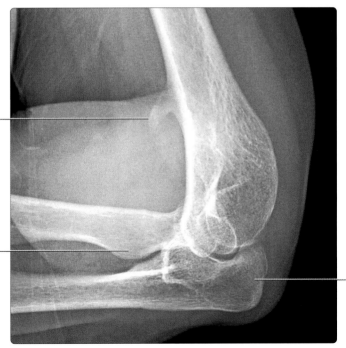

髁上突
Supracondylar (avian) spur

Radial tuberosity 桡骨粗隆

鹰嘴 Olecranon

上图：关节造影正中矢状位脂肪抑制 PDWI 通过尺骨鹰嘴层面显示滑车切迹内正常的中央性缺损。骨性缺损呈碗状，边缘规则，直径 2~3 mm，无关节软骨覆盖，位于冠突和鹰嘴突尖部之间。无骨髓水肿，形态正常，不应误认为骨软骨损伤。

下图：髁上突是一种正常变异，若与肱骨内上髁连接形成 Struthers 韧带压迫正中神经，则可能出现症状。

两种正常变异：髁上突和滑车不规则骨化

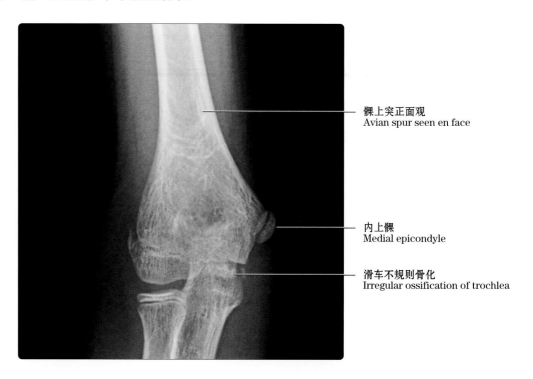

髁上突正面观
Avian spur seen en face

内上髁
Medial epicondyle

滑车不规则骨化
Irregular ossification of trochlea

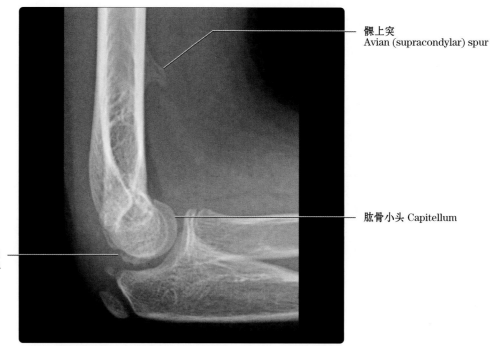

髁上突
Avian (supracondylar) spur

肱骨小头 Capitellum

碎裂状滑车
Fragmented trochlea

上图：前后（AP）位像显示滑车骨质呈碎裂状，是一种正常解剖变异，会随骨骼的逐渐成熟而消失。干骺端线状硬化影为髁上突。

下图：同一患者X线侧位片显示髁上突，可见碎裂状滑车与正常肱骨小头重叠。

滑车和外上髁不规则骨化

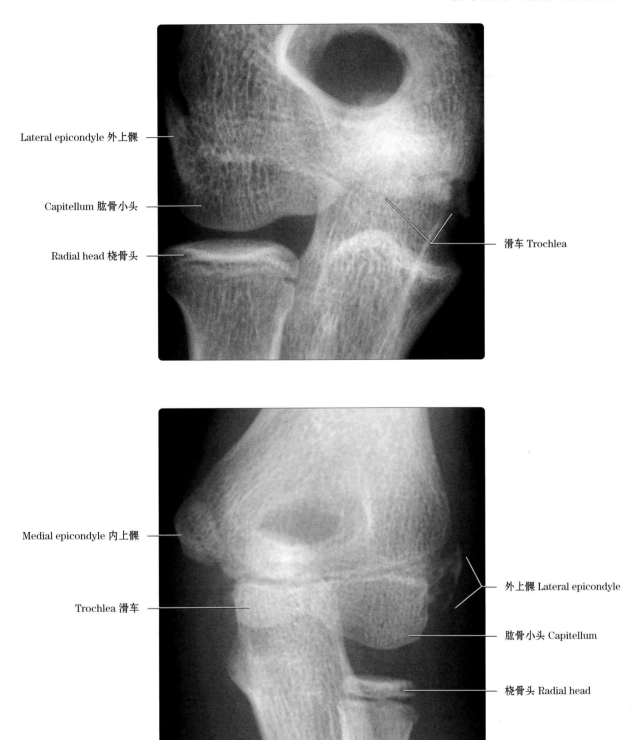

Lateral epicondyle 外上髁

Capitellum 肱骨小头

Radial head 桡骨头

滑车 Trochlea

Medial epicondyle 内上髁

Trochlea 滑车

外上髁 Lateral epicondyle

肱骨小头 Capitellum

桡骨头 Radial head

上图：前后（AP）位像显示滑车形态不规则，骨质中断不连续，而肱骨小头、桡骨头和外上髁的骨化中心正常。该表现为正常的解剖变异。MR 成像可显示正常覆盖的软骨。随着骨骼成熟，滑车的骨化正常进行，发育成熟的滑车将具有正常的轮廓。

下图：前后（AP）位像显示外上髁突碎裂和明显移位，系正常解剖变异，随着骨骼成熟，骨突将显示正常的形态。该患者未进行治疗或改变运动行为。

肘部

肱骨小头骨骺不规则骨化：Panner 病

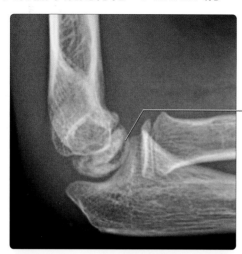

— 肱骨小头碎裂 Fragmentation of capitellum

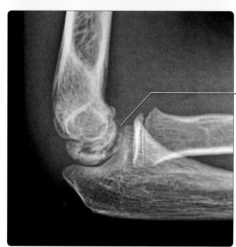

— 肱骨小头碎裂加重 Worsening fragmentation capitellum

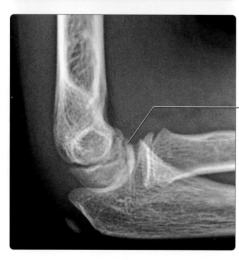

— 肱骨小头重塑 Reconstituted capitellum

上图：9 岁体操运动员，X 线平片显示肱骨小头碎裂状，余骨骨骺及对侧肘正常，为典型 Panner 病，患者采取休息治疗。

中图：3 个月后第二次 X 线侧位片显示，肱骨小头碎裂加重。

下图：1 年后最后一张 X 线侧位片，显示肱骨小头完全重塑。患者无任何症状，系自然演变过程。虽然肱骨小头 Panner 病外观与滑车或外上髁正常不规则骨化相似，但其治疗更值得关注。不同于滑车和外上髁不规则骨化放任其正常转化，本病患者通常需休息和物理治疗。

髁上 Struthers 韧带

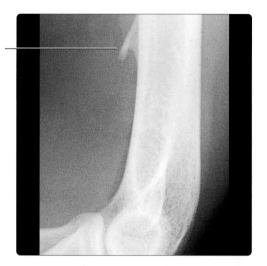

Avian (supracondylar) spur 髁上突

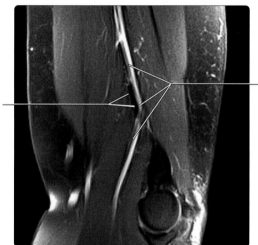

Struthers韧带
Lig. of Struthers

正中神经与肱动脉伴行
Median n. traveling with brachial a.

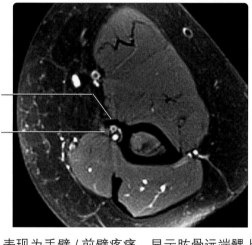

Struthers韧带
Lig. of Struthers

正中神经和肱动脉
Median n. and brachial a.

上图：X 线侧位片，中年妇女，表现为手臂 / 前臂疼痛，显示肱骨远端髁上骨性突起。

中图：同一患者矢状位脂肪抑制 T₂WI，示 Struthers 韧带，起自肱骨髁上突，向内上髁延伸，形成韧带系链并压迫正中神经和肱动脉。

下图：同一患者横轴位脂肪抑制 PDWI，髁上突稍远水平，显示粗大的 Struthers 韧带压迫神经血管结构。

滑膜皱襞增生

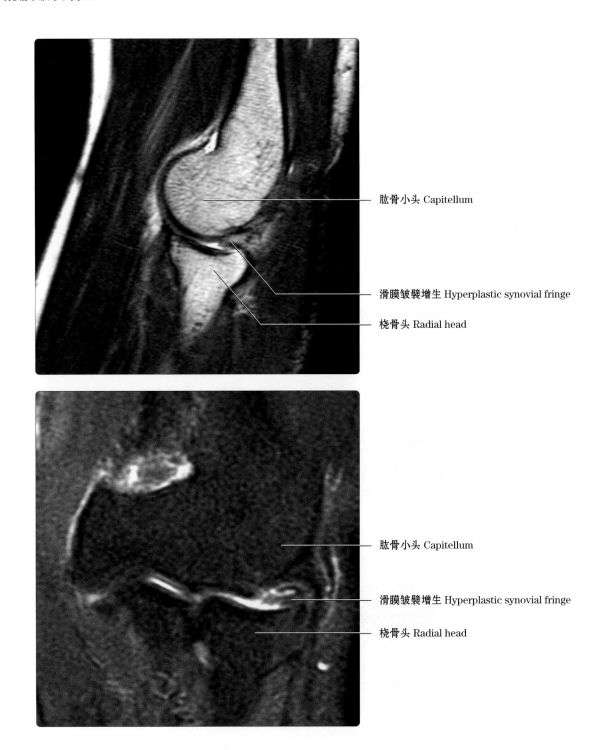

肱骨小头 Capitellum

滑膜皱襞增生 Hyperplastic synovial fringe

桡骨头 Radial head

肱骨小头 Capitellum

滑膜皱襞增生 Hyperplastic synovial fringe

桡骨头 Radial head

上图：患者主诉肘关节疼痛性弹响，矢状位 T$_2$WI 示肱桡关节后外侧增生的滑膜皱襞。

下图：同一患者冠状位脂肪抑制 T$_2$WI 证实有滑膜皱襞增生，虽然对于滑膜皱襞的"正常"大小没有既定诊断标准，但本例似乎明显增大。滑膜皱襞切除术后，患者症状缓解。

滑车上肘肌

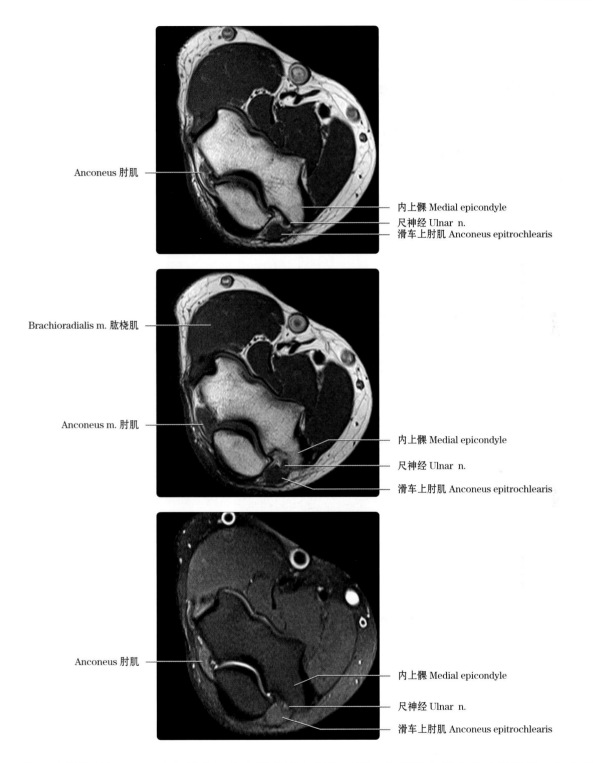

Anconeus 肘肌

内上髁 Medial epicondyle
尺神经 Ulnar n.
滑车上肘肌 Anconeus epitrochlearis

Brachioradialis m. 肱桡肌

Anconeus m. 肘肌

内上髁 Medial epicondyle

尺神经 Ulnar n.

滑车上肘肌 Anconeus epitrochlearis

Anconeus 肘肌

内上髁 Medial epicondyle

尺神经 Ulnar n.

滑车上肘肌 Anconeus epitrochlearis

上图：髁上水平横轴位 T₁WI 示鹰嘴突与内上髁后面之间的球形、正常肌肉样信号为附属肌，称为滑车上肘肌（注意尺骨鹰嘴外侧的正常肘肌）。尺神经可能被滑车上肘肌压迫至内上髁的后面。

中图：上图稍远侧层面横轴位 T₁WI，滑车上肘肌略肥大。肌肉和尺神经之间存在筋膜层，后者似乎不受内上髁的压迫。

下图：同一患者的横轴位脂肪抑制 PDWI 证实滑车上肘肌有正常肌肉的信号，属于正常变异。同时显示正常尺神经的信号和直径，患者无尺神经压迫症状。

肘部正常角度测量定义

肘部提携角

- 成像技术
  - 前后（AP）位像上评价，手臂完全伸展，使肱骨髁上相对成像板呈一平面
  - 中心线与平面垂直
- 测量
  - 肱骨与尺骨长轴的夹角
  - 正常男性：154°~178°
  - 正常女性：158°~178°

肱骨角

- 成像技术
  - 前后（AP）位像上评价，手臂完全伸展，使肱骨髁上相对成像板呈一平面
  - 中心线与平面垂直
- 测量
  - 肱骨长轴与滑车、肱骨小头关节面切线的夹角
  - 正常男性：77°~95°
  - 正常女性：72°~91°

尺骨角

- 成像技术
  - 前后（AP）位像上评价，手臂完全伸展，使肱骨髁上相对成像板呈一平面
  - 中心线与平面垂直
- 测量
  - 尺骨长轴与滑车、肱骨小头关节面切线的夹角
  - 正常男性：74°~99°
  - 正常女性：72°~93°

意义：以上测量方法都可提示肘关节提携角异常

- 肘关节通常处于轻度外翻状态，行走时上肢可正常前后活动
- 当肘关节骨折或骨骺损伤后，可能会导致内翻畸形，又称"枪托样"畸形

有助于检出细微创伤的辅助线

桡骨肱骨小头线

- 在肘关节的任何角度上，桡骨纵轴线应通过肱骨小头骨化中心的中央
- 意义：提示桡骨头脱位
  - 尤其适用于骨骺骨化中心尚未出现，桡骨和肱骨之间关系难以确定的儿童

肱骨前线

- 位置：侧位，中心线垂直于胶片平面
- 沿肱骨前皮质向肱骨髁下延伸，与肱骨小头中间1/3处相交
- 意义：提示肱骨远端髁上骨折
  - 儿童髁上骨折可能是不伴有移位的隐匿性骨折
  - 由于跌倒时手臂过度伸直，导致肱骨远端轻微向后成角、骨折
  - 由于远端骨折碎片包括肱骨小头，该结构的后移会导致肱骨前线向肱骨小头前方移位（如果角度较大）或落在小头的前1/3处（如果角度较小）

肘关节骨化顺序

骨化中心的出现通常有较为固定的顺序

- 肱骨小头（Capitellum）：1 岁
- 桡骨头（Radial head）：3 岁
- 内上髁（Medial epicondyle）：5 岁
- 滑车（Trochlea）：7 岁
- 鹰嘴（Olecranon）：9 岁
- 外上髁（Lateral epicondyle）：11 岁

助记词：CRITOE

- 每个字母代表骨化中心的第一个字母（I 代表内上髁，E 代表外上髁），表示骨化的顺序
- 牢记骨化的顺序比记住每个骨化中心的实际预期年龄更重要（也更容易记住）

意义：提示内上髁撕脱骨折

- 5~7 岁范围内最有意义
- 内上髁撕脱骨折为此年龄段常见的肘关节损伤
  - 屈肌总腱起于内上髁
  - 撕脱伤时，屈肌总腱牵拉内上髁骨化中心向远侧移位，常使内上髁骨化中心卡压至关节内
  - 卡压在关节内侧部的内上髁可能被混淆为正常的滑车结构，特别是在滑车未骨化的情况下
- 因此，由于内上髁骨化时间早于滑车，如果在无内上髁骨化中心的情况下，见到"滑车骨化中心"，那么此骨化中心实际上是移位的内上髁骨化中心，代表内上髁的撕脱骨折

参考文献

Keats TE et al: Normal axial relationships of the major joints. Radiology. 87(5):904-7, 1966

肘部提携角

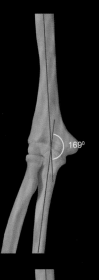

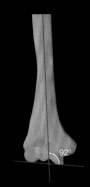

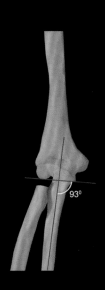

上图：有3种方法可用于评估肘部的正常外翻（或"提携角"），提携角为肱骨和尺骨长轴的夹角。
中图：肱骨角为肱骨长轴与滑车、肱骨小头关节面切线的夹角。
下图：尺骨角为尺骨长轴与滑车、肱骨小头关节面切线的夹角。

肘部桡骨 - 肱骨小头线

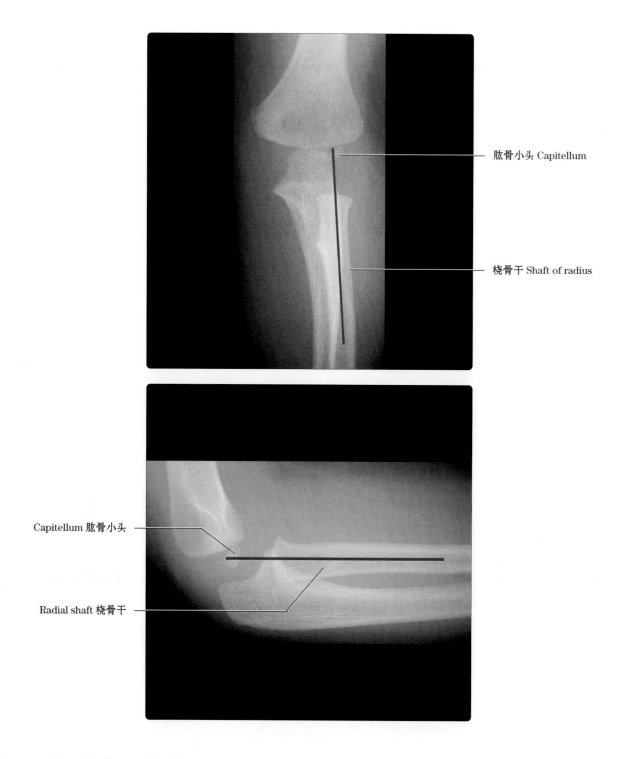

肱骨小头 Capitellum

桡骨干 Shaft of radius

Capitellum 肱骨小头

Radial shaft 桡骨干

上图：儿童肘关节 X 线前后位像示桡骨 - 肱骨小头线，沿桡骨干长轴做延长线，正常时，此线与肱骨小头相交。

下图：同一患者 X 线侧位片，示桡骨 - 肱骨小头线与肱骨小头正常相交，表明桡骨头无脱位。

肘部肱骨前线及骨化顺序

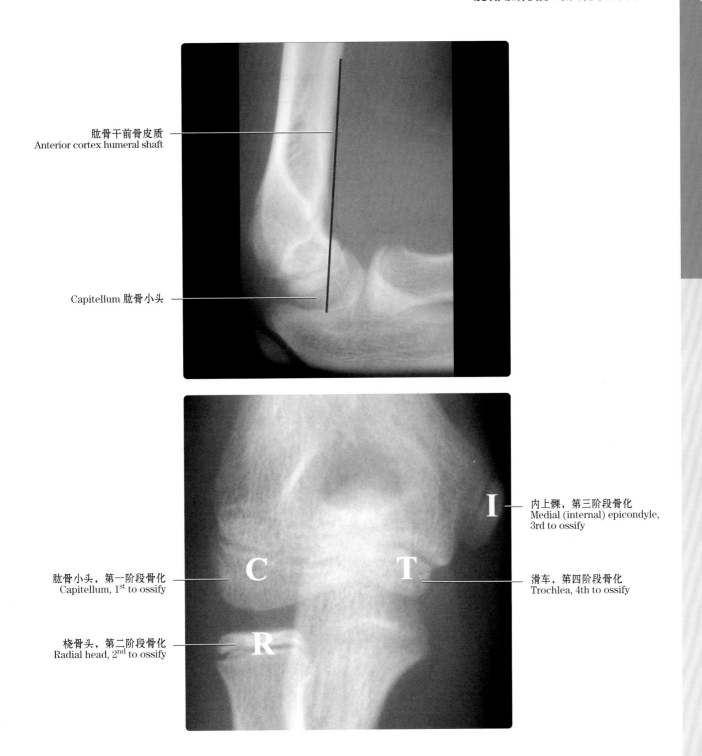

肱骨干前骨皮质
Anterior cortex humeral shaft

Capitellum 肱骨小头

内上髁，第三阶段骨化
Medial (internal) epicondyle, 3rd to ossify

肱骨小头，第一阶段骨化
Capitellum, 1st to ossify

滑车，第四阶段骨化
Trochlea, 4th to ossify

桡骨头，第二阶段骨化
Radial head, 2nd to ossify

上图：侧位片示肱骨前线沿肱骨干骨皮质前缘向下延伸，与肱骨小头中间 1/3 相交。若此线延伸到肱骨小头前 1/3 处，而非中央部，则提示有隐匿性髁上骨折并远侧断端向后成角。

下图：了解肘关节骨骺 / 骨突的骨化顺序非常重要。若滑车上有骨化影，而内上髁骨化中心未在其预期的位置上出现，可提示有内上髁撕脱骨折，骨碎片被牵拉入关节内，类似滑车的骨化中心。

第四章　前臂部

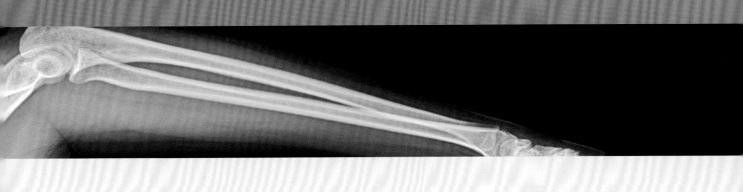

第四章　前臂部

大体解剖

骨骼解剖
● 桡骨
  ○ 位于外侧
  ○ 短于尺骨
  ○ 远端更宽
  ○ 桡骨头
    – 盘状
    – 沿上表面和四周覆盖有关节软骨
    – 与肘关节的肱骨小头、近端桡尺关节的桡切迹相关节
  ○ 桡骨颈
    – 关节囊附着处
    – 与桡骨骨干成 15° 角
  ○ 桡骨粗隆
    – 颈与干交界处
    – 肱二头肌肌腱附着
  ○ 骨干
    – 内侧面：骨间膜附着处，尖锐而笔直
    – 外侧面：圆形和凸侧，顶端有旋前圆肌粗隆
    – **前斜线**：前表面上的嵴从桡骨粗隆（近内侧）延伸到旋前圆肌粗隆（远外侧）
    – 近 75% 骨干向前凹
    – 远 25% 骨干宽平
    – **背侧（"Lister"）结节**：位于远端背侧，分隔第 2 和第 3 骨纤维管，是腕关节部分外源性韧带的起点
    – 尺切迹：内侧远端，与远端尺骨相关节
    – 远侧关节面经舟骨窝和月骨窝与腕关节相连
● 尺骨
  ○ 位于内侧
  ○ 长于桡骨
  ○ 近端较宽
  ○ 鹰嘴：最近端
  ○ 冠突
    – 骨干近端前突起
    – **尺骨粗隆**：冠突前下方，尺骨近端，肱肌腱附着点
  ○ 滑车切迹
    – 由冠突和鹰嘴形成
    – 与肱骨滑车相关节
    – 滑车横嵴：分界鹰嘴与冠突
    – 滑车沟：滑车切迹两侧的正常凹槽
  ○ 桡切迹
    – 冠突外侧
    – 与桡骨头相关节

  ○ 旋后肌窝
    – 尺骨干外侧的凹陷，桡切迹正下方
    – 旋前 / 旋后过程中，为桡骨粗隆提供间隙
    – 旋后肌尺骨头的起点
  ○ 旋后肌嵴
    – 旋后肌窝后面
    – 旋后肌尺骨头起点
    – 外侧尺副韧带止点
  ○ 骨干：有 3 个面
    – 外侧面：平坦锋利，骨间膜附着处
    – 后面：圆形隆起，伸肌（外侧）和屈肌（内侧）分界线
    – 前面：圆形，由指深屈肌起点覆盖
  ○ 远端
    – 内侧有小的尺骨茎突
    – 小圆形尺骨头：与桡骨远端尺切迹相关节
    – 与腕骨不相关节

关节
● 桡尺近侧关节
  ○ 车轴关节
  ○ 盘状桡骨头与尺骨的桡切迹相关节
  ○ 由环状韧带固定
  ○ 封闭在肘关节囊内
  ○ 与肘关节相通
● 桡尺远侧关节
  ○ 车轴关节
  ○ 尺骨头和桡骨尺切迹
  ○ 由三角形纤维软骨（关节盘）固定
  ○ 滑膜关节自带关节囊
  ○ 通常不与桡腕关节沟通
● 运动
  ○ 旋后
    – 主要肌肉：肱二头肌、旋后肌
  ○ 旋前
    – 主要肌肉：旋前圆肌、旋前方肌

骨间纤维附着
● **环状韧带**：将桡骨头固定在近端桡尺关节的尺骨桡切迹处
● **方形韧带**：环状韧带远端，连接桡骨颈与尺骨的细纤维带
● 斜索
  ○ 解剖学上多变
  ○ 功能意义未知（如果有）
  ○ 从尺骨粗隆下面延伸至桡骨粗隆下面
● 骨间膜
  ○ 一层又薄又宽的纤维组织
  ○ 连接桡骨内侧和尺骨外侧

- ○ 始于桡骨粗隆远侧 2~3 cm
- ○ 为前臂深层肌肉提供附着
- ○ 纤维呈内下走行（尽管是可变的）
  - – 将负荷从桡骨远端转移到尺骨，再从尺骨转移到肱骨和肩部
  - – 纤维在半旋前位时绷紧（通常的功能位置）
- **三角纤维软骨**（关节盘）：将尺骨头固定在桡尺远端关节的桡骨尺切迹内
- **伸肌支持带**
  - ○ 前臂远端和腕的背侧
  - ○ 起点：桡骨远端
  - ○ 附着：尺骨茎突、三角骨、豌豆骨
  - ○ 深方发出纤维隔形成前臂和手腕远端的 6 个骨纤维管
    - – 第一骨纤维管：拇长展肌、拇短伸肌
    - – 第二骨纤维管：桡侧腕长、短伸肌
    - – 第三骨纤维管：拇长伸肌
    - – 第四骨纤维管：指伸肌、示指伸肌
    - – 第五骨纤维管：小指伸肌
    - – 第六骨纤维管：尺侧腕伸肌
  - ○ 防止伸肌腱弯曲

肌肉
- **前筋膜间室**
  - ○ 有 8 个屈肌，分为 3 组
- **前间室浅层组**
  - ○ 桡侧腕屈肌、尺侧腕屈肌、旋前圆肌、掌长肌
  - ○ 起源于肘关节屈肌总腱
- **前间室中间组**
  - ○ 指浅屈肌
  - ○ 起源于肘关节屈肌总腱
- **前间室深层组**
  - ○ 指深屈肌
    - – 起点：尺骨前面和内侧面的近侧 75% 和邻近的骨间膜
    - – 止点：第 2~5 指末节指骨的基底部
    - – 神经支配：
      第 4、5 指—尺神经
      第 2、3 指—正中神经骨间前支
    - – 功能：远端和近端指间关节、掌指关节、腕关节的屈曲
  - ○ 拇长屈肌
    - – 位于指深屈肌外侧
    - – 起点：桡骨前面（前斜线的远端），骨间膜的外侧面
    - – 止点：拇指末节指骨基底部掌侧
    - – 神经支配：正中神经骨间前支
    - – 功能：拇指指间关节、第 1 掌指关节、腕掌

  关节和腕关节的屈曲
  - ○ 旋前方肌
    - – 前臂前部最深的肌肉
    - – 起点：尺骨前表面的远端 25%
    - – 止点：桡骨前表面的远端 25%
    - – 神经支配：正中神经骨间前支
    - – 功能：前臂旋前时，固定桡骨和尺骨远端
- **后筋膜间室**
  - ○ 有 9 块伸肌，分成 2 组
- **后间室浅层组**
  - ○ 桡侧腕短伸肌、尺侧腕伸肌、指伸肌、小指伸肌
    - – 起源于肘关节伸肌总腱
  - ○ 桡侧腕长伸肌
    - – 发自肱骨外上髁
- **后间室深层组**
  - ○ 拇长展肌
    - – 起点：桡骨、尺骨和骨间膜的背面
    - – 止点：第 1 掌骨基底部背面
    - – 神经支配：骨间后神经
    - – 功能：在掌指关节处外展和伸展拇指
    - – 远端肌腱形成腕鼻烟窝的前（掌侧）面
  - ○ 拇短伸肌
    - – 起点：桡骨和骨间膜背面
    - – 止点：第 1 指近节指骨基底部背面
    - – 神经支配：骨间后神经
    - – 功能：在腕掌和掌指关节处伸展拇指
    - – 远端肌腱形成腕鼻烟窝的前（掌侧）面
  - ○ 拇长伸肌
    - – 起点：尺骨和骨间膜背面
    - – 止点：第 1 指远节指骨基底部背面
    - – 神经支配：骨间后神经
    - – 功能：伸展拇指指间关节和第 1 掌指关节
    - – 远端肌腱形成腕鼻烟窝的后（背）侧
  - ○ 示指伸肌
    - – 起点：尺骨和骨间膜背面
    - – 止点：示指指背腱膜
    - – 神经支配：骨间后神经
    - – 动作：伸展第 2 掌指关节

动脉
- **肱动脉**在肘窝分为桡动脉和尺动脉
- **桡动脉**
  - ○ 肱二头肌肌腱远端内侧
  - ○ 被肱桡肌覆盖
  - ○ 远端，离开前臂，向外侧移动，穿过鼻烟窝底部
  - ○ 止于手掌深弓
  - ○ 桡侧返动脉
    - – 沿肘关节外侧向近端走行，与肱深动脉分支

　　形成吻合
- ○ 肌支分布于前臂外侧
- ○ 远端吻合支：腕掌弓、掌浅弓、腕背弓
- **尺动脉**
  - ○ 近端，在旋前圆肌深部
  - ○ 远端位于指深屈肌上，尺神经外侧
  - ○ 尺前、后返动脉：与肱动脉分支在肘关节内侧形成吻合
  - ○ 骨间总动脉：起于肘窝远侧
    - 骨间前动脉：远端行于骨间膜，止于腕背弓
    - 骨间后动脉：进入骨间膜近端后间室，旋后肌与拇长展肌之间，供应背部肌群
  - ○ 肌支分布于前臂内侧
  - ○ 远端吻合支：腕掌弓、腕背弓

神经
- **前间室**
  - ○ **正中神经**
    - 前间室主神经
    - 支配：旋前圆肌、桡侧腕屈肌、掌长肌、指浅屈肌
    - 从肘窝穿过旋前圆肌的肱骨和尺骨头进入前臂
    - 远端，通过筋膜鞘止于指浅屈肌深部
    - 旋前圆肌综合征：正中神经穿过旋前圆肌头部和指浅屈肌下时受压
    - 腕部，由指浅屈肌外侧穿出，位于掌长肌腱和屈肌支持带深部
  - ○ **骨间前神经**
    - 源自旋前圆肌水平的正中神经
    - 沿着骨间膜的前表面向远端行进
    - 伴尺动脉骨间支
    - 位于指深屈肌和拇长屈肌之间
    - 止于旋前方肌，形成腕关节关节支和掌侧皮支（屈肌支持带浅面）
    - 支配：拇长屈肌、旋前方肌、指深屈肌外侧 1/2
    - Kiloh-Nevin 综合征：骨间前神经受压，多由纤维带引起
  - ○ **尺神经**
    - 穿过肱骨内上髁后，从尺侧腕屈肌的肱骨头和尺骨头之间进入前臂
    - 在尺侧腕屈肌与指深屈肌之间向远侧走行
    - 远端变浅，进入腕部，位于屈肌支持带浅面
    - 支配：尺侧腕屈肌，指深屈肌内侧 1/2

- 掌皮支：起于前臂中部，支配手掌内侧的皮肤
- 背侧皮支：在尺骨和尺侧腕屈肌之间的远侧发出，支配手内侧背面
- ○ **桡神经浅支**
  - 桡神经在肱骨外上髁水平与深支分离后的直接延续
  - 远端，深至肱桡肌
  - 前臂远端进入后间室
  - 发生终末分支，支配腕、手、外侧 2.5 指背外侧 2/3 皮肤
- ○ **外侧皮神经**
  - 肘关节肌皮神经的延续
  - 支配前臂外侧皮肤
- ○ **内侧皮神经**
  - 发自臂丛内侧束（C8，T_1）
  - 在上臂中与贵要静脉伴行
  - 在肱骨内上髁前方
  - 支配前臂后内侧皮肤
- **后间室**
  - ○ **骨间后神经**
    - 纯运动神经
    - 桡神经深支穿过旋后肌达后间室后的延续
    - 位于骨间膜后表面，深至拇长伸肌
    - 与骨间后动脉伴行
    - 支配：指伸肌、小指伸肌、示指伸肌、尺侧腕伸肌、拇长展肌、拇短伸肌、拇长伸肌
    - 终止于腕关节的关节支
    - 骨间后神经综合征：桡神经深支穿过旋后肌时受压

解剖成像相关事宜

异常肌肉
- 重复肌肉、副肌、异常起始点和附着点
  - ○ 通常累及掌长肌、尺侧腕屈肌、小指展肌、小指屈肌
    - 临床上可表现为肿块：具有肌肉的信号特征和外观
    - 可能由于邻近神经受压而出现临床症状

参考文献

1. Hodler J et al: Magnetic resonance imaging of the forearm: cross-sectional anatomy in a cadaveric model. Invest Radiol. 33(1):6-11, 1998
2. Skahen JR 3rd et al: The interosseous membrane of the forearm: anatomy and function. J Hand Surg Am. 22(6):981-5, 1997

前臂部前后位和侧位 X 线片

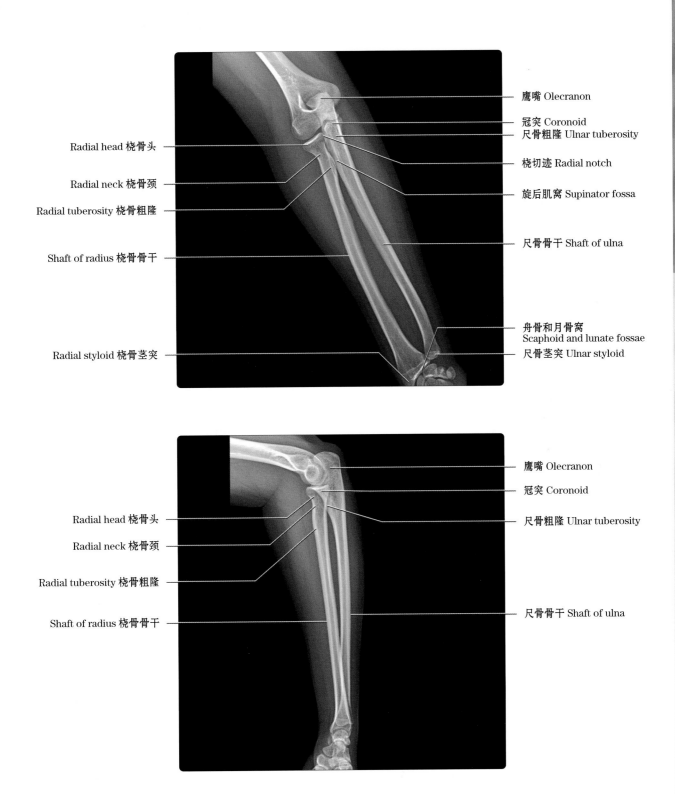

Radial head 桡骨头
Radial neck 桡骨颈
Radial tuberosity 桡骨粗隆
Shaft of radius 桡骨骨干
Radial styloid 桡骨茎突

鹰嘴 Olecranon
冠突 Coronoid
尺骨粗隆 Ulnar tuberosity
桡切迹 Radial notch
旋后肌窝 Supinator fossa
尺骨骨干 Shaft of ulna
舟骨和月骨窝 Scaphoid and lunate fossae
尺骨茎突 Ulnar styloid

Radial head 桡骨头
Radial neck 桡骨颈
Radial tuberosity 桡骨粗隆
Shaft of radius 桡骨骨干

鹰嘴 Olecranon
冠突 Coronoid
尺骨粗隆 Ulnar tuberosity
尺骨骨干 Shaft of ulna

上图：X 线片前后位示桡骨和尺骨正常的轻度弯曲。

下图：X 线片侧位示桡骨和尺骨没有弯曲。桡骨和尺骨的远端应在桡尺远侧关节处重叠。

前臂部前、后方视图：起点和止点

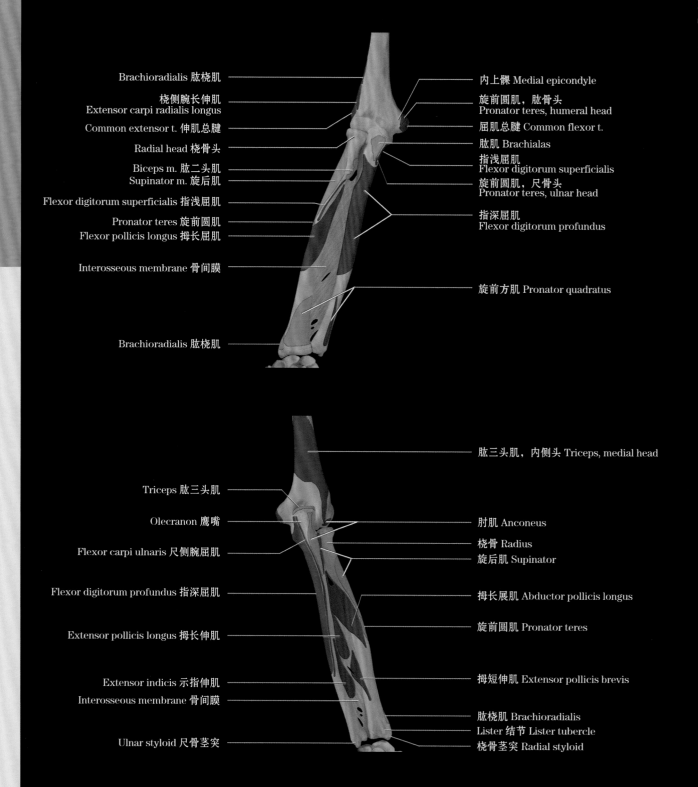

Brachioradialis 肱桡肌

桡侧腕长伸肌 Extensor carpi radialis longus

Common extensor t. 伸肌总腱

Radial head 桡骨头

Biceps m. 肱二头肌

Supinator m. 旋后肌

Flexor digitorum superficialis 指浅屈肌

Pronator teres 旋前圆肌

Flexor pollicis longus 拇长屈肌

Interosseous membrane 骨间膜

Brachioradialis 肱桡肌

内上髁 Medial epicondyle

旋前圆肌，肱骨头 Pronator teres, humeral head

屈肌总腱 Common flexor t.

肱肌 Brachialas

指浅屈肌 Flexor digitorum superficialis

旋前圆肌，尺骨头 Pronator teres, ulnar head

指深屈肌 Flexor digitorum profundus

旋前方肌 Pronator quadratus

肱三头肌，内侧头 Triceps, medial head

Triceps 肱三头肌

Olecranon 鹰嘴

Flexor carpi ulnaris 尺侧腕屈肌

Flexor digitorum profundus 指深屈肌

Extensor pollicis longus 拇长伸肌

Extensor indicis 示指伸肌

Interosseous membrane 骨间膜

Ulnar styloid 尺骨茎突

肘肌 Anconeus

桡骨 Radius

旋后肌 Supinator

拇长展肌 Abductor pollicis longus

旋前圆肌 Pronator teres

拇短伸肌 Extensor pollicis brevis

肱桡肌 Brachioradialis

Lister 结节 Lister tubercle

桡骨茎突 Radial styloid

上图：起点为红色，止点为蓝色。注意，没有肌肉起源于骨间膜的前表面。

下图：起点为红色，止点为蓝色。注意，有几块肌肉部分起源于骨间膜的后表面。

前臂神经、血管结构轴位示意图

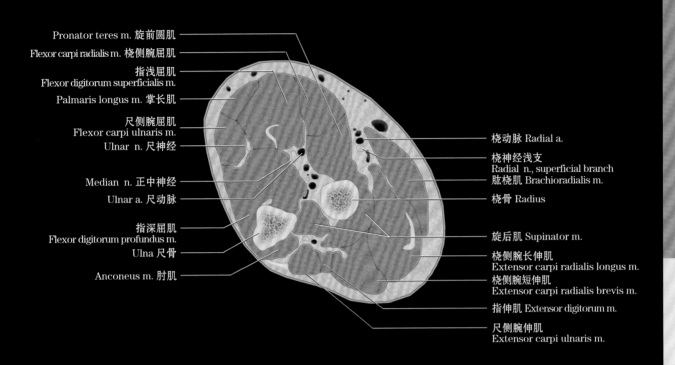

Pronator teres m. 旋前圆肌
Flexor carpi radialis m. 桡侧腕屈肌
指浅屈肌
Flexor digitorum superficialis m.
Palmaris longus m. 掌长肌
尺侧腕屈肌
Flexor carpi ulnaris m.
Ulnar n. 尺神经
Median n. 正中神经
Ulnar a. 尺动脉
指深屈肌
Flexor digitorum profundus m.
Ulna 尺骨
Anconeus m. 肘肌

桡动脉 Radial a.
桡神经浅支
Radial n., superficial branch
肱桡肌 Brachioradialis m.
桡骨 Radius
旋后肌 Supinator m.
桡侧腕长伸肌
Extensor carpi radialis longus m.
桡侧腕短伸肌
Extensor carpi radialis brevis m.
指伸肌 Extensor digitorum m.
尺侧腕伸肌
Extensor carpi ulnaris m.

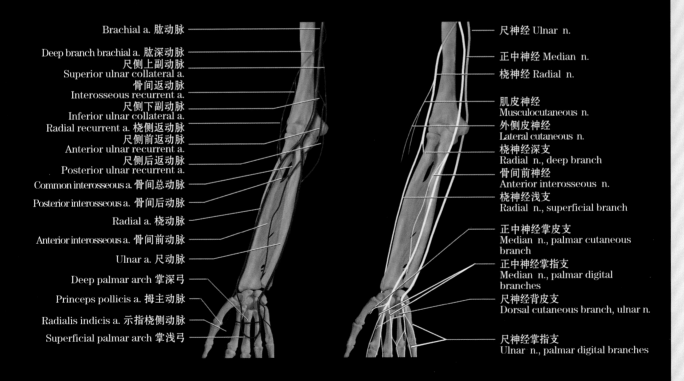

Brachial a. 肱动脉
Deep branch brachial a. 肱深动脉
尺侧上副动脉
Superior ulnar collateral a.
骨间返动脉
Interosseous recurrent a.
尺侧下副动脉
Inferior ulnar collateral a.
Radial recurrent a. 桡侧返动脉
尺侧前返动脉
Anterior ulnar recurrent a.
尺侧后返动脉
Posterior ulnar recurrent a.
Common interosseous a. 骨间总动脉
Posterior interosseous a. 骨间后动脉
Radial a. 桡动脉
Anterior interosseous a. 骨间前动脉
Ulnar a. 尺动脉
Deep palmar arch 掌深弓
Princeps pollicis a. 拇主动脉
Radialis indicis a. 示指桡侧动脉
Superficial palmar arch 掌浅弓

尺神经 Ulnar n.
正中神经 Median n.
桡神经 Radial n.
肌皮神经
Musculocutaneous n.
外侧皮神经
Lateral cutaneous n.
桡神经深支
Radial n., deep branch
骨间前神经
Anterior interosseous n.
桡神经浅支
Radial n., superficial branch
正中神经掌皮支
Median n., palmar cutaneous
branch
正中神经掌指支
Median n., palmar digital
branches
尺神经背皮支
Dorsal cutaneous branch, ulnar n.
尺神经掌指支
Ulnar n., palmar digital branches

上图：前臂近端横轴位示意图，位于桡骨和尺骨粗隆水平下方层面。注意肌肉排列：前（屈）肌、后（伸）肌及肌间隔。

下图：显示前臂血管（红色）和神经（黄色）结构。

右侧前臂横轴位 T₁WI

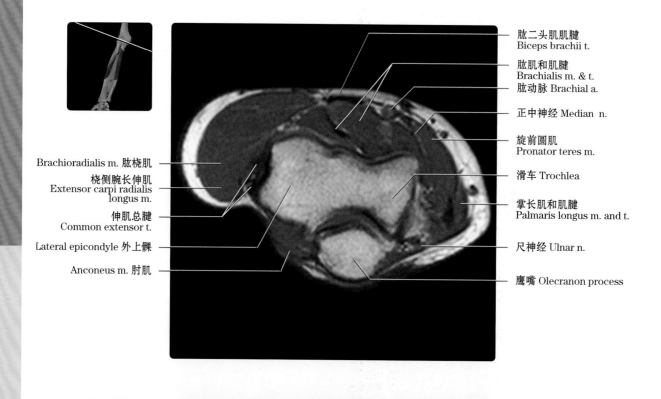

Brachioradialis m. 肱桡肌
桡侧腕长伸肌 Extensor carpi radialis longus m.
伸肌总腱 Common extensor t.
Lateral epicondyle 外上髁
Anconeus m. 肘肌

肱二头肌肌腱 Biceps brachii t.
肱肌和肌腱 Brachialis m. & t.
肱动脉 Brachial a.
正中神经 Median n.
旋前圆肌 Pronator teres m.
滑车 Trochlea
掌长肌和肌腱 Palmaris longus m. and t.
尺神经 Ulnar n.
鹰嘴 Olecranon process

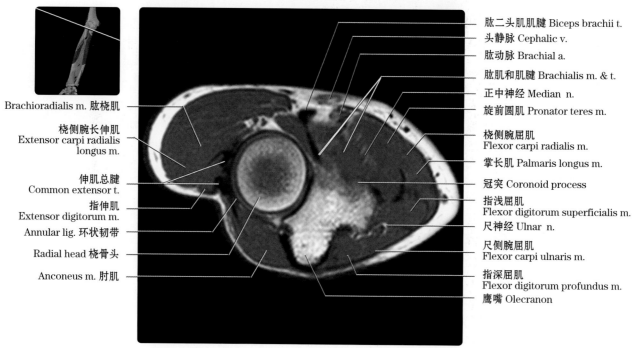

Brachioradialis m. 肱桡肌
桡侧腕长伸肌 Extensor carpi radialis longus m.
伸肌总腱 Common extensor t.
指伸肌 Extensor digitorum m.
Annular lig. 环状韧带
Radial head 桡骨头
Anconeus m. 肘肌

肱二头肌肌腱 Biceps brachii t.
头静脉 Cephalic v.
肱动脉 Brachial a.
肱肌和肌腱 Brachialis m. & t.
正中神经 Median n.
旋前圆肌 Pronator teres m.
桡侧腕屈肌 Flexor carpi radialis m.
掌长肌 Palmaris longus m.
冠突 Coronoid process
指浅屈肌 Flexor digitorum superficialis m.
尺神经 Ulnar n.
尺侧腕屈肌 Flexor carpi ulnaris m.
指深屈肌 Flexor digitorum profundus m.
鹰嘴 Olecranon

上图：前臂横轴位，可见屈肌 - 旋前肌群和伸肌群的近侧部分。

下图：桡尺近侧关节层面，作用于肘关节、手腕和手部的一组肌肉。

左侧前臂横轴位 T₁WI

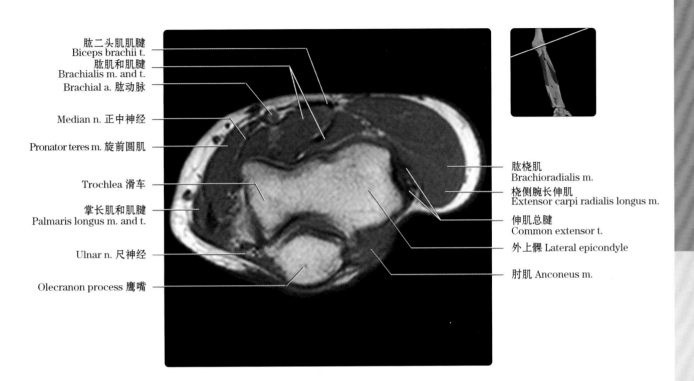

肱二头肌肌腱
Biceps brachii t.

肱肌和肌腱
Brachialis m. and t.

Brachial a. 肱动脉

Median n. 正中神经

Pronator teres m. 旋前圆肌

Trochlea 滑车

掌长肌和肌腱
Palmaris longus m. and t.

Ulnar n. 尺神经

Olecranon process 鹰嘴

肱桡肌
Brachioradialis m.

桡侧腕长伸肌
Extensor carpi radialis longus m.

伸肌总腱
Common extensor t.

外上髁 Lateral epicondyle

肘肌 Anconeus m.

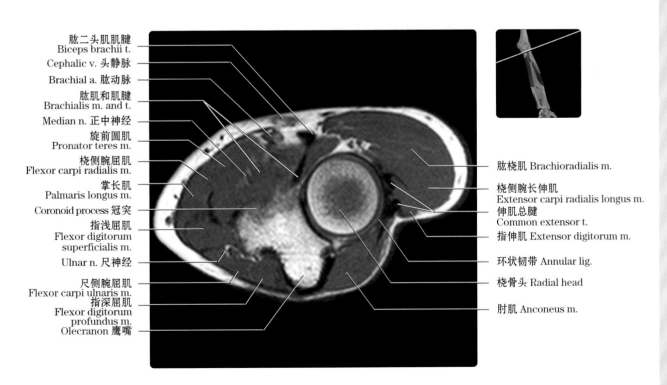

肱二头肌肌腱
Biceps brachii t.

Cephalic v. 头静脉

Brachial a. 肱动脉

肱肌和肌腱
Brachialis m. and t.

Median n. 正中神经

旋前圆肌
Pronator teres m.

桡侧腕屈肌
Flexor carpi radialis m.

掌长肌
Palmaris longus m.

Coronoid process 冠突

指浅屈肌
Flexor digitorum
superficialis m.

Ulnar n. 尺神经

尺侧腕屈肌
Flexor carpi ulnaris m.

指深屈肌
Flexor digitorum
profundus m.

Olecranon 鹰嘴

肱桡肌 Brachioradialis m.

桡侧腕长伸肌
Extensor carpi radialis longus m.

伸肌总腱
Common extensor t.

指伸肌 Extensor digitorum m.

环状韧带 Annular lig.

桡骨头 Radial head

肘肌 Anconeus m.

上图：前臂横轴位，可见屈肌 - 旋前肌群和伸肌群的近侧部分。

下图：桡尺近侧关节层面，作用于肘关节、手腕和手部的一组肌肉。

右侧前臂横轴位 T₁WI

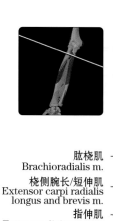

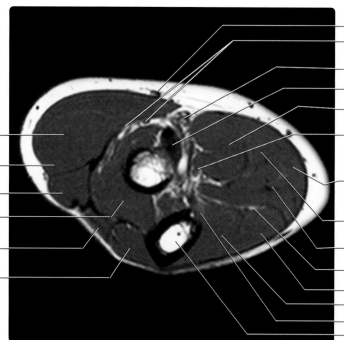

头静脉 Cephalic v.

桡神经深支和浅支
Radial n., deep & superficial branches

肱动脉和静脉 Brachial a. & v.

肱二头肌肌腱 Biceps brachii t.

旋前圆肌 Pronator teres m.

正中神经 Median n.

掌长肌和肌腱
Palmaris longus m. & t.

桡侧腕屈肌
Flexor carpi radialis m.

指浅屈肌
Flexor digitorum superficialis m.

尺神经 Ulnar n.
尺侧腕屈肌
Flexor carpi ulnaris m.
指深屈肌
Flexor digitorum profundus m.
肱肌腱 Brachialis t.
尺骨 Ulna

肱桡肌
Brachioradialis m.

桡侧腕长/短伸肌
Extensor carpi radialis
longus and brevis m.

指伸肌
Extensor digitorum m.

Supinator m. 旋后肌

尺侧腕伸肌
Extensor carpi ulnaris m.

Anconeus m. 肘肌

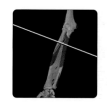

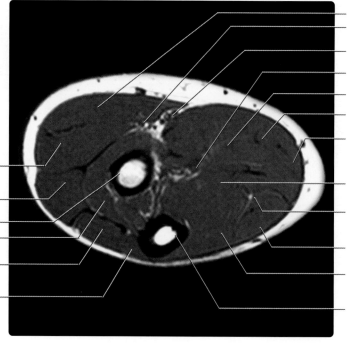

肱桡肌 Brachioradialis m.

桡神经浅支
Radial n., superficial branch

肱动脉和静脉 Brachial a. & v.

正中神经 Median n.

旋前圆肌 Pronator teres m.

桡侧腕屈肌
Flexor carpi radialis m.

掌长肌和肌腱
Palmaris longus m. & t.

指浅屈肌
Flexor digitorum superficialis

尺神经 Ulnar n.

尺侧腕屈肌
Flexor carpi ulnaris m.

指深屈肌
Flexor digitorum profundus m.

尺骨 Ulna

桡侧腕长伸/短伸肌
Extensor carpi radialis
longus and brevis m.

指伸肌
Extensor digitorum m.

Radius 桡骨

Supinator m. 旋后肌

尺侧腕伸肌
Extensor carpi ulnaris m.

Anconeus m. 肘肌

上图：屈肌在前，伸肌在后。

下图：桡神经的深支已经进入旋后肌，正在向前臂后间室行进，无法辨认。

左侧前臂横轴位 T₁WI

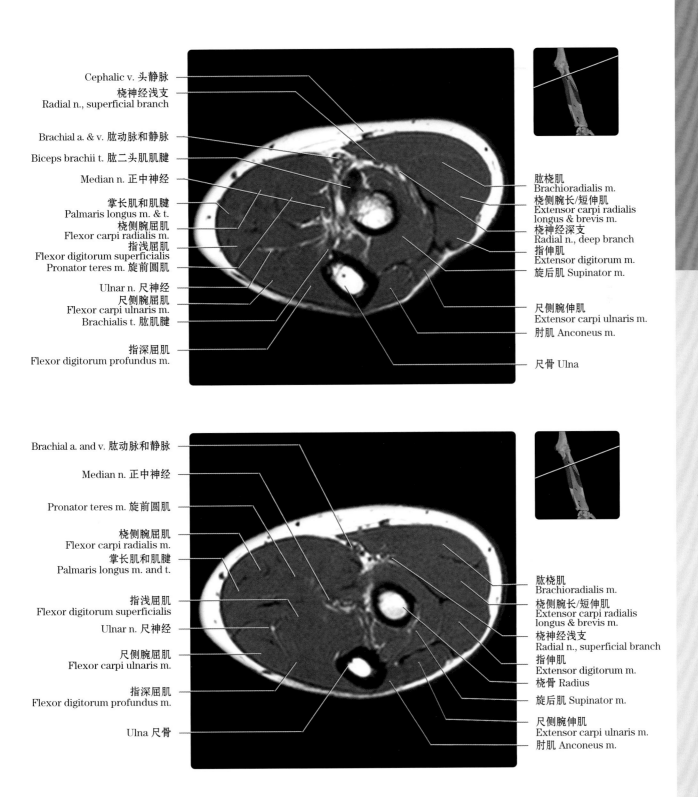

Cephalic v. 头静脉

桡神经浅支
Radial n., superficial branch

Brachial a. & v. 肱动脉和静脉
Biceps brachii t. 肱二头肌肌腱
Median n. 正中神经

掌长肌和肌腱
Palmaris longus m. & t.
桡侧腕屈肌
Flexor carpi radialis m.
指浅屈肌
Flexor digitorum superficialis
Pronator teres m. 旋前圆肌

Ulnar n. 尺神经
尺侧腕屈肌
Flexor carpi ulnaris m.
Brachialis t. 肱肌腱

指深屈肌
Flexor digitorum profundus m.

肱桡肌
Brachioradialis m.
桡侧腕长/短伸肌
Extensor carpi radialis
longus & brevis m.
桡神经深支
Radial n., deep branch
指伸肌
Extensor digitorum m.
旋后肌 Supinator m.

尺侧腕伸肌
Extensor carpi ulnaris m.
肘肌 Anconeus m.

尺骨 Ulna

Brachial a. and v. 肱动脉和静脉

Median n. 正中神经

Pronator teres m. 旋前圆肌

桡侧腕屈肌
Flexor carpi radialis m.
掌长肌和肌腱
Palmaris longus m. and t.

指浅屈肌
Flexor digitorum superficialis
Ulnar n. 尺神经

尺侧腕屈肌
Flexor carpi ulnaris m.

指深屈肌
Flexor digitorum profundus m.

Ulna 尺骨

肱桡肌
Brachioradialis m.
桡侧腕长/短伸肌
Extensor carpi radialis
longus & brevis m.
桡神经浅支
Radial n., superficial branch
指伸肌
Extensor digitorum m.
桡骨 Radius
旋后肌 Supinator m.

尺侧腕伸肌
Extensor carpi ulnaris m.
肘肌 Anconeus m.

上图：屈肌在前，伸肌在后。

下图：桡神经的深支已经进入旋后肌，正在向前臂后间室行进，无法辨认。

右侧前臂横轴位 T₁WI

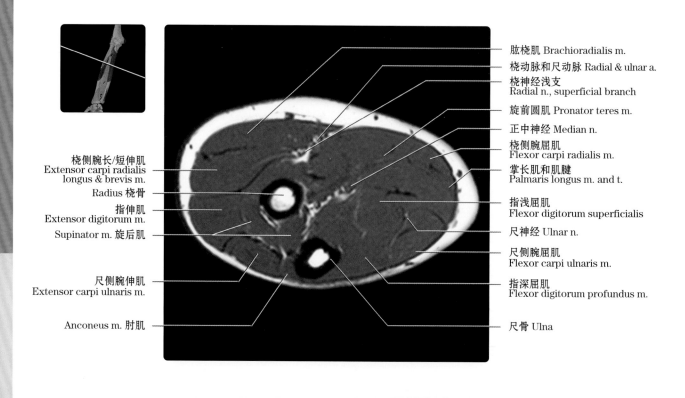

肱桡肌 Brachioradialis m.

桡动脉和尺动脉 Radial & ulnar a.

桡神经浅支
Radial n., superficial branch

旋前圆肌 Pronator teres m.

正中神经 Median n.

桡侧腕屈肌
Flexor carpi radialis m.

掌长肌和肌腱
Palmaris longus m. and t.

指浅屈肌
Flexor digitorum superficialis

尺神经 Ulnar n.

尺侧腕屈肌
Flexor carpi ulnaris m.

指深屈肌
Flexor digitorum profundus m.

尺骨 Ulna

桡侧腕长/短伸肌
Extensor carpi radialis longus & brevis m.

Radius 桡骨

指伸肌
Extensor digitorum m.

Supinator m. 旋后肌

尺侧腕伸肌
Extensor carpi ulnaris m.

Anconeus m. 肘肌

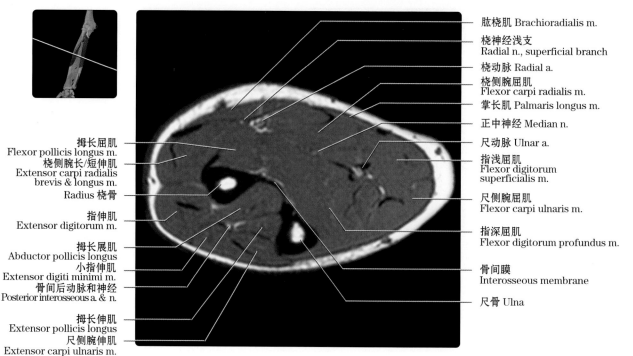

肱桡肌 Brachioradialis m.

桡神经浅支
Radial n., superficial branch

桡动脉 Radial a.

桡侧腕屈肌
Flexor carpi radialis m.

掌长肌 Palmaris longus m.

正中神经 Median n.

尺动脉 Ulnar a.

指浅屈肌
Flexor digitorum superficialis m.

尺侧腕屈肌
Flexor carpi ulnaris m.

指深屈肌
Flexor digitorum profundus m.

骨间膜
Interosseous membrane

尺骨 Ulna

拇长屈肌
Flexor pollicis longus m.

桡侧腕长/短伸肌
Extensor carpi radialis brevis & longus m.

Radius 桡骨

指伸肌
Extensor digitorum m.

拇长展肌
Abductor pollicis longus

小指伸肌
Extensor digiti minimi m.

骨间后动脉和神经
Posterior interosseous a. & n.

拇长伸肌
Extensor pollicis longus

尺侧腕伸肌
Extensor carpi ulnaris m.

上图：示桡骨粗隆远侧，旋后肌包裹桡骨近端骨干。

下图：可见骨间膜，分隔前间室和后间室。

左侧前臂横轴位 T₁WI

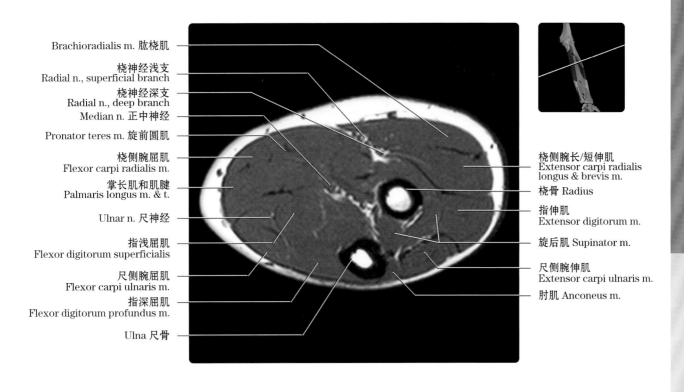

Brachioradialis m. 肱桡肌

桡神经浅支
Radial n., superficial branch

桡神经深支
Radial n., deep branch
Median n. 正中神经

Pronator teres m. 旋前圆肌

桡侧腕屈肌
Flexor carpi radialis m.

掌长肌和肌腱
Palmaris longus m. & t.

Ulnar n. 尺神经

指浅屈肌
Flexor digitorum superficialis

尺侧腕屈肌
Flexor carpi ulnaris m.

指深屈肌
Flexor digitorum profundus m.

Ulna 尺骨

桡侧腕长/短伸肌
Extensor carpi radialis longus & brevis m.

桡骨 Radius

指伸肌
Extensor digitorum m.

旋后肌 Supinator m.

尺侧腕伸肌
Extensor carpi ulnaris m.

肘肌 Anconeus m.

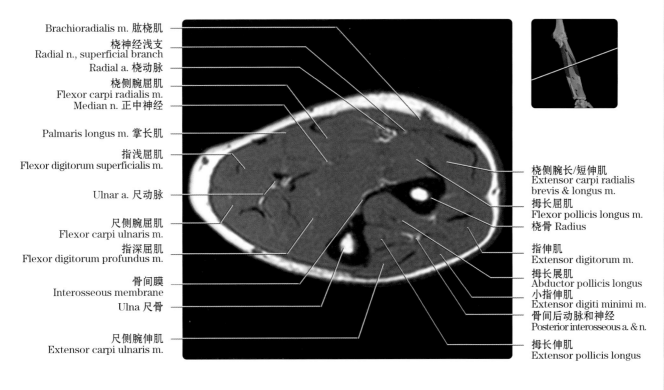

Brachioradialis m. 肱桡肌

桡神经浅支
Radial n., superficial branch

Radial a. 桡动脉

桡侧腕屈肌
Flexor carpi radialis m.
Median n. 正中神经

Palmaris longus m. 掌长肌

指浅屈肌
Flexor digitorum superficialis m.

Ulnar a. 尺动脉

尺侧腕屈肌
Flexor carpi ulnaris m.

指深屈肌
Flexor digitorum profundus m.

骨间膜
Interosseous membrane

Ulna 尺骨

尺侧腕伸肌
Extensor carpi ulnaris m.

桡侧腕长/短伸肌
Extensor carpi radialis brevis & longus m.

拇长屈肌
Flexor pollicis longus m.

桡骨 Radius

指伸肌
Extensor digitorum m.

拇长展肌
Abductor pollicis longus

小指伸肌
Extensor digiti minimi m.

骨间后动脉和神经
Posterior interosseous a. & n.

拇长伸肌
Extensor pollicis longus

上图：示桡骨粗隆远侧，旋后肌包裹桡骨近端骨干。

下图：可见骨间膜，分隔前间室和后间室。

右侧前臂横轴位 T₁WI

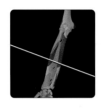

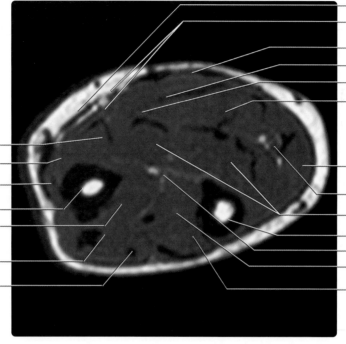

肱桡肌腱
Brachioradialis t.
桡神经和血管
Radial n. and vessels
掌肌 Palmaris m.
桡侧腕屈肌
Flexor carpi radialis m.
正中神经 Median n.
指浅屈肌
Flexor digitorum superficialis m.

尺侧腕屈肌
Flexor carpi ulnaris m.
尺神经 Ulnar n.
指深屈肌
Flexor digitorum profundus m.
尺骨 Ulna
骨间前神经
Anterior interosseous n.
拇长伸肌
Extensor pollicis longus m.
尺侧腕伸肌
Extensor carpi ulnaris m.

拇长屈肌
Flexor pollicis longus m.
Supinator m. 旋后肌
桡侧腕长/短伸肌和肌腱
Extensor carpi radialis
longus & brevis m. & t.
Radius 桡骨
拇长展肌
Abductor pollicis longus m.
指伸肌
Extensor digitorum m.
小指伸肌
Extensor digiti minimi m.

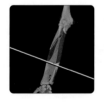

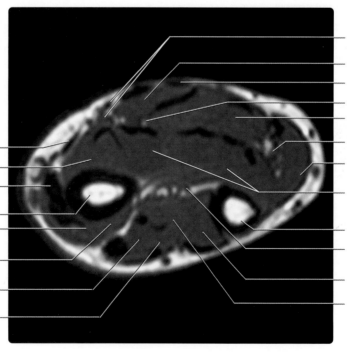

桡神经浅支和血管
Radial n., superficial
branch, & vessels
桡侧腕屈肌
Flexor carpi radialis m.
掌长肌腱
Palmaris longus t.
正中神经 Median n.
指浅屈肌
Flexor digitorum superficialis m.
尺神经 Ulnar n.
尺侧腕屈肌
Flexor carpi ulnaris m.
指深屈肌
Flexor digitorum profundus m.
尺骨 Ulna
骨间前神经
Anterior interosseous n.
尺侧腕伸肌
Extensor carpi ulnaris m.
拇长伸肌
Extensor pollicis longus m.

Brachioradialis t. 肱桡肌腱
拇长屈肌
Flexor pollicis longus m.
桡侧腕长/短伸肌腱
Extensor carpi radialis
longus& brevis t.
Radius 桡骨
拇长展肌
Abductor pollicis longus m.
拇短伸肌
Extensor pollicis brevis m.
指伸肌
Extensor digitorum m.
小指伸肌
Extensor digiti minimi m.

上图：本层面骨间膜显示不明显。尺神经和正中神经位于深屈肌（指深屈肌和拇长屈肌）和前间室浅屈肌之间的肌间隙内。

下图：骨间前神经及其伴行血管在骨间膜前方清晰可见。

左侧前臂横轴位 T₁WI

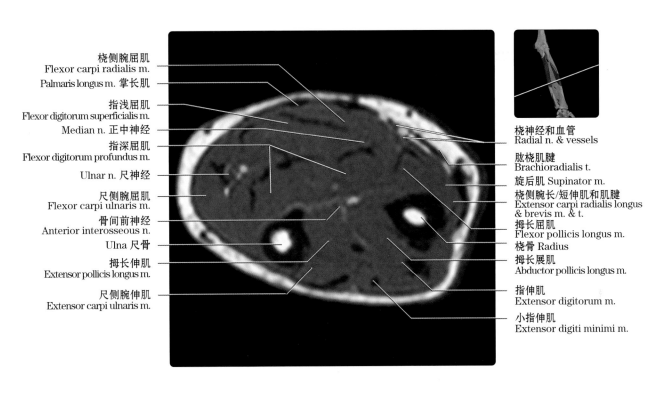

桡侧腕屈肌
Flexor carpi radialis m.

Palmaris longus m. 掌长肌

指浅屈肌
Flexor digitorum superficialis m.

Median n. 正中神经

指深屈肌
Flexor digitorum profundus m.

Ulnar n. 尺神经

尺侧腕屈肌
Flexor carpi ulnaris m.

骨间前神经
Anterior interosseous n.

Ulna 尺骨

拇长伸肌
Extensor pollicis longus m.

尺侧腕伸肌
Extensor carpi ulnaris m.

桡神经和血管
Radial n. & vessels

肱桡肌腱
Brachioradialis t.

旋后肌 Supinator m.

桡侧腕长/短伸肌和肌腱
Extensor carpi radialis longus & brevis m. & t.

拇长屈肌
Flexor pollicis longus m.

桡骨 Radius

拇长展肌
Abductor pollicis longus m.

指伸肌
Extensor digitorum m.

小指伸肌
Extensor digiti minimi m.

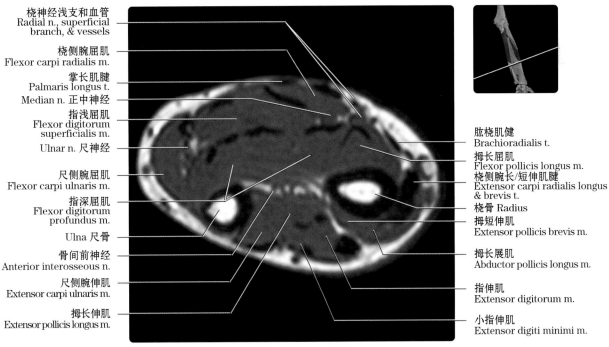

桡神经浅支和血管
Radial n., superficial branch, & vessels

桡侧腕屈肌
Flexor carpi radialis m.

掌长肌腱
Palmaris longus t.

Median n. 正中神经

指浅屈肌
Flexor digitorum superficialis m.

Ulnar n. 尺神经

尺侧腕屈肌
Flexor carpi ulnaris m.

指深屈肌
Flexor digitorum profundus m.

Ulna 尺骨

骨间前神经
Anterior interosseous n.

尺侧腕伸肌
Extensor carpi ulnaris m.

拇长伸肌
Extensor pollicis longus m.

肱桡肌健
Brachioradialis t.

拇长屈肌
Flexor pollicis longus m.

桡侧腕长/短伸肌腱
Extensor carpi radialis longus & brevis t.

桡骨 Radius

拇短伸肌
Extensor pollicis brevis m.

拇长展肌
Abductor pollicis longus m.

指伸肌
Extensor digitorum m.

小指伸肌
Extensor digiti minimi m.

上图：本层面骨间膜显示不明显。尺神经和正中神经位于深屈肌（指深屈肌和拇长屈肌）和前间室浅屈肌之间的肌间隙内。

下图：骨间前神经及其伴行血管在骨间膜前方清晰可见。

右侧前臂横轴位 T₁WI

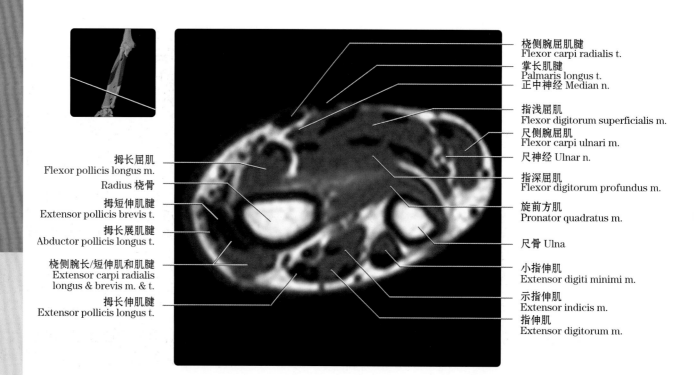

桡侧腕屈肌腱
Flexor carpi radialis t.
掌长肌腱
Palmaris longus t.
正中神经 Median n.

指浅屈肌
Flexor digitorum superficialis m.
尺侧腕屈肌
Flexor carpi ulnari m.
尺神经 Ulnar n.

指深屈肌
Flexor digitorum profundus m.
旋前方肌
Pronator quadratus m.

尺骨 Ulna

小指伸肌
Extensor digiti minimi m.
示指伸肌
Extensor indicis m.
指伸肌
Extensor digitorum m.

拇长屈肌
Flexor pollicis longus m.
Radius 桡骨
拇短伸肌腱
Extensor pollicis brevis t.
拇长展肌腱
Abductor pollicis longus t.

桡侧腕长/短伸肌和肌腱
Extensor carpi radialis
longus & brevis m. & t.
拇长伸肌腱
Extensor pollicis longus t.

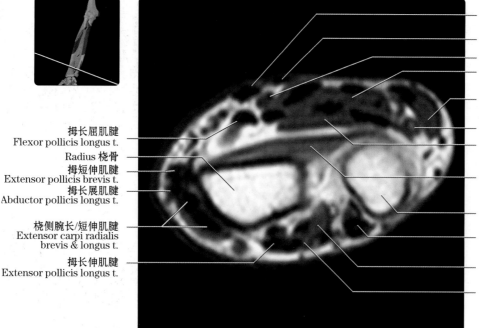

桡侧腕屈肌腱
Flexor carpi radialis t.
掌长肌腱
Palmaris longus t.
正中神经 Median n.
指浅屈肌
Flexor digitorum superficialis m.
尺侧腕屈肌
Flexor carpi ulnari m.
尺神经 Ulnar n.
指深屈肌
Flexor digitorum profundus m.

旋前方肌
Pronator quadratus m.

尺骨 Ulna

小指伸肌腱
Extensor digiti minimi t.
示指伸肌腱
Extensor indicis t.
指伸肌
Extensor digitorum m.

拇长屈肌腱
Flexor pollicis longus t.
Radius 桡骨
拇短伸肌腱
Extensor pollicis brevis t.
拇长展肌腱
Abductor pollicis longus t.

桡侧腕长/短伸肌腱
Extensor carpi radialis
brevis & longus t.
拇长伸肌腱
Extensor pollicis longus t.

上图：拇长展肌和拇短伸肌的肌腱于桡侧腕长 / 短伸肌腱前方交叉，前臂远端层面可见旋前方肌。

下图：伸肌腱即将进入手腕 6 个骨纤维管。

左侧前臂横轴位 T₁WI

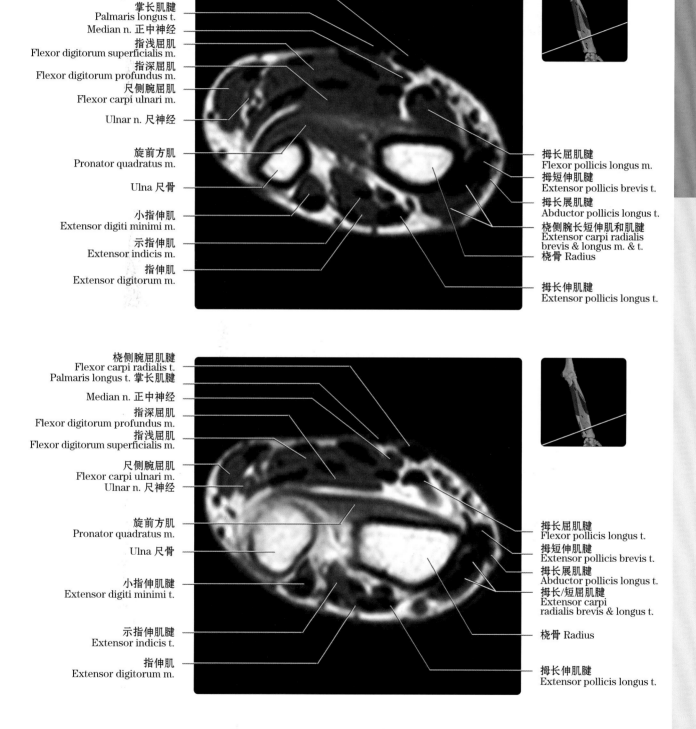

桡侧腕屈肌腱
Flexor carpi radialis t.
掌长肌腱
Palmaris longus t.
Median n. 正中神经
指浅屈肌
Flexor digitorum superficialis m.
指深屈肌
Flexor digitorum profundus m.
尺侧腕屈肌
Flexor carpi ulnari m.
Ulnar n. 尺神经

旋前方肌
Pronator quadratus m.

Ulna 尺骨

小指伸肌
Extensor digiti minimi m.
示指伸肌
Extensor indicis m.
指伸肌
Extensor digitorum m.

拇长屈肌腱
Flexor pollicis longus m.
拇短伸肌腱
Extensor pollicis brevis t.
拇长展肌腱
Abductor pollicis longus t.
桡侧腕长短伸肌和肌腱
Extensor carpi radialis
brevis & longus m. & t.
桡骨 Radius
拇长伸肌腱
Extensor pollicis longus t.

桡侧腕屈肌腱
Flexor carpi radialis t.
Palmaris longus t. 掌长肌腱
Median n. 正中神经
指深屈肌
Flexor digitorum profundus m.
指浅屈肌
Flexor digitorum superficialis m.
尺侧腕屈肌
Flexor carpi ulnari m.
Ulnar n. 尺神经

旋前方肌
Pronator quadratus m.
Ulna 尺骨

小指伸肌腱
Extensor digiti minimi t.

示指伸肌腱
Extensor indicis t.
指伸肌
Extensor digitorum m.

拇长屈肌腱
Flexor pollicis longus t.
拇短伸肌腱
Extensor pollicis brevis t.
拇长展肌腱
Abductor pollicis longus t.
拇长/短屈肌腱
Extensor carpi
radialis brevis & longus t.
桡骨 Radius
拇长伸肌腱
Extensor pollicis longus t.

上图：拇长展肌和拇短伸肌的肌腱于桡侧腕长／短伸肌腱前方交叉，前臂远端层面可见旋前方肌。

下图：伸肌腱即将进入手腕 6 个骨纤维管。

右侧前臂横轴位 T₁WI

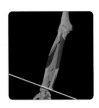

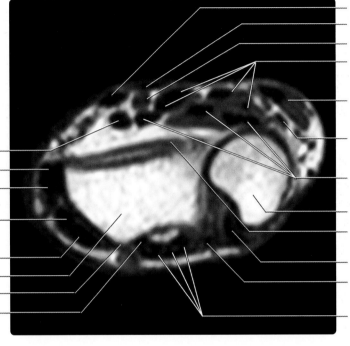

桡侧腕屈肌腱
Flexor carpi radialis t.

掌长肌腱
Palmaris longus t.

正中神经 Median n.

指浅屈肌腱
Flexor digitorum
superficialis t.

尺侧腕屈肌
Flexor carpi ulnari m.

尺神经 Ulnar n.

指深屈肌腱
Flexor digitorum
profundus t.

尺骨 Ulna

旋前方肌
Pronator quadratus m.

尺侧腕伸肌腱
Extensor carpi ulnaris t.

小指伸肌腱
Extensor digiti minimi t.

指伸肌腱及示指伸肌腱
Extensor digitorum and
indicis t.

拇长屈肌腱
Flexor pollicis longus t.

拇长展肌腱
Abductor pollicis longus t.

拇短伸肌腱
Extensor pollicis brevis t.

桡侧腕长伸肌
Extensor carpi radialis
longus t.

桡侧腕短伸肌
Extensor carpi radialis brevis t.

Radius 桡骨

Lister tubercle Lister 结节

拇长伸肌腱
Extensor pollicis longus t.

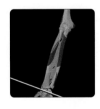

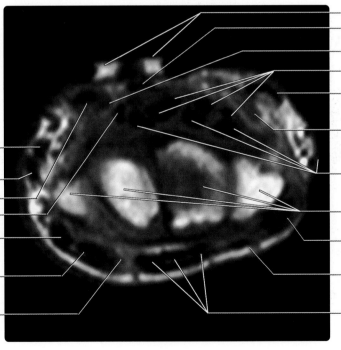

外部标记 External marker

掌长肌腱
Palmaris longus t.

正中神经 Median n.

指浅屈肌腱
Flexor digitorum
superficialis t.

尺侧腕屈肌腱
Flexor carpi ulnaris t.

尺神经 Ulnar n.

指深屈肌腱
Flexor digitorum profundus t.

近排腕骨 Proximal carpal row

尺侧腕伸肌腱
Extensor carpi ulnaris t.

小指伸肌腱
Extensor digiti minimi t.

指伸肌腱和示指伸肌腱
Extensor digitorum & indicis t.

拇长展肌腱
Abductor pollicis longus t.

拇短伸肌腱
Extensor pollicis brevis t.

桡侧腕屈肌腱
Flexor carpi radialis t.

拇长屈肌腱
Flexor pollicis longus t.

桡侧腕长伸肌
Extensor carpi radialis
longus t.

桡侧腕短伸肌
Extensor carpi radialis
brevis t.

拇长伸肌腱
Extensor pollicis longus t.

上图：腕部旋后。可见 6 个骨纤维管。

下图：前臂肌肉的肌腱已进入腕部。

左侧前臂横轴位 T₁WI

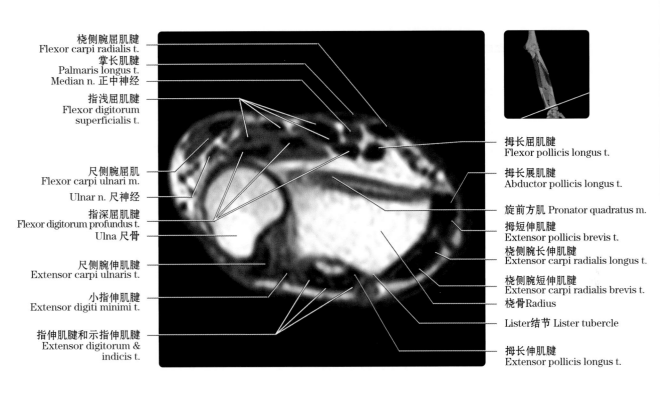

桡侧腕屈肌腱
Flexor carpi radialis t.

掌长肌腱
Palmaris longus t.
Median n. 正中神经

指浅屈肌腱
Flexor digitorum
superficialis t.

尺侧腕屈肌
Flexor carpi ulnari m.

Ulnar n. 尺神经

指深屈肌腱
Flexor digitorum profundus t.

Ulna 尺骨

尺侧腕伸肌腱
Extensor carpi ulnaris t.

小指伸肌腱
Extensor digiti minimi t.

指伸肌腱和示指伸肌腱
Extensor digitorum &
indicis t.

拇长屈肌腱
Flexor pollicis longus t.

拇长展肌腱
Abductor pollicis longus t.

旋前方肌 Pronator quadratus m.

拇短伸肌腱
Extensor pollicis brevis t.

桡侧腕长伸肌腱
Extensor carpi radialis longus t.

桡侧腕短伸肌腱
Extensor carpi radialis brevis t.

桡骨Radius

Lister结节 Lister tubercle

拇长伸肌腱
Extensor pollicis longus t.

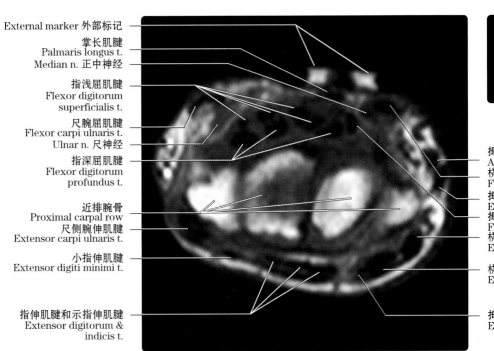

External marker 外部标记

掌长肌腱
Palmaris longus t.
Median n. 正中神经

指浅屈肌腱
Flexor digitorum
superficialis t.

尺腕屈肌腱
Flexor carpi ulnaris t.
Ulnar n. 尺神经

指深屈肌腱
Flexor digitorum
profundus t.

近排腕骨
Proximal carpal row
尺侧腕伸肌腱
Extensor carpi ulnaris t.

小指伸肌腱
Extensor digiti minimi t.

指伸肌腱和示指伸肌腱
Extensor digitorum &
indicis t.

拇长展肌腱
Abductor pollicis longus t.
桡侧腕屈肌腱
Flexor carpi radialis t.

拇短伸肌腱
Extensor pollicis brevis t.
拇长屈肌腱
Flexor pollicis longus t.
桡侧腕长伸肌腱
Extensor carpi radialis longus t.

桡侧腕短伸肌腱
Extensor carpi radialis brevis t.

拇长伸肌腱
Extensor pollicis longus t.

上图：腕部旋后。可见 6 个骨纤维管。

下图：前臂肌肉的肌腱已进入腕部。

右侧前臂冠状位 T$_1$WI

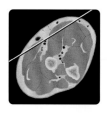

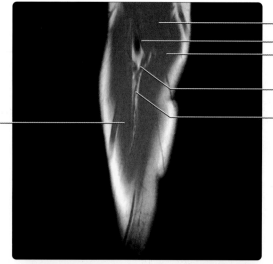

Brachioradialis m. 肱桡肌

肱肌 Brachialis m.
肱二头肌肌腱 Biceps brachii t.
旋前圆肌 Pronator teres m.

肱动脉 Brachial a.

桡动脉 Radial a.

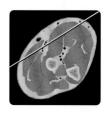

Brachioradialis m. 肱桡肌
Radial a. 桡动脉

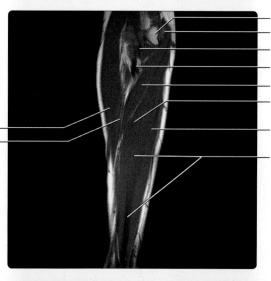

滑车 Trochlea
内上髁 Medial epicondyle
肱肌腱 Brachialis t.
肱二头肌腱 Biceps t.
旋前圆肌 Pronator teres m.
桡侧腕屈肌 Flexor carpi radialis m.

指浅屈肌 Flexor digitorum superficialis m.

掌长肌和肌腱
Palmaris longus m. and t.

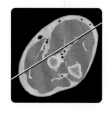

肱桡肌和肌腱
Brachioradialis m. & t.

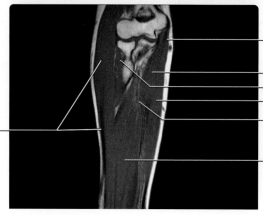

屈肌总腱 Common flexor t.

桡侧腕屈肌 Flexor carpi radialis m.
旋后肌 Supinator m.
指浅屈肌 Flexor digitorum superficialis m.
尺动脉 Ulnar a.

掌长肌 Palmaris longus m.

上图：肱动脉分为桡动脉（如图所示）和尺动脉（未显示）。
中图：旋前圆肌从内上髁到桡骨近端。注意肱肌腱位于肱二头肌腱的内侧。
下图：肱桡肌位于前臂肌群的最外侧。

左侧前臂冠状位 T₁WI

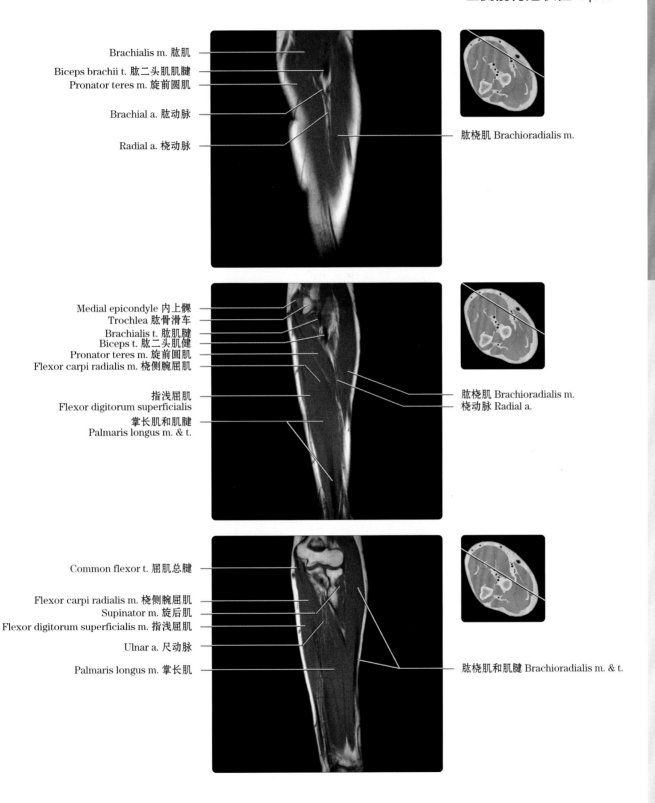

Brachialis m. 肱肌
Biceps brachii t. 肱二头肌肌腱
Pronator teres m. 旋前圆肌

Brachial a. 肱动脉

Radial a. 桡动脉

肱桡肌 Brachioradialis m.

Medial epicondyle 内上髁
Trochlea 肱骨滑车
Brachialis t. 肱肌腱
Biceps t. 肱二头肌健
Pronator teres m. 旋前圆肌
Flexor carpi radialis m. 桡侧腕屈肌

指浅屈肌
Flexor digitorum superficialis
掌长肌和肌腱
Palmaris longus m. & t.

肱桡肌 Brachioradialis m.
桡动脉 Radial a.

Common flexor t. 屈肌总腱

Flexor carpi radialis m. 桡侧腕屈肌
Supinator m. 旋后肌
Flexor digitorum superficialis m. 指浅屈肌

Ulnar a. 尺动脉

Palmaris longus m. 掌长肌

肱桡肌和肌腱 Brachioradialis m. & t.

上图：肱动脉分为桡动脉（如图所示）和尺动脉（未显示）。

中图：旋前圆肌从内上髁到桡骨近端。注意肱肌腱位于肱二头肌腱的内侧。

下图：肱桡肌位于前臂肌群的最外侧。

右侧前臂冠状位 T₁WI

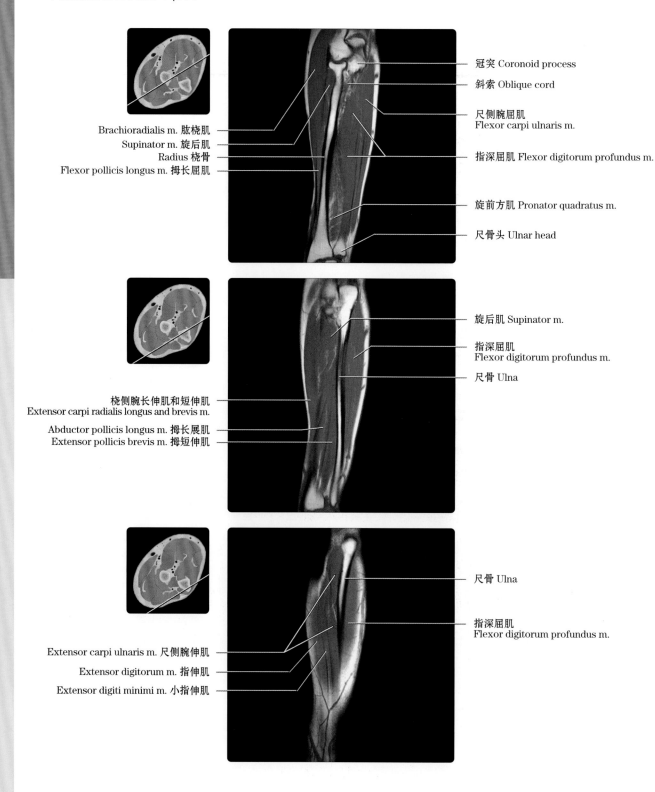

Brachioradialis m. 肱桡肌
Supinator m. 旋后肌
Radius 桡骨
Flexor pollicis longus m. 拇长屈肌

冠突 Coronoid process
斜索 Oblique cord
尺侧腕屈肌 Flexor carpi ulnaris m.
指深屈肌 Flexor digitorum profundus m.
旋前方肌 Pronator quadratus m.
尺骨头 Ulnar head

桡侧腕长伸肌和短伸肌 Extensor carpi radialis longus and brevis m.
Abductor pollicis longus m. 拇长展肌
Extensor pollicis brevis m. 拇短伸肌

旋后肌 Supinator m.
指深屈肌 Flexor digitorum profundus m.
尺骨 Ulna

Extensor carpi ulnaris m. 尺侧腕伸肌
Extensor digitorum m. 指伸肌
Extensor digiti minimi m. 小指伸肌

尺骨 Ulna
指深屈肌 Flexor digitorum profundus m.

上图：尺骨和骨间膜的前面可见前间室的 3 块深层肌肉：尺侧腕屈肌、指深屈肌和旋前方肌。
中图：指深屈肌覆盖在尺骨内侧，由尺骨后缘与后间室伸肌分隔。
下图：尺侧腕伸肌位于后间室最内侧。

左侧前臂冠状位 T₁WI

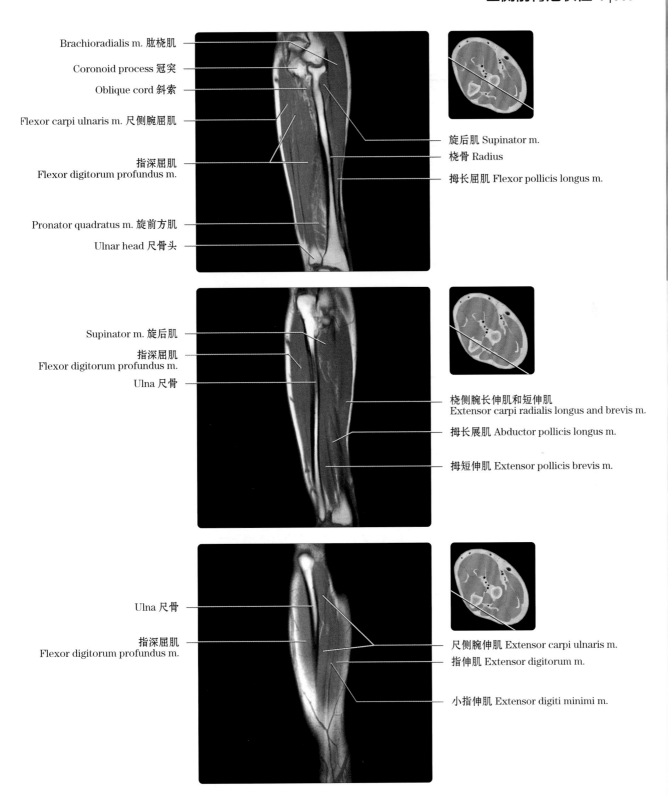

Brachioradialis m. 肱桡肌

Coronoid process 冠突

Oblique cord 斜索

Flexor carpi ulnaris m. 尺侧腕屈肌

指深屈肌
Flexor digitorum profundus m.

Pronator quadratus m. 旋前方肌

Ulnar head 尺骨头

旋后肌 Supinator m.

桡骨 Radius

拇长屈肌 Flexor pollicis longus m.

Supinator m. 旋后肌

指深屈肌
Flexor digitorum profundus m.

Ulna 尺骨

桡侧腕长伸肌和短伸肌
Extensor carpi radialis longus and brevis m.

拇长展肌 Abductor pollicis longus m.

拇短伸肌 Extensor pollicis brevis m.

Ulna 尺骨

指深屈肌
Flexor digitorum profundus m.

尺侧腕伸肌 Extensor carpi ulnaris m.

指伸肌 Extensor digitorum m.

小指伸肌 Extensor digiti minimi m.

上图：尺骨和骨间膜的前面可见前间室的 3 块深层肌肉：尺侧腕屈肌、指深屈肌和旋前方肌。
中图：指深屈肌覆盖在尺骨内侧，由尺骨后缘与后间室伸肌分隔。
下图：尺侧腕伸肌位于后间室最内侧。

左侧前臂矢状位 T₁WI

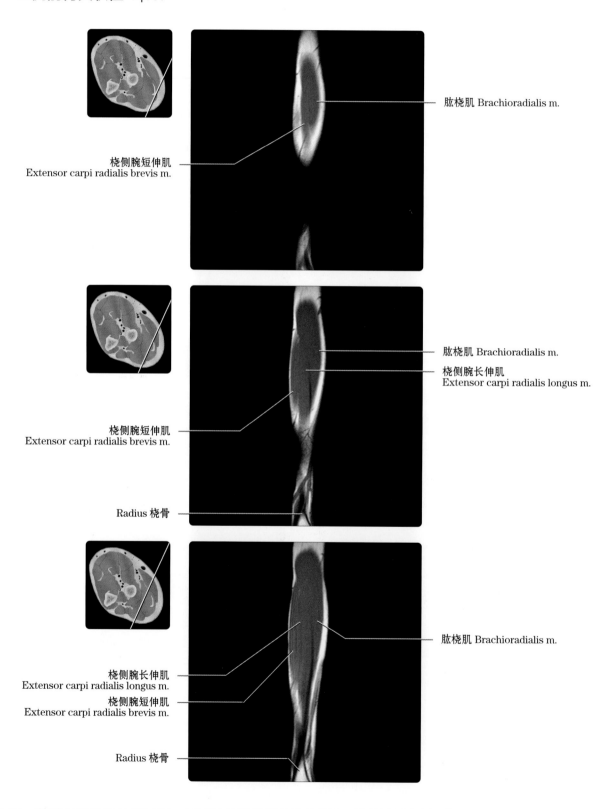

肱桡肌 Brachioradialis m.

桡侧腕短伸肌
Extensor carpi radialis brevis m.

肱桡肌 Brachioradialis m.

桡侧腕长伸肌
Extensor carpi radialis longus m.

桡侧腕短伸肌
Extensor carpi radialis brevis m.

Radius 桡骨

肱桡肌 Brachioradialis m.

桡侧腕长伸肌
Extensor carpi radialis longus m.

桡侧腕短伸肌
Extensor carpi radialis brevis m.

Radius 桡骨

上图：前臂矢状位最外侧层面，只可见前臂前侧的肱桡肌和后侧的桡侧腕短伸肌。

中图：可见桡侧腕长伸肌位于桡侧腕短伸肌的前面。

下图：肱桡肌肌腱止于桡骨远端，桡侧腕长伸肌和桡骨短伸肌肌腱通过第二骨纤维管进入腕部。

左侧前臂矢状位 T₁WI

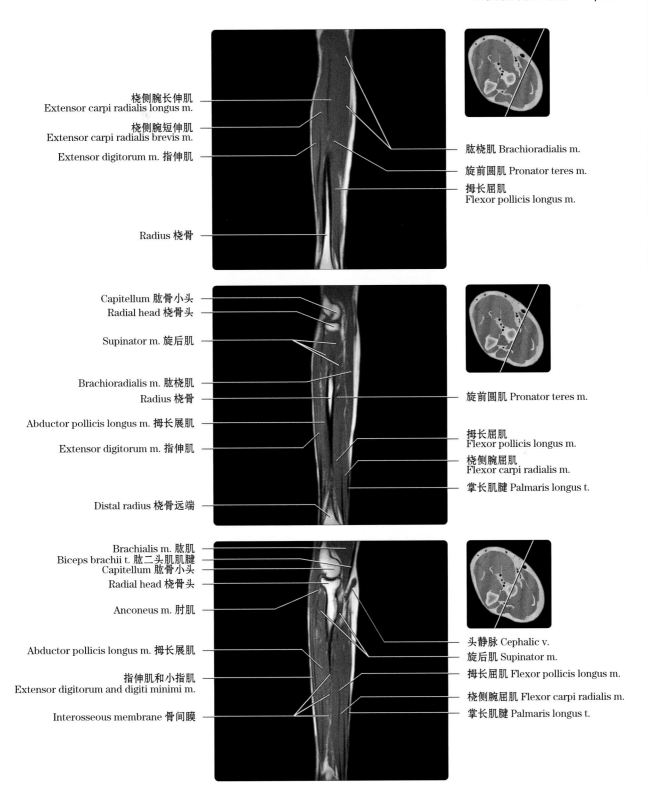

桡侧腕长伸肌 Extensor carpi radialis longus m.
桡侧腕短伸肌 Extensor carpi radialis brevis m.
Extensor digitorum m. 指伸肌
Radius 桡骨

肱桡肌 Brachioradialis m.
旋前圆肌 Pronator teres m.
拇长屈肌 Flexor pollicis longus m.

Capitellum 肱骨小头
Radial head 桡骨头
Supinator m. 旋后肌
Brachioradialis m. 肱桡肌
Radius 桡骨
Abductor pollicis longus m. 拇长展肌
Extensor digitorum m. 指伸肌
Distal radius 桡骨远端

旋前圆肌 Pronator teres m.
拇长屈肌 Flexor pollicis longus m.
桡侧腕屈肌 Flexor carpi radialis m.
掌长肌腱 Palmaris longus t.

Brachialis m. 肱肌
Biceps brachii t. 肱二头肌肌腱
Capitellum 肱骨小头
Radial head 桡骨头
Anconeus m. 肘肌
Abductor pollicis longus m. 拇长展肌
指伸肌和小指肌 Extensor digitorum and digiti minimi m.
Interosseous membrane 骨间膜

头静脉 Cephalic v.
旋后肌 Supinator m.
拇长屈肌 Flexor pollicis longus m.
桡侧腕屈肌 Flexor carpi radialis m.
掌长肌腱 Palmaris longus t.

上图：肱桡肌为肘关节的屈肌，旋前圆肌是桡尺关节的旋转肌，图中另见作用于腕或手指的其他肌肉。

中图：掌长肌有一长肌腱位于前臂最前方，常可用于外科移植。

下图：骨间膜将前臂肌肉分为前（屈）、后（伸）肌群。

左侧前臂矢状位 T$_1$WI

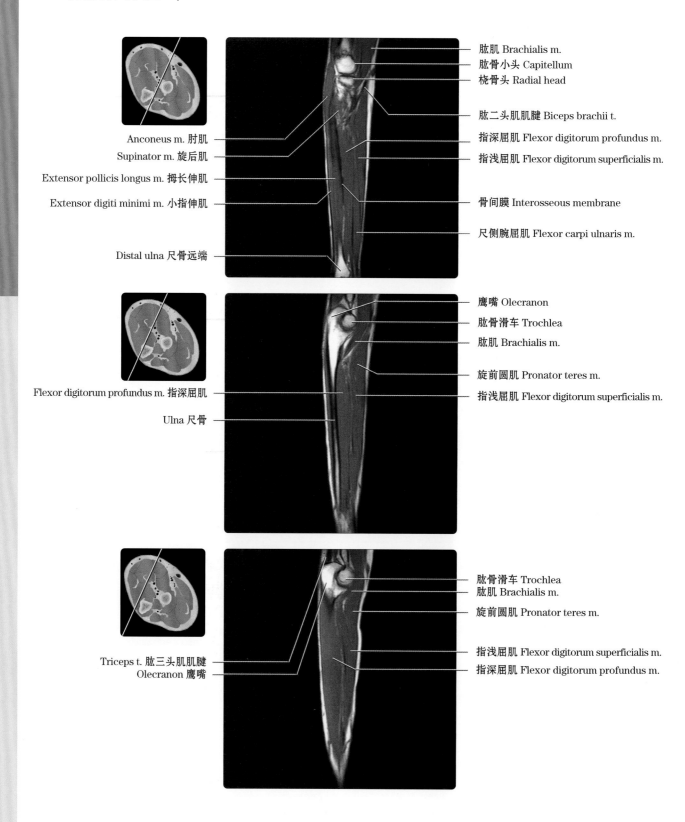

Anconeus m. 肘肌

Supinator m. 旋后肌

Extensor pollicis longus m. 拇长伸肌

Extensor digiti minimi m. 小指伸肌

Distal ulna 尺骨远端

肱肌 Brachialis m.

肱骨小头 Capitellum

桡骨头 Radial head

肱二头肌肌腱 Biceps brachii t.

指深屈肌 Flexor digitorum profundus m.

指浅屈肌 Flexor digitorum superficialis m.

骨间膜 Interosseous membrane

尺侧腕屈肌 Flexor carpi ulnaris m.

Flexor digitorum profundus m. 指深屈肌

Ulna 尺骨

鹰嘴 Olecranon

肱骨滑车 Trochlea

肱肌 Brachialis m.

旋前圆肌 Pronator teres m.

指浅屈肌 Flexor digitorum superficialis m.

Triceps t. 肱三头肌肌腱

Olecranon 鹰嘴

肱骨滑车 Trochlea

肱肌 Brachialis m.

旋前圆肌 Pronator teres m.

指浅屈肌 Flexor digitorum superficialis m.

指深屈肌 Flexor digitorum profundus m.

上图：指深屈肌为前间室位置最深、体积最大的肌肉。

中图：可见旋前圆肌的断面，从肱骨起点到桡骨附着点斜行穿过前臂近侧。

下图：尺骨后缘内侧层面，所有肌肉均为屈肌。

左侧前臂矢状位 T₁WI

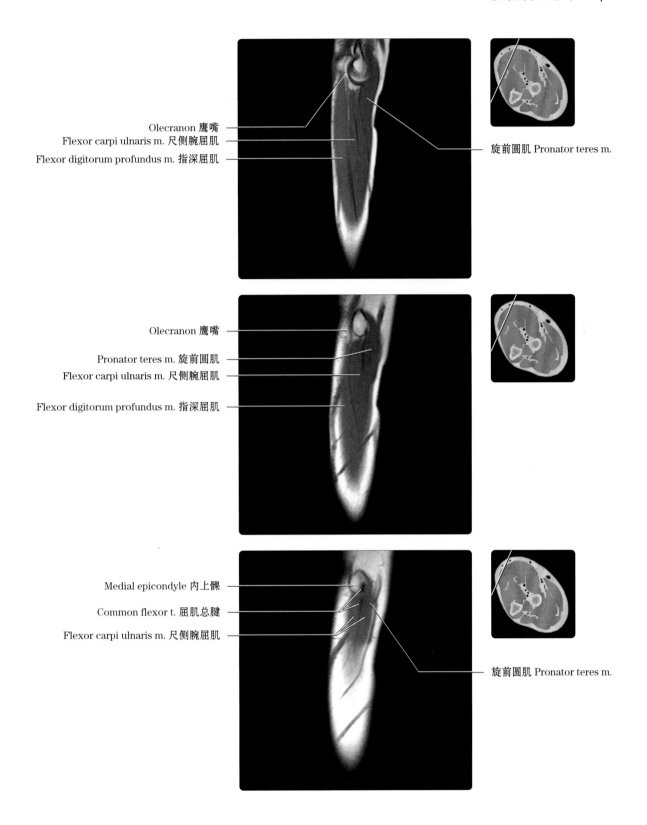

Olecranon 鹰嘴
Flexor carpi ulnaris m. 尺侧腕屈肌
Flexor digitorum profundus m. 指深屈肌

旋前圆肌 Pronator teres m.

Olecranon 鹰嘴

Pronator teres m. 旋前圆肌
Flexor carpi ulnaris m. 尺侧腕屈肌

Flexor digitorum profundus m. 指深屈肌

Medial epicondyle 内上髁
Common flexor t. 屈肌总腱
Flexor carpi ulnaris m. 尺侧腕屈肌

旋前圆肌 Pronator teres m.

上图：指深屈肌位于尺骨干的前侧和内侧，覆盖尺骨内侧。

中图：旋前圆肌层面，起于肘关节内侧的内上髁和尺骨近端，横跨前臂前远侧，止于桡骨中段。

下图：尺侧腕屈肌为前臂最内侧的肌肉。

第五章　腕　部

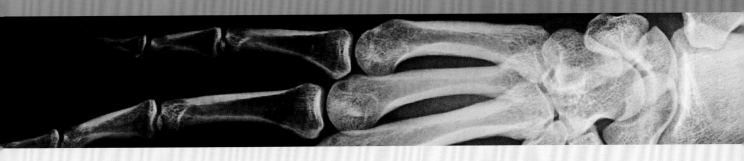

专业术语

定义
- 掌侧 = 手掌侧
- 尺侧 = 内侧
- 桡侧 = 外侧

大体解剖

骨骼
- **桡骨远端**：与手舟骨、月骨和尺骨相关节
  - 桡骨茎突呈弓形围绕手舟骨的桡侧
  - 桡骨窝是与手舟骨相关节的轻微凹陷
  - 月骨窝是与月骨相关节的轻微凹陷
  - 桡骨窝和月骨窝被嵴分开
  - Lister 结节（Lister tubercle）为桡骨背侧近关节处的骨性突起
    - 拇长伸肌（extensor pollicis longus，EPL）绕过此结节，向桡侧走行达拇指
  - 乙状切迹是与尺骨头相关节的内侧凹陷
    - 位于桡尺远侧关节的边缘
- **尺骨远端**：与桡骨、三角纤维软骨相关节
  - 尺骨的远端是尺骨头
    - 外侧缘与桡骨相关节，形成桡尺远侧关节
    - 远侧缘与三角纤维软骨相关节
  - 尺骨茎突是尺骨头远端的小突起
  - 尺骨变异是指尺骨远端相对于桡骨远端的长度
    - 尺骨远端短于桡骨远端 >2 mm 为负变异
    - 尺骨远端长于桡骨远端为正变异
- **近侧腕骨**：包括手舟骨、月骨、三角骨、豌豆骨
  - **手舟骨**：与桡骨、月骨、头状骨、大多角骨、小多角骨相关节
    - 分为近端部、腰部和远端部
    - 舟骨结节是舟骨远端部掌侧的突起
    - 血供经腰部向舟骨近端逆行分布
  - **月骨**：与手舟骨、桡骨、三角纤维软骨、三角骨、头状骨相关节
    - 呈半月形或新月形
  - **三角骨**：与三角纤维软骨、月骨、豌豆骨、钩骨相关节
  - **豌豆骨**：与三角骨相关节
    - 尺侧腕屈肌腱内籽骨
    - 尺侧腕屈肌附着于豌豆骨，向远端延续为豆钩韧带、豆掌韧带
- **远侧腕骨**：大多角骨、小多角骨、头状骨、钩骨
  - **大多角骨**：与第 1 掌骨、第 2 掌骨、手舟骨、小多角骨相关节
    - 远端呈凹陷的鞍状
      - 由于形似马鞍而得名
    - 连接腕骨与拇指

- **小多角骨**：与大多角骨、手舟骨、头状骨、第 2 掌骨相关节
- **头状骨**：与手舟骨、月骨、钩骨、小多角骨、第 2 掌骨、第 3 掌骨相关节
  - 分为近端、颈部（腰部）和体部（远端）
- **钩骨**：与三角骨、头状骨、第 4 掌骨、第 5 掌骨相关节
  - 呈楔形
  - 向掌侧突起为钩骨钩

关节
- **4 个独立关节间腔**：桡尺远侧关节、桡腕关节、腕骨间 / 腕中 / 腕掌关节、第 1 腕掌关节
- **桡尺远侧关节**
  - 通过三角纤维软骨将关节囊与桡腕关节分开
  - 车轴关节：桡骨远端绕尺骨远端转动
  - 旋后位时桡骨向尺骨背侧移动
- **桡腕关节**：由近排腕骨与桡骨和尺骨远端相关节构成的椭圆关节
  - 手舟骨与桡骨远端舟状窝相关节
  - 月骨 50% 与桡骨远端月骨窝相关节，50% 与三角纤维软骨相关节
  - 三角骨与三角纤维软骨相关节
  - 参与腕关节屈曲、伸展、外展、内收、环转运动
- **豌豆骨 - 三角骨关节**：豌豆骨和三角骨构成的滑动关节
  - 通常为桡腕关节的关节隐窝
  - 10%~25% 有独立的关节间腔
  - 活动度微小
- **腕中关节**：由近排和远排腕骨构成的滑动关节
  - 参与腕关节伸展、外展、小范围旋转
  - 与腕骨间关节、第 2~5 腕掌关节沟通
- **腕掌关节**：第 2~5 腕掌关节与腕中关节沟通
  - 第 1 腕掌关节（CMC）（拇指基底）
    - 独立的关节间腔
    - 鞍状关节，活动度高
    - 参与腕关节屈曲、伸展、外展、内收、环转、旋转、对掌运动
  - 第 2~5 腕掌关节：滑动关节
    - 第 2~3 腕掌关节活动度较小，第 4~5 腕掌关节活动较大
- **腕骨间关节**：相邻各个腕骨之间构成的滑动关节
  - 腕骨间关节、腕中关节和腕掌关节共同形成独立的关节间腔
- **掌骨间关节**：与腕掌关节、腕中关节相连接
  - 掌骨基底部之间小的、垂直走向的关节面
  - 活动度微小

腕部运动
- 肌腱对运动的影响
  - 屈曲：尺侧腕屈肌、桡侧腕屈肌、掌长肌、拇

长展肌
  - 当手指完全伸展时，指浅屈肌和指深屈肌可起辅助作用
  ○ 伸展：桡侧腕长伸肌、桡侧腕短伸肌、尺侧腕伸肌
    - 握拳时指伸肌和拇长伸肌可能起到辅助作用
  ○ 桡偏（桡外展）：主要通过拇长展肌和拇短伸肌
    - 桡侧腕屈肌、桡侧腕长伸肌、桡侧腕短伸肌和拇长伸肌也起到一定辅助作用
  ○ 尺偏（尺内收）：尺侧腕屈肌、尺侧腕伸肌
  ○ 旋前：旋前方肌、旋前圆肌
  ○ 旋后：旋后肌、肱二头肌
- 腕部运动十分复杂，通常由多个简单运动复合而成
  ○ 环转运动：当腕部做环转运动时，包括全部 6 个基本动作
  ○ 飞镖投掷运动：腕部从伸展和桡偏相结合的运动到屈曲和尺偏相结合的运动

腕关节神经

- 腕部主要分布 3 支神经
- **正中神经**
  ○ 起自臂丛外侧束和内侧束
  ○ 走行于腕管前外侧缘
  ○ 主要支配除尺侧腕屈肌、指深屈肌尺侧半以外的屈肌
- **尺神经**
  ○ 起自臂丛内侧束
  ○ 走行于尺动脉内侧，屈肌支持带浅面；于腕尺管（Guyon 管）分为两支
  ○ 主要支配尺侧腕屈肌、指深屈肌尺侧半
- **桡神经**
  ○ 起自臂丛后束；分为深支与浅支
  ○ **桡神经浅支走行**：穿行于肱桡肌腱下方进入腕背侧，分为两支
    - **外侧支**支配腕部桡侧及拇指皮肤
    - **内侧支**支配腕部背侧皮肤，发出指背神经
  ○ **桡神经深支走行**：穿过旋后肌外侧向远端及后部发出
    - 支配桡侧腕短伸肌、旋后肌
  ○ **骨间后神经**由桡神经深支远端延续而来
    - 支配其余的伸肌、拇长展肌

腕关节血管

- 由 3 条主要动脉供应
- **骨间总动脉**：尺动脉的分支
  ○ 又分为骨间前动脉和骨间后动脉
- **尺动脉**：肱动脉终末支之一
- **桡动脉**：肱动脉终末支之一
- 血管形成 3 个主要掌弓和 1 个主要背弓

腕关节韧带

- **外源性韧带**（连接桡骨、尺骨到腕骨或连接腕骨到掌骨）或**固有性韧带**（连接各腕骨）
- 按照位置分类
  ○ **桡腕掌侧韧带**：桡舟头韧带、长桡月韧带、桡舟月韧带、短桡月韧带
  ○ **尺侧韧带**：尺月韧带、尺三角韧带、头月韧带
  ○ **桡腕背侧韧带**：桡腕背侧韧带、背侧腕骨间韧带、舟三角背侧韧带
  ○ **掌侧腕骨间韧带**：舟大、小多角韧带，舟头韧带，三角头韧带，三角钩骨韧带
  ○ **近端骨间韧带**：舟月韧带、月三角韧带
  ○ **远端骨间韧带**：大、小多角韧带，小多角头韧带，头钩骨韧带
  ○ **桡尺远端韧带**：桡尺背侧韧带及桡尺掌侧韧带，三角纤维软骨盘（TFC）

肌肉和肌腱

- 作用于腕关节的肌肉或穿行于腕关节的肌腱（按照腕关节运动方式罗列）
- **深屈肌**
  ○ **指深屈肌**：起自尺骨，附着于示指、中指、环指及小指远节指骨基底部
  ○ **拇长屈肌**：起自桡骨、前臂骨间膜及尺骨冠突，附着于拇指远节指骨基底部
  ○ **旋前方肌**：起自尺骨及前臂骨间膜，附着于桡骨远端
- **浅屈肌**
  ○ **桡侧腕屈肌**：起自肱骨内上髁，滑过第 3 掌骨基底部，止于第 2 掌骨基底部
  ○ **掌长肌**：起自肱骨内上髁，止于屈肌支持带浅层及掌腱膜
  ○ **尺侧腕屈肌**：起自（肱骨头）肱骨内上髁及（尺骨头）尺骨鹰嘴内侧/尺骨近端，止于豌豆骨及屈肌支持带
  ○ **指浅屈肌**：起自（肱尺头）肱骨内上髁和尺骨冠突及（桡骨头）桡骨前端，止于示指-小指中节指骨基底部
- **深伸肌**
  ○ **拇长展肌**：起自尺骨，滑过大多角骨及拇短展肌，止于第 1 掌骨基底部
  ○ **拇短伸肌**：起自桡骨，止于拇指近节指骨基底部
  ○ **拇长伸肌**：起自尺骨中段，止于拇指远节指骨基底部
  ○ **示指伸肌**（又称示指固有伸肌）：起自尺骨中段，止点与指伸肌腱汇合，止于示指指背腱膜
- **浅伸肌**
  ○ **肱桡肌**：起自肱骨近端，止于桡骨茎突基底部
  ○ **桡侧腕长伸肌**：起自肱骨外上髁，止于第 2 掌骨基底部桡背侧
  ○ **桡侧腕短伸肌**：起自肱骨外上髁，止于第 3 掌骨基底部桡背侧

○ 指伸肌（指总伸肌）：起自肱骨外上髁，止于中及远节指骨

○ 小指伸肌（又称小指固有伸肌）：起自肱骨外上髁伸肌总腱，止于小指指背腱膜

○ 尺侧腕伸肌：起自肱骨外上髁伸肌总腱，止于第 5 掌骨基底部

● 大鱼际

○ 拇短展肌：起自屈肌支持带、舟骨粗隆及大多角骨嵴，止于拇指近节指骨

○ 拇对掌肌：起自大多角骨及屈肌支持带，止于第 1 掌骨

○ 拇短屈肌：浅层起自屈肌支持带及大多角骨，深层起自小多角骨及头状骨，止于拇指近节指骨

○ 拇收肌：起自头状骨、第 2、3 掌骨基底部，止于拇指近节指骨尺侧

● 小鱼际

○ 掌短肌：起自屈肌支持带及手掌腱膜，附着于掌侧皮肤

○ 小指展肌：起自豌豆骨及尺侧腕屈肌，止于小指近节指骨

○ 小指短屈肌：起自钩骨钩及屈肌支持带，止于小指近节指骨尺侧

○ 小指对掌肌：起自钩骨钩及屈肌支持带，止于第 5 掌骨

支持带

● 屈肌支持带

○ 浅层（腕掌侧韧带）：附着于尺骨茎突及桡骨茎突，远端与深层融合

○ 深层（腕横韧带）：内侧附着于豌豆骨及钩骨钩，外侧附着于手舟骨及大多角骨

● 伸肌支持带

○ 内侧附着于尺骨茎突、三角骨及豌豆骨，斜向下于外侧附着于 Lister 结节和桡骨茎突

– 将伸肌肌腱分隔于 6 个骨纤维管内

– 第 1 骨纤维管：拇长展肌、拇短伸肌

– 第 2 骨纤维管：桡侧腕长伸肌、桡侧腕短伸肌

– 第 3 骨纤维管：拇长伸肌

– 第 4 骨纤维管：指伸肌、示指伸肌

– 第 5 骨纤维管：小指伸肌

– 第 6 骨纤维管：尺侧腕伸肌

解剖间隙

● 鼻烟窝

○ 头静脉、桡神经浅支、桡动脉在此处穿行

○ 介于桡骨茎突、拇指基底部之间，边缘为拇长展肌及拇长伸肌

● 腕管

○ 内侧为豌豆骨、钩骨钩，外侧为手舟骨及大多角骨

○ 深层及浅层屈肌腱、正中神经在此处穿行

● 腕尺管（Guyon 管）

○ 尺动脉、尺静脉及尺神经在此处穿行

○ 介于深层及浅层屈肌支持带、豌豆骨及尺侧腕屈肌腱之间

腕部中轴线

● 尺骨、桡骨、头状骨及第 3 掌骨形成的纵向轴线

解剖成像相关事项

不同成像方式比较

● X 线片：可评价腕关节骨质排列、关节间隙宽度、矿化程度及活动度

● CT：可获得薄层（0.5~1 mm）图像并进行 2D 及 3D 重建，评价腕关节骨质排列及骨皮质完整度

● MR：专用线圈，FOV 8~10 cm，薄层成像可以显示小而复杂的腕部解剖结构

○ 不同平面显示最佳结构

– 冠状位：骨性结构、骨质排列、固有性韧带及外源性韧带、三角纤维软骨复合体（triangular fibrocartilage complex，TFCC）

– 横轴位：肌腱、神经与血管结构、桡尺远侧关节、豌豆骨 - 三角骨关节

– 矢状位：骨质排列、韧带剖面、豌豆骨 - 三角骨关节

● 超声：动态评估肌腱、韧带及神经血管结构

影像学注意事项

● 许多肌腱发生变异，包括分裂肌腱或重复肌腱

● 伸肌肌腱腱鞘少量滑液（尤其是第 2 骨纤维管）需注意与腱鞘炎相鉴别

● 三角纤维软骨复合体（TFCC）附着处可能出现假性撕裂：桡骨附着处为关节软骨而非骨皮质；尺骨窝附着处常由于魔角效应或容积效应呈现中等信号

○ 关节盘可能出现无症状的磨损性撕裂

● 舟月及月三角韧带附着于关节软骨而非骨皮质

● 错位：尺偏或桡偏可导致明显关节结构不稳定

● 魔角效应：纤维组织（肌腱或韧带）与主磁场成 55° 夹角时，在短 TE 成像序列（T_1WI，PDWI，GRE）上可能出现中等信号

○ 如：尺侧腕伸肌穿过尺骨背侧、拇长伸肌斜行穿过腕背侧

参考文献

1. Moritomo H et al: 2007 IFSSH committee report of wrist biomechanics committee: biomechanics of the so-called dart-throwing motion of the wrist. J Hand Surg Am. 32(9):1447-53, 2007

2. Kobayashi M et al: Normal kinematics of carpal bones: a three-dimensional analysis of carpal bone motion relative to the radius. J Biomech. 30(8):787-93, 1997

三维重建 CT

第3掌骨基底部
3rd metacarpal base

Capitate 头状骨

第2掌骨基底部
2nd metacarpal base

第1掌骨基底部
1st metacarpal base
Trapezoid 小多角骨

Trapezium 大多角骨

Scaphoid 手舟骨

Radial styloid 桡骨茎突

Scaphoid fossa 舟骨窝

Lister tubercle Lister结节

拇长伸肌沟
Groove for extensor pollicis longus

第4掌骨基底部
4th metacarpal base

第5掌骨基底部
5th metacarpal base

钩状骨 Hamate

三角骨 Triquetrum

月骨 Lunate

桡骨尺侧乙状切迹
Sigmoid notch

尺骨茎突 Ulnar styloid

尺骨窝 Ulnar fossa

尺骨头 Ulnar head

尺侧腕伸肌腱沟 Groove for
extensor carpi ulnaris t.

月骨窝 Lunate fossa

第4掌骨基底部
4th metacarpal base

第5掌骨基底部
5th metacarpal base

Hook of hamate 钩骨钩

Hamate 钩状骨

Triquetrum 三角骨

Pisiform 豌豆骨

Lunate 月骨

Distal ulna 尺骨远端

Radioulnar joint 桡尺关节

第3掌骨基底部
3rd metacarpal base

第2掌骨基底部
2nd metacarpal base

小多角骨 Trapezoid

第1掌骨基底部
1st metacarpal base

头状骨 Capitate

大多角骨 Trapezium

舟骨腰 Scaphoid waist

桡骨茎突 Radial styloid

桡骨远端 Distal radius

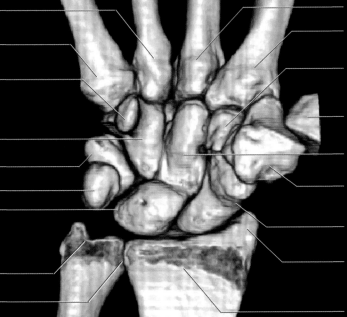

上图：腕关节背侧 CT 三维表面重建图像。
下图：腕关节掌侧 CT 三维表面重建图像。

腕关节韧带示意图

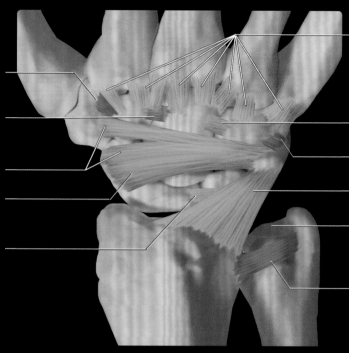

大小多角骨韧带，背侧
Trapeziotrapezoid lig., dorsal portion

小多角头状骨韧带，背侧
Trapeziocapitate lig., dorsal portion

背侧腕骨间韧带
Dorsal intercarpal lig.

背侧舟三角韧带
Dorsal scaphotriquetral lig.

舟月韧带，背侧
Scapholunate lig., dorsal portion

腕掌关节韧带，背侧
Carpometacarpal lig., dorsal portion

头钩韧带，背侧
Capitohamate lig., dorsal portion

三角钩骨韧带，背侧
Triquetrohamate lig., dorsal portion

桡腕背侧韧带
Dorsal radiocarpal lig.

桡尺掌侧韧带
Volar radioulnar lig.

桡尺背侧韧带
Dorsal radioulnar lig.

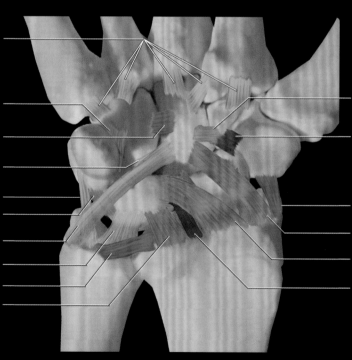

腕掌关节韧带，掌侧
Carpometacarpal lig., volar portion

三角钩骨韧带，掌侧
Triquetrohamate lig., volar portion

头钩骨韧带，掌侧
Capitohamate lig., volar portion

三角头韧带，掌侧
Triquetrocapitate lig., volar portion

Ulnotriquetral lig. 尺三角韧带

月三角韧带，掌侧
Lunotriquetral lig., volar portion

Ulnocapitate lig. 尺头韧带

Ulnolunate lig. 尺月韧带

桡尺掌侧韧带
Volar radioulnar lig.
短桡月韧带
Short radiolunate lig.

小多角头状骨韧带，掌侧
Trapeziocapitate lig., volar portion

舟大小多角骨韧带，掌侧
Scaphotrapeziotrapezoid lig., volar portion

桡侧副韧带
Radial collateral lig.

桡舟头韧带
Radioscaphocapitate lig.

长桡月韧带
Long radiolunate lig.

桡舟月韧带
Radioscapholunate lig.

上图：显示腕关节背侧外源性韧带及固有韧带。桡腕背侧韧带包括：桡腕背侧韧带、舟三角背侧韧带、腕背侧韧带。背侧近端骨间韧带包括：舟月韧带、月三角韧带。背侧远端骨间韧带包括：大小多角骨韧带、小多角头状骨韧带、头钩韧带。桡尺掌侧韧带及桡尺背侧韧带亦可显示。

下图：显示腕关节掌侧的外源性韧带及固有韧带。桡腕掌侧韧带包括：桡舟头韧带、长桡月韧带、桡舟月韧带、短桡月韧带。尺腕掌侧韧带包括：尺月韧带、尺三角韧带、尺头韧带。掌侧腕骨间韧带包括：舟大小多角骨韧带、舟头韧带、三角头韧带、三角钩骨韧带。掌侧近端骨间韧带包括：舟月韧带、月三角韧带。掌侧远端骨间韧带包括：大小多角骨韧带、小多角头状骨韧带、头钩韧带。桡尺掌侧韧带及桡尺背侧韧带亦可显示。

腕部韧带及肌腱示意图

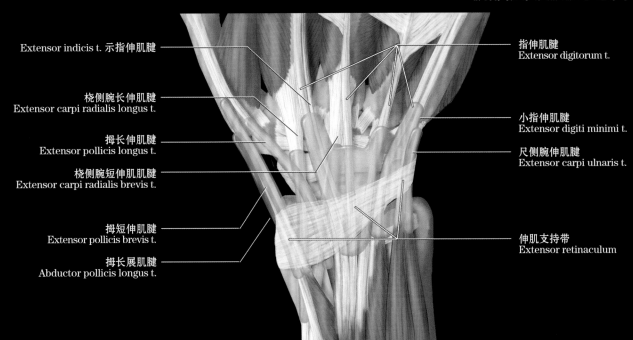

Extensor indicis t. 示指伸肌腱

桡侧腕长伸肌腱
Extensor carpi radialis longus t.

拇长伸肌腱
Extensor pollicis longus t.

桡侧腕短伸肌肌腱
Extensor carpi radialis brevis t.

拇短伸肌腱
Extensor pollicis brevis t.

拇长展肌腱
Abductor pollicis longus t.

指伸肌腱
Extensor digitorum t.

小指伸肌腱
Extensor digiti minimi t.

尺侧腕伸肌腱
Extensor carpi ulnaris t.

伸肌支持带
Extensor retinaculum

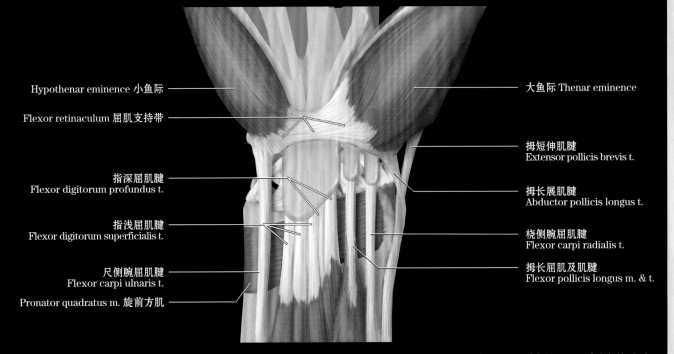

Hypothenar eminence 小鱼际

Flexor retinaculum 屈肌支持带

指深屈肌腱
Flexor digitorum profundus t.

指浅屈肌腱
Flexor digitorum superficialis t.

尺侧腕屈肌腱
Flexor carpi ulnaris t.

Pronator quadratus m. 旋前方肌

大鱼际 Thenar eminence

拇短伸肌腱
Extensor pollicis brevis t.

拇长展肌腱
Abductor pollicis longus t.

桡侧腕屈肌腱
Flexor carpi radialis t.

拇长屈肌及肌腱
Flexor pollicis longus m. & t.

上图：显示腕关节背侧的支持带及肌腱。伸肌支持带内侧附着在三角骨和豌豆骨，斜向下于外侧附着在 Lister 结节和桡骨茎突，形成一系列骨纤维管分离各个肌腱及其腱鞘。伸肌肌腱经过伸肌支持带时，被各自包裹在独立的腱鞘内。

下图：显示了腕关节掌侧的支持带及肌腱。屈肌支持带横跨掌弓，附着于桡骨和尺骨茎突。大鱼际肌群包括拇短展肌、拇对掌肌、拇短屈肌和拇收肌。小鱼际肌群包括掌短肌、小指展肌、小指短屈肌和小指对掌肌。

腕关节动静脉分布示意图

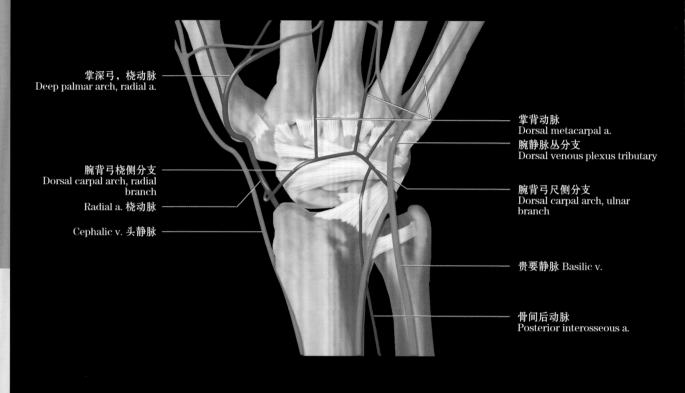

掌深弓，桡动脉
Deep palmar arch, radial a.

腕背弓桡侧分支
Dorsal carpal arch, radial
branch

Radial a. 桡动脉

Cephalic v. 头静脉

掌背动脉
Dorsal metacarpal a.

腕静脉丛分支
Dorsal venous plexus tributary

腕背弓尺侧分支
Dorsal carpal arch, ulnar
branch

贵要静脉 Basilic v.

骨间后动脉
Posterior interosseous a.

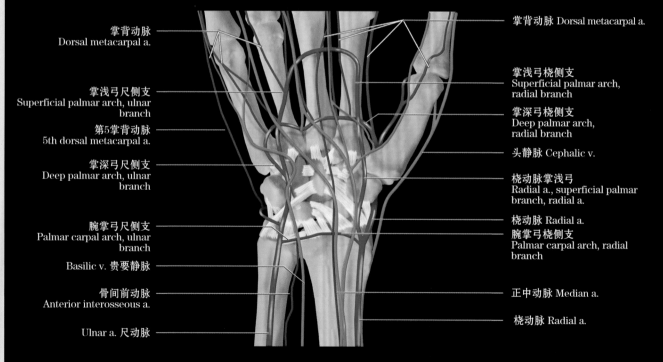

掌背动脉
Dorsal metacarpal a.

掌浅弓尺侧支
Superficial palmar arch, ulnar
branch

第5掌背动脉
5th dorsal metacarpal a.

掌深弓尺侧支
Deep palmar arch, ulnar
branch

腕掌弓尺侧支
Palmar carpal arch, ulnar
branch

Basilic v. 贵要静脉

骨间前动脉
Anterior interosseous a.

Ulnar a. 尺动脉

掌背动脉 Dorsal metacarpal a.

掌浅弓桡侧支
Superficial palmar arch,
radial branch

掌深弓桡侧支
Deep palmar arch,
radial branch

头静脉 Cephalic v.

桡动脉掌浅弓
Radial a., superficial palmar
branch, radial a.

桡动脉 Radial a.

腕掌弓桡侧支
Palmar carpal arch, radial
branch

正中动脉 Median a.

桡动脉 Radial a.

上图：显示腕关节背侧的脉管系统。腕背弓供应桡骨远端、远排腕骨以及近排腕骨的桡侧部分。静脉丛通过多个吻合口汇入两条主要静脉：头静脉和贵要静脉。

下图：显示腕关节掌侧的脉管系统。桡动脉、尺动脉和骨间动脉构成三个主要动脉弓：腕掌弓、掌深弓及掌浅弓。背侧静脉丛汇入头静脉和贵要静脉。

腕关节神经分布示意图

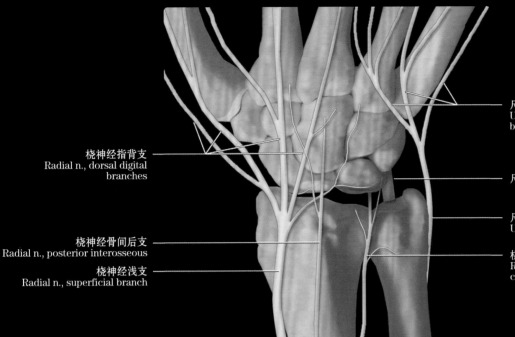

桡神经指背支
Radial n., dorsal digital
branches

桡神经骨间后支
Radial n., posterior interosseous

桡神经浅支
Radial n., superficial branch

尺神经指背支
Ulnar n., dorsal digital
branches

尺神经 Ulnar n.

尺神经手背支
Ulnar n., dorsal branch

桡神经，后皮神经
Radial n., posterior
cutaneous n.

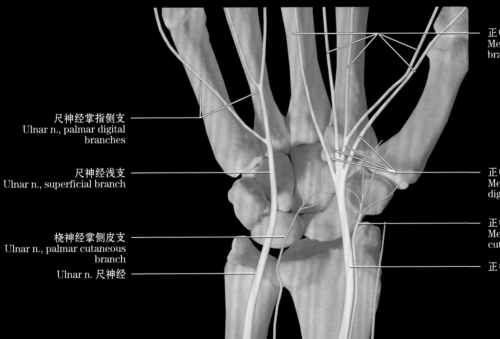

尺神经掌指侧支
Ulnar n., palmar digital
branches

尺神经浅支
Ulnar n., superficial branch

桡神经掌侧皮支
Ulnar n., palmar cutaneous
branch

Ulnar n. 尺神经

正中神经指固有支
Median n., proper digital
branches

正中神经掌指总支
Median n., common palmar
digital branches

正中神经，掌皮神经
Median n., palmar
cutaneous n.

正中神经 Median n.

上图：显示腕关节背侧神经分布。前臂的桡神经分支及其浅支、后皮神经、骨间后神经支配腕关节及手部。尺神经分支支配腕关节的背侧及掌侧。

下图：显示腕关节掌侧神经分布。尺神经发出的运动和感觉分支支配腕关节尺侧。正中神经穿过腕管，其分支支配腕关节、手部的掌侧及桡侧。

影像解剖

概述

- 腕部 4 个独立关节间腔
  - 桡尺远侧关节（distal radioulnar joint，DRUJ）
    - 活动度较大
    - 旋前 / 旋后：桡骨绕尺骨旋转
    - 尺骨与桡骨的乙状切迹相关节
    - 旋前位时，尺骨头较桡骨向背侧上移 50%
  - 桡腕关节（radiocarpal joint，RCJ）
    - 近侧缘：桡骨与三角纤维软骨复合体（triangular fibrocartilage complex，TFCC）
    - 远侧缘：近排腕骨
    - 关节囊外侧附着于手舟骨，内侧附着于三角骨
    - 茎突前隐窝：位于尺骨茎突掌侧
    - 豌豆骨 - 三角骨隐窝：通常与桡腕关节相连，但偶尔形成独立的关节间腔
    - 中立位时，月骨 1/2 与桡骨相关节，1/2 与三角纤维软骨相关节
  - 腕中关节
    - 滑膜腔在除豌豆骨和三角骨之间以外的所有腕骨之间延伸
    - 舟月韧带（scapholunate；SL）和月三角韧带（lunatotriquetral，LT）及相应关节囊，与桡腕关节不相通
    - 正常与第 2~5 腕掌关节腔相通
  - 第 1 腕掌关节
- 桡骨远端与手舟骨、月骨相关节
  - 每块骨骼都有独立的窝
  - 月骨尺侧 50% 与三角纤维软骨相关节
- 尺骨并非直接与腕骨相关节
  - 三角纤维软骨位于其间

解剖成像相关事宜

推荐成像方式

- 腕关节 X 线片
  - 3 个标准位：后前位（PA）、后前斜位（PA oblique）、侧位；以及许多特殊投照体位
  - 后前位（PA）
    - 肘关节及腕关节与肩同高
      - 此体位可最准确测量尺骨变异
    - 通过桡骨远端画线，其延长线应沿第 3 掌骨长轴
      - 桡偏或尺偏会改变腕骨的相对排列关系
  - 后前斜位：45° 旋转
    - 通常用于观察三角骨背侧的细微骨折
  - 侧位
    - 标准侧位片，豌豆骨应位于手舟骨远端上方

- Lister 结节是桡骨后缘的重要标志
  - 有时，Lister 结节欠规整是桡骨无移位骨折的唯一标志
  - "外侧抬高"对于评价桡骨远端骨折内固定非常有用
    - 阐明内固定螺钉相对于桡骨茎突的相对位置
  - 桡偏位（后前位）
    - 手舟骨向掌侧屈曲，呈现缩短的印章环外观
  - 尺偏位（后前位）
    - 手舟骨向背侧屈曲，将手舟骨轮廓拉长
    - 可清晰显示手舟骨腰部骨折
    - 提高了手舟月骨脱位的可视化
  - 半旋后位
    - 前后位（AP）基础上 45° 后旋
    - 显示钩骨钩及豌豆骨
  - 腕管切线位
    - 腕背屈，前臂掌侧抵靠影像探测器
    - 射线从腕中入射
    - 显示钩骨钩
  - 握拳位（前后位）
    - 握拳动作时紧张舟月韧带
    - 韧带撕裂时舟月骨间隙增宽

- 腕关节造影
  - 桡腕关节注射
    - 弯曲腕关节，并用卷起的毛巾支撑
    - 经舟骨或月骨近端进针
    - 略向近端成角注射，避免损伤桡骨背唇
  - 以前，用三间腔关节造影用于发现"单向活瓣"穿孔
    - 腕中关节造影应在月骨、三角骨、头骨及钩骨交汇处的 4 个角注射
    - 在桡尺远侧关节注射
    - 桡腕关节应在注射对比剂几小时后进行检查（以使其他间隔室的对比剂廓清）
    - 该检查方式目前基本已淘汰
  - 后续进行 CT 或 MR 检查，提高韧带的可视化

- MR 关节造影
  - 三角纤维软骨远侧缘应平滑
    - 茎突掌侧隐窝是正常表现
  - 对比剂不应超过近排腕骨边缘
  - 桡侧，对比剂应达舟骨腰部
  - 尺侧，对比剂应达三角骨近端尺侧缘

影像学注意事项

- 不同间腔之间的细小交通（即韧带穿孔）的发生率会随年龄增长提高，且可能不伴随任何症状
  - 三角纤维软骨的中央膜部
  - 舟月韧带或月三角韧带中央部
- 桡腕掌侧小隐窝为常见正常结构

后前位 X 线片：中立位、桡偏位、尺偏位

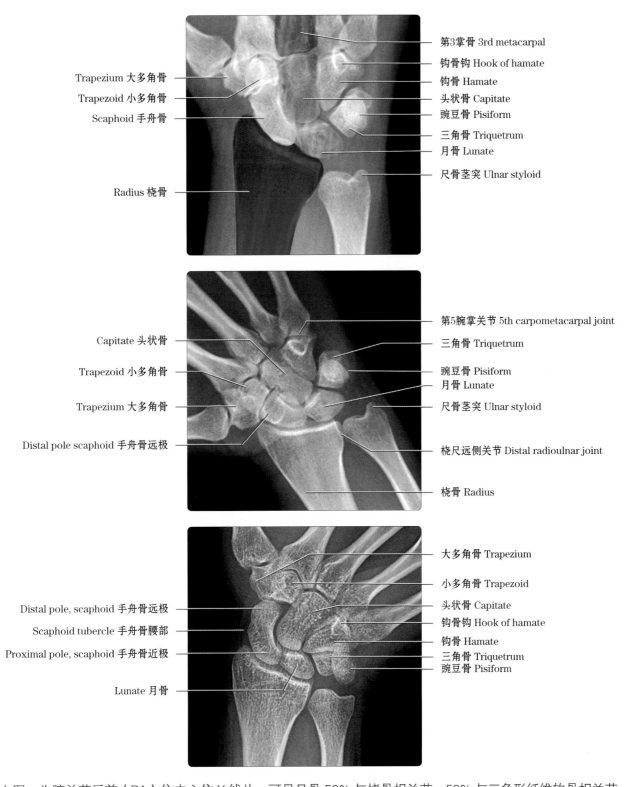

第3掌骨 3rd metacarpal
钩骨钩 Hook of hamate
钩骨 Hamate
头状骨 Capitate
豌豆骨 Pisiform
三角骨 Triquetrum
月骨 Lunate
尺骨茎突 Ulnar styloid

Trapezium 大多角骨
Trapezoid 小多角骨
Scaphoid 手舟骨

Radius 桡骨

Capitate 头状骨
Trapezoid 小多角骨
Trapezium 大多角骨
Distal pole scaphoid 手舟骨远极

第5腕掌关节 5th carpometacarpal joint
三角骨 Triquetrum
豌豆骨 Pisiform
月骨 Lunate
尺骨茎突 Ulnar styloid
桡尺远侧关节 Distal radioulnar joint
桡骨 Radius

Distal pole, scaphoid 手舟骨远极
Scaphoid tubercle 手舟骨腰部
Proximal pole, scaphoid 手舟骨近极
Lunate 月骨

大多角骨 Trapezium
小多角骨 Trapezoid
头状骨 Capitate
钩骨钩 Hook of hamate
钩骨 Hamate
三角骨 Triquetrum
豌豆骨 Pisiform

上图：为腕关节后前（PA）位中立位 X 线片，可见月骨 50% 与桡骨相关节，50% 与三角形纤维软骨相关节。

中图：为腕关节后前（PA）位桡偏 X 线片，将手腕平置于检查床面，并最大限度外展，确保腕关节无弯曲或伸展。射线垂直于成像板，中心位于头状骨头部。腕月骨屈曲，导致骨缩短，手舟骨腰部显示欠清。

下图：为腕关节后前（PA）位尺偏 X 线片，显示拉长背屈的手舟骨。需注意，与近排腕骨相比，头状骨和钩骨的相对移位。

侧位 X 线片：中立位，伸展位，屈曲位

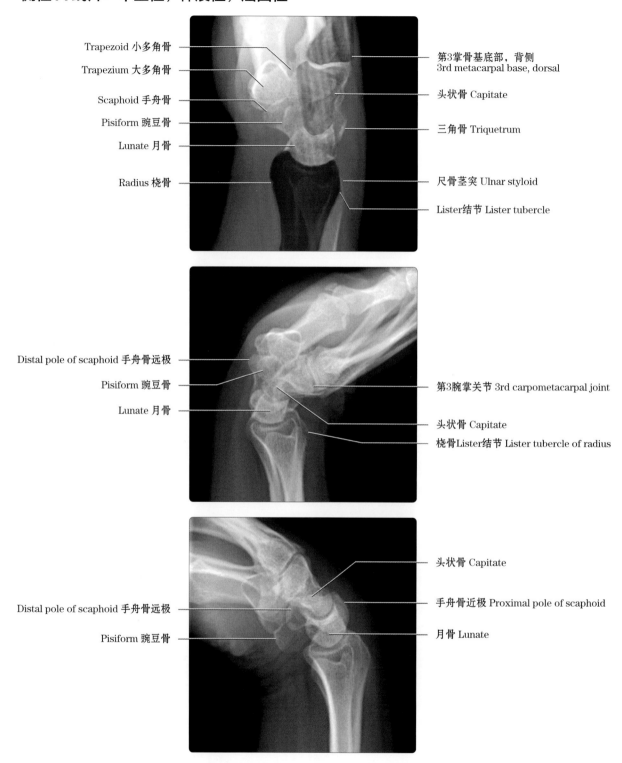

Trapezoid 小多角骨
Trapezium 大多角骨
Scaphoid 手舟骨
Pisiform 豌豆骨
Lunate 月骨
Radius 桡骨

第3掌骨基底部，背侧
3rd metacarpal base, dorsal
头状骨 Capitate
三角骨 Triquetrum
尺骨茎突 Ulnar styloid
Lister结节 Lister tubercle

Distal pole of scaphoid 手舟骨远极
Pisiform 豌豆骨
Lunate 月骨

第3腕掌关节 3rd carpometacarpal joint
头状骨 Capitate
桡骨Lister结节 Lister tubercle of radius

Distal pole of scaphoid 手舟骨远极
Pisiform 豌豆骨

头状骨 Capitate
手舟骨近极 Proximal pole of scaphoid
月骨 Lunate

上图：无旋转位侧位 X 线片，彩色标记以便于识别关键结构。第 3 掌骨，洋红色；头状骨，蓝色；月骨，黄色；桡骨，红色。

中图：背屈侧位 X 线片。将手腕侧置于检查床面，并最大限度背屈。以手舟骨腰部为中心，射线对准手舟骨腰部垂直射入。

下图：掌屈侧位 X 线片。将手腕侧置于检查床面，并最大限度掌屈。以手舟骨腰部为中心，射线对准手舟骨腰部垂直射入。

腕关节特殊体位

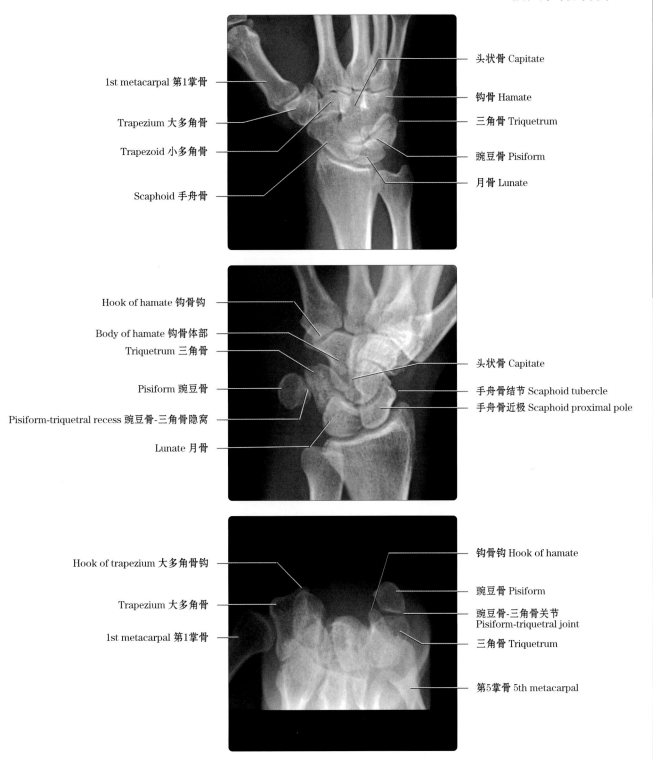

1st metacarpal 第1掌骨

Trapezium 大多角骨

Trapezoid 小多角骨

Scaphoid 手舟骨

头状骨 Capitate

钩骨 Hamate

三角骨 Triquetrum

豌豆骨 Pisiform

月骨 Lunate

Hook of hamate 钩骨钩

Body of hamate 钩骨体部

Triquetrum 三角骨

Pisiform 豌豆骨

Pisiform-triquetral recess 豌豆骨-三角骨隐窝

Lunate 月骨

头状骨 Capitate

手舟骨结节 Scaphoid tubercle

手舟骨近极 Scaphoid proximal pole

Hook of trapezium 大多角骨钩

Trapezium 大多角骨

1st metacarpal 第1掌骨

钩骨钩 Hook of hamate

豌豆骨 Pisiform

豌豆骨-三角骨关节
Pisiform-triquetral joint

三角骨 Triquetrum

第5掌骨 5th metacarpal

上图：半旋前斜后前位（PA）图像。手桡侧于检查床向上倾斜45°，避免屈曲或伸展。射线垂直成像板，以头状骨头部为中心。

中图：半旋后斜位图像。腕关节尺侧置于检查床并由中立位向背侧倾斜30°~45°，射线垂直成像板，以头状骨头部为中心。旋后斜位是评价钩骨、豌豆骨及三角骨骨折的最佳体位。

下图：腕管切线位。在此图像上豌豆骨为良好的定位结构。应注意大多角骨也有钩状结构，但小于钩骨钩。

腕关节间腔

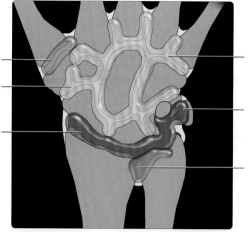

第1腕掌间腔
1st carpometacarpal compartment

Midcarpal compartment 腕中部间腔

Radiocarpal compartment 桡腕间腔

腕掌共同间腔
Common carpometacarpal compartment

豌豆骨三角骨隐窝 Pisotriquetral recess

桡尺远侧间腔
Distal radioulnar compartment

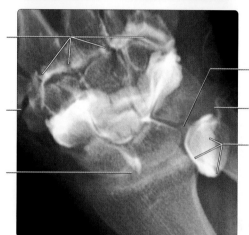

腕掌共同间腔
Common carpometacarpal compartment

第1腕掌间腔
1st carpometacarpal compartment

Scapholunate lig. 舟月韧带

月三角韧带 Lunatotriquetral lig.

三角纤维软骨 Triangular fibrocartilage

桡尺远侧关节 Distal radioulnar joint

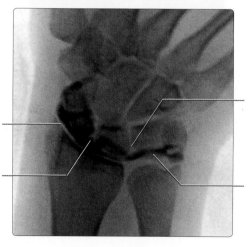

Radiocarpal joint 桡腕关节

Scapholunate lig. 舟月韧带

月三角韧带 Lunatotriquetral lig.

三角纤维软骨远侧缘
Distal margin of triangular fibrocartilage

上图：示腕关节间腔。桡尺远侧间腔由三角纤维软骨复合体（TFCC）分隔。桡腕间腔由近侧舟月韧带和月三角韧带以及 TFCC 分隔。腕中部间腔由舟月韧带和月三角韧带隔开，通常与腕掌共同间腔相通。第一腕掌间腔与腕掌共同间腔由大多角骨 - 掌骨韧带分隔。

中图：腕中部间腔及桡尺远侧间腔关节造影前后位图像。经腕中部间腔注射的对比剂充盈腕中部间腔及腕掌共同间腔。桡尺远侧间腔单独造影，显示桡骨和尺骨间隙，背侧和掌侧隐窝对比剂充盈，勾勒出光滑的三角纤维软骨底面。

下图：桡腕关节造影前后位图像，显示桡腕关节对比剂充盈和正常桡腕关节。

MR 关节造影冠状位

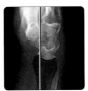

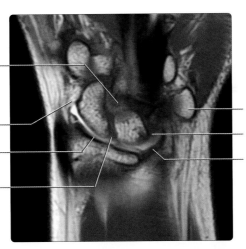

Radioscaphocapitate lig. 桡舟头韧带

Scaphoid tubercle 手舟骨结节

Radiocarpal joint 桡腕关节

Scapholunate lig. 舟月韧带

豌豆骨 Pisiform

月三角韧带 Lunatotriquetral lig.

三角纤维软骨 Triangular fibrocartilage

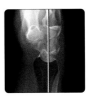

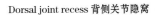

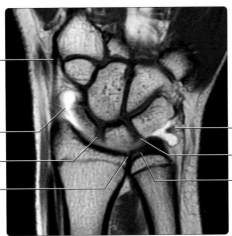

桡侧腕短伸肌肌腱
Extensor carpi radialis brevis t.

Dorsal joint recess 背侧关节隐窝

Scapholunate lig. 舟月韧带

三角纤维软骨附着处下方的正常软骨
Normal cartilage underlying triangular
fibrocartilage attachment

关节盘同系物 Meniscal homologue

月三角韧带 Lunatotriquetral lig.

三角纤维软骨 Triangular fibrocartilage

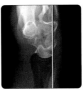

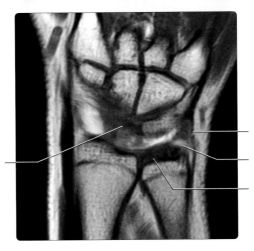

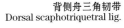

关节盘同系物 Meniscal homologue

正常关节隐窝 Normal joint recess

三角纤维软骨 Triangular fibrocartilage

背侧舟三角韧带
Dorsal scaphotriquetral lig.

上图：青少年 MR 关节造影图像，显示桡腕关节囊附着在手舟骨结节上。在腕关节掌侧缘，舟月韧带和月三角韧带表现为厚而均匀的低信号结构。

中图：经腕关节中背侧的冠状位 T₁WI 图像，显示关节盘同系物的正常结构。舟月韧带和月三角韧带的背束包绕在骨的背缘。

下图：经腕关节最背侧的冠状位 T₁WI 图像，显示了外源性韧带的一部分：背侧舟三角韧带。

MR 关节造影矢状位脂肪抑制 T₁WI

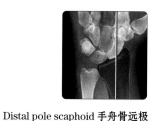
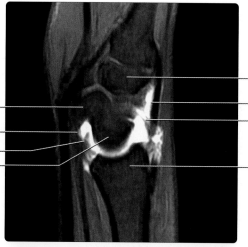

Distal pole scaphoid 手舟骨远极

Radioscaphocapitate lig. 桡舟头韧带

Radiolunotriquetral lig. 桡月三角韧带
Proximal pole scaphoid 手舟骨近极

小多角骨 Trapezoid

造影剂外渗入腱鞘
Extravasation into t. sheath

背侧舟三角韧带
Dorsal scaphotriquetral lig.

桡骨远端 Distal radius

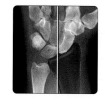
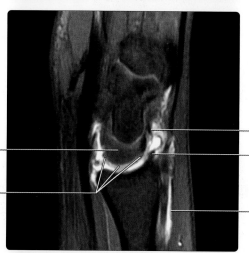

Scapholunate joint 舟月关节

Scapholunate lig. 舟月韧带

背侧舟三角韧带
Dorsal scaphotriquetral lig.

背侧桡三角韧带
Dorsal radiotriquetral lig.

对比剂外渗入腱鞘
Iatrogenic extravasation into t. sheath

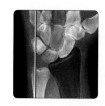
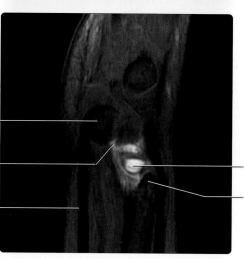

Pisiform 豌豆骨

豌豆骨-三角骨隐窝
Pisiform-triquetral recess

Flexor carpi ulnaris 尺侧腕屈肌

掌侧隐窝 Volar recess

尺骨茎突 Styloid process, ulna

上图：经手舟骨的 MR 矢状位脂肪抑制 T₁WI 关节造影图像，显示手舟骨掌侧的正常关节隐窝。腕关节有多个关节隐窝，可通过判断是否与关节相通和滑膜囊肿区分。

中图：经舟月关节 MR 矢状位脂肪抑制 T₁WI 关节造影图像，显示"U"形的舟月韧带。

下图：经腕关节尺缘 MR 矢状位脂肪抑制 T₁WI 关节造影图像，显示尺骨茎突附近的正常掌侧隐窝。

横轴位图像

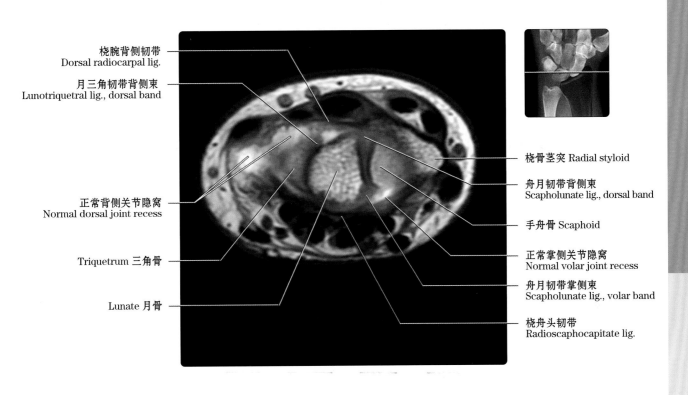

桡腕背侧韧带
Dorsal radiocarpal lig.

月三角韧带背侧束
Lunotriquetral lig., dorsal band

正常背侧关节隐窝
Normal dorsal joint recess

Triquetrum 三角骨

Lunate 月骨

桡骨茎突 Radial styloid

舟月韧带背侧束
Scapholunate lig., dorsal band

手舟骨 Scaphoid

正常掌侧关节隐窝
Normal volar joint recess

舟月韧带掌侧束
Scapholunate lig., volar band

桡舟头韧带
Radioscaphocapitate lig.

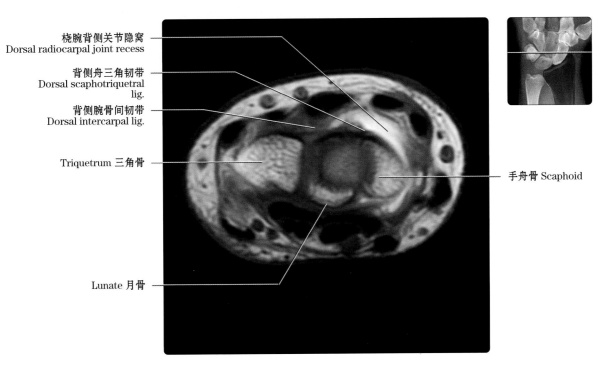

桡腕背侧关节隐窝
Dorsal radiocarpal joint recess

背侧舟三角韧带
Dorsal scaphotriquetral lig.

背侧腕骨间韧带
Dorsal intercarpal lig.

Triquetrum 三角骨

Lunate 月骨

手舟骨 Scaphoid

上图：横轴位 T₁WI 关节造影图像，显示舟月韧带和月三角韧带的背侧和掌侧束。

下图：较上图稍远层面的横轴位 T₁WI 关节造影图像，显示正常的关节隐窝。

专业术语

释义

- 掌侧 = 手掌侧；尺侧 = 内侧；桡侧 = 外侧

影像解剖

解剖关系

- 腕关节背侧的 6 个骨纤维管
  - 通过记忆："长 - 短 - 长 - 短 - 长"的规律来记住前三个骨纤维管的顺序
    - 第 1 骨纤维管的第一个肌腱是拇长展肌腱（其余背侧的肌腱均为伸肌肌腱）
    - 根据上述长、短肌腱轮流更替的规律，第 1 骨纤维管的第二个肌腱则是拇短伸肌腱
    - 第 2 骨纤维管为：腕长伸肌腱和腕短伸肌腱
    - 第 3 骨纤维管只有一个肌腱：拇长伸肌腱
- 第 4 骨纤维管内含 4 个肌腱，均为指伸肌肌腱
- 第 5 和第 6 骨纤维管内各含有一个肌腱，分别为小指伸肌腱和尺侧腕伸肌腱

支持带

- 屈肌支持带
  - 浅层（腕掌侧韧带或腕掌韧带）：附着于尺骨及桡骨茎突；远端与深部融合
  - 深层（腕横韧带或屈侧韧带）：内侧附着于豌豆骨和钩骨钩，外侧附着于手舟骨和大多角骨
- 伸肌支持带
  - 内侧附着于尺侧茎突、三角骨和豌豆骨，斜向走行于外侧附着于 Lister 结节和桡骨茎突
    - 隔膜延伸至桡骨，形成伸肌腱的骨纤维管
  - 骨纤维管内含：①拇长展肌，拇短伸肌；②桡侧腕长伸肌，桡侧腕短伸肌；③拇长伸肌；④指伸肌，示指伸肌；⑤小指伸肌；⑥尺侧腕伸肌

解剖腔隙

- **解剖学上的鼻烟窝**：腕关节桡侧自桡骨茎突到拇指基底部的凹陷
  - **边缘**：由拇长伸肌、拇长展肌肌腱勾勒
  - **内容物**：头静脉、桡神经（浅支）、桡动脉
- 腕管
  - **边缘**：腕骨（背侧缘），屈肌支持带（掌侧缘），豌豆骨和钩骨钩（内侧缘），手舟骨和大多角骨（外侧缘），桡腕关节（近端缘）和掌骨基底（远端缘）
  - **内容物**：指浅屈肌、指深屈肌、拇长屈肌、正中神经
  - 正中神经位于腕管的掌侧和桡侧

- 腕尺管（Guyon 管）
  - **边缘**：屈肌支持带浅层（腕掌韧带）（腹侧缘），豌豆骨和尺侧腕屈肌（内侧缘），屈肌支持带深层（腕横韧带）（外侧及背侧缘）
  - **内容物**：尺动脉、尺静脉、尺神经

解剖结构成像问题

成像序列推荐

- MR：专用线圈，FOV 8~10 cm，对于成像小而复杂的腕部解剖采用薄层扫描至关重要
  - T_1WI 横轴位：显示解剖关系、骨髓、关节间隙
  - 脂肪抑制 PDWI 或 GRE（T_2^*WI）冠状位：显示韧带、关节软骨
    - 脂肪抑制 PDWI 信噪比高
    - GRE 魔角效应及磁敏感伪影明显
      □ 即常在正常韧带中看到信号强度增加
  - 脂肪抑制 T_2WI 矢状位：显示滑膜炎、骨髓、肿块
  - 脂肪抑制 PD/T_2WI 横轴位：显示骨髓、软骨、韧带、积液
  - 显示最佳的结构（不同平面上）
    - 冠状面：骨性结构排列，固有性和外源性韧带，三角纤维软骨
    - 横轴位：肌腱，神经血管结构，桡尺远侧关节，豆三角关节
    - 矢状面：骨性结构排列，横截面韧带，豆三角关节

影像学注意事项

- 可能存在众多肌腱变异，包括分裂或重复的肌腱
- 伸肌腱鞘内出现少量液体常见（特别是第 2 骨纤维管），不应误认为腱鞘炎
- 三角纤维软骨复合体附着处可类似撕裂：桡骨附着处为透明软骨而非骨皮质；尺骨附着处为尺骨窝，常因魔角效应或部分容积效应而呈等信号
  - 关节盘可发展为无症状的磨损性撕裂
- 舟月韧带和月三角韧带可能附着在关节软骨而不是骨皮质上
- 位置不正：尺骨或桡骨的偏移可能酷似关节不稳表现
- 魔角效应：组织纤维（肌腱或韧带）在与主磁场 55° 相交时，在短 TE 成像（T_1WI、PDWI、GRE）上可能表现为中等信号
  - 例如：尺骨腕伸肌穿过尺骨背侧时；拇长伸肌斜跨腕背时

3D CT 解剖

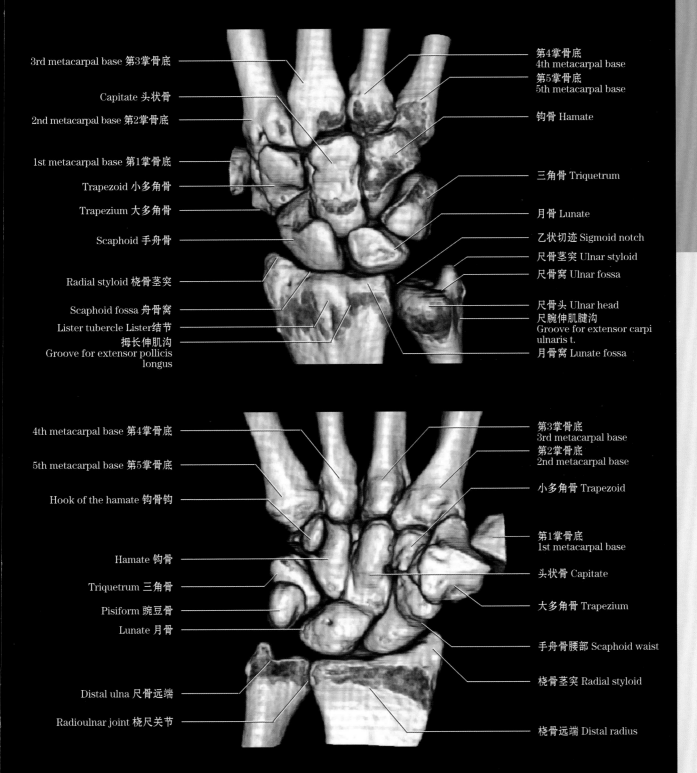

3rd metacarpal base 第3掌骨底
Capitate 头状骨
2nd metacarpal base 第2掌骨底
1st metacarpal base 第1掌骨底
Trapezoid 小多角骨
Trapezium 大多角骨
Scaphoid 手舟骨
Radial styloid 桡骨茎突
Scaphoid fossa 舟骨窝
Lister tubercle Lister结节
拇长伸肌沟
Groove for extensor pollicis longus

第4掌骨底 4th metacarpal base
第5掌骨底 5th metacarpal base
钩骨 Hamate
三角骨 Triquetrum
月骨 Lunate
乙状切迹 Sigmoid notch
尺骨茎突 Ulnar styloid
尺骨窝 Ulnar fossa
尺骨头 Ulnar head
尺腕伸肌腱沟 Groove for extensor carpi ulnaris t.
月骨窝 Lunate fossa

4th metacarpal base 第4掌骨底
5th metacarpal base 第5掌骨底
Hook of the hamate 钩骨钩
Hamate 钩骨
Triquetrum 三角骨
Pisiform 豌豆骨
Lunate 月骨
Distal ulna 尺骨远端
Radioulnar joint 桡尺关节

第3掌骨底 3rd metacarpal base
第2掌骨底 2nd metacarpal base
小多角骨 Trapezoid
第1掌骨底 1st metacarpal base
头状骨 Capitate
大多角骨 Trapezium
手舟骨腰部 Scaphoid waist
桡骨茎突 Radial styloid
桡骨远端 Distal radius

上图：3D CT 表面重建显示旋前位手腕背侧结构。
下图：手腕内旋掌侧结构。

右腕关节横轴位 T₁WI

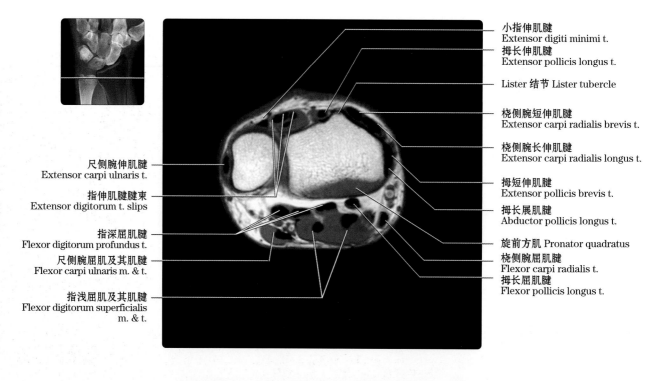

小指伸肌腱
Extensor digiti minimi t.

拇长伸肌腱
Extensor pollicis longus t.

Lister 结节 Lister tubercle

桡侧腕短伸肌腱
Extensor carpi radialis brevis t.

桡侧腕长伸肌腱
Extensor carpi radialis longus t.

拇短伸肌腱
Extensor pollicis brevis t.

拇长展肌腱
Abductor pollicis longus t.

旋前方肌 Pronator quadratus

桡侧腕屈肌腱
Flexor carpi radialis t.

拇长屈肌腱
Flexor pollicis longus t.

尺侧腕伸肌腱
Extensor carpi ulnaris t.

指伸肌腱腱束
Extensor digitorum t. slips

指深屈肌腱
Flexor digitorum profundus t.

尺侧腕屈肌及其肌腱
Flexor carpi ulnaris m. & t.

指浅屈肌及其肌腱
Flexor digitorum superficialis
m. & t.

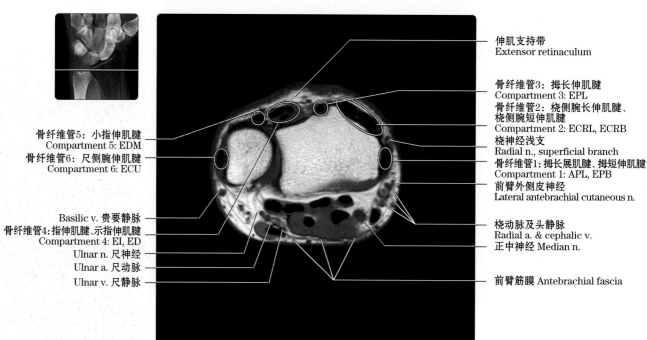

伸肌支持带
Extensor retinaculum

骨纤维管3：拇长伸肌腱
Compartment 3: EPL

骨纤维管2：桡侧腕长伸肌腱、
桡侧腕短伸肌腱
Compartment 2: ECRL, ECRB

桡神经浅支
Radial n., superficial branch

骨纤维管1：拇长展肌腱、拇短伸肌腱
Compartment 1: APL, EPB

前臂外侧皮神经
Lateral antebrachial cutaneous n.

桡动脉及头静脉
Radial a. & cephalic v.

正中神经 Median n.

前臂筋膜 Antebrachial fascia

骨纤维管5：小指伸肌腱
Compartment 5: EDM

骨纤维管6：尺侧腕伸肌腱
Compartment 6: ECU

Basilic v. 贵要静脉

骨纤维管4：指伸肌腱、示指伸肌腱
Compartment 4: EI, ED

Ulnar n. 尺神经

Ulnar a. 尺动脉

Ulnar v. 尺静脉

上图：右腕横轴位 T₁WI，显示 Lister 结节处的肌腱和肌肉组织。Lister 结节是了解伸肌骨纤维管解剖的一个有用标志。

下图：尺骨头和桡骨远端层面，显示神经血管结构和筋膜。伸肌支持带附着在其下方骨骼，形成 6 个单独的骨纤维管，每个管包含 1 条以上肌腱：（1）拇长展肌、拇短伸肌；（2）桡侧腕长、短伸肌；（3）拇长伸肌；（4）示指伸肌、指伸肌；（5）小指伸肌；（6）尺侧腕伸肌。

左腕关节横轴位 T₁WI

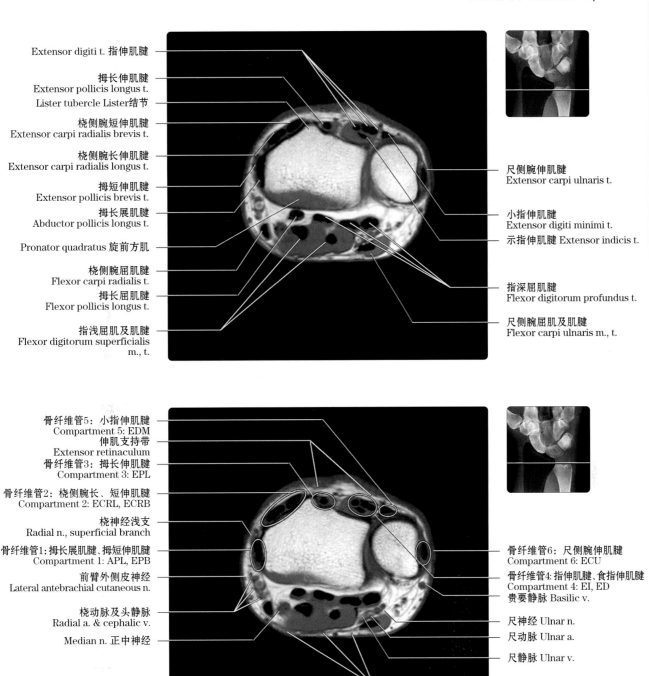

Extensor digiti t. 指伸肌腱

拇长伸肌腱
Extensor pollicis longus t.

Lister tubercle Lister结节

桡侧腕短伸肌腱
Extensor carpi radialis brevis t.

桡侧腕长伸肌腱
Extensor carpi radialis longus t.

拇短伸肌腱
Extensor pollicis brevis t.

拇长展肌腱
Abductor pollicis longus t.

Pronator quadratus 旋前方肌

桡侧腕屈肌腱
Flexor carpi radialis t.

拇长屈肌腱
Flexor pollicis longus t.

指浅屈肌及肌腱
Flexor digitorum superficialis m., t.

尺侧腕伸肌腱
Extensor carpi ulnaris t.

小指伸肌腱
Extensor digiti minimi t.

示指伸肌腱 Extensor indicis t.

指深屈肌腱
Flexor digitorum profundus t.

尺侧腕屈肌及肌腱
Flexor carpi ulnaris m., t.

骨纤维管5：小指伸肌腱
Compartment 5: EDM

伸肌支持带
Extensor retinaculum

骨纤维管3：拇长伸肌腱
Compartment 3: EPL

骨纤维管2：桡侧腕长、短伸肌腱
Compartment 2: ECRL, ECRB

桡神经浅支
Radial n., superficial branch

骨纤维管1：拇长展肌腱、拇短伸肌腱
Compartment 1: APL, EPB

前臂外侧皮神经
Lateral antebrachial cutaneous n.

桡动脉及头静脉
Radial a. & cephalic v.

Median n. 正中神经

骨纤维管6：尺侧腕伸肌腱
Compartment 6: ECU

骨纤维管4：指伸肌腱、食指伸肌腱
Compartment 4: EI, ED

贵要静脉 Basilic v.

尺神经 Ulnar n.

尺动脉 Ulnar a.

尺静脉 Ulnar v.

前臂筋膜
Antebrachial fascia

上图：右腕横轴位 T₁WI，显示 Lister 结节处的肌腱和肌肉组织。

下图：上图稍远端，尺骨头和桡骨远端层面，显示神经血管结构和筋膜。伸肌支持带附着在其下方骨骼，形成 6 个单独的骨纤维管，每个管包含 1 条以上肌腱：（1）拇长展肌、拇短伸肌；（2）桡侧腕长、短伸肌；（3）拇长伸肌；（4）示指伸肌、指伸肌；（5）小指伸肌；（6）尺侧腕伸肌。

右腕关节横轴位 T₁WI

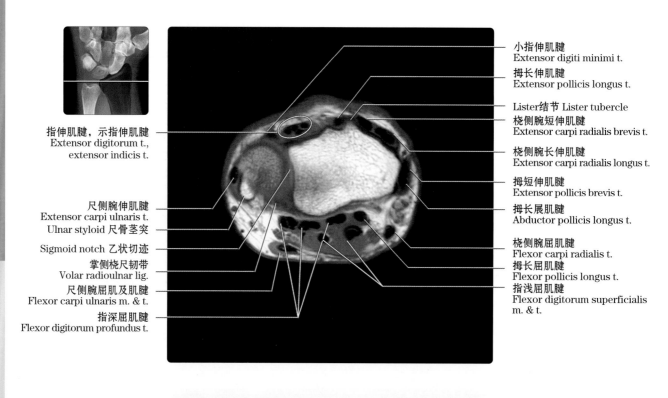

指伸肌腱, 示指伸肌腱
Extensor digitorum t.,
extensor indicis t.

尺侧腕伸肌腱
Extensor carpi ulnaris t.
Ulnar styloid 尺骨茎突

Sigmoid notch 乙状切迹

掌侧桡尺韧带
Volar radioulnar lig.
尺侧腕屈肌及肌腱
Flexor carpi ulnaris m. & t.

指深屈肌腱
Flexor digitorum profundus t.

小指伸肌腱
Extensor digiti minimi t.
拇长伸肌腱
Extensor pollicis longus t.

Lister结节 Lister tubercle
桡侧腕短伸肌腱
Extensor carpi radialis brevis t.

桡侧腕长伸肌腱
Extensor carpi radialis longus t.

拇短伸肌腱
Extensor pollicis brevis t.
拇长展肌腱
Abductor pollicis longus t.

桡侧腕屈肌腱
Flexor carpi radialis t.
拇长屈肌腱
Flexor pollicis longus t.
指浅屈肌腱
Flexor digitorum superficialis
m. & t.

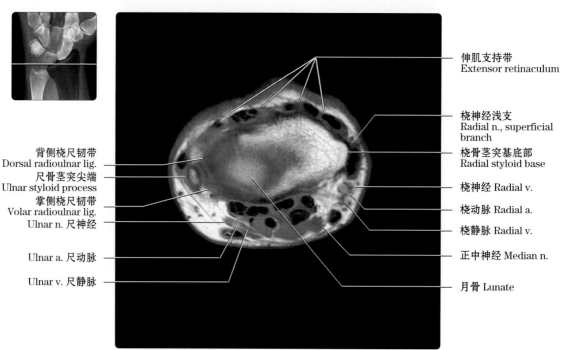

背侧桡尺韧带
Dorsal radioulnar lig.
尺骨茎突尖端
Ulnar styloid process
掌侧桡尺韧带
Volar radioulnar lig.
Ulnar n. 尺神经

Ulnar a. 尺动脉

Ulnar v. 尺静脉

伸肌支持带
Extensor retinaculum

桡神经浅支
Radial n., superficial
branch
桡骨茎突基底部
Radial styloid base

桡神经 Radial v.

桡动脉 Radial a.

桡静脉 Radial v.

正中神经 Median n.

月骨 Lunate

上图：显示伸肌腱，由伸肌支持带固定。拇长伸肌腱位于尺骨至 Lister 结节的背侧骨沟内，腕管近端可见屈肌的肌肉 - 肌腱交界部。掌长肌腱缺失，约占总人口的 10%。

下图：尺骨茎突和桡骨茎突基部层面显示伸肌支持带，正中神经、尺神经与桡神经浅支同样清晰可见。

左腕关节横轴位 T₁WI

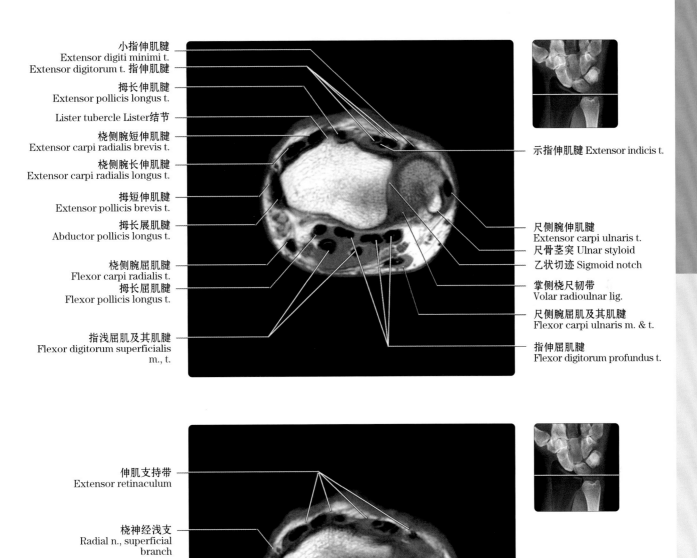

小指伸肌腱
Extensor digiti minimi t.
Extensor digitorum t. 指伸肌腱

拇长伸肌腱
Extensor pollicis longus t.

Lister tubercle Lister结节

桡侧腕短伸肌腱
Extensor carpi radialis brevis t.

桡侧腕长伸肌腱
Extensor carpi radialis longus t.

拇短伸肌腱
Extensor pollicis brevis t.

拇长展肌腱
Abductor pollicis longus t.

桡侧腕屈肌腱
Flexor carpi radialis t.

拇长屈肌腱
Flexor pollicis longus t.

指浅屈肌及其肌腱
Flexor digitorum superficialis m., t.

示指伸肌腱 Extensor indicis t.

尺侧腕伸肌腱
Extensor carpi ulnaris t.
尺骨茎突 Ulnar styloid
乙状切迹 Sigmoid notch

掌侧桡尺韧带
Volar radioulnar lig.

尺侧腕屈肌及其肌腱
Flexor carpi ulnaris m. & t.

指伸屈肌腱
Flexor digitorum profundus t.

伸肌支持带
Extensor retinaculum

桡神经浅支
Radial n., superficial branch

桡骨茎突基底部
Radial styloid base

Radial v. 桡静脉

Radial a. 桡动脉

Radial v. 桡静脉

Median n. 正中神经

Lunate 月骨

背侧桡尺韧带
Dorsal radioulnar lig.

尺骨茎突尖
Ulnar styloid process

掌侧桡尺韧带
Volar radioulnar lig.

尺神经 Ulnar n.

尺动脉 Ulnar a.

尺静脉 Ulnar v.

上图：显示伸肌腱，由伸肌支持带固定。拇长伸肌腱位于尺骨至 Lister 结节的背侧骨沟内，腕管近端可见屈肌的肌肉 - 肌腱交界部。掌长肌腱缺失，约占总人口的 10%。

下图：尺骨茎突和桡骨茎突基部层面显示伸肌支持带，正中神经、尺神经与桡神经浅支同样清晰可见。

右腕关节横轴位 T₁WI

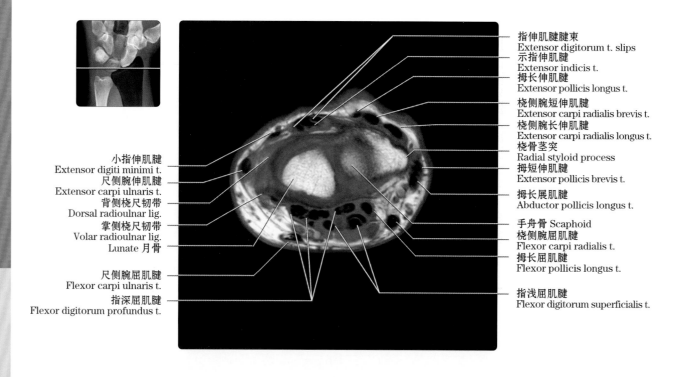

小指伸肌腱
Extensor digiti minimi t.
尺侧腕伸肌腱
Extensor carpi ulnaris t.
背侧桡尺韧带
Dorsal radioulnar lig.
掌侧桡尺韧带
Volar radioulnar lig.
Lunate 月骨

尺侧腕屈肌腱
Flexor carpi ulnaris t.
指深屈肌腱
Flexor digitorum profundus t.

指伸肌腱腱束
Extensor digitorum t. slips
示指伸肌腱
Extensor indicis t.
拇长伸肌腱
Extensor pollicis longus t.
桡侧腕短伸肌腱
Extensor carpi radialis brevis t.
桡侧腕长伸肌腱
Extensor carpi radialis longus t.
桡骨茎突
Radial styloid process
拇短伸肌腱
Extensor pollicis brevis t.
拇长展肌腱
Abductor pollicis longus t.
手舟骨 Scaphoid
桡侧腕屈肌腱
Flexor carpi radialis t.
拇长屈肌腱
Flexor pollicis longus t.
指浅屈肌腱
Flexor digitorum superficialis t.

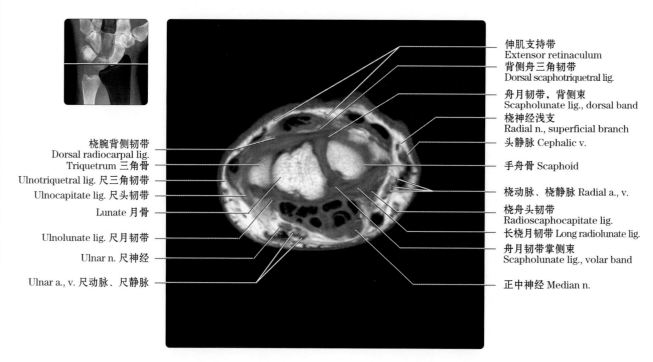

桡腕背侧韧带
Dorsal radiocarpal lig.
Triquetrum 三角骨
Ulnotriquetral lig. 尺三角韧带
Ulnocapitate lig. 尺头韧带
Lunate 月骨
Ulnolunate lig. 尺月韧带
Ulnar n. 尺神经
Ulnar a., v. 尺动脉、尺静脉

伸肌支持带
Extensor retinaculum
背侧舟三角韧带
Dorsal scaphotriquetral lig.
舟月韧带，背侧束
Scapholunate lig., dorsal band
桡神经浅支
Radial n., superficial branch
头静脉 Cephalic v.
手舟骨 Scaphoid
桡动脉、桡静脉 Radial a., v.
桡舟头韧带
Radioscaphocapitate lig.
长桡月韧带 Long radiolunate lig.
舟月韧带掌侧束
Scapholunate lig., volar band
正中神经 Median n.

上图：月骨近端层面，拇长伸肌腱开始向桡侧交叉，拇长展肌和拇短伸肌肌腱分成多个腱束。尺侧腕伸肌腱正常时可出现一些中等信号，但不代表撕裂。背侧桡尺韧带和掌侧桡尺韧带是三角纤维软骨复合体的组成部分。

下图：月骨中部层面，可见腕背外侧韧带和腕掌外侧韧带。正中神经在进入腕管前呈圆形，信号强度与肌肉相当。

左腕关节横轴位 T$_1$WI

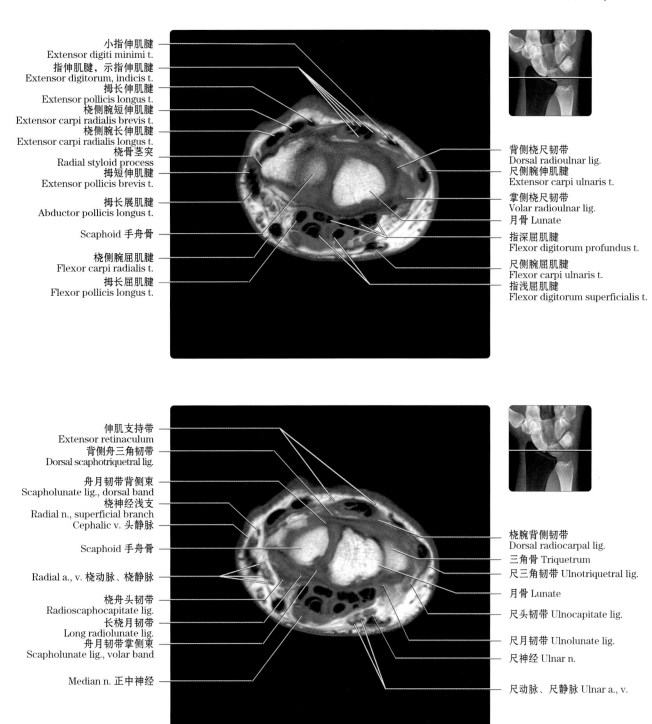

小指伸肌腱
Extensor digiti minimi t.

指伸肌腱，示指伸肌腱
Extensor digitorum, indicis t.

拇长伸肌腱
Extensor pollicis longus t.

桡侧腕短伸肌腱
Extensor carpi radialis brevis t.

桡侧腕长伸肌腱
Extensor carpi radialis longus t.

桡骨茎突
Radial styloid process

拇短伸肌腱
Extensor pollicis brevis t.

拇长展肌腱
Abductor pollicis longus t.

Scaphoid 手舟骨

桡侧腕屈肌腱
Flexor carpi radialis t.

拇长屈肌腱
Flexor pollicis longus t.

背侧桡尺韧带
Dorsal radioulnar lig.

尺侧腕伸肌腱
Extensor carpi ulnaris t.

掌侧桡尺韧带
Volar radioulnar lig.

月骨 Lunate

指深屈肌腱
Flexor digitorum profundus t.

尺侧腕屈肌腱
Flexor carpi ulnaris t.

指浅屈肌腱
Flexor digitorum superficialis t.

伸肌支持带
Extensor retinaculum

背侧舟三角韧带
Dorsal scaphotriquetral lig.

舟月韧带背侧束
Scapholunate lig., dorsal band

桡神经浅支
Radial n., superficial branch

Cephalic v. 头静脉

Scaphoid 手舟骨

Radial a., v. 桡动脉、桡静脉

桡舟头韧带
Radioscaphocapitate lig.

长桡月韧带
Long radiolunate lig.

舟月韧带掌侧束
Scapholunate lig., volar band

Median n. 正中神经

桡腕背侧韧带
Dorsal radiocarpal lig.

三角骨 Triquetrum

尺三角韧带 Ulnotriquetral lig.

月骨 Lunate

尺头韧带 Ulnocapitate lig.

尺月韧带 Ulnolunate lig.

尺神经 Ulnar n.

尺动脉、尺静脉 Ulnar a., v.

上图：月骨近端层面，拇长伸肌腱开始向桡侧交叉，拇长展肌和拇短伸肌肌腱分成多个腱束。尺侧腕伸肌腱正常时可出现一些中等信号，但不代表撕裂。背侧桡尺韧带和掌侧桡尺韧带是三角纤维软骨复合体的组成部分。

下图：月骨中部层面，可见腕背外侧韧带和腕掌外侧韧带。正中神经在进入腕管前呈圆形，信号强度与肌肉相当。

右腕关节横轴位 T₁WI

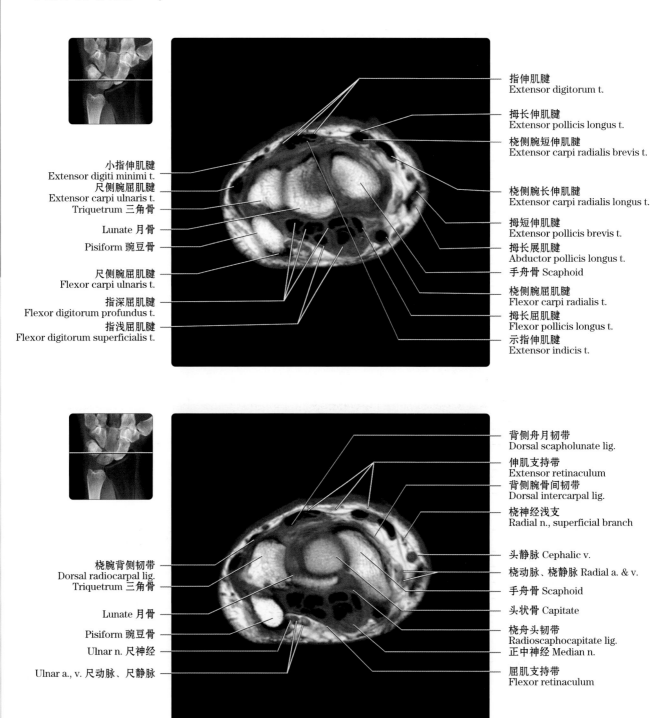

指伸肌腱
Extensor digitorum t.

拇长伸肌腱
Extensor pollicis longus t.

桡侧腕短伸肌腱
Extensor carpi radialis brevis t.

桡侧腕长伸肌腱
Extensor carpi radialis longus t.

拇短伸肌腱
Extensor pollicis brevis t.

拇长展肌腱
Abductor pollicis longus t.

手舟骨 Scaphoid

桡侧腕屈肌腱
Flexor carpi radialis t.

拇长屈肌腱
Flexor pollicis longus t.

示指伸肌腱
Extensor indicis t.

小指伸肌腱
Extensor digiti minimi t.
尺侧腕屈肌腱
Extensor carpi ulnaris t.
Triquetrum 三角骨

Lunate 月骨

Pisiform 豌豆骨

尺侧腕屈肌腱
Flexor carpi ulnaris t.

指深屈肌腱
Flexor digitorum profundus t.

指浅屈肌腱
Flexor digitorum superficialis t.

背侧舟月韧带
Dorsal scapholunate lig.

伸肌支持带
Extensor retinaculum

背侧腕骨间韧带
Dorsal intercarpal lig.

桡神经浅支
Radial n., superficial branch

头静脉 Cephalic v.

桡动脉、桡静脉 Radial a. & v.

手舟骨 Scaphoid

头状骨 Capitate

桡舟头韧带
Radioscaphocapitate lig.

正中神经 Median n.

屈肌支持带
Flexor retinaculum

桡腕背侧韧带
Dorsal radiocarpal lig.
Triquetrum 三角骨

Lunate 月骨

Pisiform 豌豆骨

Ulnar n. 尺神经

Ulnar a., v. 尺动脉、尺静脉

上图：稍远层面，月骨远端和豌豆骨近端水平，拇长伸肌腱穿过桡侧腕短伸肌腱的背侧，呈薄带状。

下图：月头关节层面，可见伸肌支持带远端纤维。背侧和掌侧外在韧带是关节囊的组成部分。正中神经进入腕管近端时呈圆形。腕尺管（Guyon 管）的边界是豌豆骨、屈肌支持带深浅带、腕横韧带和腕掌韧带。

左腕关节横轴位 T₁WI

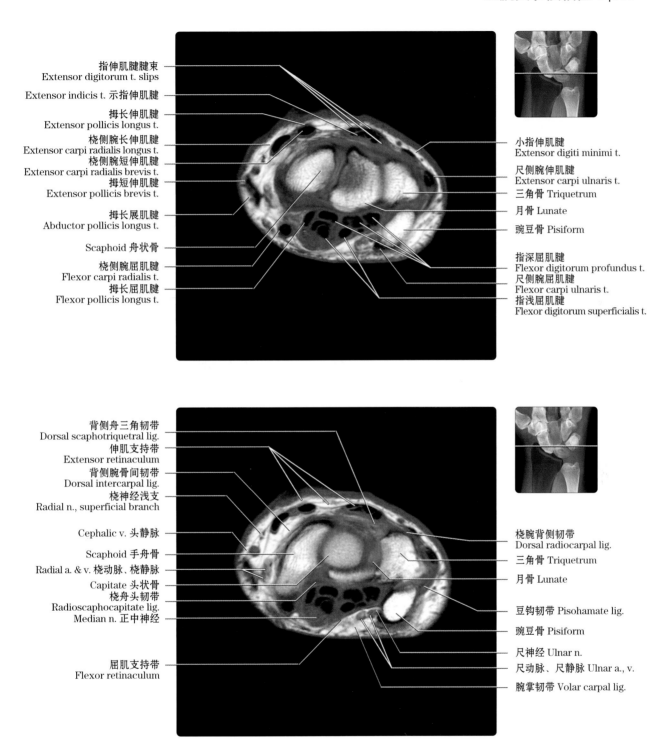

指伸肌腱腱束
Extensor digitorum t. slips

Extensor indicis t. 示指伸肌腱

拇长伸肌腱
Extensor pollicis longus t.

桡侧腕长伸肌腱
Extensor carpi radialis longus t.

桡侧腕短伸肌腱
Extensor carpi radialis brevis t.

拇短伸肌腱
Extensor pollicis brevis t.

拇长展肌腱
Abductor pollicis longus t.

Scaphoid 舟状骨

桡侧腕屈肌腱
Flexor carpi radialis t.

拇长屈肌腱
Flexor pollicis longus t.

小指伸肌腱
Extensor digiti minimi t.

尺侧腕伸肌腱
Extensor carpi ulnaris t.

三角骨 Triquetrum

月骨 Lunate

豌豆骨 Pisiform

指深屈肌腱
Flexor digitorum profundus t.

尺侧腕屈肌腱
Flexor carpi ulnaris t.

指浅屈肌腱
Flexor digitorum superficialis t.

背侧舟三角韧带
Dorsal scaphotriquetral lig.

伸肌支持带
Extensor retinaculum

背侧腕骨间韧带
Dorsal intercarpal lig.

桡神经浅支
Radial n., superficial branch

Cephalic v. 头静脉

Scaphoid 手舟骨

Radial a. & v. 桡动脉、桡静脉

Capitate 头状骨

桡舟头韧带
Radioscaphocapitate lig.

Median n. 正中神经

屈肌支持带
Flexor retinaculum

桡腕背侧韧带
Dorsal radiocarpal lig.

三角骨 Triquetrum

月骨 Lunate

豆钩韧带 Pisohamate lig.

豌豆骨 Pisiform

尺神经 Ulnar n.

尺动脉、尺静脉 Ulnar a., v.

腕掌韧带 Volar carpal lig.

上图：稍远层面，月骨远端和豌豆骨近端水平，拇长伸肌腱横跨桡侧腕短伸肌腱的背侧，不易被识别。
下图：月头关节层面，可见伸肌支持带远端纤维。背侧和掌侧外在韧带是关节囊的组成部分。正中神经在进入腕管近端时呈圆形。腕尺管（Guyon 管）的边界是豌豆骨、屈肌支持带深浅带、腕横韧带和腕掌韧带。

右腕关节横轴位 T₁WI

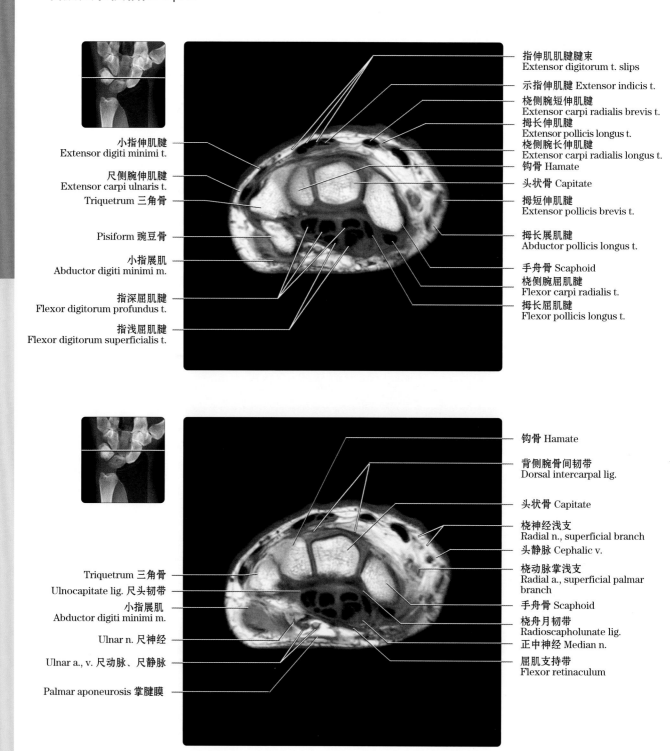

上图（第一幅）标注：

小指伸肌腱 Extensor digiti minimi t.

尺侧腕伸肌腱 Extensor carpi ulnaris t.

Triquetrum 三角骨

Pisiform 豌豆骨

小指展肌 Abductor digiti minimi m.

指深屈肌腱 Flexor digitorum profundus t.

指浅屈肌腱 Flexor digitorum superficialis t.

指伸肌肌腱腱束 Extensor digitorum t. slips

示指伸肌腱 Extensor indicis t.

桡侧腕短伸肌腱 Extensor carpi radialis brevis t.

拇长伸肌腱 Extensor pollicis longus t.

桡侧腕长伸肌腱 Extensor carpi radialis longus t.

钩骨 Hamate

头状骨 Capitate

拇短伸肌腱 Extensor pollicis brevis t.

拇长展肌腱 Abductor pollicis longus t.

手舟骨 Scaphoid

桡侧腕屈肌腱 Flexor carpi radialis t.

拇长屈肌腱 Flexor pollicis longus t.

下图（第二幅）标注：

Triquetrum 三角骨

Ulnocapitate lig. 尺头韧带

小指展肌 Abductor digiti minimi m.

Ulnar n. 尺神经

Ulnar a., v. 尺动脉、尺静脉

Palmar aponeurosis 掌腱膜

钩骨 Hamate

背侧腕骨间韧带 Dorsal intercarpal lig.

头状骨 Capitate

桡神经浅支 Radial n., superficial branch

头静脉 Cephalic v.

桡动脉掌浅支 Radial a., superficial palmar branch

手舟骨 Scaphoid

桡舟月韧带 Radioscapholunate lig.

正中神经 Median n.

屈肌支持带 Flexor retinaculum

上图：豆三角关节远端层面，腕尺管（Guyon 管）位于豌豆骨的桡侧，内含尺神经、动脉和静脉。拇长伸肌腱横跨桡侧腕短伸肌腱背侧斜向走行，使其难以作为单独的肌腱被区分出来。

下图：三角骨远端及舟状骨远极层面，尺神经分为深、浅两支。注意大鱼际和小鱼际肌群的起始处，均起自屈肌支持带。

左腕关节横轴位 T₁WI

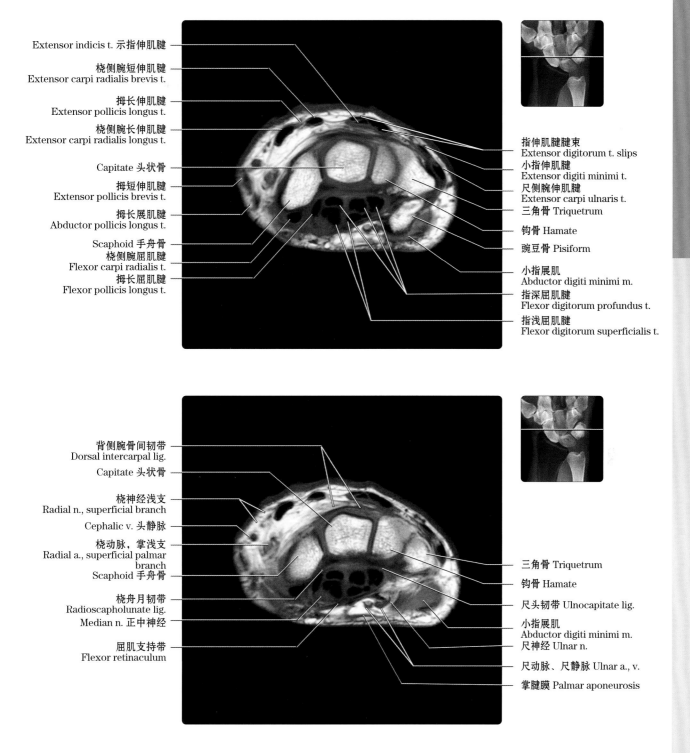

Extensor indicis t. 示指伸肌腱

桡侧腕短伸肌腱
Extensor carpi radialis brevis t.

拇长伸肌腱
Extensor pollicis longus t.

桡侧腕长伸肌腱
Extensor carpi radialis longus t.

Capitate 头状骨

拇短伸肌腱
Extensor pollicis brevis t.

拇长展肌腱
Abductor pollicis longus t.

Scaphoid 手舟骨
桡侧腕屈肌腱
Flexor carpi radialis t.
拇长屈肌腱
Flexor pollicis longus t.

指伸肌腱腱束
Extensor digitorum t. slips
小指伸肌腱
Extensor digiti minimi t.
尺侧腕伸肌腱
Extensor carpi ulnaris t.
三角骨 Triquetrum
钩骨 Hamate
豌豆骨 Pisiform
小指展肌
Abductor digiti minimi m.
指深屈肌腱
Flexor digitorum profundus t.
指浅屈肌腱
Flexor digitorum superficialis t.

背侧腕骨间韧带
Dorsal intercarpal lig.

Capitate 头状骨

桡神经浅支
Radial n., superficial branch

Cephalic v. 头静脉

桡动脉，掌浅支
Radial a., superficial palmar branch
Scaphoid 手舟骨

桡舟月韧带
Radioscapholunate lig.
Median n. 正中神经

屈肌支持带
Flexor retinaculum

三角骨 Triquetrum
钩骨 Hamate
尺头韧带 Ulnocapitate lig.
小指展肌
Abductor digiti minimi m.
尺神经 Ulnar n.
尺动脉、尺静脉 Ulnar a., v.
掌腱膜 Palmar aponeurosis

上图：豆三角关节远端层面，腕尺管（Guyon 管）位于豌豆骨的桡侧，内含尺神经、动脉和静脉。拇长伸肌腱横跨桡侧腕短伸肌腱背侧斜向走行，使其难以作为单独的肌腱被区分出来。

下图：三角骨远端及舟状骨远极层面，尺神经分为深、浅两支。注意大鱼际和小鱼际肌群的起始处，均起自屈肌支持带。

右腕关节横轴位 T$_1$WI

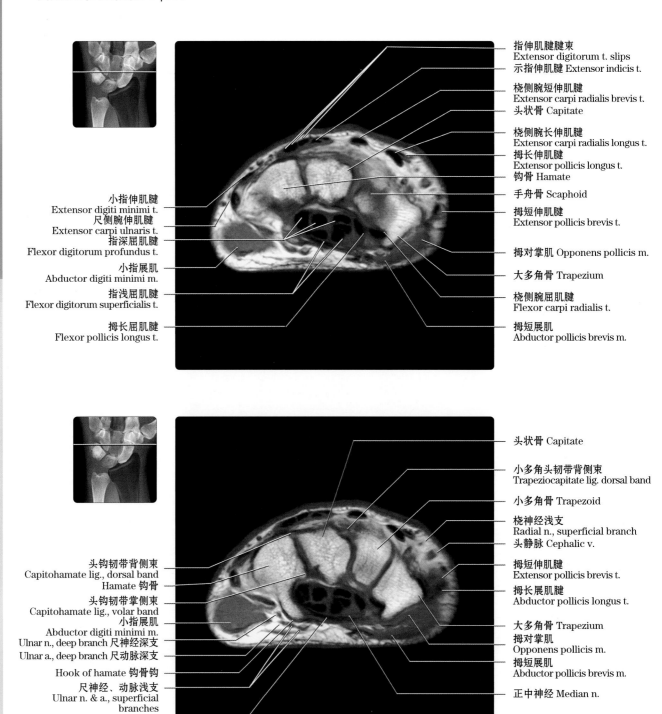

指伸肌腱腱束
Extensor digitorum t. slips
示指伸肌腱 Extensor indicis t.

桡侧腕短伸肌腱
Extensor carpi radialis brevis t.

头状骨 Capitate

桡侧腕长伸肌腱
Extensor carpi radialis longus t.

拇长伸肌腱
Extensor pollicis longus t.

钩骨 Hamate

手舟骨 Scaphoid

拇短伸肌腱
Extensor pollicis brevis t.

拇对掌肌 Opponens pollicis m.

大多角骨 Trapezium

桡侧腕屈肌腱
Flexor carpi radialis t.

拇短展肌
Abductor pollicis brevis m.

小指伸肌腱
Extensor digiti minimi t.
尺侧腕伸肌腱
Extensor carpi ulnaris t.
指深屈肌腱
Flexor digitorum profundus t.
小指展肌
Abductor digiti minimi m.
指浅屈肌腱
Flexor digitorum superficialis t.
拇长屈肌腱
Flexor pollicis longus t.

头状骨 Capitate

小多角头韧带背侧束
Trapeziocapitate lig. dorsal band

小多角骨 Trapezoid

桡神经浅支
Radial n., superficial branch
头静脉 Cephalic v.

拇短伸肌腱
Extensor pollicis brevis t.

拇长展肌腱
Abductor pollicis longus t.

大多角骨 Trapezium
拇对掌肌
Opponens pollicis m.
拇短展肌
Abductor pollicis brevis m.

正中神经 Median n.

头钩韧带背侧束
Capitohamate lig., dorsal band
Hamate 钩骨
头钩韧带掌侧束
Capitohamate lig., volar band
小指展肌
Abductor digiti minimi m.
Ulnar n., deep branch 尺神经深支
Ulnar a., deep branch 尺动脉深支
Hook of hamate 钩骨钩
尺神经、动脉浅支
Ulnar n. & a., superficial branches
Flexor retinaculum 屈肌支持带

上图：钩骨体（钩骨钩近端）、舟骨和大小多角骨关节相当于腕管中段水平。拇长伸肌腱与桡侧腕长伸肌腱在背侧相交，正中神经稍呈扁平状。

下图：钩骨钩及大多角骨结节层面，尺神经分为深、浅两支，深支从背侧、尺侧穿过钩骨钩。可见部分骨间掌侧和背侧韧带。

左腕关节横轴位 T₁WI

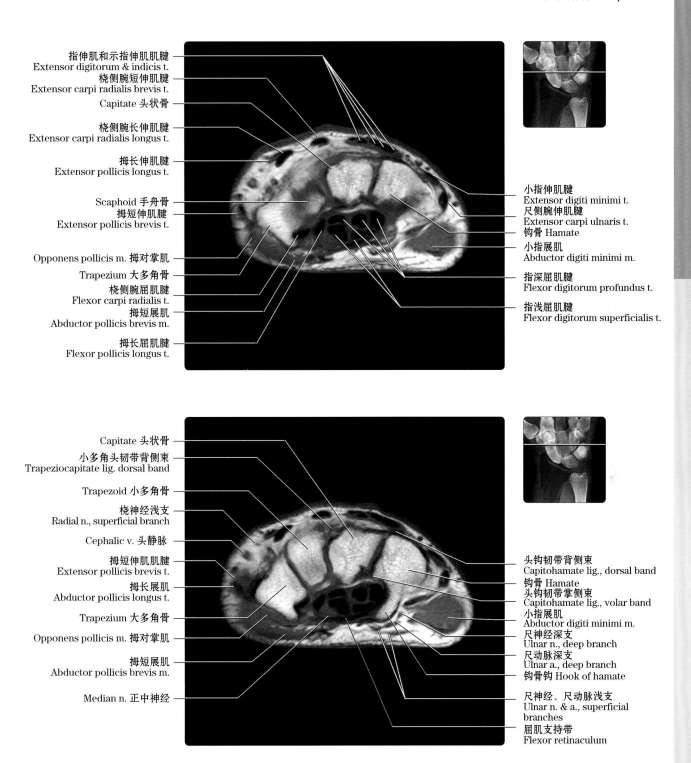

指伸肌和示指伸肌肌腱
Extensor digitorum & indicis t.

桡侧腕短伸肌腱
Extensor carpi radialis brevis t.

Capitate 头状骨

桡侧腕长伸肌腱
Extensor carpi radialis longus t.

拇长伸肌腱
Extensor pollicis longus t.

Scaphoid 手舟骨

拇短伸肌腱
Extensor pollicis brevis t.

Opponens pollicis m. 拇对掌肌

Trapezium 大多角骨

桡侧腕屈肌腱
Flexor carpi radialis t.

拇短展肌
Abductor pollicis brevis m.

拇长屈肌腱
Flexor pollicis longus t.

小指伸肌腱
Extensor digiti minimi t.

尺侧腕伸肌腱
Extensor carpi ulnaris t.

钩骨 Hamate

小指展肌
Abductor digiti minimi m.

指深屈肌腱
Flexor digitorum profundus t.

指浅屈肌腱
Flexor digitorum superficialis t.

Capitate 头状骨

小多角头韧带背侧束
Trapeziocapitate lig. dorsal band

Trapezoid 小多角骨

桡神经浅支
Radial n., superficial branch

Cephalic v. 头静脉

拇短伸肌肌腱
Extensor pollicis brevis t.

拇长展肌
Abductor pollicis longus t.

Trapezium 大多角骨

Opponens pollicis m. 拇对掌肌

拇短展肌
Abductor pollicis brevis m.

Median n. 正中神经

头钩韧带背侧束
Capitohamate lig., dorsal band

钩骨 Hamate

头钩韧带掌侧束
Capitohamate lig., volar band

小指展肌
Abductor digiti minimi m.

尺神经深支
Ulnar n., deep branch

尺动脉深支
Ulnar a., deep branch

钩骨钩 Hook of hamate

尺神经、尺动脉浅支
Ulnar n. & a., superficial branches

屈肌支持带
Flexor retinaculum

上图：钩骨体（钩骨钩近端）、舟骨和大小多角骨关节相当于腕管中段水平。拇长伸肌腱与桡侧腕长伸肌腱在背侧相交，正中神经稍呈扁平状。

下图：钩骨钩及大多角骨结节层面，尺神经分为深、浅两支，深支从背侧、尺侧穿过钩骨钩。可见部分骨间掌侧和背侧韧带。

右腕关节横轴位 T₁WI

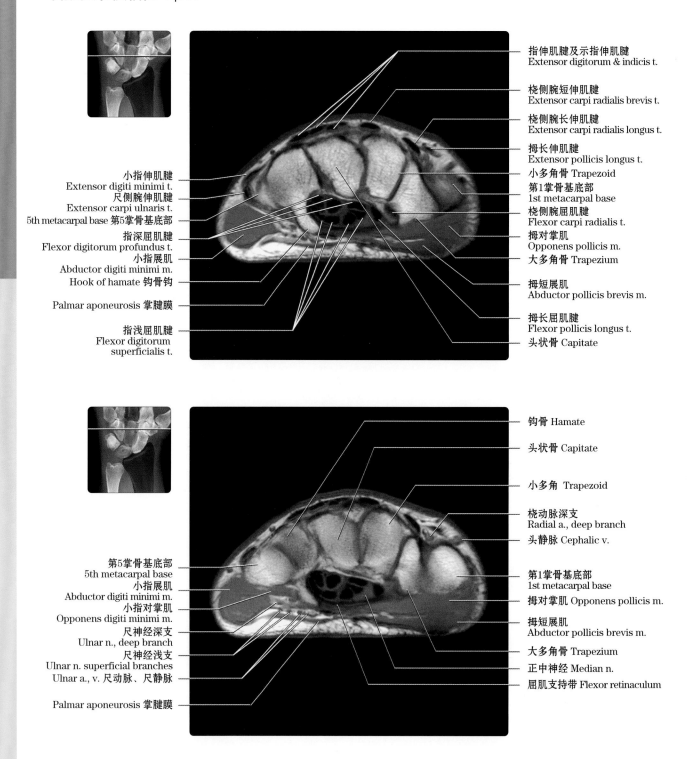

指伸肌腱及示指伸肌腱
Extensor digitorum & indicis t.

桡侧腕短伸肌腱
Extensor carpi radialis brevis t.

桡侧腕长伸肌腱
Extensor carpi radialis longus t.

拇长伸肌腱
Extensor pollicis longus t.

小多角骨 Trapezoid

第1掌骨基底部
1st metacarpal base

桡侧腕屈肌腱
Flexor carpi radialis t.

拇对掌肌
Opponens pollicis m.

大多角骨 Trapezium

拇短展肌
Abductor pollicis brevis m.

拇长屈肌腱
Flexor pollicis longus t.

头状骨 Capitate

小指伸肌腱
Extensor digiti minimi t.

尺侧腕伸肌腱
Extensor carpi ulnaris t.

5th metacarpal base 第5掌骨基底部

指深屈肌腱
Flexor digitorum profundus t.

小指展肌
Abductor digiti minimi m.

Hook of hamate 钩骨钩

Palmar aponeurosis 掌腱膜

指浅屈肌腱
Flexor digitorum
superficialis t.

钩骨 Hamate

头状骨 Capitate

小多角 Trapezoid

桡动脉深支
Radial a., deep branch

头静脉 Cephalic v.

第1掌骨基底部
1st metacarpal base

拇对掌肌 Opponens pollicis m.

拇短展肌
Abductor pollicis brevis m.

大多角骨 Trapezium

正中神经 Median n.

屈肌支持带 Flexor retinaculum

第5掌骨基底部
5th metacarpal base

小指展肌
Abductor digiti minimi m.

小指对掌肌
Opponens digiti minimi m.

尺神经深支
Ulnar n., deep branch

尺神经浅支
Ulnar n. superficial branches

Ulnar a., v. 尺动脉、尺静脉

Palmar aponeurosis 掌腱膜

上图：钩骨钩远端层面，指屈肌腱通过腕管，最浅的 2 条肌腱延伸至中指和环指，2 个中间肌腱延伸至示指和小指，深肌腱构成深层。

下图：腕掌关节层面，远端腕管内容物穿过腕管最窄处。尺神经深支在钩骨的背侧和远端通过。尺神经浅支向远端伸入手掌。图中显示掌深弓的一部分（桡动脉深支），但背侧和掌侧血管弓通常不容易显示。

左腕关节横轴位 T₁WI

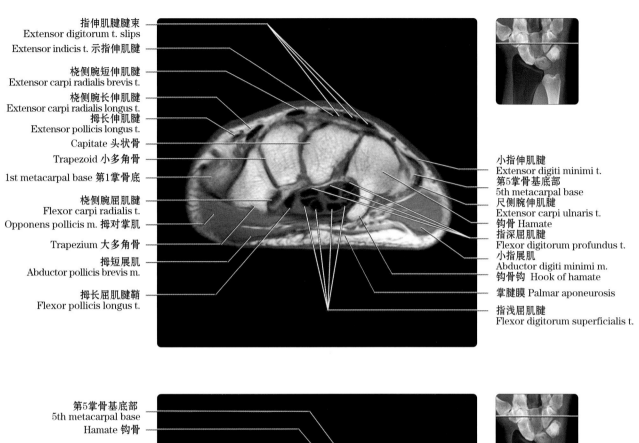

指伸肌腱腱束
Extensor digitorum t. slips

Extensor indicis t. 示指伸肌腱

桡侧腕短伸肌腱
Extensor carpi radialis brevis t.

桡侧腕长伸肌腱
Extensor carpi radialis longus t.

拇长伸肌腱
Extensor pollicis longus t.

Capitate 头状骨

Trapezoid 小多角骨

1st metacarpal base 第1掌骨底

桡侧腕屈肌腱
Flexor carpi radialis t.

Opponens pollicis m. 拇对掌肌

Trapezium 大多角骨

拇短展肌
Abductor pollicis brevis m.

拇长屈肌腱鞘
Flexor pollicis longus t.

小指伸肌腱
Extensor digiti minimi t.

第5掌骨基底部
5th metacarpal base

尺侧腕伸肌腱
Extensor carpi ulnaris t.

钩骨 Hamate

指深屈肌腱
Flexor digitorum profundus t.

小指展肌
Abductor digiti minimi m.

钩骨钩 Hook of hamate

掌腱膜 Palmar aponeurosis

指浅屈肌腱
Flexor digitorum superficialis t.

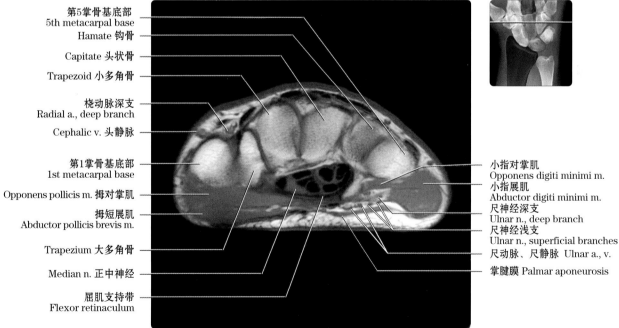

第5掌骨基底部
5th metacarpal base

Hamate 钩骨

Capitate 头状骨

Trapezoid 小多角骨

桡动脉深支
Radial a., deep branch

Cephalic v. 头静脉

第1掌骨基底部
1st metacarpal base

Opponens pollicis m. 拇对掌肌

拇短展肌
Abductor pollicis brevis m.

Trapezium 大多角骨

Median n. 正中神经

屈肌支持带
Flexor retinaculum

小指对掌肌
Opponens digiti minimi m.

小指展肌
Abductor digiti minimi m.

尺神经深支
Ulnar n., deep branch

尺神经浅支
Ulnar n., superficial branches

尺动脉、尺静脉 Ulnar a., v.

掌腱膜 Palmar aponeurosis

上图：钩骨钩远端层面，指屈肌腱通过腕管，最浅的 2 条肌腱延伸至中指和环指，2 个中间肌腱延伸至示指和小指，深肌腱构成深层。

下图：腕掌关节层面，远端腕管内容物穿过腕管最窄处。尺神经深支在钩骨的背侧和远端通过。尺神经浅支向远端伸入手掌。图中显示掌深弓的一部分（桡动脉深支），但背侧和掌侧血管弓通常不容易显示。

右腕关节横轴位 T$_1$WI

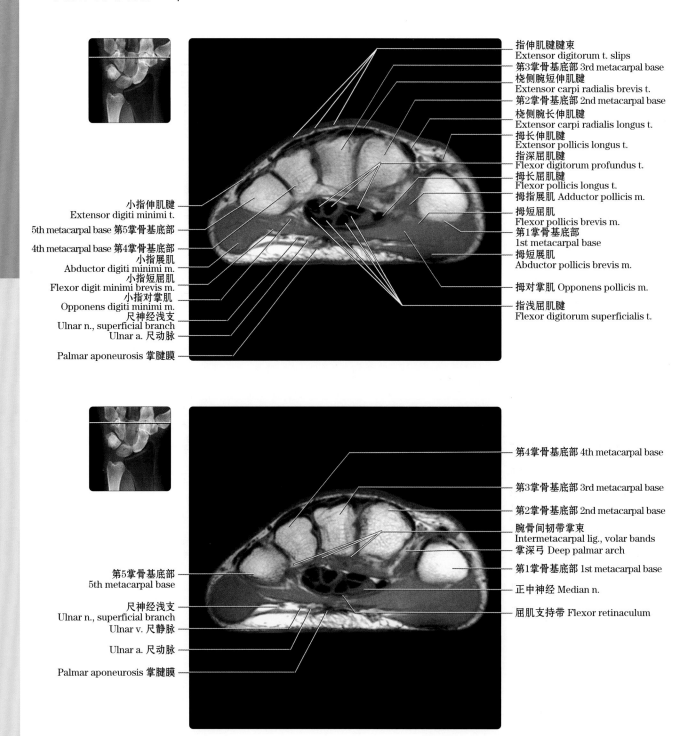

指伸肌腱腱束
Extensor digitorum t. slips

第3掌骨基底部 3rd metacarpal base

桡侧腕短伸肌腱
Extensor carpi radialis brevis t.

第2掌骨基底部 2nd metacarpal base

桡侧腕长伸肌腱
Extensor carpi radialis longus t.

拇长伸肌腱
Extensor pollicis longus t.

指深屈肌腱
Flexor digitorum profundus t.

拇长屈肌腱
Flexor pollicis longus t.

拇指展肌 Adductor pollicis m.

拇短屈肌
Flexor pollicis brevis m.

第1掌骨基底部
1st metacarpal base

拇短展肌
Abductor pollicis brevis m.

拇对掌肌 Opponens pollicis m.

指浅屈肌腱
Flexor digitorum superficialis t.

小指伸肌腱
Extensor digiti minimi t.

5th metacarpal base 第5掌骨基底部

4th metacarpal base 第4掌骨基底部

小指展肌
Abductor digiti minimi m.

小指短屈肌
Flexor digit minimi brevis m.

小指对掌肌
Opponens digiti minimi m.

尺神经浅支
Ulnar n., superficial branch

Ulnar a. 尺动脉

Palmar aponeurosis 掌腱膜

第4掌骨基底部 4th metacarpal base

第3掌骨基底部 3rd metacarpal base

第2掌骨基底部 2nd metacarpal base

腕骨间韧带掌束
Intermetacarpal lig., volar bands

掌深弓 Deep palmar arch

第1掌骨基底部 1st metacarpal base

正中神经 Median n.

屈肌支持带 Flexor retinaculum

第5掌骨基底部
5th metacarpal base

尺神经浅支
Ulnar n., superficial branch

Ulnar v. 尺静脉

Ulnar a. 尺动脉

Palmar aponeurosis 掌腱膜

上图：腕掌关节层面，大鱼际和小鱼肌发达。拇长伸肌腱走行更垂直于横轴面，结构显示突出。指伸肌腱在附着点附近变扁平。

下图：屈肌支持带远端和掌骨基底部层面，腕管末端正中神经分成肌支和指神经。尺神经浅支清晰可见。第 1 和第 2 掌骨基底部之间可见部分桡动脉参与构成掌深弓。

左腕关节横轴位 T₁WI

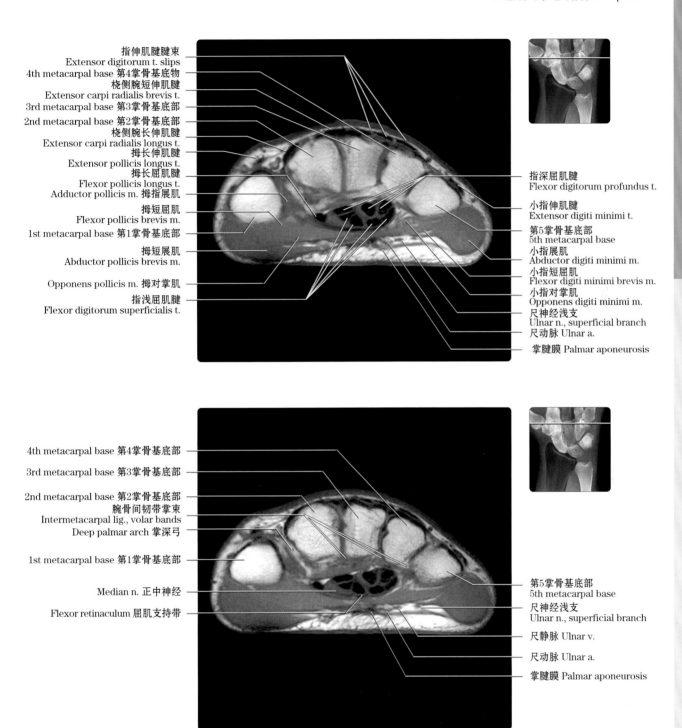

指伸肌腱腱束
Extensor digitorum t. slips
4th metacarpal base 第4掌骨基底物
桡侧腕短伸肌腱
Extensor carpi radialis brevis t.
3rd metacarpal base 第3掌骨基底部
2nd metacarpal base 第2掌骨基底部
桡侧腕长伸肌腱
Extensor carpi radialis longus t.
拇长伸肌腱
Extensor pollicis longus t.
拇长屈肌腱
Flexor pollicis longus t.
Adductor pollicis m. 拇指展肌
拇短屈肌
Flexor pollicis brevis m.
1st metacarpal base 第1掌骨基底部
拇短展肌
Abductor pollicis brevis m.
Opponens pollicis m. 拇对掌肌
指浅屈肌腱
Flexor digitorum superficialis t.

指深屈肌腱
Flexor digitorum profundus t.
小指伸肌腱
Extensor digiti minimi t.
第5掌骨基底部
5th metacarpal base
小指展肌
Abductor digiti minimi m.
小指短屈肌
Flexor digiti minimi brevis m.
小指对掌肌
Opponens digiti minimi m.
尺神经浅支
Ulnar n., superficial branch
尺动脉 Ulnar a.
掌腱膜 Palmar aponeurosis

4th metacarpal base 第4掌骨基底部
3rd metacarpal base 第3掌骨基底部
2nd metacarpal base 第2掌骨基底部
腕骨间韧带掌束
Intermetacarpal lig., volar bands
Deep palmar arch 掌深弓
1st metacarpal base 第1掌骨基底部
Median n. 正中神经
Flexor retinaculum 屈肌支持带

第5掌骨基底部
5th metacarpal base
尺神经浅支
Ulnar n., superficial branch
尺静脉 Ulnar v.
尺动脉 Ulnar a.
掌腱膜 Palmar aponeurosis

上图：腕掌关节层面，大鱼际和小鱼肌发达。拇长伸肌腱走行更垂直于横轴面，结构显示突出。指伸肌腱在附着点附近变扁平。

下图：屈肌支持带远端和掌骨基底部层面，腕管末端正中神经分成肌支和指神经。尺神经浅支清晰可见。第1和第2掌骨基底部之间可见部分桡动脉参与构成掌深弓。

右腕关节横轴位 T₁WI

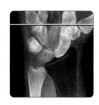

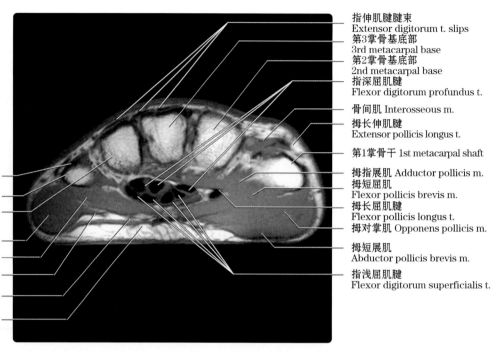

指伸肌腱腱束
Extensor digitorum t. slips
第3掌骨基底部
3rd metacarpal base
第2掌骨基底部
2nd metacarpal base
指深屈肌腱
Flexor digitorum profundus t.
骨间肌 Interosseous m.
拇长伸肌腱
Extensor pollicis longus t.
第1掌骨干 1st metacarpal shaft
拇指展肌 Adductor pollicis m.
拇短屈肌
Flexor pollicis brevis m.
拇长屈肌腱
Flexor pollicis longus t.
拇对掌肌 Opponens pollicis m.
拇短展肌
Abductor pollicis brevis m.
指浅屈肌腱
Flexor digitorum superficialis t.

小指伸肌腱
Extensor digiti minimi t.
5th metacarpal base 第5掌骨基底部
4th metacarpal base 第4掌骨基底部
小指展肌
Abductor digiti minimi m.
小指对掌肌
Opponens digiti minimi m.
小指短屈肌
Flexor digit minimi brevis m.
尺神经浅支
Ulnar n., superficial branch
Palmar aponeurosis 掌腱膜

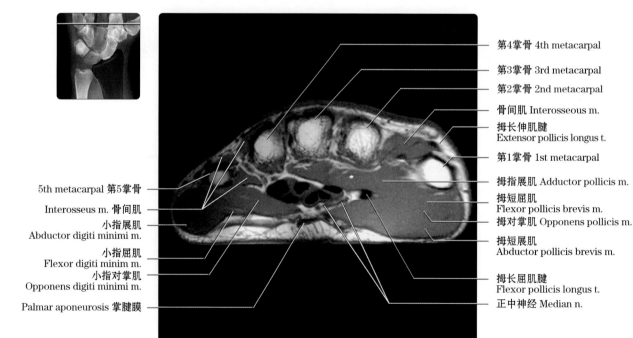

第4掌骨 4th metacarpal
第3掌骨 3rd metacarpal
第2掌骨 2nd metacarpal
骨间肌 Interosseous m.
拇长伸肌腱
Extensor pollicis longus t.
第1掌骨 1st metacarpal
拇指展肌 Adductor pollicis m.
拇短屈肌
Flexor pollicis brevis m.
拇对掌肌 Opponens pollicis m.
拇短展肌
Abductor pollicis brevis m.
拇长屈肌腱
Flexor pollicis longus t.
正中神经 Median n.

5th metacarpal 第5掌骨
Interosseus m. 骨间肌
小指展肌
Abductor digiti minimi m.
小指屈肌
Flexor digiti minim m.
小指对掌肌
Opponens digiti minimi m.
Palmar aponeurosis 掌腱膜

上图：掌骨基底部层面，标志着从手腕过渡到手，指伸肌腱变平并横跨掌底背侧。

下图：掌骨基底部层面，有明显的骨间肌肉。大鱼际和小鱼际肌肉发达。桡神经、尺神经远端分支不清，正中神经分支清晰可见。

左腕关节横轴位 T₁WI

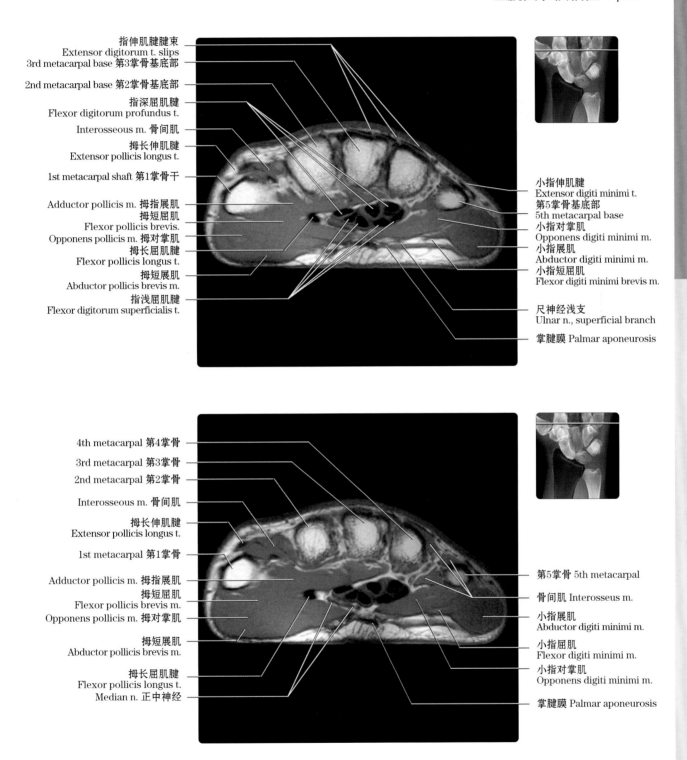

指伸肌腱腱束
Extensor digitorum t. slips
3rd metacarpal base 第3掌骨基底部

2nd metacarpal base 第2掌骨基底部

指深屈肌腱
Flexor digitorum profundus t.

Interosseous m. 骨间肌

拇长伸肌腱
Extensor pollicis longus t.

1st metacarpal shaft 第1掌骨干

Adductor pollicis m. 拇指展肌
拇短屈肌
Flexor pollicis brevis.
Opponens pollicis m. 拇对掌肌
拇长屈肌腱
Flexor pollicis longus t.
拇短展肌
Abductor pollicis brevis m.
指浅屈肌腱
Flexor digitorum superficialis t.

小指伸肌腱
Extensor digiti minimi t.
第5掌骨基底部
5th metacarpal base
小指对掌肌
Opponens digiti minimi m.
小指展肌
Abductor digiti minimi m.
小指短屈肌
Flexor digiti minimi brevis m.

尺神经浅支
Ulnar n., superficial branch

掌腱膜 Palmar aponeurosis

4th metacarpal 第4掌骨

3rd metacarpal 第3掌骨

2nd metacarpal 第2掌骨

Interosseous m. 骨间肌

拇长伸肌腱
Extensor pollicis longus t.

1st metacarpal 第1掌骨

Adductor pollicis m. 拇指展肌
拇短屈肌
Flexor pollicis brevis m.
Opponens pollicis m. 拇对掌肌

拇短展肌
Abductor pollicis brevis m.

拇长屈肌腱
Flexor pollicis longus t.
Median n. 正中神经

第5掌骨 5th metacarpal

骨间肌 Interosseus m.

小指展肌
Abductor digiti minimi m.

小指屈肌
Flexor digiti minimi m.

小指对掌肌
Opponens digiti minimi m.

掌腱膜 Palmar aponeurosis

上图：掌骨基底部层面，标志着从手腕过渡到手，指伸肌腱变平并横跨掌底背侧。

下图：掌骨基底部层面，有明显的骨间肌肉。大鱼际和小鱼际肌肉发达。桡神经、尺神经远端分支不清，正中神经分支清晰可见。

右腕关节冠状位 T₁WI

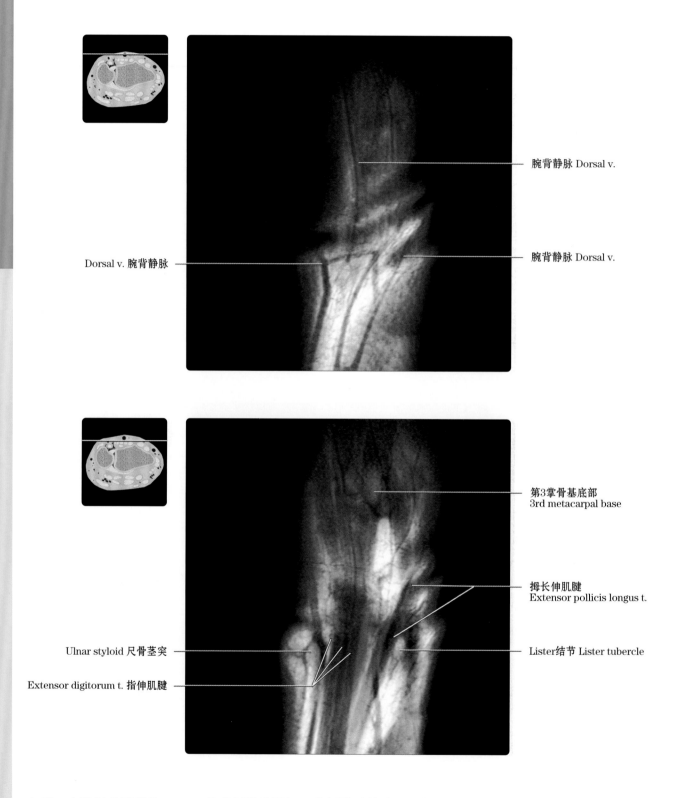

腕背静脉 Dorsal v.

腕背静脉 Dorsal v.

Dorsal v. 腕背静脉

第3掌骨基底部
3rd metacarpal base

拇长伸肌腱
Extensor pollicis longus t.

Ulnar styloid 尺骨茎突

Lister结节 Lister tubercle

Extensor digitorum t. 指伸肌腱

上图：右腕关节冠状位 T₁WI，腕背侧静脉网汇入桡侧的头静脉和尺侧贵要静脉。

下图：指伸肌腱是最靠背侧的腕背部结构，另可见尺骨茎突背侧部、桡骨背侧（Lister 结节）和第 3 掌骨基底部。

左腕关节冠状位 T₁WI

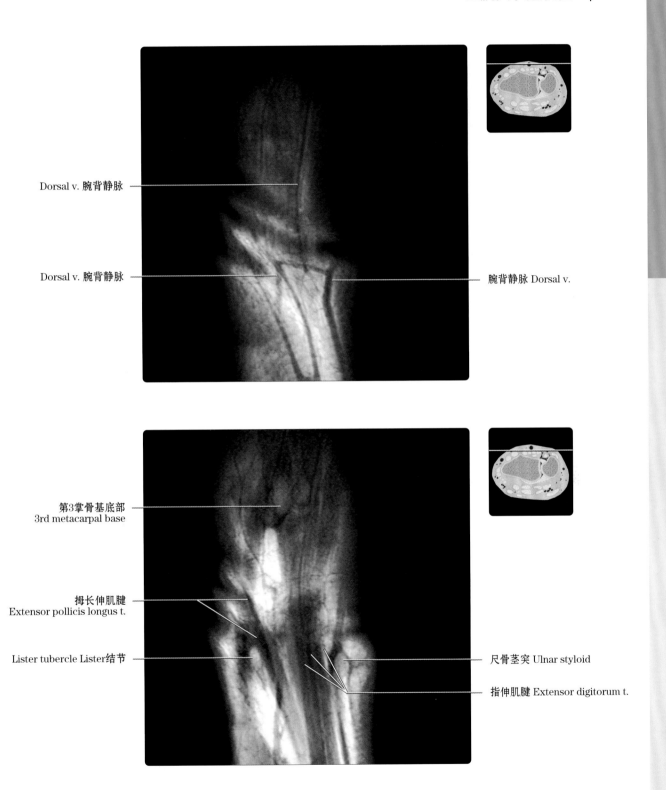

Dorsal v. 腕背静脉

Dorsal v. 腕背静脉

腕背静脉 Dorsal v.

第3掌骨基底部
3rd metacarpal base

拇长伸肌腱
Extensor pollicis longus t.

Lister tubercle Lister结节

尺骨茎突 Ulnar styloid

指伸肌腱 Extensor digitorum t.

上图：右腕关节冠状位 T₁WI，腕背侧静脉网汇入桡侧的头静脉和尺侧贵要静脉。

下图：指伸肌腱是最靠背侧的腕背部结构，另可见尺骨茎突背侧部、桡骨背侧（Lister 结节）和第 3 掌骨基底部。

右腕关节冠状位 T₁WI

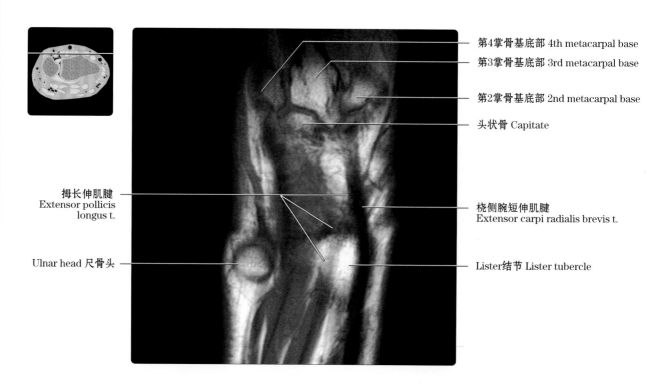

第4掌骨基底部 4th metacarpal base
第3掌骨基底部 3rd metacarpal base
第2掌骨基底部 2nd metacarpal base
头状骨 Capitate

拇长伸肌腱
Extensor pollicis longus t.

桡侧腕短伸肌腱
Extensor carpi radialis brevis t.

Ulnar head 尺骨头

Lister结节 Lister tubercle

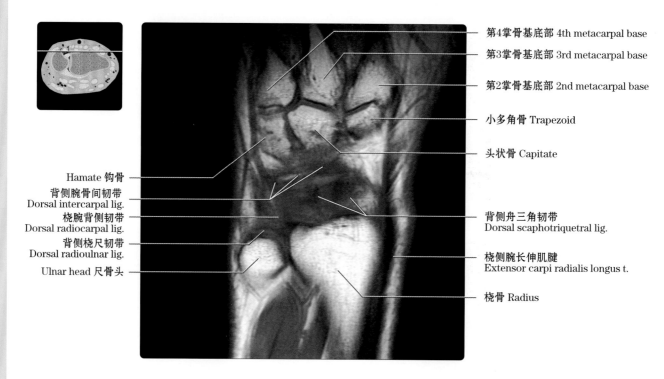

第4掌骨基底部 4th metacarpal base
第3掌骨基底部 3rd metacarpal base
第2掌骨基底部 2nd metacarpal base
小多角骨 Trapezoid
头状骨 Capitate

Hamate 钩骨
背侧腕骨间韧带
Dorsal intercarpal lig.
桡腕背侧韧带
Dorsal radiocarpal lig.
背侧桡尺韧带
Dorsal radioulnar lig.
Ulnar head 尺骨头

背侧舟三角韧带
Dorsal scaphotriquetral lig.
桡侧腕长伸肌腱
Extensor carpi radialis longus t.
桡骨 Radius

上图：Lister 结节和尺骨头位于背部，拇长伸肌腱经 Lister 结节的尺侧在浅沟中穿过，跨越桡侧腕伸肌腱向桡侧走行。

下图：背部外侧韧带和内侧韧带显示为水平横跨腕部的薄、低信号束，这些细薄韧带很难分辨，但背侧腕骨间韧带和桡腕背侧韧带通常可见。

左腕关节冠状位 T₁WI

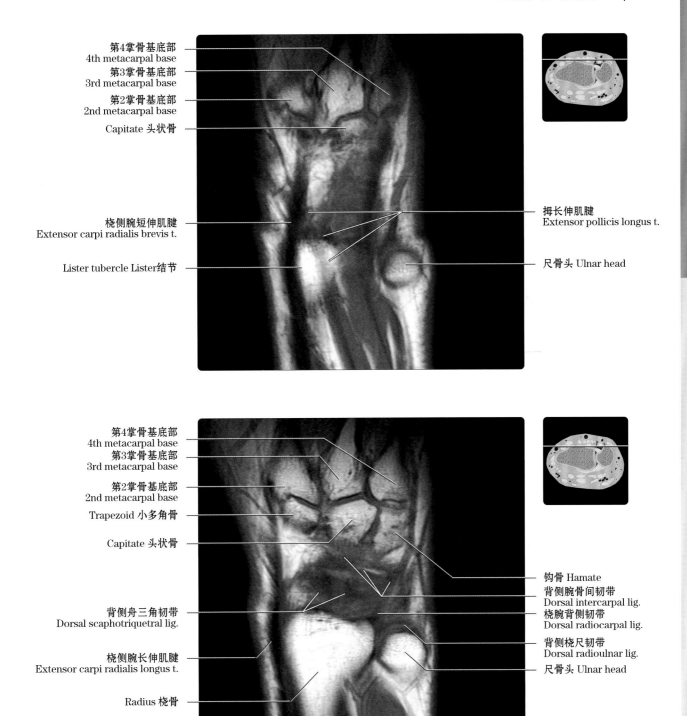

第4掌骨基底部 4th metacarpal base
第3掌骨基底部 3rd metacarpal base
第2掌骨基底部 2nd metacarpal base
Capitate 头状骨
桡侧腕短伸肌腱 Extensor carpi radialis brevis t.
Lister tubercle Lister结节
拇长伸肌腱 Extensor pollicis longus t.
尺骨头 Ulnar head

第4掌骨基底部 4th metacarpal base
第3掌骨基底部 3rd metacarpal base
第2掌骨基底部 2nd metacarpal base
Trapezoid 小多角骨
Capitate 头状骨
背侧舟三角韧带 Dorsal scaphotriquetral lig.
桡侧腕长伸肌腱 Extensor carpi radialis longus t.
Radius 桡骨
钩骨 Hamate
背侧腕骨间韧带 Dorsal intercarpal lig.
桡腕背侧韧带 Dorsal radiocarpal lig.
背侧桡尺韧带 Dorsal radioulnar lig.
尺骨头 Ulnar head

上图：Lister 结节和尺骨头位于背部，拇长伸肌腱经 Lister 结节的尺侧在浅沟中穿过，跨越桡侧腕伸肌腱向桡侧走行。

下图：背部外侧韧带和内侧韧带显示为水平横跨腕部的薄、低信号束，这些细薄韧带很难分辨，但背侧腕骨间韧带和桡腕背侧韧带通常可见。

右腕关节冠状位 T₁WI

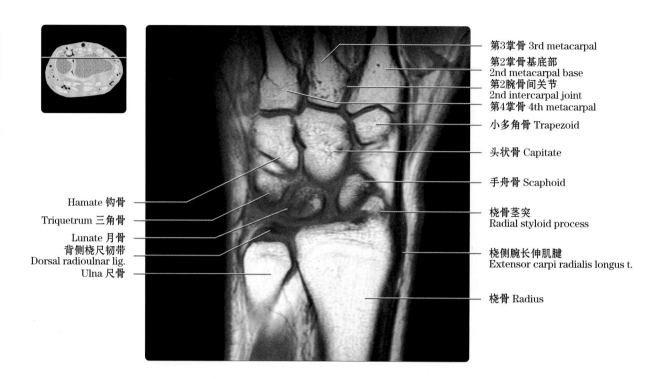

第3掌骨 3rd metacarpal
第2掌骨基底部 2nd metacarpal base
第2腕骨间关节 2nd intercarpal joint
第4掌骨 4th metacarpal
小多角骨 Trapezoid
头状骨 Capitate
手舟骨 Scaphoid
桡骨茎突 Radial styloid process
桡侧腕长伸肌腱 Extensor carpi radialis longus t.
桡骨 Radius

Hamate 钩骨
Triquetrum 三角骨
Lunate 月骨
背侧桡尺韧带 Dorsal radioulnar lig.
Ulna 尺骨

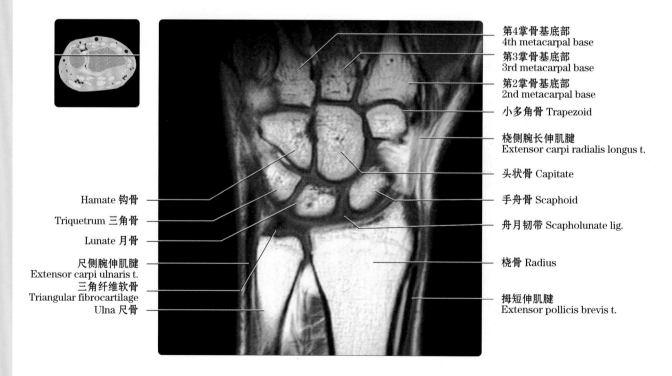

第4掌骨基底部 4th metacarpal base
第3掌骨基底部 3rd metacarpal base
第2掌骨基底部 2nd metacarpal base
小多角骨 Trapezoid
桡侧腕长伸肌腱 Extensor carpi radialis longus t.
头状骨 Capitate
手舟骨 Scaphoid
舟月韧带 Scapholunate lig.
桡骨 Radius
拇短伸肌腱 Extensor pollicis brevis t.

Hamate 钩骨
Triquetrum 三角骨
Lunate 月骨
尺侧腕伸肌腱 Extensor carpi ulnaris t.
三角纤维软骨 Triangular fibrocartilage
Ulna 尺骨

上图：背侧韧带偏掌侧层面，背侧桡尺韧带为三角纤维软骨复合体的一部分，与背侧近排和远排腕骨均清晰可见。桡侧腕伸肌腱向远端走行，附着于第二掌骨基底部。

下图：尺骨头位于桡骨远端的乙状切迹，三角纤维软骨关节盘清晰可见。尺侧腕伸肌（ECU）腱在ECU尺骨沟内的背侧通过。细小的腕骨间固有韧带，如舟月韧带和月三角韧带在T₁WI上显示不清。

左腕关节冠状位 T$_1$WI

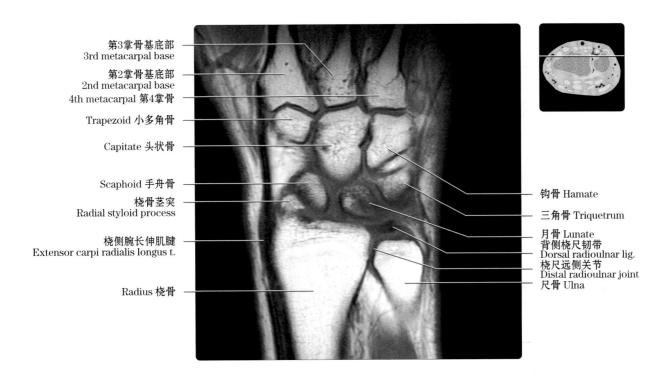

第3掌骨基底部 3rd metacarpal base
第2掌骨基底部 2nd metacarpal base
4th metacarpal 第4掌骨
Trapezoid 小多角骨
Capitate 头状骨
Scaphoid 手舟骨
桡骨茎突 Radial styloid process
桡侧腕长伸肌腱 Extensor carpi radialis longus t.
Radius 桡骨

钩骨 Hamate
三角骨 Triquetrum
月骨 Lunate
背侧桡尺韧带 Dorsal radioulnar lig.
桡尺远侧关节 Distal radioulnar joint
尺骨 Ulna

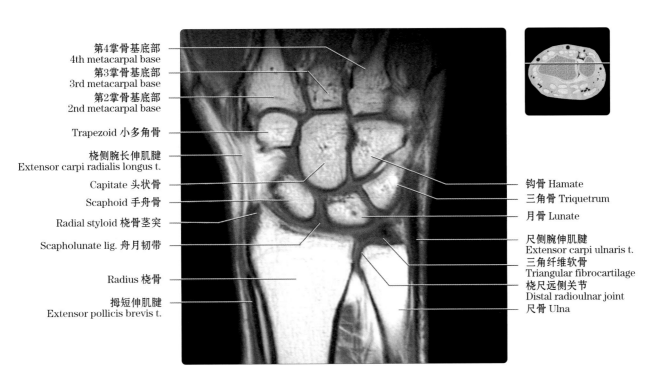

第4掌骨基底部 4th metacarpal base
第3掌骨基底部 3rd metacarpal base
第2掌骨基底部 2nd metacarpal base
Trapezoid 小多角骨
桡侧腕长伸肌腱 Extensor carpi radialis longus t.
Capitate 头状骨
Scaphoid 手舟骨
Radial styloid 桡骨茎突
Scapholunate lig. 舟月韧带
Radius 桡骨
拇短伸肌腱 Extensor pollicis brevis t.

钩骨 Hamate
三角骨 Triquetrum
月骨 Lunate
尺侧腕伸肌腱 Extensor carpi ulnaris t.
三角纤维软骨 Triangular fibrocartilage
桡尺远侧关节 Distal radioulnar joint
尺骨 Ulna

上图：背侧韧带偏掌侧层面，背侧桡尺韧带为三角纤维软骨复合体的一部分，与背侧近排和远排腕骨均清晰可见。桡侧腕伸肌腱向远端走行，附着于第 2 掌骨基底部。

下图：尺骨头位于桡骨远端的乙状切迹，三角纤维软骨关节盘清晰可见。尺侧腕伸肌（ECU）腱在 ECU 尺骨沟内的背侧通过。细小的腕骨间固有韧带，如舟月韧带和月三角韧带在 T$_1$WI 上显示不清。

右腕关节冠状位 T₁WI

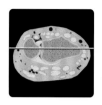

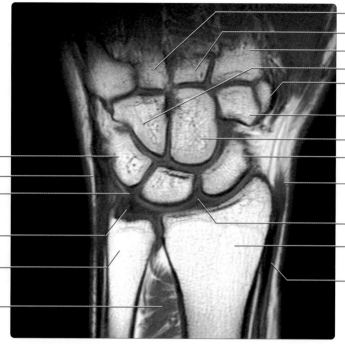

第4掌骨基底部
4th metacarpal base
第3掌骨基底部
3rd metacarpal base
第2掌骨基底部
2nd metacarpal base
钩骨 Hamate
大多角骨 Trapezium
小多角骨 Trapezoid
头状骨 Capitate
手舟骨 Scaphoid
拇长展肌腱
Abductor pollicis longus t.
舟月韧带 Scapholunate lig.
桡骨 Radius
拇短伸肌腱
Extensor pollicis brevis t.

Triquetrum 三角骨
尺侧腕伸肌腱
Extensor carpi ulnaris t.
月三角韧带
Lunotriquetral lig.
三角纤维软骨
Triangular fibrocartilage
Ulna 尺骨
旋前方肌
Pronator quadratus m.

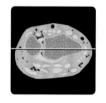

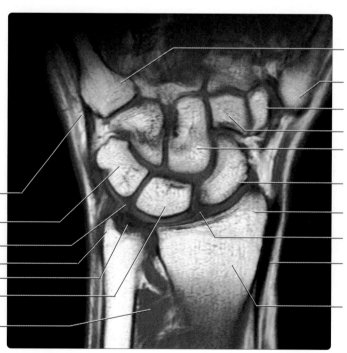

第5掌骨 5th metacarpal
第1掌骨基底部
1st metacarpal base
大多角骨 Trapezium
小多角骨 Trapezoid
头状骨 Capitate
手舟骨 Scaphoid
桡骨茎突 Radial styloid
舟月韧带 Scapholunate lig.
拇短伸肌腱及拇短展肌腱
Extensor pollicis brevis &
abductor pollicis brevis t.
桡骨 Radius

尺侧腕伸肌腱
Extensor carpi ulnaris t.
Triquetrum 三角骨
月三角韧带
Lunatotriquetral lig.
Ulnar styloid 尺骨茎突
掌侧桡尺韧带
Volar radioulnar lig.
Lunate 月骨
旋前方肌
Pronator quadratus m.

上图：三角纤维软骨覆盖尺骨头和凹部，附着于尺骨茎突基底部。拇短伸肌腱在第 1 骨纤维管内与拇长展肌腱混合（通常无法区分）。第 1 骨纤维管的炎症为 De Quervain 腱鞘炎。

下图：旋前方肌在此层面由尺骨发出。本层面所见掌侧桡尺韧带为三角纤维软骨复合体的一部分。腕骨间小韧带，如舟月韧带和月三角韧带显示不清。

左腕关节冠状位 T₁WI

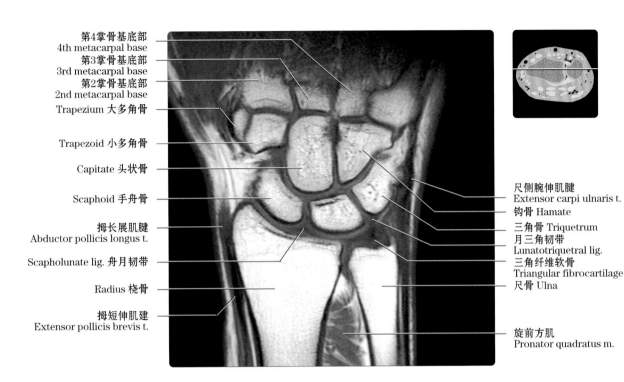

第4掌骨基底部
4th metacarpal base

第3掌骨基底部
3rd metacarpal base

第2掌骨基底部
2nd metacarpal base

Trapezium 大多角骨

Trapezoid 小多角骨

Capitate 头状骨

Scaphoid 手舟骨

拇长展肌腱
Abductor pollicis longus t.

Scapholunate lig. 舟月韧带

Radius 桡骨

拇短伸肌建
Extensor pollicis brevis t.

尺侧腕伸肌腱
Extensor carpi ulnaris t.

钩骨 Hamate

三角骨 Triquetrum

月三角韧带
Lunatotriquetral lig.

三角纤维软骨
Triangular fibrocartilage

尺骨 Ulna

旋前方肌
Pronator quadratus m.

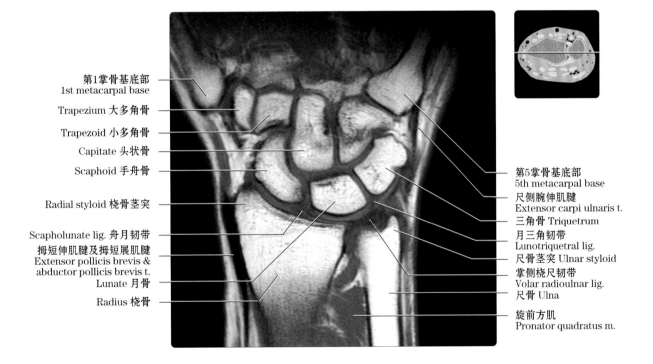

第1掌骨基底部
1st metacarpal base

Trapezium 大多角骨

Trapezoid 小多角骨

Capitate 头状骨

Scaphoid 手舟骨

Radial styloid 桡骨茎突

Scapholunate lig. 舟月韧带

拇短伸肌腱及拇短展肌腱
Extensor pollicis brevis &
abductor pollicis brevis t.

Lunate 月骨

Radius 桡骨

第5掌骨基底部
5th metacarpal base

尺侧腕伸肌腱
Extensor carpi ulnaris t.

三角骨 Triquetrum

月三角韧带
Lunotriquetral lig.

尺骨茎突 Ulnar styloid

掌侧桡尺韧带
Volar radioulnar lig.

尺骨 Ulna

旋前方肌
Pronator quadratus m.

上图：三角纤维软骨覆盖尺骨头和凹部，附着于尺骨茎突基底部。拇短伸肌腱在第 1 伸肌骨纤维管内与拇长展肌腱混合（通常无法区分）。第 1 伸肌骨纤维管的炎症为 De Quervain 腱鞘炎。

下图：旋前方肌在此层面由尺骨发出。本层面所见掌侧桡尺韧带为三角纤维软骨复合体的一部分。腕骨间小韧带，如舟月韧带和月三角韧带显示不清。

右腕关节冠状位 T₁WI

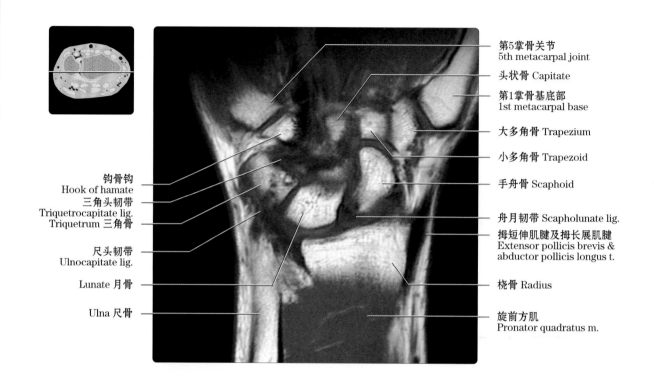

第5掌骨关节
5th metacarpal joint

头状骨 Capitate

第1掌骨基底部
1st metacarpal base

大多角骨 Trapezium

小多角骨 Trapezoid

手舟骨 Scaphoid

舟月韧带 Scapholunate lig.

拇短伸肌腱及拇长展肌腱
Extensor pollicis brevis &
abductor pollicis longus t.

桡骨 Radius

旋前方肌
Pronator quadratus m.

钩骨钩
Hook of hamate

三角头韧带
Triquetrocapitate lig.

Triquetrum 三角骨

尺头韧带
Ulnocapitate lig.

Lunate 月骨

Ulna 尺骨

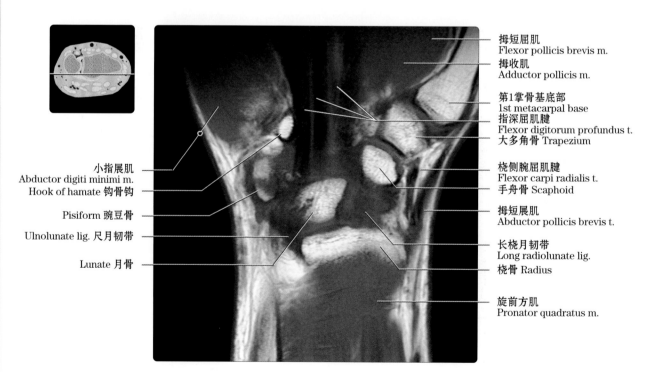

拇短屈肌
Flexor pollicis brevis m.

拇收肌
Adductor pollicis m.

第1掌骨基底部
1st metacarpal base

指深屈肌腱
Flexor digitorum profundus t.

大多角骨 Trapezium

桡侧腕屈肌腱
Flexor carpi radialis t.

手舟骨 Scaphoid

拇短展肌
Abductor pollicis brevis t.

长桡月韧带
Long radiolunate lig.

桡骨 Radius

旋前方肌
Pronator quadratus m.

小指展肌
Abductor digiti minimi m.

Hook of hamate 钩骨钩

Pisiform 豌豆骨

Ulnolunate lig. 尺月韧带

Lunate 月骨

上图：舟骨粗隆基底部和背侧豆三角关节层面，掌侧韧带部分可见，包括尺头韧带和三角头韧带。拇短伸肌腱和拇长展肌腱穿过腕部鼻烟窝区。钩骨钩显示清楚。

下图：豆三角关节和舟骨粗隆掌侧层面，旋前方肌肌腹可见。指深屈肌腱穿过背侧腕管。

左腕关节冠状位 T₁WI

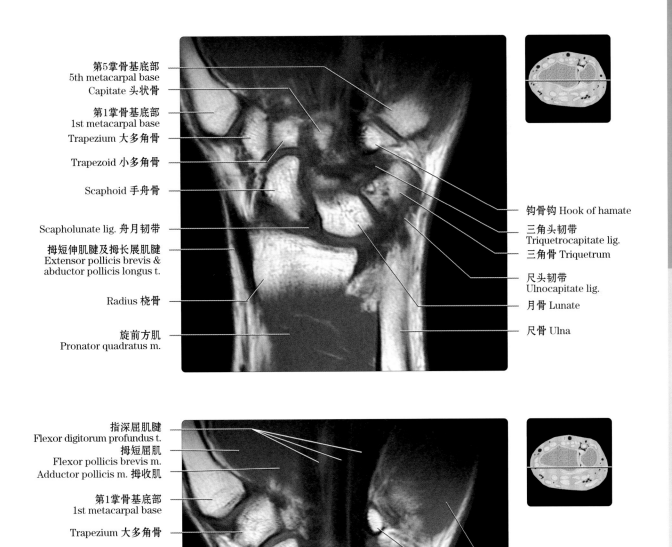

第5掌骨基底部
5th metacarpal base
Capitate 头状骨
第1掌骨基底部
1st metacarpal base
Trapezium 大多角骨
Trapezoid 小多角骨
Scaphoid 手舟骨
Scapholunate lig. 舟月韧带
拇短伸肌腱及拇长展肌腱
Extensor pollicis brevis &
abductor pollicis longus t.
Radius 桡骨
旋前方肌
Pronator quadratus m.

钩骨钩 Hook of hamate
三角头韧带
Triquetrocapitate lig.
三角骨 Triquetrum
尺头韧带
Ulnocapitate lig.
月骨 Lunate
尺骨 Ulna

指深屈肌腱
Flexor digitorum profundus t.
拇短屈肌
Flexor pollicis brevis m.
Adductor pollicis m. 拇收肌
第1掌骨基底部
1st metacarpal base
Trapezium 大多角骨
桡侧腕屈肌腱
Flexor carpi radialis t.
Scaphoid 手舟骨
拇短展肌腱
Abductor pollicis brevis t.
长桡月韧带
Long radiolunate lig.
Radius 桡骨
旋前方肌
Pronator quadratus m.

小指展肌
Abductor digiti minimi m.
钩骨钩 Hook of hamate
豌豆骨 Pisiform
尺月韧带 Ulnolunate lig.
月骨 Lunate

上图：舟骨粗隆基底部和背侧豆三角关节层面，掌侧韧带部分可见，包括尺头韧带和三角头韧带。拇短伸肌腱和拇长展肌腱穿过腕部鼻烟窝区。钩骨钩显示清楚。

下图：豆三角关节和舟骨粗隆掌侧层面，旋前方肌肌腹可见。指深屈肌腱穿过背侧腕管。

右腕关节冠状位 T$_1$WI

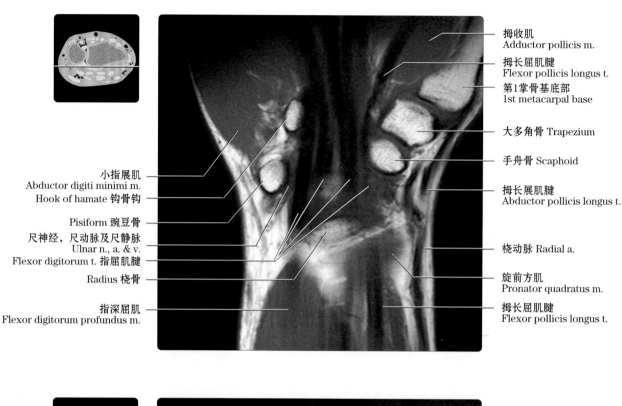

小指展肌
Abductor digiti minimi m.
Hook of hamate 钩骨钩
Pisiform 豌豆骨
尺神经，尺动脉及尺静脉
Ulnar n., a. & v.
Flexor digitorum t. 指屈肌腱
Radius 桡骨
指深屈肌
Flexor digitorum profundus m.

拇收肌
Adductor pollicis m.
拇长屈肌腱
Flexor pollicis longus t.
第1掌骨基底部
1st metacarpal base
大多角骨 Trapezium
手舟骨 Scaphoid
拇长展肌腱
Abductor pollicis longus t.
桡动脉 Radial a.
旋前方肌
Pronator quadratus m.
拇长屈肌腱
Flexor pollicis longus t.

小指展肌
Abductor digiti minimi m.
Guyon canal region Guyon管区
Pisohamate lig. 豆钩韧带
Pisiform 豌豆骨
Ulnar n. 尺神经
指浅屈肌腱
Flexor digitorum superficialis t.

拇收肌 Adductor pollicis m.
钩骨钩 Hook of hamate
第1掌骨基底部
1st metacarpal base
腕管区 Carpal tunnel region
大多角骨 Trapezium
手舟骨 Scaphoid
拇长屈肌腱
Flexor pollicis longus t.
桡动脉 Radial a.

上图：桡骨和尺骨掌侧层面，指深屈肌腱和指浅屈肌腱穿过屈肌支持带深面。桡、尺动脉在腕部近端可见，分支成细小血管后，常规 MR 成像中可能显示不清。

下图：腕尺管（Guyon 管）区由豌豆骨和内侧屈肌支持带的深、浅部组成，包含尺神经、动静脉以及脂肪。腕管区域位于 Guyon 管的背侧（深部），包含指深屈肌腱和指浅屈肌腱、拇长屈肌腱和正中神经。

左腕关节冠状位 T₁WI

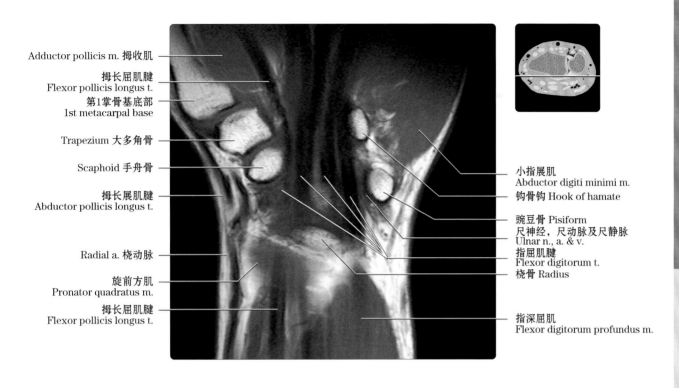

Adductor pollicis m. 拇收肌

拇长屈肌腱
Flexor pollicis longus t.

第1掌骨基底部
1st metacarpal base

Trapezium 大多角骨

Scaphoid 手舟骨

拇长展肌腱
Abductor pollicis longus t.

Radial a. 桡动脉

旋前方肌
Pronator quadratus m.

拇长屈肌腱
Flexor pollicis longus t.

小指展肌
Abductor digiti minimi m.

钩骨钩 Hook of hamate

豌豆骨 Pisiform
尺神经、尺动脉及尺静脉
Ulnar n., a. & v.

指屈肌腱
Flexor digitorum t.

桡骨 Radius

指深屈肌
Flexor digitorum profundus m.

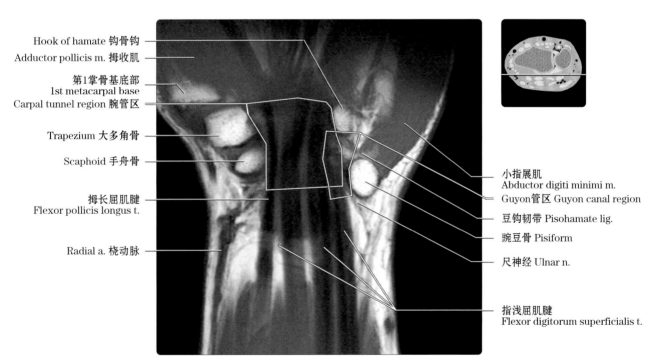

Hook of hamate 钩骨钩
Adductor pollicis m. 拇收肌

第1掌骨基底部
1st metacarpal base
Carpal tunnel region 腕管区

Trapezium 大多角骨

Scaphoid 手舟骨

拇长屈肌腱
Flexor pollicis longus t.

Radial a. 桡动脉

小指展肌
Abductor digiti minimi m.

Guyon管区 Guyon canal region

豆钩韧带 Pisohamate lig.

豌豆骨 Pisiform

尺神经 Ulnar n.

指浅屈肌腱
Flexor digitorum superficialis t.

上图：桡骨和尺骨掌侧层面，指深屈肌腱和指浅屈肌腱穿过屈肌支持带深面。桡、尺动脉在腕部近端可见，分支成细小血管后，常规 MR 成像中可能显示不清。

下图：腕尺管（Guyon 管）区由豌豆骨和内侧屈肌支持带的深、浅部组成，包含尺神经、动静脉以及脂肪。腕管区域位于 Guyon 管的背侧（深部），包含指深屈肌腱和指浅屈肌腱、拇长屈肌腱和正中神经。

右腕关节冠状位 T₁WI

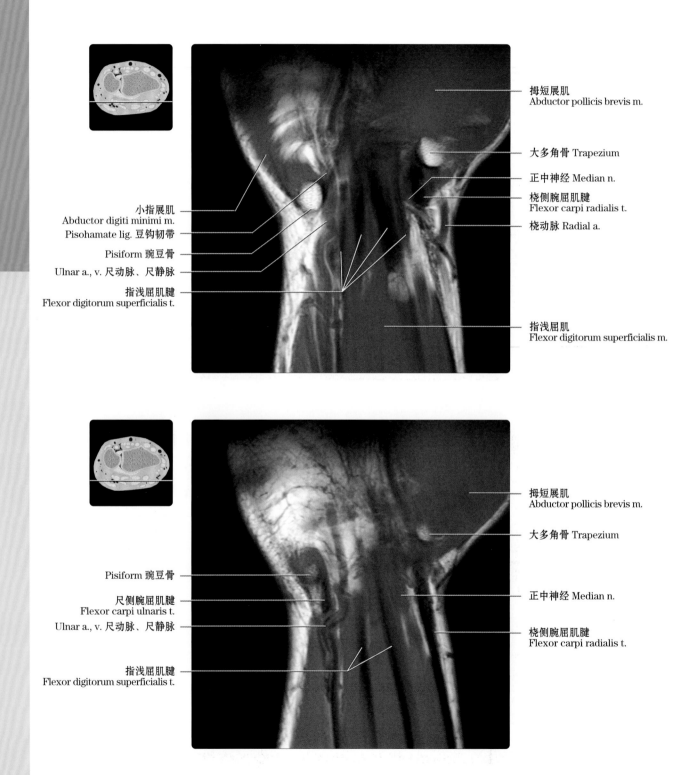

拇短展肌
Abductor pollicis brevis m.

大多角骨 Trapezium

正中神经 Median n.

桡侧腕屈肌腱
Flexor carpi radialis t.

桡动脉 Radial a.

指浅屈肌
Flexor digitorum superficialis m.

小指展肌
Abductor digiti minimi m.
Pisohamate lig. 豆钩韧带

Pisiform 豌豆骨

Ulnar a., v. 尺动脉、尺静脉

指浅屈肌腱
Flexor digitorum superficialis t.

拇短展肌
Abductor pollicis brevis m.

大多角骨 Trapezium

正中神经 Median n.

桡侧腕屈肌腱
Flexor carpi radialis t.

Pisiform 豌豆骨

尺侧腕屈肌腱
Flexor carpi ulnaris t.

Ulnar a., v. 尺动脉、尺静脉

指浅屈肌腱
Flexor digitorum superficialis t.

上图：屈肌支持带的细小移行带从手舟骨向钩骨和豌豆骨走行，指浅屈肌腱位于屈肌支持带的背侧。尺神经在穿过 Guyon 管时，位于尺动脉和尺静脉的尺侧。

下图：正中神经位于腕管的桡侧表浅部，与肌肉等信号，在 T₁WI 上不易分辨。

左腕关节冠状位 T₁WI

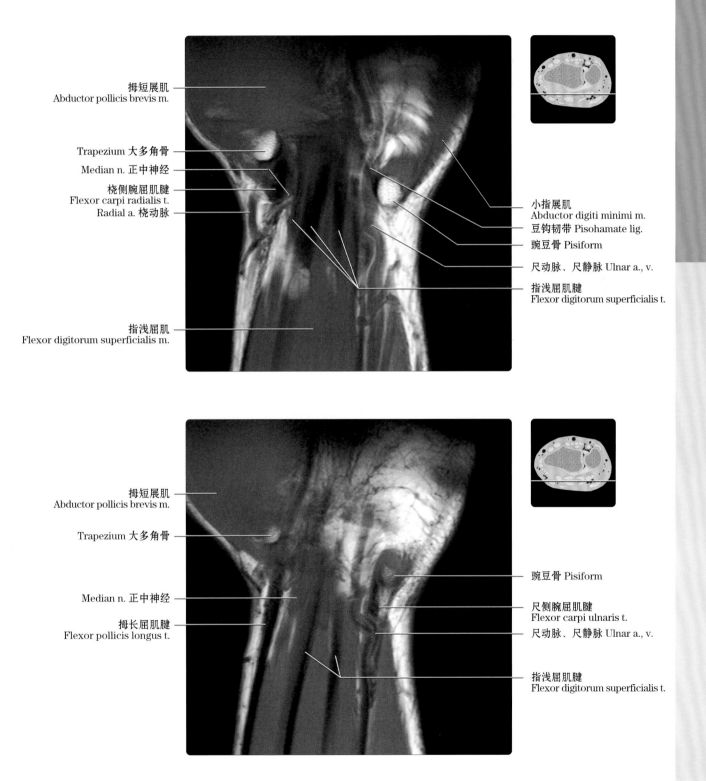

拇短展肌
Abductor pollicis brevis m.

Trapezium 大多角骨

Median n. 正中神经

桡侧腕屈肌腱
Flexor carpi radialis t.

Radial a. 桡动脉

指浅屈肌
Flexor digitorum superficialis m.

小指展肌
Abductor digiti minimi m.

豆钩韧带 Pisohamate lig.

豌豆骨 Pisiform

尺动脉、尺静脉 Ulnar a., v.

指浅屈肌腱
Flexor digitorum superficialis t.

拇短展肌
Abductor pollicis brevis m.

Trapezium 大多角骨

Median n. 正中神经

拇长屈肌腱
Flexor pollicis longus t.

豌豆骨 Pisiform

尺侧腕屈肌腱
Flexor carpi ulnaris t.

尺动脉、尺静脉 Ulnar a., v.

指浅屈肌腱
Flexor digitorum superficialis t.

上图：屈肌支持带的细小移行带从手舟骨向钩骨和豌豆骨走行，指浅屈肌腱位于屈肌支持带的背侧。尺神经在穿过 Guyon 管时，位于尺动脉和尺静脉的尺侧。

下图：正中神经位于腕管的桡侧表浅部，与肌肉等信号，在 T₁WI 上不易分辨。

右腕关节冠状位 T$_1$WI

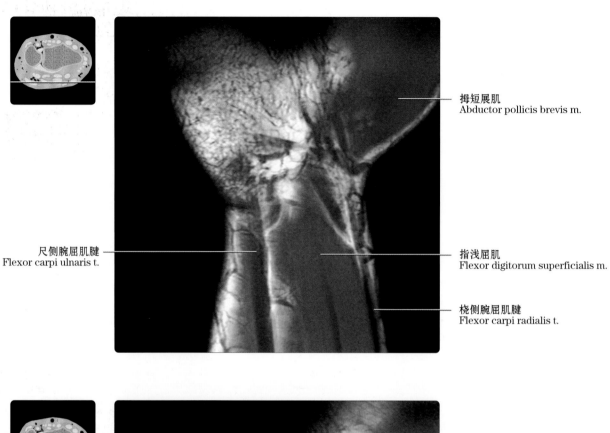

拇短展肌
Abductor pollicis brevis m.

尺侧腕屈肌腱
Flexor carpi ulnaris t.

指浅屈肌
Flexor digitorum superficialis m.

桡侧腕屈肌腱
Flexor carpi radialis t.

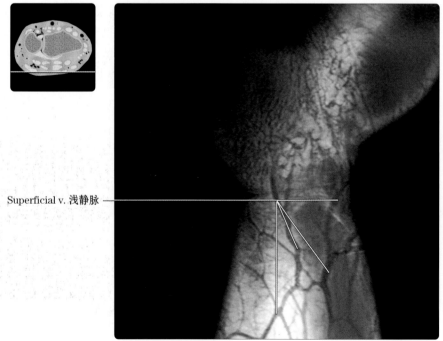

Superficial v. 浅静脉

上图：前臂远端掌侧肌肉组织和大鱼际隆起清晰可见。

下图：腕掌侧静脉网汇入桡侧的头静脉和尺侧贵要静脉。

左腕关节冠状位 T₁WI

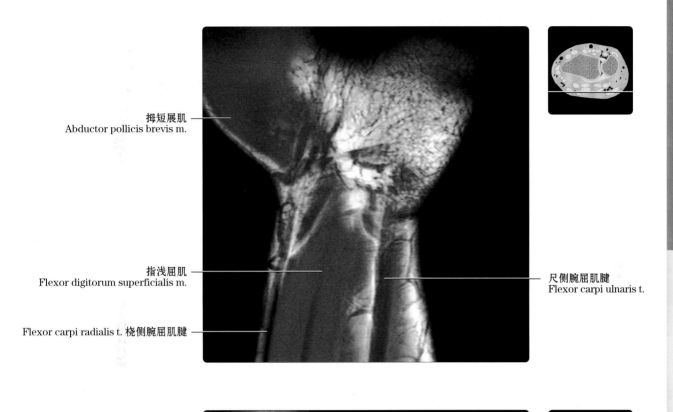

拇短展肌
Abductor pollicis brevis m.

指浅屈肌
Flexor digitorum superficialis m.

Flexor carpi radialis t. 桡侧腕屈肌腱

尺侧腕屈肌腱
Flexor carpi ulnaris t.

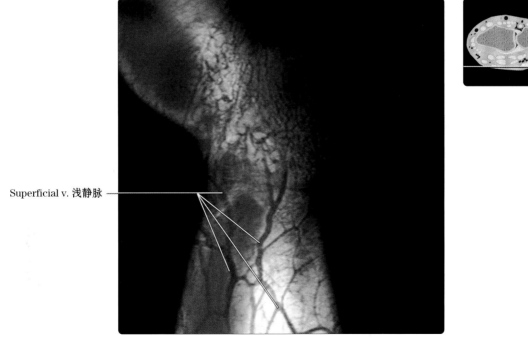

Superficial v. 浅静脉

上图：前臂远端掌侧肌肉组织和大鱼际隆起清晰可见。

下图：腕掌侧静脉网汇入桡侧的头静脉和尺侧贵要静脉。

腕关节矢状位 T₁WI

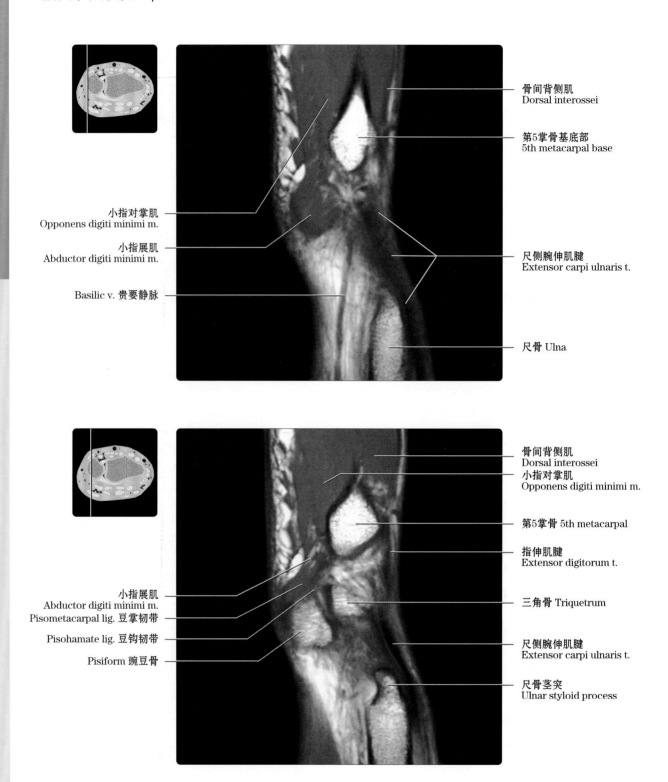

骨间背侧肌
Dorsal interossei

第5掌骨基底部
5th metacarpal base

小指对掌肌
Opponens digiti minimi m.

小指展肌
Abductor digiti minimi m.

Basilic v. 贵要静脉

尺侧腕伸肌腱
Extensor carpi ulnaris t.

尺骨 Ulna

骨间背侧肌
Dorsal interossei

小指对掌肌
Opponens digiti minimi m.

第5掌骨 5th metacarpal

指伸肌腱
Extensor digitorum t.

小指展肌
Abductor digiti minimi m.

Pisometacarpal lig. 豆掌韧带

Pisohamate lig. 豆钩韧带

Pisiform 豌豆骨

三角骨 Triquetrum

尺侧腕伸肌腱
Extensor carpi ulnaris t.

尺骨茎突
Ulnar styloid process

上图：冠状位 T₁WI，尺侧腕伸肌腱在尺侧腕伸肌尺骨沟中越过远端尺骨，小指展肌位于小鱼际肌的最尺侧和腹侧。

下图：豆掌韧带附着在豌豆骨至第 5 掌骨上，与豆钩韧带相邻。

腕关节矢状位 T₁WI

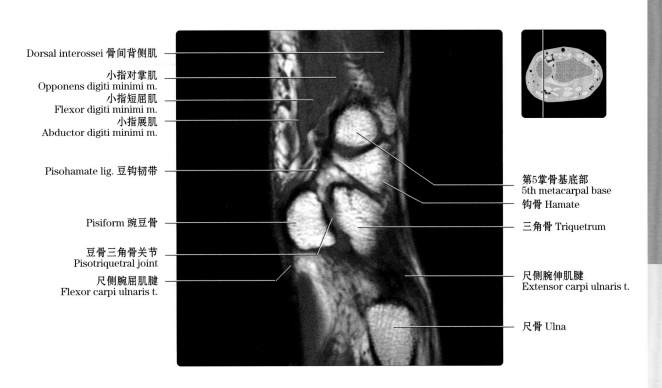

Dorsal interossei 骨间背侧肌

小指对掌肌
Opponens digiti minimi m.

小指短屈肌
Flexor digiti minimi m.

小指展肌
Abductor digiti minimi m.

Pisohamate lig. 豆钩韧带

Pisiform 豌豆骨

豆骨三角骨关节
Pisotriquetral joint

尺侧腕屈肌腱
Flexor carpi ulnaris t.

第5掌骨基底部
5th metacarpal base

钩骨 Hamate

三角骨 Triquetrum

尺侧腕伸肌腱
Extensor carpi ulnaris t.

尺骨 Ulna

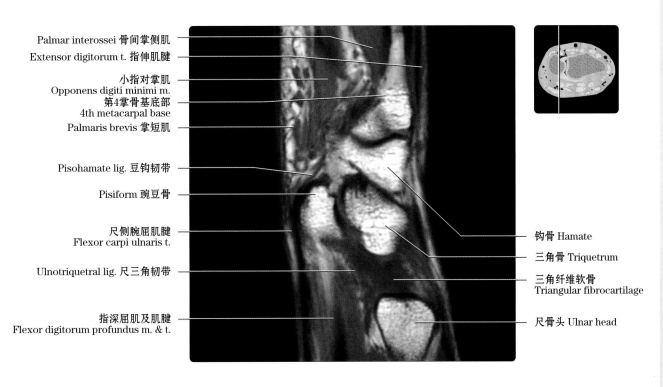

Palmar interossei 骨间掌侧肌

Extensor digitorum t. 指伸肌腱

小指对掌肌
Opponens digiti minimi m.

第4掌骨基底部
4th metacarpal base

Palmaris brevis 掌短肌

Pisohamate lig. 豆钩韧带

Pisiform 豌豆骨

尺侧腕屈肌腱
Flexor carpi ulnaris t.

Ulnotriquetral lig. 尺三角韧带

指深屈肌及肌腱
Flexor digitorum profundus m. & t.

钩骨 Hamate

三角骨 Triquetrum

三角纤维软骨
Triangular fibrocartilage

尺骨头 Ulnar head

上图：豆骨三角骨关节隐窝明确显示。小鱼际肌在邻近其屈肌支持带起始部较薄弱。

下图：尺侧腕屈肌腱止于豆状骨，尺三角韧带起于掌侧桡尺韧带，止于三角骨掌侧。

腕关节矢状位 T₁WI

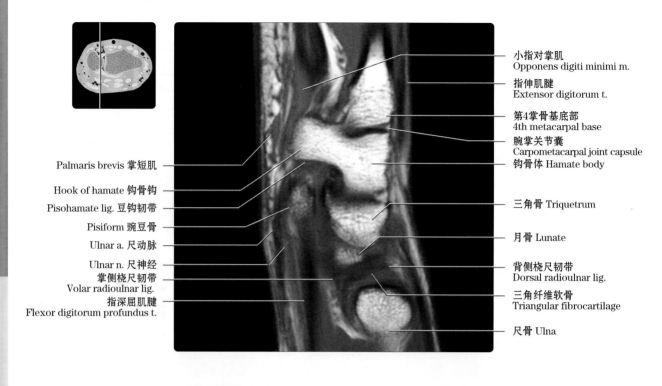

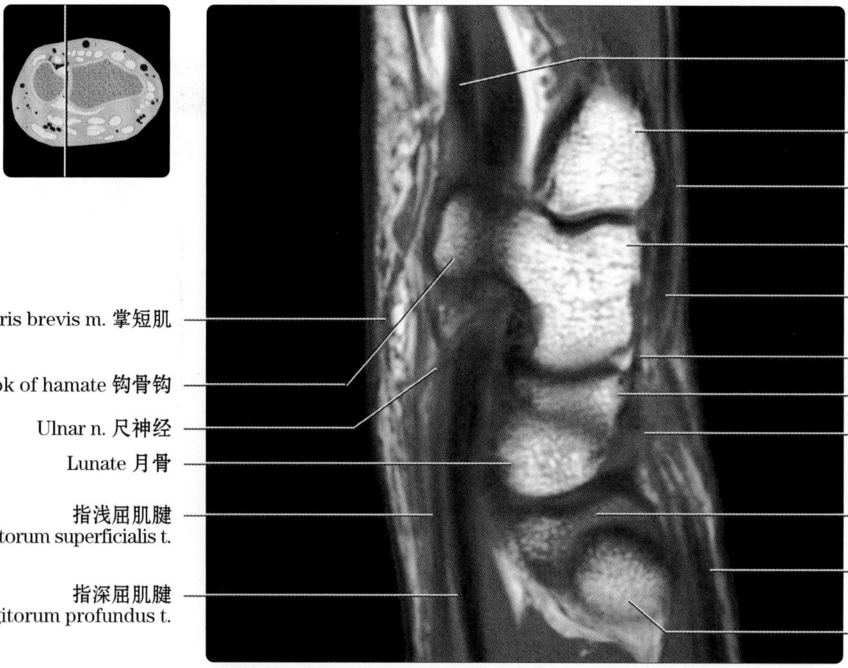

上图（第一幅）标注：

左侧：
- Palmaris brevis 掌短肌
- Hook of hamate 钩骨钩
- Pisohamate lig. 豆钩韧带
- Pisiform 豌豆骨
- Ulnar a. 尺动脉
- Ulnar n. 尺神经
- 掌侧桡尺韧带 Volar radioulnar lig.
- 指深屈肌腱 Flexor digitorum profundus t.

右侧：
- 小指对掌肌 Opponens digiti minimi m.
- 指伸肌腱 Extensor digitorum t.
- 第4掌骨基底部 4th metacarpal base
- 腕掌关节囊 Carpometacarpal joint capsule
- 钩骨体 Hamate body
- 三角骨 Triquetrum
- 月骨 Lunate
- 背侧桡尺韧带 Dorsal radioulnar lig.
- 三角纤维软骨 Triangular fibrocartilage
- 尺骨 Ulna

下图（第二幅）标注：

左侧：
- Palmaris brevis m. 掌短肌
- Hook of hamate 钩骨钩
- Ulnar n. 尺神经
- Lunate 月骨
- 指浅屈肌腱 Flexor digitorum superficialis t.
- 指深屈肌腱 Flexor digitorum profundus t.

右侧：
- 指浅屈肌腱 Flexor digitorum superficialis t.
- 第4掌骨基底部 4th metacarpal base
- 指伸肌腱 Extensor digitorum t.
- 钩骨 Hamate
- 指伸肌腱 Extensor digitorum t.
- 背侧腕骨间韧带 Dorsal intercarpal lig.
- 三角骨 Triquetrum
- 桡腕背侧韧带 Dorsal radiocarpal lig.
- 桡骨 Radius
- 指伸肌腱 Extensor digitorum t.
- 尺骨 Ulna

上图：尺神经和动脉在腕尺管（Guyon 管）内从豌豆骨远端外侧穿过。钩骨钩显示明显。三角纤维软骨（TFC）位于尺骨头和三角骨之间，呈低信号。掌侧和背侧桡尺韧带与 TFC 及邻近结构形成三角纤维软骨复合体。

下图：腕骨内源性和外源性韧带难以分辨，尤其是关节囊无扩张时更难以显示。这些韧带常根据图像直接显示或预期所在区域做出标记。背侧腕骨间韧带是稳定背侧腕关节的关键结构，但不容易显示出来。

腕关节矢状位 T_1WI

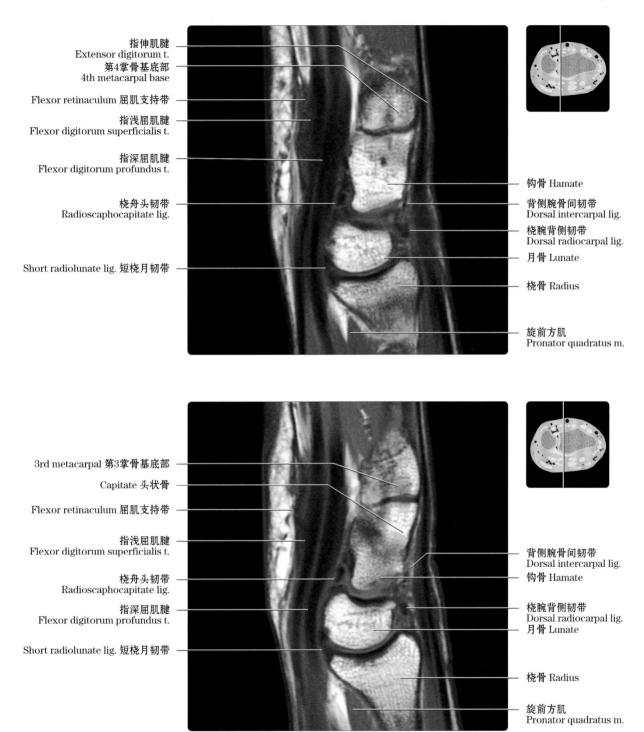

上图：指浅屈肌腱和指深屈肌腱穿过水平走行的屈肌支持带深部。指伸肌腱穿过第 4 骨纤维管，由伸肌支持带固定。

下图：可见桡舟月韧带和桡月短韧带的掌侧部。背侧可见桡腕背侧韧带，背侧腕骨间韧带也显示清晰。桡骨背侧缘比掌侧缘稍长，形成桡骨远端特有的掌侧倾斜（12°）。

腕关节矢状位 T₁WI

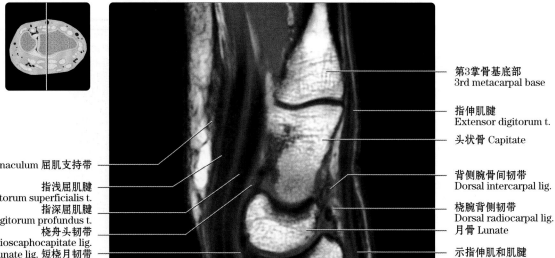

第3掌骨基底部
3rd metacarpal base

指伸肌腱
Extensor digitorum t.

头状骨 Capitate

Flexor retinaculum 屈肌支持带

背侧腕骨间韧带
Dorsal intercarpal lig.

指浅屈肌腱
Flexor digitorum superficialis t.
指深屈肌腱
Flexor digitorum profundus t.
桡舟头韧带
Radioscaphocapitate lig.
Short radiolunate lig. 短桡月韧带

桡腕背侧韧带
Dorsal radiocarpal lig.
月骨 Lunate

示指伸肌和肌腱
Extensor indicis m. & t.

桡骨 Radius

旋前方肌
Pronator quadratus m.

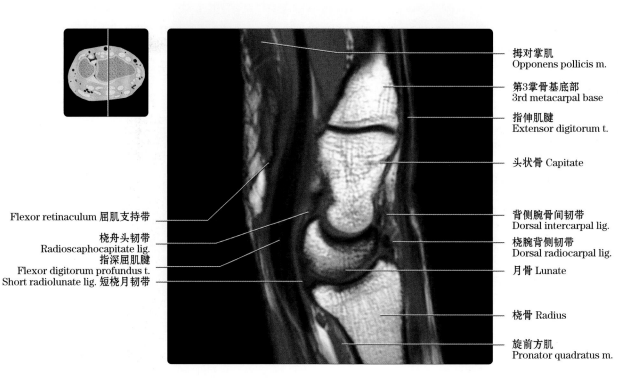

拇对掌肌
Opponens pollicis m.

第3掌骨基底部
3rd metacarpal base

指伸肌腱
Extensor digitorum t.

Flexor retinaculum 屈肌支持带

头状骨 Capitate

桡舟头韧带
Radioscaphocapitate lig.
指深屈肌腱
Flexor digitorum profundus t.
Short radiolunate lig. 短桡月韧带

背侧腕骨间韧带
Dorsal intercarpal lig.

桡腕背侧韧带
Dorsal radiocarpal lig.

月骨 Lunate

桡骨 Radius

旋前方肌
Pronator quadratus m.

上图：第 3 掌骨基底部、头状骨、月骨与桡骨月骨凹对齐，形成腕部的中心轴线。

下图：示指伸肌腱为第 4 骨纤维管最近桡侧的肌腱，拇对掌肌腱起于本层面的屈肌支持带。

腕关节矢状位 T₁WI

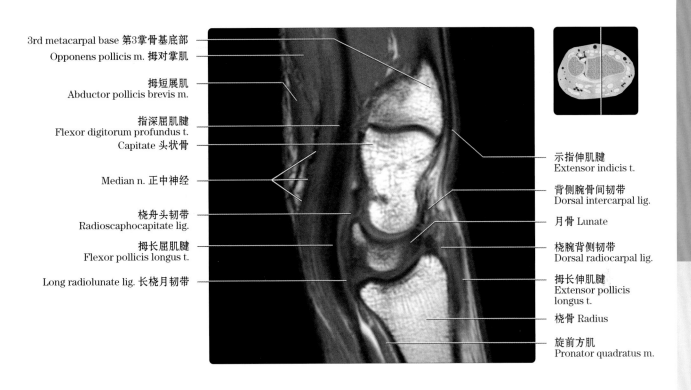

3rd metacarpal base 第3掌骨基底部
Opponens pollicis m. 拇对掌肌
拇短展肌 Abductor pollicis brevis m.
指深屈肌腱 Flexor digitorum profundus t.
Capitate 头状骨
Median n. 正中神经
桡舟头韧带 Radioscaphocapitate lig.
拇长屈肌腱 Flexor pollicis longus t.
Long radiolunate lig. 长桡月韧带

示指伸肌腱 Extensor indicis t.
背侧腕骨间韧带 Dorsal intercarpal lig.
月骨 Lunate
桡腕背侧韧带 Dorsal radiocarpal lig.
拇长伸肌腱 Extensor pollicis longus t.
桡骨 Radius
旋前方肌 Pronator quadratus m.

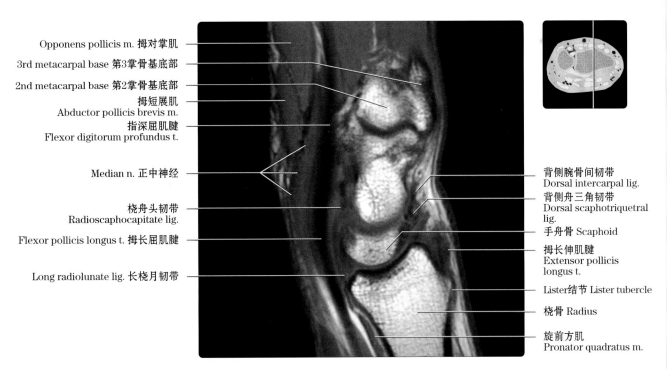

Opponens pollicis m. 拇对掌肌
3rd metacarpal base 第3掌骨基底部
2nd metacarpal base 第2掌骨基底部
拇短展肌 Abductor pollicis brevis m.
指深屈肌腱 Flexor digitorum profundus t.
Median n. 正中神经
桡舟头韧带 Radioscaphocapitate lig.
Flexor pollicis longus t. 拇长屈肌腱
Long radiolunate lig. 长桡月韧带

背侧腕骨间韧带 Dorsal intercarpal lig.
背侧舟三角韧带 Dorsal scaphotriquetral lig.
手舟骨 Scaphoid
拇长伸肌腱 Extensor pollicis longus t.
Lister结节 Lister tubercle
桡骨 Radius
旋前方肌 Pronator quadratus m.

上图：正中神经位于拇长屈肌腱浅面、屈肌支持带深面。桡月长韧带起于桡骨，位于桡舟韧带和桡月短韧带的桡侧。

下图：拇长伸肌腱位于 Lister 结节尺侧，向桡侧腕短伸肌腱和腕长伸肌腱的远侧和桡侧穿行并延伸至拇指。

腕关节矢状位 T$_1$WI

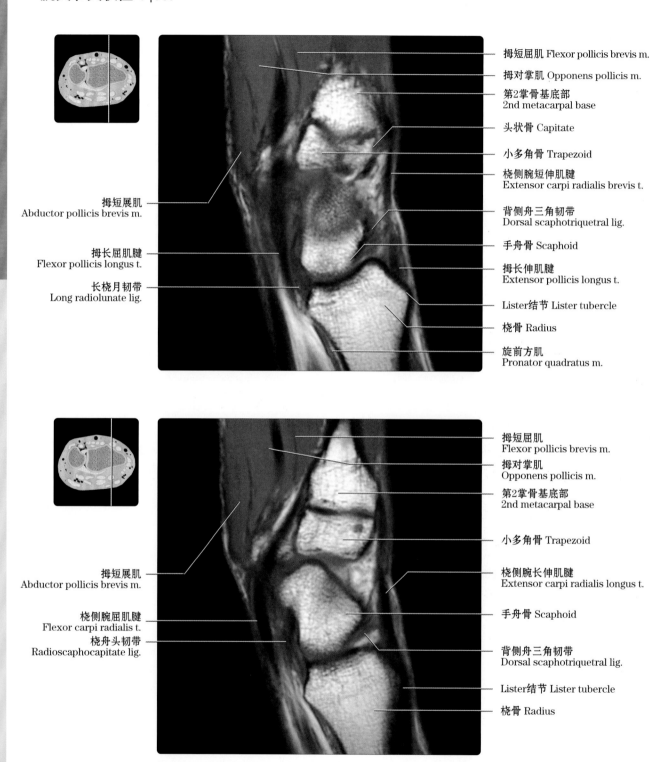

拇短屈肌 Flexor pollicis brevis m.

拇对掌肌 Opponens pollicis m.

第2掌骨基底部
2nd metacarpal base

头状骨 Capitate

小多角骨 Trapezoid

桡侧腕短伸肌腱
Extensor carpi radialis brevis t.

背侧舟三角韧带
Dorsal scaphotriquetral lig.

手舟骨 Scaphoid

拇长伸肌腱
Extensor pollicis longus t.

Lister结节 Lister tubercle

桡骨 Radius

旋前方肌
Pronator quadratus m.

拇短展肌
Abductor pollicis brevis m.

拇长屈肌腱
Flexor pollicis longus t.

长桡月韧带
Long radiolunate lig.

拇短屈肌
Flexor pollicis brevis m.

拇对掌肌
Opponens pollicis m.

第2掌骨基底部
2nd metacarpal base

小多角骨 Trapezoid

桡侧腕长伸肌腱
Extensor carpi radialis longus t.

手舟骨 Scaphoid

背侧舟三角韧带
Dorsal scaphotriquetral lig.

Lister结节 Lister tubercle

桡骨 Radius

拇短展肌
Abductor pollicis brevis m.

桡侧腕屈肌腱
Flexor carpi radialis t.

桡舟头韧带
Radioscaphocapitate lig.

上图：显示小多角骨、头状骨和手舟骨的关节交叉。拇长屈肌腱位于尺神经深处，位于桡侧腕屈肌腱尺侧。桡侧腕短伸肌腱止于第 3 掌骨基底部。

下图：桡侧腕屈肌腱从手舟骨粗隆表面穿过，止于第 2 掌骨基底部。桡舟头韧带起源于掌侧桡骨缘。

腕关节矢状位 T$_1$WI

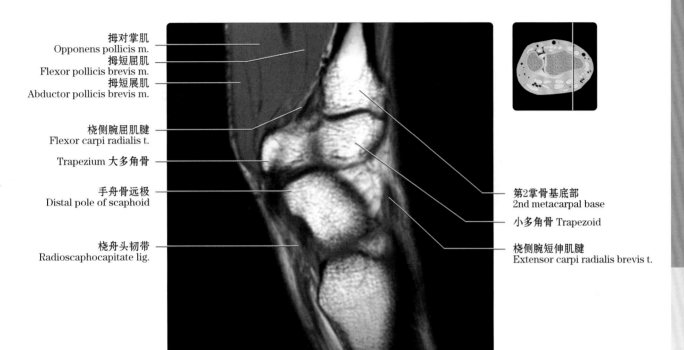

拇对掌肌
Opponens pollicis m.

拇短屈肌
Flexor pollicis brevis m.

拇短展肌
Abductor pollicis brevis m.

桡侧腕屈肌腱
Flexor carpi radialis t.

Trapezium 大多角骨

手舟骨远极
Distal pole of scaphoid

桡舟头韧带
Radioscaphocapitate lig.

第2掌骨基底部
2nd metacarpal base

小多角骨 Trapezoid

桡侧腕短伸肌腱
Extensor carpi radialis brevis t.

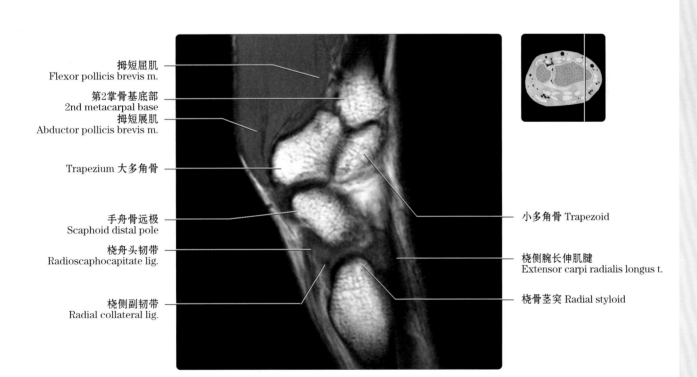

拇短屈肌
Flexor pollicis brevis m.

第2掌骨基底部
2nd metacarpal base

拇短展肌
Abductor pollicis brevis m.

Trapezium 大多角骨

手舟骨远极
Scaphoid distal pole

桡舟头韧带
Radioscaphocapitate lig.

桡侧副韧带
Radial collateral lig.

小多角骨 Trapezoid

桡侧腕长伸肌腱
Extensor carpi radialis longus t.

桡骨茎突 Radial styloid

上图：桡侧腕屈肌腱从手舟骨粗隆表面穿过，止于第 2 掌骨基部。桡侧腕短伸肌腱穿过腕背插入第 3 掌骨背侧。

下图：桡舟头韧带的桡侧部有时被称为桡侧副韧带。桡侧腕长伸肌腱穿过腕关节背部，止于第 2 掌骨基底部。

腕关节矢状位 T₁WI

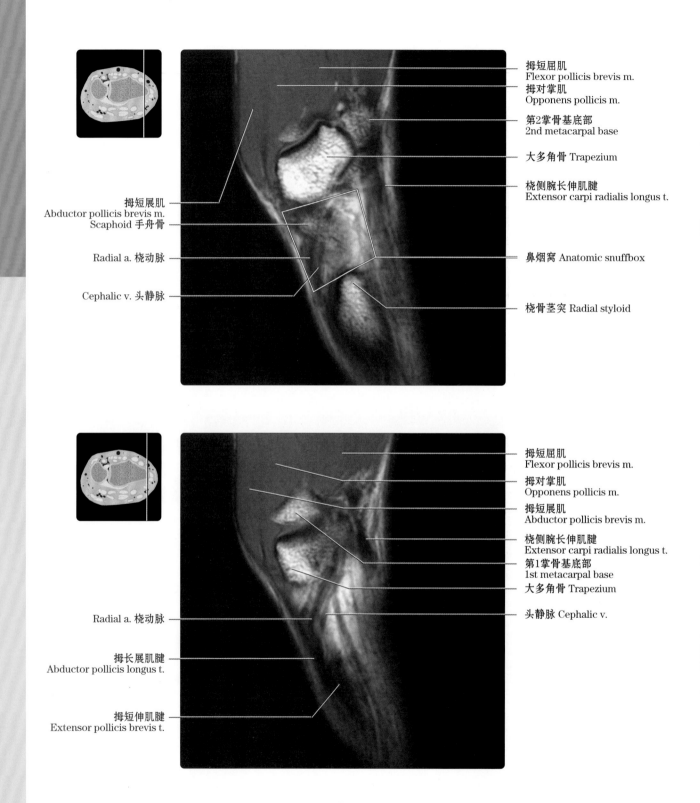

上图： 拇短屈肌 Flexor pollicis brevis m.・拇对掌肌 Opponens pollicis m.・第2掌骨基底部 2nd metacarpal base・大多角骨 Trapezium・桡侧腕长伸肌腱 Extensor carpi radialis longus t.・鼻烟窝 Anatomic snuffbox・桡骨茎突 Radial styloid・拇短展肌 Abductor pollicis brevis m.・Scaphoid 手舟骨・Radial a. 桡动脉・Cephalic v. 头静脉

下图： 拇短屈肌 Flexor pollicis brevis m.・拇对掌肌 Opponens pollicis m.・拇短展肌 Abductor pollicis brevis m.・桡侧腕长伸肌腱 Extensor carpi radialis longus t.・第1掌骨基底部 1st metacarpal base・大多角骨 Trapezium・头静脉 Cephalic v.・Radial a. 桡动脉・拇长展肌腱 Abductor pollicis longus t.・拇短伸肌腱 Extensor pollicis brevis t.

上图：桡动脉、桡神经浅支和头静脉穿过鼻烟窝，后者以大多角骨、舟骨和桡骨茎突为界。拇长展肌腱和拇短伸肌腱构成鼻烟窝掌侧缘，拇长伸肌腱构成其背侧缘。

下图：拇长展肌腱和拇短伸肌腱在第一腕掌关节远侧汇聚，构成鼻烟窝的远侧缘。

腕关节矢状位 T₁WI

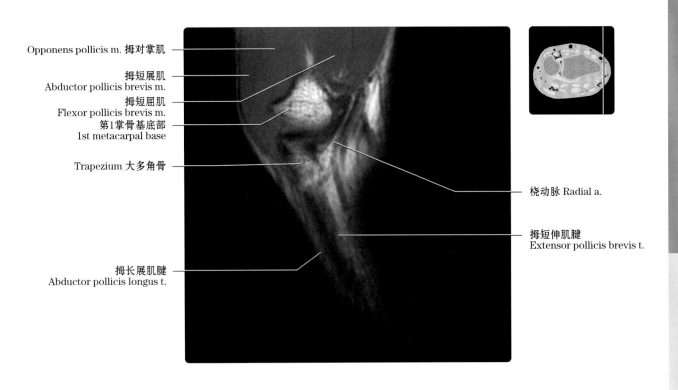

Opponens pollicis m. 拇对掌肌

拇短展肌
Abductor pollicis brevis m.

拇短屈肌
Flexor pollicis brevis m.

第1掌骨基底部
1st metacarpal base

Trapezium 大多角骨

桡动脉 Radial a.

拇短伸肌腱
Extensor pollicis brevis t.

拇长展肌腱
Abductor pollicis longus t.

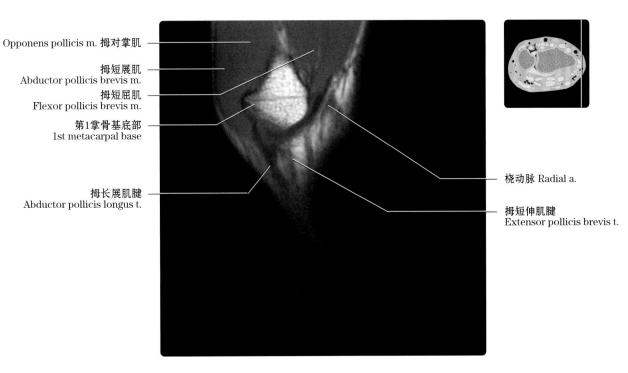

Opponens pollicis m. 拇对掌肌

拇短展肌
Abductor pollicis brevis m.

拇短屈肌
Flexor pollicis brevis m.

第1掌骨基底部
1st metacarpal base

拇长展肌腱
Abductor pollicis longus t.

桡动脉 Radial a.

拇短伸肌腱
Extensor pollicis brevis t.

上图：桡动脉分支并向远端延续，构成掌深弓。

下图：拇长展肌腱和拇短伸肌腱汇聚，止于第 1 掌骨基底部。

专业术语

缩略语

- 腕掌关节 Carpometacarpal（CMC）
- 桡腕背侧 Dorsal radiocarpal（DRC）
- 桡尺背侧 Dorsal radioulnar（DRU）
- 桡侧腕长伸肌 Extensor carpi radialis longus（ECRL）
- 尺侧腕伸肌 Extensor carpi ulnaris（ECU）
- 尺侧腕屈肌 Flexor carpi ulnaris（FCU）
- 长桡月韧带 Long radiolunate lig.（LRL）
- 月三角韧带 Lunotriquetral（LT）
- 掌骨 Metacarpal（MC）
- 桡舟头韧带 Radioscaphocapitate lig.（RSC）
- 舟月骨 Scapholunate（SL）
- 舟骨-大小多角骨韧带 Scaphotrapezium-trapezoid（STT）
- 短桡月韧带 Short radiolunate lig.（SRL）
- 三角纤维软骨 Triangular fibrocartilage（TFC）
- 三角纤维软骨复合体 Triangular fibrocartilage complex（TFCC）
- 三角骨-头状骨韧带 Triquetrocapitate（TC）
- 尺头韧带 Ulnocapitate（UC）
- 尺月韧带 Ulnolunate（UL）
- 尺三角韧带 Ulnotriquetral（UT）
- 掌侧桡尺韧带 Volar radioulnar（VRU）

定义

- 固有韧带：将腕骨与腕骨相连
- 外源性韧带：将桡骨/尺骨连接到腕骨；将腕骨连接到掌骨

影像解剖

桡腕掌侧韧带

- 桡舟头韧带（RSC，sling，radiocapitate）
  - 起点：桡骨远端，桡骨茎突
  - 走行：以最小的附着穿过手舟骨腰部
  - 止点：头状骨体（10%的纤维）；围绕月骨远端呈弧形，与尺头韧带和三角骨-头状骨韧带交叉形成弓状韧带
  - 作用：抑制桡腕旋前、尺腕移位；稳定腕舟骨远极；为腕舟骨提供悬挂带
  - 桡侧副韧带：桡舟头韧带桡侧最多的纤维；是否看作独立韧带存在争议
- 长桡月韧带（掌侧桡月三角韧带；掌侧桡三角韧带）
  - 可能显示为两个独立的韧带：桡月韧带和月三角韧带
  - 起点：桡骨尺侧到桡舟头韧带
  - 走行：通过掌侧到手舟骨和舟月骨韧带
  - 止点：月骨掌侧边缘；延伸到三角骨
  - 作用：限制尺骨移位和月骨远端平移；为月骨提供悬挂带
- 桡舟月韧带（Testut韧带；关节内脂肪垫）
  - 起点：桡骨尺侧掌侧到长桡月韧带
  - 止点：手舟骨近端、月骨和舟月骨韧带

- 作用：舟月骨关系的机械感受器
- 非真正的韧带：含有脂肪、小动脉、小静脉和小神经

- 短桡月韧带
  - 起点：桡骨掌侧，长桡月韧带尺侧
  - 止点：月骨掌侧（桡侧2/3）
  - 作用：稳定月骨；协助屈曲/伸展运动
- 弓状韧带（"V"韧带）
  - 头状骨掌侧面韧带的汇合
  - 包括桡舟头状韧带、尺头状韧带和三角头状韧带

桡腕背侧韧带

- 桡腕背侧韧带（背侧桡三角韧带；背侧桡月三角韧带）
  - 起点：从Lister结节到乙状切迹广泛附着于桡骨背侧
  - 止点：月骨和三角骨背侧
  - 作用：加强背侧月三角韧带；抑制腕骨尺侧移位；为三角骨提供背侧悬挂带

腕中掌侧韧带

- 舟骨-大小多角骨韧带
  - 起点：舟状粗隆
  - 止点：大多角骨掌侧侧，少部分纤维止于小多角骨
  - 作用：保持手舟骨掌侧屈曲；稳定手舟骨、大多角骨和小多角骨
- 舟骨-头状骨韧带
  - 起点：手舟骨远极掌侧
  - 止点：头状骨体背侧
  - 作用：手舟骨稳定器；平衡舟骨-大小多角骨韧带的掌屈倾向
- 三角骨-头状骨韧带
  - 起点：三角骨掌侧
  - 止点：头状骨体掌侧
  - 作用：稳定腕中关节
- 三角骨-钩状骨韧带
  - 起点：三角骨掌侧
  - 止点：钩状骨体部（钩状钩基底部）掌侧
  - 作用：稳定腕中关节
- 豌豆骨-钩骨韧带
  - 起点：豌豆骨掌侧
  - 止点：钩状骨钩部
  - 作用：将尺侧腕屈肌在豌豆骨上的拉力传递到腕部；被认为是尺侧腕屈肌的延长
- 三角韧带
  - 舟头韧带与三角骨-头状骨韧带的汇合
  - 平行于弓状韧带

腕中背侧韧带

- 背侧腕骨间韧带
  - 起点：三角骨背侧，与背侧桡腕韧带相交叉
  - 止点：手舟骨和小多角骨背侧
  - 作用：将桡动脉包裹在鼻烟窝中；抑制腕中旋转；充当头状骨头和钩骨近端的唇部

- **背侧舟骨 - 三角骨韧带**
  - 起点：手舟骨，向背侧和远端延伸至舟月韧带 / 月三角韧带
  - 止点：三角骨背侧
  - 作用：稳定舟月韧带 / 月三角韧带；头状骨头和钩状骨近端的唇部

近端骨间韧带

- **舟月韧带**
  - 起点 / 附着点：手舟骨尺侧至月骨桡侧
    - 附着在透明软骨上
  - 作用
    - 背侧部分抵抗掌 - 背平移
    - 掌侧部分限制屈 / 伸旋转
    - 近端（中央）部分承受横跨桡腕关节的压力和剪力
  - U 形韧带，有背侧、近侧和掌侧部分
    - 背侧（5 mm）比掌侧（1~2 mm）厚
    - 近侧部分为半月板样无血管纤维软骨，呈三角形
    - 背侧部分功能上最重要
  - 随着年龄的增长，磨损性撕裂通常发生在近侧部位

- **月三角韧带**
  - 起点 / 附着点：月骨尺侧至三角骨桡侧
    - 附着在透明软骨上
  - 作用
    - 掌侧部分限制月骨和三角骨的平移
    - 背侧部分稳定关节
  - U 形韧带，有背侧、近侧和掌侧部分
    - 掌部（2.3 mm）比背侧（1 mm）厚；功能上比近侧部更重要
    - 近侧部分为半月板样无血管纤维软骨；三角形
  - 随着年龄的增长，磨损性撕裂通常发生在近侧部分

远端骨间韧带

- **大多角骨 - 小多角骨韧带**
  - 背侧和掌侧部分：厚度 2 mm
  - 作用：稳定远侧腕骨；保持腕弓
  - 形成桡长腕伸肌腱鞘底
- **小多角骨 - 头状骨韧带**
  - 背侧、掌侧和深部：厚度 1~2 mm
  - 深部连接小多角骨背侧至头状骨掌侧
  - 作用：稳定远侧腕骨；保持腕弓
- **头钩状韧带**
  - 背侧、掌侧和深部：厚度 1~2 mm
  - 掌侧部分与掌侧韧带毗邻，形成腕管韧带环
  - 作用：稳定远侧腕骨；保持腕弓

腕掌韧带

- **豌豆骨 - 掌骨韧带**
  - 起点：豌豆骨掌侧
  - 止点：第 5 掌骨掌侧
  - 作用：将豌豆骨上的尺侧腕屈肌拉力传递给掌骨

- 尺侧腕屈肌腱的延长
- **拇指腕掌韧带**
  - 起点：大多角骨背侧、侧部、桡侧
  - 止点：拇指掌骨背侧、掌侧和外侧
  - 作用：稳定高度移动的拇指基底部
- **腕掌韧带背侧**
  - 起点：相邻的腕骨各提供 2~3 个韧带束
  - 止点：第 2~5 掌骨基底部背侧
  - 作用：稳定腕掌关节滑动运动
- **腕掌韧带掌侧**
  - 起点：相邻腕关节各提供 1~2 条韧带束
  - 止点：第 2~5 掌骨背基部背侧
  - 作用：稳定腕掌关节滑动运动

桡尺远侧韧带

- **背侧桡尺韧带**
  - 起点：乙状切迹背侧，骨附着处
  - 止点：背侧纤维形成 ECU 鞘，附着于茎突；掌侧纤维附着于尺骨凹
  - 作用：稳定尺骨远端，防止旋后时掌侧半脱位
- **掌侧桡尺韧带**
  - 起源：乙状切迹掌侧，骨附着处
  - 作用：作为尺月骨和尺三角韧带起点的基底；稳定远端尺骨，防止旋前时背侧半脱位
  - 插入：尺骨凹；与背侧桡尺韧带的掌侧纤维相融合，形成"环"（MR 上明显）

尺腕结构

- **尺月韧带**
  - 起点：发自掌侧桡尺韧带；尺骨至短桡月韧带
    - 起自韧带而非骨骼，减少了前臂旋转对腕骨的影响
  - 止点：月骨（尺侧 1/3），与短桡月韧带相邻
  - 作用：手腕活动范围内稳定月骨
- **尺三角韧带**
  - **外侧束**
    - 起点：起自掌侧桡尺韧带；向尺侧达尺月韧带
    - 止点：三角骨，向内侧达月三角韧带
    - 作用：限制和稳定三角骨
  - **内侧束（尺侧副韧带）**
    - 尺侧副韧带是否存在仍有争议
    - 起源：尺骨茎突附着点处的背侧桡尺韧带
    - 作用：形成 ECU 肌腱鞘的底；限制三角骨的远端移位
    - 止点：三角骨外侧
  - 起源于韧带而不是骨，减少前臂旋转对腕骨的影响
  - 茎突前隐窝远端的外侧束和内侧束分离；通向豆三角关节（90%）
- **尺头韧带**
  - 起点：尺骨凹，骨附着处
  - 止点：纤维与掌侧月三角韧带交叉；远端延伸至头状骨；与 RSC 混合形成弓状韧带
  - 作用：加强尺腕关节囊和月三角关节；将腕骨固定在尺骨上；为三角骨提供掌侧悬挂带

腕
部

- 尺腕关节盘同系物
  - 关节囊增厚，三角形；表现多变
  - 位于尺侧三角纤维软骨和尺骨茎突尖的远侧；位于背侧桡尺韧带和尺侧腕伸肌腱鞘桡掌侧之间；与三角纤维软骨之间由茎突前隐窝开口隔开
- 三角纤维软骨（关节盘）
  - 起点：起自桡骨乙状切迹，附着于透明软骨
  - 止点：2 个分支，延伸至尺骨凹和茎突尖端
  - 三角纤维软骨厚度与尺骨长度成反比（尺骨负变异，三角纤维软骨厚；尺骨正变异，则薄）。尺侧部分比桡侧部分厚 2~3 倍
  - 尺侧部分有血管供应；桡侧和中央部分没有
  - 磨损性撕裂常见的老化现象
- 三角纤维软骨复合体
  - 复合体包括关节盘、背侧桡尺韧带、掌侧桡尺韧带、尺月韧带、尺三角韧带和尺侧腕伸肌腱鞘
  - 作用：将部分轴向负荷从尺腕传递到尺骨远端；稳定远端尺桡关节；稳定尺腕关节

隐窝
- 可以在关节造影和 / 或关节镜下看到
- 韧带间沟
  - 关节镜标志物
  - 分隔长桡月韧带与桡舟头韧带
  - 允许桡骨和尺骨偏斜时这些韧带之间活动
- Poirier 间隙
  - 经韧带间沟入掌侧关节囊薄弱区
  - 位于三角韧带的近端
  - 月骨掌侧脱位可由该区域发生
- 桡舟头状韧带区域
  - 手舟骨近极掌侧与桡舟头状韧带深表面之间的间隙
- 茎突前隐窝
  - 位于尺骨凹远侧的掌侧桡尺韧带和背侧桡尺韧带的顶端
  - 有滑膜覆盖；可与尺骨茎突尖端相通
- 背侧横隐窝
  - 位于头状骨头 / 颈背侧、钩骨和背侧腕中关节囊、手舟骨背侧远端之间
- 尺骨隐窝
  - 位于三角钩关节内侧
- 桡骨隐窝
  - 位于 STT 和掌侧隐窝的外侧，向前达头状骨

解剖成像相关事宜

成像建议
- MR 表现
  - 外源性韧带：所有序列上都为低信号或条纹状等信号
  - 骨间韧带：低信号带；表现多样，特别是在腕中部和远排腕骨；深层部分往往是厚而短的韧带——舟月骨 / 月三角韧带；背侧和掌侧轮廓呈带状，近端（中央）呈三角形

- 正常信号从均匀的低信号到条纹状的中等信号不等，近端部分可能是无定形的
- 附着在软骨上而不是骨上；不应该被误认为是撕裂
- 在冠状位和横轴位上可见；仔细观察横轴位影像很重要，因为背侧和掌侧部分的破坏与腕关节不稳定相关
  - TFCC：低信号关节盘沿乙状切迹附着在软骨上
- 关节造影
  - 对 SL、LT 和 TFC 的完整性评价良好；对外源性韧带的评价有限
  - 间隔注射，以便在第二次注射前，允许第一次注射的对比剂吸收
    - 首先注射桡腕关节（尽可能记录单次注射）；如果没有撕裂，等待 30~60 分钟，然后按顺序进行 DRU 和腕中间隙注射
  - 数字减影可动态评估韧带状态 & 可无延迟依次注射
  - 注射剂：碘对比剂（180~300 mgl/ml）；体积：腕中间隙 4~5 ml，桡腕关节 2~3 ml，DRU 1~2 ml，豆三角关节 1~2 ml
- MR 成像
  - GRE（T_2^*WI）成像可在没有关节内积液的情况下最大限度地显示韧带
    - 正常韧带在 GRE T_2^*WI 上比在自旋回波 T_2WI 上表现更不均匀
  - 冠状位：SL、LT、三角纤维软骨、外源性韧带
  - 横轴位：三角形纤维软骨，背侧和掌侧 SL 和月三角韧带，外源性韧带
  - 矢状位：外源性韧带
  - MR 关节造影术：注射：1/200 生理盐水（NS）：Gd；如上所述的体积
- CT 成像
  - 在没有对比剂的情况下看不到韧带
  - CT 关节造影术可以评估韧带的完整性；诊断效果与 MR 相当
  - 对比剂：1:1 NS:碘对比剂；允许标准关节造影和 CT 关节造影术
- 超声
  - 用于评估外源性韧带撕裂；使用防护垫；15 mHz 换能器

影像学注意事项
- 三角纤维软骨、舟月韧带和月三角韧带的穿孔很常见，通常无症状
- 韧带附着在软骨而不是骨上，类似于撕裂
  - 三角纤维软骨、舟月软骨韧带、月三角韧带
- 观察满意度：如果发现固有韧带撕裂，则应仔细检查外源性韧带是否伴有异常

参考文献

Theumann NH et al: Extrinsic carpal ligaments: normal MR arthrographic appearance in cadavers. Radiology. 226(1):171-9, 2003

掌侧外源性韧带

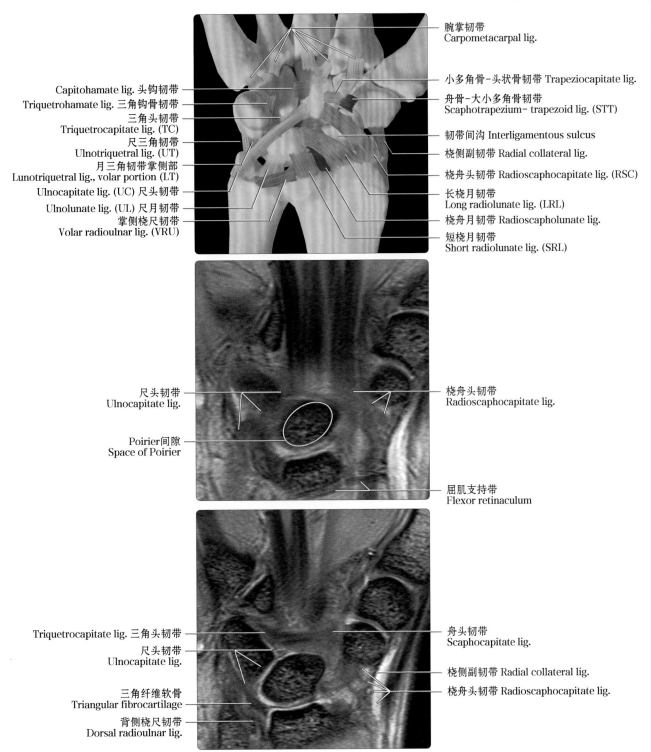

Capitohamate lig. 头钩韧带
Triquetrohamate lig. 三角钩骨韧带
三角头韧带
Triquetrocapitate lig. (TC)
尺三角韧带
Ulnotriquetral lig. (UT)
月三角韧带掌侧部
Lunotriquetral lig., volar portion (LT)
Ulnocapitate lig. (UC) 尺头韧带
Ulnolunate lig. (UL) 尺月韧带
掌侧桡尺韧带
Volar radioulnar lig. (VRU)

腕掌韧带
Carpometacarpal lig.

小多角骨-头状骨韧带 Trapeziocapitate lig.
舟骨-大小多角骨韧带
Scaphotrapezium- trapezoid lig. (STT)
韧带间沟 Interligamentous sulcus
桡侧副韧带 Radial collateral lig.
桡舟头韧带 Radioscaphocapitate lig. (RSC)
长桡月韧带
Long radiolunate lig. (LRL)
桡舟月韧带 Radioscapholunate lig.
短桡月韧带
Short radiolunate lig. (SRL)

尺头韧带
Ulnocapitate lig.

Poirier间隙
Space of Poirier

桡舟头韧带
Radioscaphocapitate lig.

屈肌支持带
Flexor retinaculum

Triquetrocapitate lig. 三角头韧带
尺头韧带
Ulnocapitate lig.
三角纤维软骨
Triangular fibrocartilage
背侧桡尺韧带
Dorsal radioulnar lig.

舟头韧带
Scaphocapitate lig.

桡侧副韧带 Radial collateral lig.
桡舟头韧带 Radioscaphocapitate lig.

上图：显示腕骨间掌侧固有韧带和外源性韧带。外源性韧带将腕骨与前臂骨（桡骨和尺骨）和手部的骨骼（掌骨）以关节囊形式连接起来。固有韧带连接腕骨和腕骨。注意弓状韧带（未标注）是由桡舟头韧带、尺头韧带和三角头韧带的交叉纤维构成。三角韧带与弓状韧带平行，位于这些结构的深部，此处未显示。

中图：掌侧外源性韧带可在冠状位 GRE 上显示。舟头韧带、尺头韧带与三角头状韧带融合，形成弓形（倒置"V"）韧带。月骨紧邻此韧带汇合部近端，在掌侧关节囊中形成一薄弱区（Poirier 间隙）。

下图：在前述图像深部，显示更多细薄外源性韧带。

背侧外源性韧带

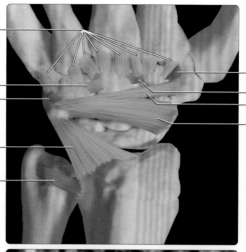

腕掌韧带
Carpometacarpal lig. (CMC)

大多角骨-小多角骨韧带 Trapeziotrapezoid lig.

Capitohamate lig. 头钩韧带
Triquetrohamate lig. 三角钩骨韧带

小多角骨头韧带 Trapeziocapitate lig.
腕骨间背侧韧带 Dorsal intercarpal lig.

背侧舟三角韧带
Dorsal scaphotriquetral lig.

背侧桡腕韧带
Dorsal radiocarpal lig. (DRC)

背侧桡尺韧带
Dorsal radioulnar lig. (DRU)

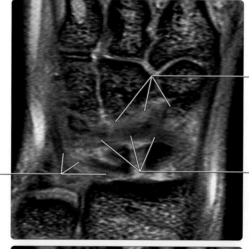

腕骨间背侧韧带
Dorsal intercarpal lig.

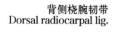背侧桡腕韧带
Dorsal radiocarpal lig.

背侧舟三角韧带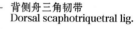
Dorsal scaphotriquetral lig.

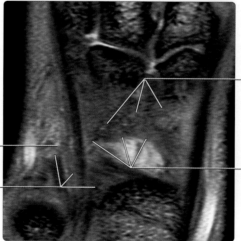

腕骨间背侧韧带
Dorsal intercarpal lig.

Triquetrum 三角骨

背侧桡腕韧带
Dorsal radiocarpal lig.

背侧舟三角韧带
Dorsal scaphotriquetral lig.

上图：背侧外源性韧带可稳定和限制腕部运动，但对腕关节结构的稳定性不如掌侧韧带重要。

中图：背侧稳定韧带包括背侧桡腕韧带、背侧舟三角韧带和腕骨间背侧韧带。

下图：MR 关节造影冠状位 GRE 图像显示三角骨是腕中背侧韧带的主要锚点。

三角纤维软骨复合体

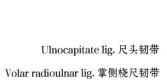
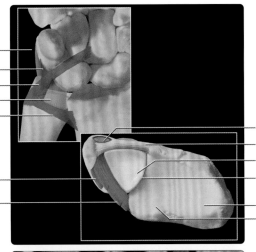

Extensor carpi ulnaris t. 尺侧腕伸肌腱
Ulnotriquetral lig. 尺三角韧带
Ulnocapitate lig. 尺头韧带
Ulnolunate lig. 尺月韧带
Volar radioulnar lig. 掌侧桡尺韧带

Ulnocapitate lig. 尺头韧带
Volar radioulnar lig. 掌侧桡尺韧带

尺侧腕伸肌腱 Extensor carpi ulnaris t.
背侧桡尺韧带 Dorsal radioulnar lig.
三角纤维软骨 Triangular fibrocartilage
桡骨乙状切迹 Sigmoid notch of radius
桡骨，舟状窝 Radius, scaphoid fossa
桡骨，月状窝 Radius, lunate fossa

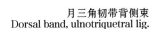
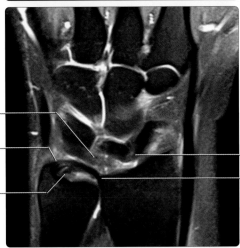

月三角韧带背侧束
Dorsal band, ulnotriquetral lig.

茎突支，三角形纤维软骨
Styloid strut, triangular fibrocartilage

中心凹支，三角纤维软骨
Foveal strut, triangular fibrocartilage

舟月韧带背侧束
Dorsal band, scapholunate lig.
三角纤维软骨附着于桡骨
Triangular fibrocartilage attachment
to radius

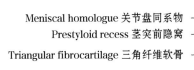
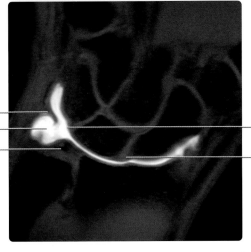

Meniscal homologue 关节盘同系物
Prestyloid recess 茎突前隐窝
Triangular fibrocartilage 三角纤维软骨

月三角韧带近侧部
Lunotriquetral lig., proximal portion
舟月韧带近侧部
Scapholunate lig., proximal portion

上图：显示尺腕结构的掌侧和关节内图像。三角纤维软骨（中央）被背侧和掌侧桡尺背侧韧带（外周）包绕。桡尺背侧韧带的纤维参与尺侧腕伸肌腱鞘的形成。三角纤维软骨复合体包括这些结构以及尺月韧带和尺三角韧带。

中图：冠状位脂肪抑制 T$_2$WI 显示三角纤维软骨的尺骨茎突支和中心凹支。

下图：冠状位脂肪抑制 T$_1$WI 桡腕关节造影清晰显示关节盘同系物。三角纤维软骨、舟月韧带和月三角韧带完好无损，没有对比剂进入到腕中间隙。

近排腕骨间固有韧带

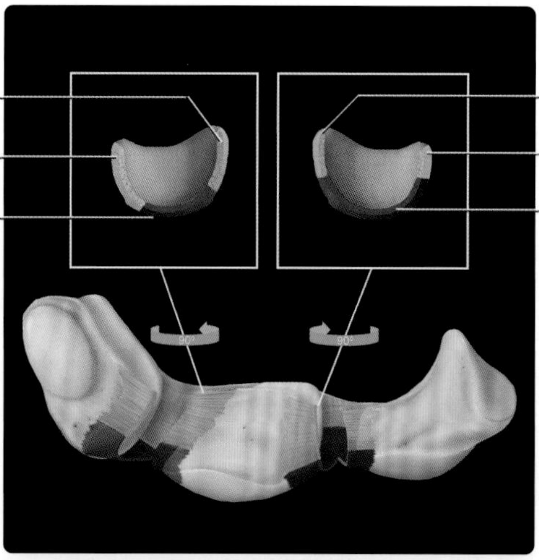

月三角韧带掌侧部
Lunotriquetral lig., volar portion
月三角韧带背侧部
Lunotriquetral lig., dorsal portion
月三角韧带近侧部
Lunotriquetral lig., proximal portion

舟月韧带掌侧部
Scapholunate lig. volar portion
舟月韧带背侧部
Scapholunate lig., dorsal portion
舟月韧带近侧部
Scapholunate lig. proximal portion

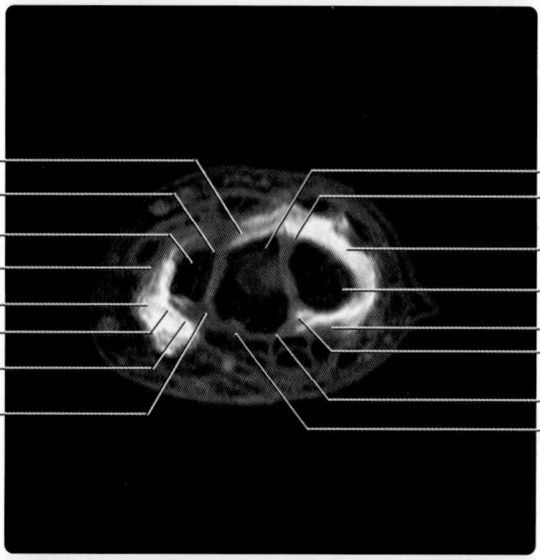

Dorsal radiocarpal lig. 桡腕背侧韧带
月三角韧带背侧部
Lunotriquetral lig., dorsal portion
Triquetrum 三角骨
Ulnotriquetral lig. 尺三角韧带
Prestyloid recess 茎突前隐窝
Ulnocapitate lig. 尺头韧带
Ulnolunate lig. 尺月韧带
月三角韧带掌侧部
Lunotriquetral lig., volar portion

月骨 Lunate
舟月韧带背侧部
Scapholunate lig., dorsal portion
背侧横隐窝
Dorsal transverse recess
手舟骨 Scaphoid
桡舟头韧带 Radioscaphocapitate lig.
舟月韧带掌侧部
Scapholunate lig., volar portion
桡舟月韧带 Radioscapholunate lig.
短桡月韧带 Short radiolunate lig.

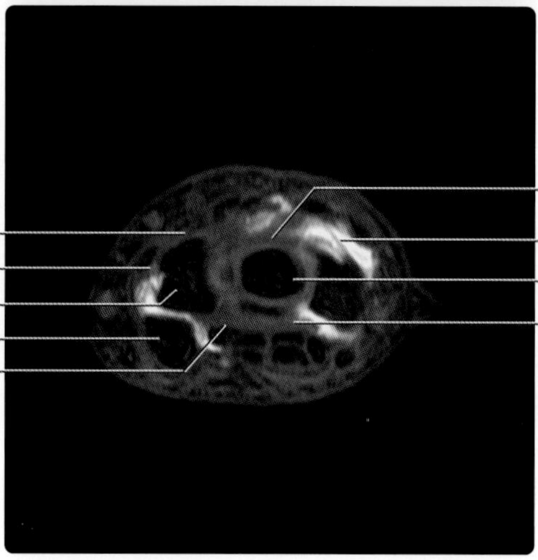

Dorsal radiocarpal lig. 桡腕背侧韧带
Ulnotriquetral lig. 尺三角韧带
Triquetrum 三角骨
Pisiform 豌豆骨
Ulnocapitate lig. 尺头韧带

舟三角背侧韧带
Dorsal scaphotriquetral lig.
背侧横隐窝
Dorsal transverse recess
头状骨 Capitate
桡舟头韧带 Radioscaphocapitate lig.

上图：示 U 形舟月韧带和月三角韧带。掌侧部分，月三角韧带比舟月韧带厚；近侧和背侧部分，舟月韧带比月三角韧带厚。掌侧部（蓝色）和近侧部（红色）在此图中代表为切口。

中图：腕骨近排间韧带呈 U 形，分为背侧、掌侧和近侧部。茎突前和背侧横隐窝显而易见。

下图：尺三角韧带分为两束，内侧束形成 ECU 腱鞘底，有时被称为尺侧副韧带。

固有韧带冠状位

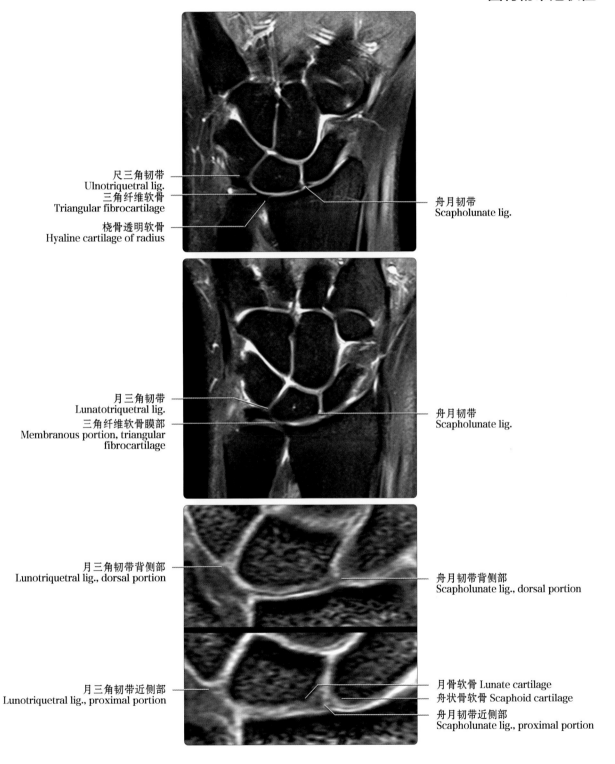

尺三角韧带
Ulnotriquetral lig.
三角纤维软骨
Triangular fibrocartilage
桡骨透明软骨
Hyaline cartilage of radius

舟月韧带
Scapholunate lig.

月三角韧带
Lunatotriquetral lig.
三角纤维软骨膜部
Membranous portion, triangular fibrocartilage

舟月韧带
Scapholunate lig.

月三角韧带背侧部
Lunotriquetral lig., dorsal portion

舟月韧带背侧部
Scapholunate lig., dorsal portion

月三角韧带近侧部
Lunotriquetral lig., proximal portion

月骨软骨 Lunate cartilage
舟状骨软骨 Scaphoid cartilage
舟月韧带近侧部
Scapholunate lig., proximal portion

上图：冠状位脂肪抑制 T_2WI 显示三角纤维软骨附着在桡骨透明软骨上。

中图：三角纤维软骨中央膜部通常很薄，如本例所示，此韧带可能有无症状穿孔。

下图：冠状位 GRE 图像，两幅图像分别位于腕背部和中部，局部放大以显示骨间韧带。注意，在上图中容易看到较厚的舟月韧带背侧部，而较薄的月三角韧带背侧部则显示不良。舟月韧带和月三角韧带近侧部呈三角形（图下部）。

韧带横轴位

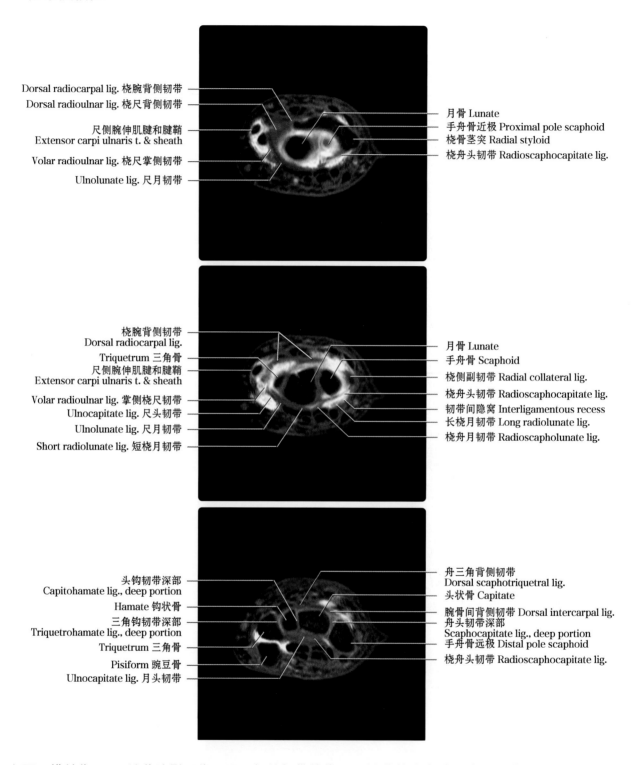

Dorsal radiocarpal lig. 桡腕背侧韧带
Dorsal radioulnar lig. 桡尺背侧韧带
尺侧腕伸肌腱和腱鞘 Extensor carpi ulnaris t. & sheath
Volar radioulnar lig. 桡尺掌侧韧带
Ulnolunate lig. 尺月韧带

月骨 Lunate
手舟骨近极 Proximal pole scaphoid
桡骨茎突 Radial styloid
桡舟头韧带 Radioscaphocapitate lig.

桡腕背侧韧带 Dorsal radiocarpal lig.
Triquetrum 三角骨
尺侧腕伸肌腱和腱鞘 Extensor carpi ulnaris t. & sheath
Volar radioulnar lig. 掌侧桡尺韧带
Ulnocapitate lig. 尺头韧带
Ulnolunate lig. 尺月韧带
Short radiolunate lig. 短桡月韧带

月骨 Lunate
手舟骨 Scaphoid
桡侧副韧带 Radial collateral lig.
桡舟头韧带 Radioscaphocapitate lig.
韧带间隐窝 Interligamentous recess
长桡月韧带 Long radiolunate lig.
桡舟月韧带 Radioscapholunate lig.

头钩韧带深部 Capitohamate lig., deep portion
Hamate 钩状骨
三角钩韧带深部 Triquetrohamate lig., deep portion
Triquetrum 三角骨
Pisiform 豌豆骨
Ulnocapitate lig. 月头韧带

舟三角背侧韧带 Dorsal scaphotriquetral lig.
头状骨 Capitate
腕骨间背侧韧带 Dorsal intercarpal lig.
舟头韧带深部 Scaphocapitate lig., deep portion
手舟骨远极 Distal pole scaphoid
桡舟头韧带 Radioscaphocapitate lig.

上图：横轴位 GRE 关节造影图像，显示相关韧带的位置。关节扩张有助于掌侧和背侧韧带及相关隐窝的显示。本例桡腕间腔与 ECU 腱鞘相通，为正常表现。

中图：桡腕背侧韧带是近端背侧的主要稳定结构，跨越桡骨背侧内侧皮质，延伸至三角骨背侧远端。掌侧稳定结构包括桡舟头韧带、桡月长和短韧带、尺腕韧带。

下图：腕骨间背侧韧带起于舟三角韧带的远侧，横跨腕舟骨、三角骨（桡侧）至三角骨（尺侧）。

韧带横轴位

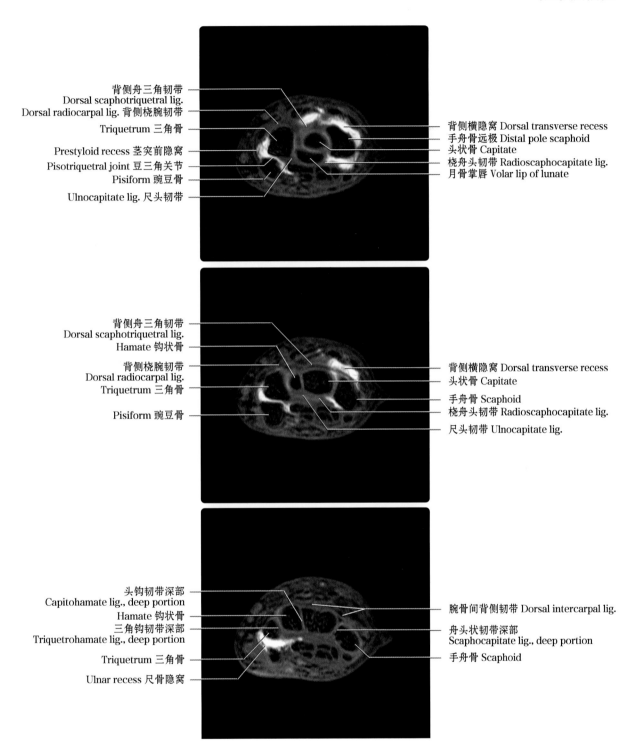

背侧舟三角韧带 Dorsal scaphotriquetral lig.
Dorsal radiocarpal lig. 背侧桡腕韧带
Triquetrum 三角骨
Prestyloid recess 茎突前隐窝
Pisotriquetral joint 豆三角关节
Pisiform 豌豆骨
Ulnocapitate lig. 尺头韧带

背侧横隐窝 Dorsal transverse recess
手舟骨远极 Distal pole scaphoid
头状骨 Capitate
桡舟头韧带 Radioscaphocapitate lig.
月骨掌唇 Volar lip of lunate

背侧舟三角韧带 Dorsal scaphotriquetral lig.
Hamate 钩状骨
背侧桡腕韧带 Dorsal radiocarpal lig.
Triquetrum 三角骨
Pisiform 豌豆骨

背侧横隐窝 Dorsal transverse recess
头状骨 Capitate
手舟骨 Scaphoid
桡舟头韧带 Radioscaphocapitate lig.
尺头韧带 Ulnocapitate lig.

头钩韧带深部 Capitohamate lig., deep portion
Hamate 钩状骨
三角钩韧带深部 Triquetrohamate lig., deep portion
Triquetrum 三角骨
Ulnar recess 尺骨隐窝

腕骨间背侧韧带 Dorsal intercarpal lig.
舟头状韧带深部 Scaphocapitate lig., deep portion
手舟骨 Scaphoid

上图：近排和远排腕骨交界处，背侧和掌侧韧带数量减少。桡舟头韧带和尺头韧带在掌侧形成弓形或 "V" 形韧带。舟三角背侧韧带纤维横跨近排腕骨。

中图：掌侧外源性韧带形成腕管底。所有腕骨之间都有细小的骨间韧带，包括近侧、远侧、内侧和外侧（除了月骨 - 头状骨关节，没有近端 - 远端韧带）。

下图：腕骨间背侧韧带作为背侧远端稳定韧带，在三角骨与背侧舟三角韧带融合。尺骨隐窝位于三角钩关节的内侧。

专业术语

定义

- 掌侧：手掌侧
- 尺侧：内侧
- 桡侧：外侧
- 手腕外展：桡侧屈曲
- 手腕内收：尺侧屈曲

影像解剖

屈肌群

- **深屈肌组**
  - ○ **指深屈肌**
    - 起点：近端尺骨
    - 走行：旋前方肌近端分为 4 条肌腱，穿过腕管
    - 止点：示指、中指、环指和小指远节指骨基底部
    - 功能：屈曲远端指间关节；连续屈曲其他指间关节和腕关节
    - 神经支配：正中神经、前骨间支、尺神经
    - 变异：双束
  - ○ **拇长屈肌**
    - 起点：桡骨、骨间膜、冠突
    - 走行：深入拇短屈肌和拇收肌之间的屈肌支持带
    - 止点：拇指远节指骨基底部
    - 功能：屈拇指指间关节；屈拇指掌指关节
    - 神经支配：正中神经前骨间支
    - 变异：附着于示指的副束
  - ○ **旋前方肌**
    - 起点：尺骨远端掌面
    - 走行：由内侧向外侧走行
    - 止点：桡骨远端背侧
    - 功能：使手旋前
    - 神经支配：正中神经前骨间支
    - 变异：可分成 2 层或 3 层；额外的近端或远端附着处
- **浅层**
  - ○ **桡侧腕屈肌**
    - 起点：肱骨内上髁 / 屈肌总腱
    - 功能：屈手腕；外展腕关节
    - 神经支配：正中神经
    - 变异：可能附着在大多角骨和 / 或第 4 掌骨上
    - 走行：细肌腱穿越外侧屈肌支持带（FR）下腕管，穿过掌侧大多角骨沟
    - 止点：第 2 掌骨基底部；滑至第 3 掌骨基底部

- ○ **掌长肌**
  - 起点：内上髁 / 屈肌总腱
  - 走行：细的肌腱通过屈肌支持带表面
  - 止点：远端屈肌支持带掌侧和掌腱膜
  - 功能：屈腕
  - 神经支配：正中神经
  - 变异：10% 缺如；重复；完全或部分止于前臂筋膜、尺侧腕屈肌腱、豌豆骨或舟状骨；有低位肌腹的短肌腱可能压迫正中神经
- ○ **尺侧腕屈肌**
  - 起点：肱骨内上髁 / 屈肌总腱（肱骨头）和尺骨近端内侧（尺骨头）
  - 走行：走行于尺神经血管束的内侧
  - 止点：豌豆骨（延续为豌豆钩韧带和豌豆掌韧带）
  - 功能：屈腕；内收腕
  - 神经支配：尺神经
- ○ **指浅屈肌**
  - 起点：肱骨内上髁 / 屈肌总腱和尺骨冠突（肱尺头）；桡骨近端掌侧（桡骨头）
  - 走行：移行为浅层（肌腱至中指和环指）和深层（肌腱至示指和小指）；浅层肌腱掌侧及深肌腱穿过屈肌支持带深面
  - 止点：示指、中指、环指和小指的中节指骨
  - 功能：屈曲示指、中指、环指、小手指近端指间关节、掌指关节
  - 神经支配：正中神经
  - 变异：小指屈肌缺如；附着于示指和中指的副束；沿近节指骨的远端肌腹可类似于肿块

伸肌群

- **浅层**
  - ○ **桡侧腕长伸肌**
    - 起点：肱骨外上髁 / 伸肌总腱
    - 走行：在腕关节近端穿过拇长展肌和拇短伸肌下方；在第 2 骨纤维管深入到伸肌支持带
    - 止点：第 2 掌骨桡背侧底掌面
    - 功能：伸和外展手腕
    - 神经支配：桡神经
    - 变异：多个肌腱，止于第 2、第 3 或第 4 掌骨
  - ○ **桡侧腕短伸肌**
    - **起点：肱骨外上髁 / 伸肌总腱**
    - 走行：通过拇长展肌和拇短伸肌下方；在第 2 骨纤维管深入到伸肌支持带
    - 止点：第 3 掌骨基底部桡背侧
    - 功能：伸和外展手腕
    - 神经支配：桡神经
    - 变异：多个肌腱，止于第 2、第 3 或第 4 掌骨
  - ○ **指伸肌（固有）**
    - 起点：肱骨外上髁 / 伸肌总腱

- 功能：伸示指、中指、环指、小指；外展示
  指、环指和小指；伸腕
- 神经支配：桡神经深支
- 变异：多个副束；止于拇指
- 走行：延伸至远端，分为4束；在第4骨纤
  维管深入到伸肌支持带；延伸至示指、中
  指、环指、小指
- 止点：示、中、环、小指的中、远节指骨

○ 小指伸肌（小指伸肌）
  - 起点：肱骨外上髁/伸肌总腱
  - 功能：伸小指；伸手腕
  - 走行：通过指伸肌内侧和尺侧腕伸肌外侧；
    在第5骨纤维管深入到伸肌支持带
  - 止点：小指近节指骨伸肌腱帽有分支至环指
  - 神经支配：桡神经深支
  - 变异：与指伸肌融合；无环指伸肌支

○ 尺侧腕伸肌
  - 起点：伸肌总腱和尺骨背侧
  - 走行：进入腕关节，在第6骨纤维管深入至
    伸肌支持带
  - 止点：第5掌骨基底部尺背侧
  - 功能：伸和内收手
  - 神经支配：桡神经深支
  - 变异：止于第4掌骨

深层
- 拇长展肌
  ○ 起点：尺骨桡背侧，桡骨中段背侧
  ○ 功能：外展和伸拇指；外展手腕；轻微地屈
    手腕
  ○ 神经支配：桡神经深支，骨间后支
  ○ 变异：多个分支；止于大多角骨或屈肌支持带
  ○ 走行：从远侧和外侧斜穿过；与桡侧腕短和腕
    长伸肌腱交叉，进入第1骨纤维管
    - 拇长展肌和拇短伸肌与桡侧腕短伸肌和长肌
      相交于伸肌支持带近端；可能在肌腱的交叉
      处相互撞击
  ○ 止点：第1掌骨基底部桡侧，发出分支至大多
    角骨和拇短展肌

- 拇短伸肌
  ○ 起点：桡骨中段背侧
  ○ 走行：拇长展肌内侧及邻近；穿过桡侧腕长伸
    肌和桡侧腕长短肌，与拇长展肌一起进入第1
    骨纤维管
  ○ 止点：拇指近节指骨基底部
  ○ 功能：伸拇指掌指关节；通过持续运动，在腕
    掌关节（CMC）处外展第1掌骨；外展手腕
  ○ 神经支配：桡神经深支，骨间后支
  ○ 变异：可能缺如；与拇长伸肌融合

- 拇长伸肌
  ○ 起点：尺骨中段背侧

○ 走行：在伸肌支持带下进入腕部，位于第3骨纤
  维管；45°穿过桡侧腕长和腕短伸肌外侧和表面
○ 止点：拇指指骨远端基底部
○ 功能：外展拇指尖；通过持续运动，持续外展
  拇指近节指骨和第1掌骨（MC）
○ 神经支配：桡神经深支，骨间后支
○ 变异：与拇短伸肌融合

- 食指伸肌（固有）
  ○ 起点：尺骨中段背侧和骨间膜
  ○ 走行：通过伸肌支持带下方进入第4骨纤维
    管，走行于指伸肌深面及内侧；于示指尺侧汇
    合成腱束
  ○ 止点：示指伸肌腱帽
  ○ 功能：伸和内收示指
  ○ 神经支配：桡神经深支，骨间后支
  ○ 变异：重复肌腱束；发出分支至中指

腕部肌肉
- 大鱼际
  ○ 拇短展肌
    - 起点：屈肌支持带、舟状粗隆、大多角骨嵴
    - 走行：向外侧延伸
    - 止点：拇指近节指骨基底部桡侧
    - 功能：外展拇指腕掌关节和掌指关节；将拇
      指从手掌上以直角拉开外展拇指
    - 神经支配：正中神经
    - 变异：肌腱缺如或重复肌腱束

  ○ 拇对掌肌
    - 起点：腕横韧带（FR），大多角骨嵴
    - 走行：深入至拇短展肌
    - 止点：拇指掌骨桡侧
    - 功能：外展，屈和旋转第1掌骨（MC）；拇
      指对掌
    - 神经支配：正中神经

  ○ 拇短屈肌
    - 由表层（较大和外侧）和深层（较小和内侧）
      组成
    - 起点：屈肌支持带远端表面和大多角骨结节；
      深入到小多角骨、头状骨
    - 走行：位于拇短展肌的内侧和远端
    - 止点：总肌腱止于拇指近节指骨基底部桡侧
    - 功能：屈拇指近节指骨；内旋拇指掌骨
    - 神经支配：正中神经浅支；尺神经深支

  ○ 拇收肌
    - 起点：
      斜头：头状骨，第2、3掌骨（MC）底，桡
      侧腕屈肌（FCR）腱鞘；
      横头：第3掌骨
    - 功能：朝向手掌，外展拇指近端指骨
    - 神经支配：尺神经
    - 走行：向远端斜行并会聚成肌腱（含籽骨）；

在侧面汇集为横向纤维

- **止点**：斜行或横行于拇指近节指骨基底部尺侧

- **小鱼际**
  ○ **掌短肌**
    - **起点**：屈肌支持带和掌腱膜
    - **止点**：手掌尺侧皮肤
    - **功能**：将手掌尺侧的皮肤拉向中央
    - **神经支配**：尺神经，浅支
  ○ **小指展肌**
    - **起点**：豌豆骨及尺腕屈肌腱
    - **止点**：小指近节指骨基底部尺侧
    - **功能**：外展小指远离环指；屈近节指骨
    - **神经支配**：尺神经，深支
  ○ **小指短屈肌**
    - **起点**：钩骨钩和屈肌支持带
    - **止点**：小指近节指骨基底部尺侧
    - **功能**：掌指关节处屈小指
    - **神经支配**：尺神经，深支
    - **变异**：异常起源可压迫尺神经
  ○ **小指对掌肌**
    - **起点**：钩骨钩和屈肌支持带
    - **止点**：第 5 掌骨内侧缘
    - **功能**：外展，屈曲和外旋第 5 掌骨
    - **神经支配**：尺神经，深支

肌肉变异

- 可表现为软组织肿块；可能会造成神经压迫
- **副掌长肌**：指屈肌腱表面，向内达桡侧腕屈肌腱
- **指短伸肌**
  ○ 可为柔软的或表现为肿块
  ○ 起点：桡骨远端或背侧桡腕韧带
  ○ 止点：第 2 掌骨
- **桡侧腕中间伸肌**
  ○ 起点：肱骨或作为起自桡侧腕短伸肌或腕长伸肌的副腱
  ○ 止点：第 2 和 / 或第 3 掌骨
- **桡侧腕伸副肌**
  ○ 起点：肱骨或桡侧腕长伸肌
  ○ 止点：第 1 掌骨，拇短展肌，或第一骨间背肌
- **副拇长伸肌**
  ○ 位于第 3 伸肌间室
  ○ 可为柔软的，可表现为肿块
- **副小指外展肌**：可压迫尺神经和正中神经
  ○ 起点：屈肌支持带或掌长肌
  ○ 止点：小指内收肌
- **蚓状肌起源异常**
  ○ 通常起源于腕管远侧的指屈肌腱
  ○ 如果起源于近端，位于腕管内，可引起腕管综合征

筋膜和支持带

- **屈肌支持带**
  ○ **表浅（掌侧腕关节韧带或腕掌韧带）部分**
    - 前臂远端筋膜增厚伴横行纤维束
    - 附于尺骨茎突和桡骨茎突；远端与屈肌支持带融和
    - 形成尺管的顶部；尺神经、动脉和静脉深入到筋膜层，但位于屈肌支持带表面
  ○ **屈肌支持带（腕横韧带或屈肌韧带）**
    - 附着于豌豆骨，钩骨钩突，舟骨粗隆，大多角骨掌面和嵴；掌腱膜深面
    - 形成腕管和桡侧腕屈肌（FCR）跨过大多角骨的通道
    - 小鱼际和大鱼际肌起源于屈肌支持带
    - 经典的腕管松解术是将屈肌支持带尺侧近钩骨钩附着处分离
- **伸肌支持带（腕骨间背侧韧带）**
  ○ 前臂远端筋膜增厚伴横行纤维束
  ○ 附于尺骨茎突、豌豆骨及三角骨的内侧缘、桡骨外侧缘
  ○ 附着于背侧桡骨嵴，形成骨纤维管（按数字编号）
    - #1. 拇长展肌，拇短伸肌；#2. 桡侧腕长伸肌和腕短伸肌；#3. 拇长伸肌；#4. 指伸肌，示指伸肌；#5. 小指伸肌；#6. 尺侧腕伸肌

腱鞘

- 腕和手滑膜肌腱鞘是一种特殊的滑囊；管道有脏层和壁层；潜在的间隙常常包含极少的液体和小血管；炎症时充满液体
- **屈肌腱鞘**
  ○ **屈肌总腱鞘（尺侧滑囊）**包绕指浅屈肌和指深屈肌；起源于屈肌支持带近端 2.5 cm；示指、中指和环指腱鞘终于手掌，小指腱鞘终于远节指骨
  ○ **拇长屈肌腱鞘（桡侧囊）**包绕拇长屈肌；起源于屈肌支持带近端 2.5 cm；终于拇指远节指骨
- **伸肌腱鞘**
  ○ 6 个独立的腱鞘包裹 6 个伸肌骨纤维管的肌腱；起自伸肌支持带的近端；终止于靠近掌骨（MC）基底或掌骨干背侧

解剖成像相关事宜

- 屈肌和伸肌 / 肌腱的各种变异
- 多支肌腱束与纵向肌腱撕裂相似
- 魔角效应：胶原束走行方向与主磁场呈 55°时，图像上会形成中等信号，而不是预期的低信号（尤其是短 TE 序列，如 T_1WI，PDWI 或 GRE）
- 腱鞘内少量液体为正常现象

5. 腕部肌腱

掌侧和背侧肌腱 CT 3D 图像

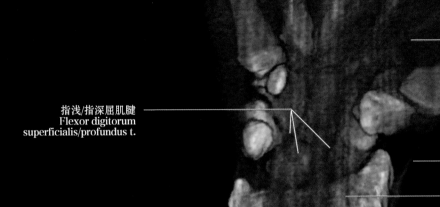

拇长屈肌腱
Flexor pollicis longus t.

指浅/指深屈肌腱
Flexor digitorum
superficialis/profundus t.

拇长展肌腱
Abductor pollicis longus t.

拇长屈肌腱
Flexor pollicis longus t.

尺侧腕屈肌腱
Flexor carpi ulnaris t.

桡侧腕屈肌腱
Flexor carpi radialis t.

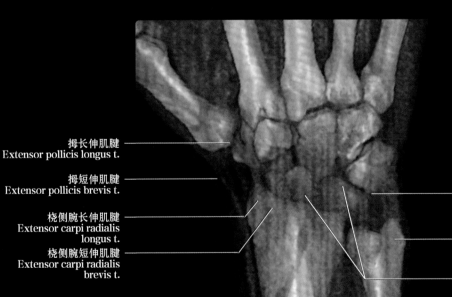

拇长伸肌腱
Extensor pollicis longus t.

拇短伸肌腱
Extensor pollicis brevis t.

桡侧腕长伸肌腱
Extensor carpi radialis
longus t.

桡侧腕短伸肌腱
Extensor carpi radialis
brevis t.

小指伸肌腱
Extensor digiti minimi t.

尺侧腕伸肌腱
Extensor carpi ulnaris t.

指伸肌和示指伸肌肌腱
Extensor digitorum & extensor
indicis t.

上图：软组织 CT 三维重建显示掌侧肌腱从前臂延伸到腕和手部。

下图：背侧肌腱三维 CT 重建图像。

掌侧肌腱示意图

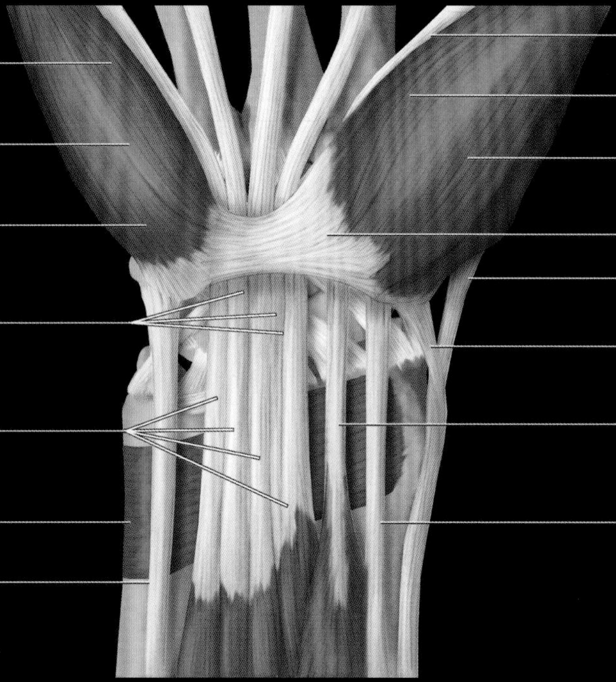

小指对掌肌
Opponens digiti minimi m.

小指短屈肌
Flexor digiti minimi brevis m.

小指外展肌
Abductor digiti minimi m.

指浅屈肌腱
Flexor digitorum superficialis t.

指深屈肌腱
Flexor digitorum profundus t.

旋前方肌
Pronator quadratus

尺侧腕屈肌腱
Flexor carpi ulnaris t.

拇长屈肌腱
Flexor pollicis longus t.

拇短屈肌
Flexor pollicis brevis m.

拇短展肌
Abductor pollicis brevis m.

屈肌支持带
Flexor retinaculum

拇短伸肌腱
Extensor pollicis brevis t.

拇长展肌腱
Abductor pollicis longus t.

拇长屈肌腱
Flexor pollicis longus t.

桡侧腕屈肌腱
Flexor carpi radialis t.

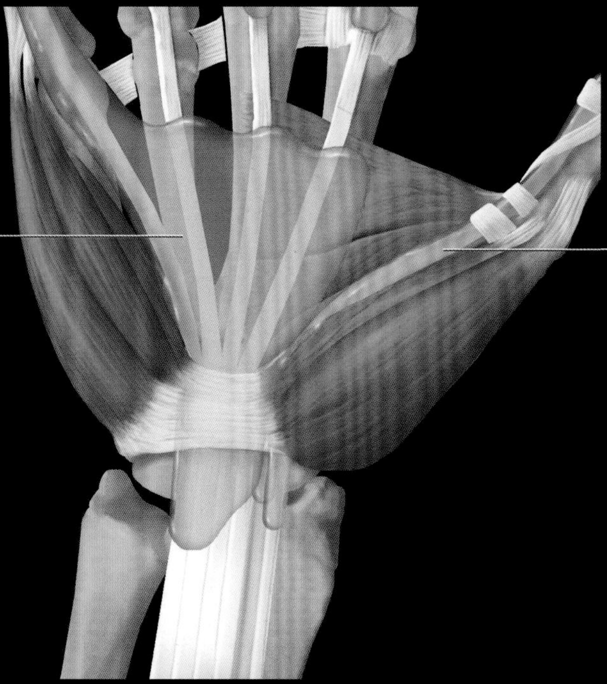

尺侧囊；屈肌总腱鞘
Ulnar bursa; common flexor t. sheath

桡侧囊；拇长屈肌腱鞘
Radial bursa; flexor pollicis longus t. sheath

上图：显示掌侧肌肉和肌腱与屈肌支持带的关系。注意大鱼际肌和小鱼际隆起起于支持带本身。指屈肌腱和拇长屈肌腱深入到支持带下，桡侧腕屈肌位于支持带外侧但仍包含在外侧支持带的纤维中。

下图：掌侧滑囊包括尺侧腱鞘和桡侧腱鞘。屈肌总腱鞘包裹示、中、环和小指肌腱，起于屈肌支持带近端，远端延伸至掌骨中段。腱鞘也向远端延伸到小指远端指骨。拇长屈肌有一个独立腱鞘。

背侧肌腱示意图

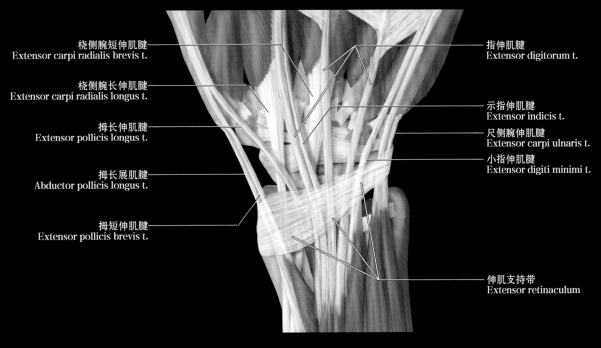

桡侧腕短伸肌腱
Extensor carpi radialis brevis t.

桡侧腕长伸肌腱
Extensor carpi radialis longus t.

拇长伸肌腱
Extensor pollicis longus t.

拇长展肌腱
Abductor pollicis longus t.

拇短伸肌腱
Extensor pollicis brevis t.

指伸肌腱
Extensor digitorum t.

示指伸肌腱
Extensor indicis t.

尺侧腕伸肌腱
Extensor carpi ulnaris t.

小指伸肌腱
Extensor digiti minimi t.

伸肌支持带
Extensor retinaculum

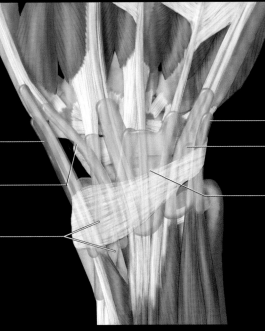

骨纤维管1：拇长展肌和拇短伸肌腱
Compartment 1: Abductor pollicis
longus & extensor pollicis brevis

骨纤维管3：拇长伸肌腱
Compartment 3: Extensor
pollicis longus

骨纤维管2：桡侧腕长/短伸肌腱
Compartment 2: Extensor
carpi radialis longus & brevis

骨纤维管6：尺侧腕伸肌腱
Compartment 6: Extensor
carpi ulnaris

骨纤维管5：小指伸肌腱
Compartment 5: Extensor
digiti minimi

骨纤维管4：指伸肌和示指伸肌肌腱
Compartment 4: Extensor
digitorum & extensor indicis

上图：背侧伸肌腱深入至伸肌支持带，由支持带到其下方骨的纤维附着部分隔为 6 个骨纤维管，其内包含的结构：#1：拇长展肌腱（Abductor pollicis longus，APL）、拇短伸肌腱（Extensor pollicis brevis，EPB）；#2：桡侧腕长伸肌腱（Extensor carpi radialis longus，ECRL）、桡侧腕短伸肌腱（extensor carpi radialis brevis，ECRB）；#3：拇长伸肌腱（Extensor pollicis longus，EPL）；#4：指伸肌腱（Extensor digitorum，ED）、示指伸肌腱（Extensor indicis，EI）；#5：小指伸肌腱（Extensor digiti minimi，EDM）；#6：尺侧腕伸肌腱（Extensor carpi ulnaris，ECU）。

下图：有独立的腱鞘将背伸肌腱分别包围在 1~6 个骨纤维管中。

桡骨远端肌腱横轴位示意图和 MR 图像

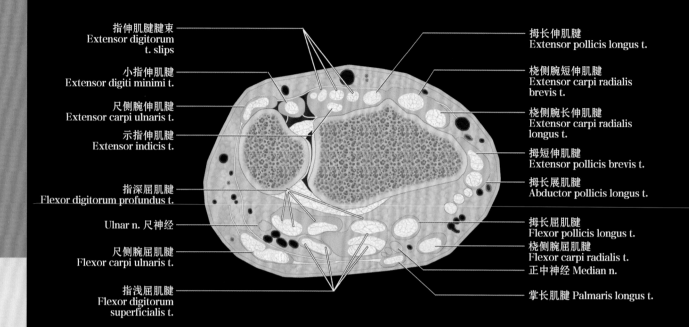

指伸肌腱腱束
Extensor digitorum
t. slips

小指伸肌腱
Extensor digiti minimi t.

尺侧腕伸肌腱
Extensor carpi ulnaris t.

示指伸肌腱
Extensor indicis t.

指深屈肌腱
Flexor digitorum profundus t.

Ulnar n. 尺神经

尺侧腕屈肌腱
Flexor carpi ulnaris t.

指浅屈肌腱
Flexor digitorum
superficialis t.

拇长伸肌腱
Extensor pollicis longus t.

桡侧腕短伸肌腱
Extensor carpi radialis
brevis t.

桡侧腕长伸肌腱
Extensor carpi radialis
longus t.

拇短伸肌腱
Extensor pollicis brevis t.

拇长展肌腱
Abductor pollicis longus t.

拇长屈肌腱
Flexor pollicis longus t.

桡侧腕屈肌腱
Flexor carpi radialis t.

正中神经 Median n.

掌长肌腱 Palmaris longus t.

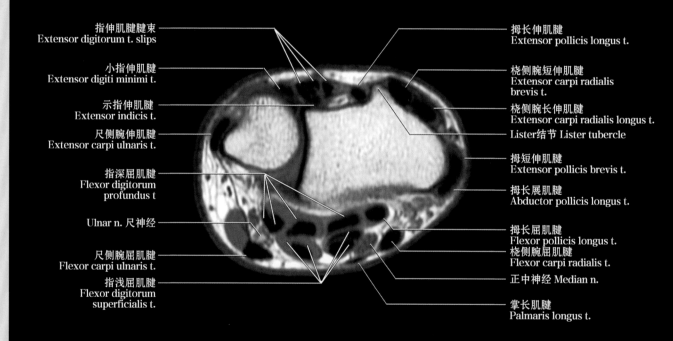

指伸肌腱腱束
Extensor digitorum t. slips

小指伸肌腱
Extensor digiti minimi t.

示指伸肌腱
Extensor indicis t.

尺侧腕伸肌腱
Extensor carpi ulnaris t.

指深屈肌腱
Flexor digitorum
profundus t

Ulnar n. 尺神经

尺侧腕屈肌腱
Flexor carpi ulnaris t.

指浅屈肌腱
Flexor digitorum
superficialis t.

拇长伸肌腱
Extensor pollicis longus t.

桡侧腕短伸肌腱
Extensor carpi radialis
brevis t.

桡侧腕长伸肌腱
Extensor carpi radialis longus t.

Lister结节 Lister tubercle

拇短伸肌腱
Extensor pollicis brevis t.

拇长展肌腱
Abductor pollicis longus t.

拇长屈肌腱
Flexor pollicis longus t.

桡侧腕屈肌腱
Flexor carpi radialis t.

正中神经 Median n.

掌长肌腱
Palmaris longus t.

上图：显示手腕近端的肌腱。伸肌腱在伸肌支持带的深处，而屈肌腱更靠近屈肌支持带。

下图：MR 横轴位显示肌腱呈均匀低信号。

腕中部肌腱横轴位示意图和 MR 图像

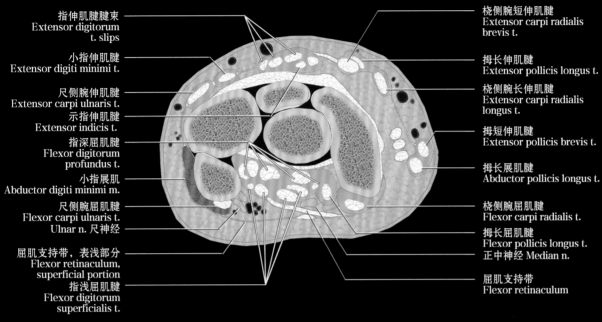

指伸肌腱腱束
Extensor digitorum
t. slips

小指伸肌腱
Extensor digiti minimi t.

尺侧腕伸肌腱
Extensor carpi ulnaris t.

示指伸肌腱
Extensor indicis t.

指深屈肌腱
Flexor digitorum
profundus t.

小指展肌
Abductor digiti minimi m.

尺侧腕屈肌腱
Flexor carpi ulnaris t.
Ulnar n. 尺神经

屈肌支持带，表浅部分
Flexor retinaculum,
superficial portion

指浅屈肌腱
Flexor digitorum
superficialis t.

桡侧腕短伸肌腱
Extensor carpi radialis
brevis t.

拇长伸肌腱
Extensor pollicis longus t.

桡侧腕长伸肌腱
Extensor carpi radialis
longus t.

拇短伸肌腱
Extensor pollicis brevis t.

拇长展肌腱
Abductor pollicis longus t.

桡侧腕屈肌腱
Flexor carpi radialis t.

拇长屈肌腱
Flexor pollicis longus t.
正中神经 Median n.

屈肌支持带
Flexor retinaculum

指伸肌腱腱束
Extensor digitorum t. slips

小指伸肌腱
Extensor digiti minimi t.

示指伸肌腱
Extensor indicis t.

尺侧腕伸肌腱
Extensor carpi ulnaris t.

指深屈肌腱
Flexor digitorum
profundus t.

Ulnar n. 尺神经

尺侧腕屈肌腱
Flexor carpi ulnaris t.
屈肌支持带，表浅部分
Flexor retinaculum,
superficial portion

指浅屈肌腱
Flexor digitorum
superficialis t.

桡侧腕短伸肌腱
Extensor carpi radialis
brevis t.

拇长伸肌腱
Extensor pollicis longus t.
桡侧腕长伸肌腱
Extensor carpi radialis
longus t.

拇短伸肌腱
Extensor pollicis brevis t.

拇长展肌腱
Abductor pollicis longus t.

桡侧腕屈肌腱
Flexor carpi radialis t.

拇长屈肌腱
Flexor pollicis longus t.
正中神经 Median n.

屈肌支持带
Flexor retinaculum

上图：显示腕管肌腱。指深屈肌腱呈小、环、中、示指肌腱顺序并排（尺侧到桡侧）。指浅屈肌腱由延伸到中、环指的两根深肌腱和延伸至小、示指的两根浅肌腱构成。拇长伸肌腱穿过桡侧腕短伸肌腱表面。

下图：MR 横轴位显示腕管肌腱。由于拇长伸肌腱（EPL）跨过桡侧腕短伸肌腱（ECRB），需注意魔角效应的影响，肌腱与主磁场成 55° 角时，可导致正常低信号丢失。

腕
部

腕部肌腱横轴位 T$_1$WI

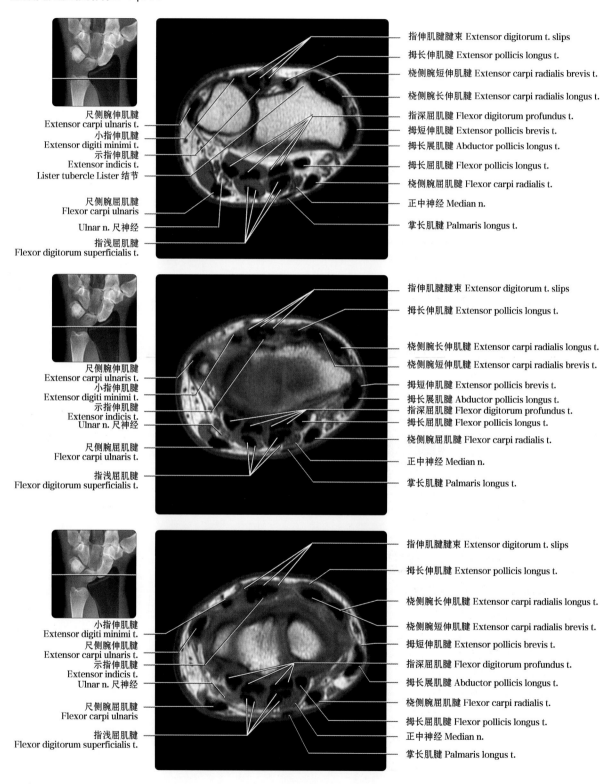

上图：
指伸肌腱腱束 Extensor digitorum t. slips
拇长伸肌腱 Extensor pollicis longus t.
桡侧腕短伸肌腱 Extensor carpi radialis brevis t.
桡侧腕长伸肌腱 Extensor carpi radialis longus t.
指深屈肌腱 Flexor digitorum profundus t.
拇短伸肌腱 Extensor pollicis brevis t.
拇长展肌腱 Abductor pollicis longus t.
拇长屈肌腱 Flexor pollicis longus t.
桡侧腕屈肌腱 Flexor carpi radialis t.
正中神经 Median n.
掌长肌腱 Palmaris longus t.

尺侧腕伸肌腱 Extensor carpi ulnaris t.
小指伸肌腱 Extensor digiti minimi t.
示指伸肌腱 Extensor indicis t.
Lister tubercle Lister 结节
尺侧腕屈肌腱 Flexor carpi ulnaris
Ulnar n. 尺神经
指浅屈肌腱 Flexor digitorum superficialis t.

中图：
指伸肌腱腱束 Extensor digitorum t. slips
拇长伸肌腱 Extensor pollicis longus t.
桡侧腕长伸肌腱 Extensor carpi radialis longus t.
桡侧腕短伸肌腱 Extensor carpi radialis brevis t.
拇短伸肌腱 Extensor pollicis brevis t.
拇长展肌腱 Abductor pollicis longus t.
指深屈肌腱 Flexor digitorum profundus t.
拇长屈肌腱 Flexor pollicis longus t.
桡侧腕屈肌腱 Flexor carpi radialis t.
正中神经 Median n.
掌长肌腱 Palmaris longus t.

尺侧腕伸肌腱 Extensor carpi ulnaris t.
小指伸肌腱 Extensor digiti minimi t.
示指伸肌腱 Extensor indicis t.
Ulnar n. 尺神经
尺侧腕屈肌腱 Flexor carpi ulnaris t.
指浅屈肌腱 Flexor digitorum superficialis t.

下图：
指伸肌腱腱束 Extensor digitorum t. slips
拇长伸肌腱 Extensor pollicis longus t.
桡侧腕长伸肌腱 Extensor carpi radialis longus t.
桡侧腕短伸肌腱 Extensor carpi radialis brevis t.
拇短伸肌腱 Extensor pollicis brevis t.
指深屈肌腱 Flexor digitorum profundus t.
拇长展肌腱 Abductor pollicis longus t.
桡侧腕屈肌腱 Flexor carpi radialis t.
拇长屈肌腱 Flexor pollicis longus t.
正中神经 Median n.
掌长肌腱 Palmaris longus t.

小指伸肌腱 Extensor digiti minimi t.
尺侧腕伸肌腱 Extensor carpi ulnaris t.
示指伸肌腱 Extensor indicis t.
Ulnar n. 尺神经
尺侧腕屈肌腱 Flexor carpi ulnaris
指浅屈肌腱 Flexor digitorum superficialis t.

上图：MR 横轴位图像，显示肌腱的走行及其与周围骨性结构的关系。Lister 结节是划分第 2 和第 3 骨纤维管的实用骨标志。

中图：伸肌支持带将伸肌腱固定为 6 个独立的骨纤维管。

下图：正中神经断面呈圆形，位于指屈肌腱的外侧浅层区。

腕部肌腱横轴位 T₁WI

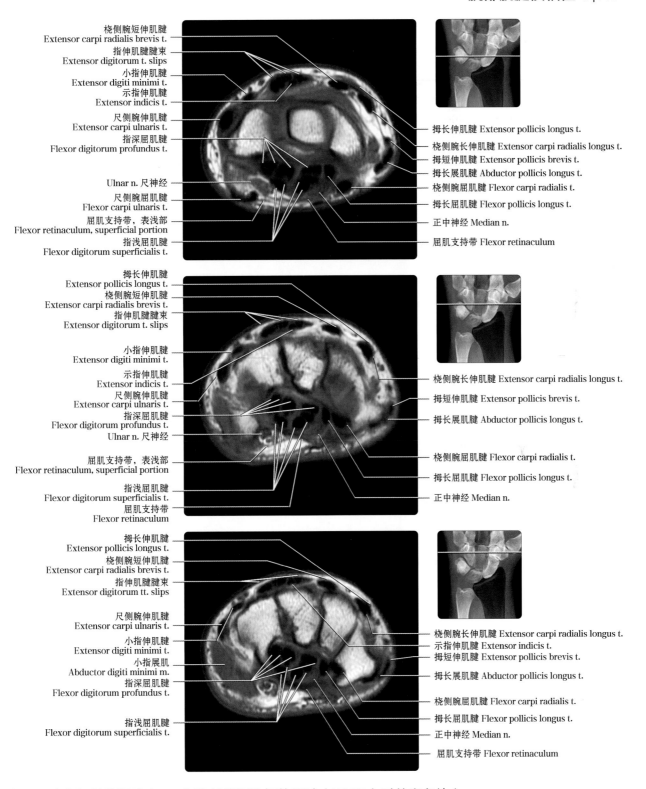

桡侧腕短伸肌腱
Extensor carpi radialis brevis t.
指伸肌腱腱束
Extensor digitorum t. slips
小指伸肌腱
Extensor digiti minimi t.
示指伸肌腱
Extensor indicis t.
尺侧腕伸肌腱
Extensor carpi ulnaris t.
指深屈肌腱
Flexor digitorum profundus t.
Ulnar n. 尺神经
尺侧腕屈肌腱
Flexor carpi ulnaris t.
屈肌支持带, 表浅部
Flexor retinaculum, superficial portion
指浅屈肌腱
Flexor digitorum superficialis t.

拇长伸肌腱 Extensor pollicis longus t.
桡侧腕长伸肌腱 Extensor carpi radialis longus t.
拇短伸肌腱 Extensor pollicis brevis t.
拇长展肌腱 Abductor pollicis longus t.
桡侧腕屈肌腱 Flexor carpi radialis t.
拇长屈肌腱 Flexor pollicis longus t.
正中神经 Median n.
屈肌支持带 Flexor retinaculum

拇长伸肌腱
Extensor pollicis longus t.
桡侧腕短伸肌腱
Extensor carpi radialis brevis t.
指伸肌腱腱束
Extensor digitorum t. slips
小指伸肌腱
Extensor digiti minimi t.
示指伸肌腱
Extensor indicis t.
尺侧腕伸肌腱
Extensor carpi ulnaris t.
指深屈肌腱
Flexor digitorum profundus t.
Ulnar n. 尺神经
屈肌支持带, 表浅部
Flexor retinaculum, superficial portion
指浅屈肌腱
Flexor digitorum superficialis t.
屈肌支持带
Flexor retinaculum

桡侧腕长伸肌腱 Extensor carpi radialis longus t.
拇短伸肌腱 Extensor pollicis brevis t.
拇长展肌腱 Abductor pollicis longus t.
桡侧腕屈肌腱 Flexor carpi radialis t.
拇长屈肌腱 Flexor pollicis longus t.
正中神经 Median n.

拇长伸肌腱
Extensor pollicis longus t.
桡侧腕短伸肌腱
Extensor carpi radialis brevis t.
指伸肌腱腱束
Extensor digitorum tt. slips
尺侧腕伸肌腱
Extensor carpi ulnaris t.
小指伸肌腱
Extensor digiti minimi t.
小指展肌
Abductor digiti minimi m.
指深屈肌腱
Flexor digitorum profundus t.
指浅屈肌腱
Flexor digitorum superficialis t.

桡侧腕长伸肌腱 Extensor carpi radialis longus t.
示指伸肌腱 Extensor indicis t.
拇短伸肌腱 Extensor pollicis brevis t.
拇长展肌腱 Abductor pollicis longus t.
桡侧腕屈肌腱 Flexor carpi radialis t.
拇长屈肌腱 Flexor pollicis longus t.
正中神经 Median n.
屈肌支持带 Flexor retinaculum

上图：注意拇长伸肌腱（EPL）跨越桡侧腕短伸肌腱（ECRB）时的魔角效应。
中图：腕管由屈肌支持带从舟状粗隆延伸到钩骨钩，其表浅纤维形成尺管顶部。
下图：屈肌支持带桡侧与大多角骨嵴相连，而尺侧与钩骨相连。

鼻烟窝影像解剖

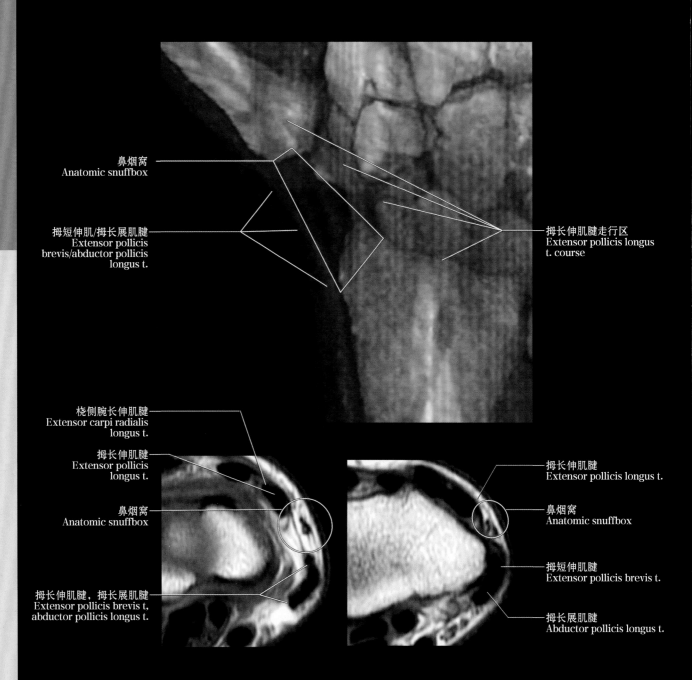

鼻烟窝
Anatomic snuffbox

拇短伸肌/拇长展肌腱
Extensor pollicis
brevis/abductor pollicis
longus t.

拇长伸肌腱走行区
Extensor pollicis longus
t. course

桡侧腕长伸肌腱
Extensor carpi radialis
longus t.

拇长伸肌腱
Extensor pollicis
longus t.

鼻烟窝
Anatomic snuffbox

拇长伸肌腱，拇长展肌腱
Extensor pollicis brevis t,
abductor pollicis longus t.

拇长伸肌腱
Extensor pollicis longus t.

鼻烟窝
Anatomic snuffbox

拇短伸肌腱
Extensor pollicis brevis t.

拇长展肌腱
Abductor pollicis longus t.

上图：CT 三维重建显示鼻烟窝解剖边界，拇长伸肌腱（第 3 骨纤维管）从内侧跨越桡侧腕短和腕长伸肌腱（第 2 骨纤维管）至外侧，形成背侧缘，拇长展肌腱和拇短伸肌腱（第 1 骨纤维管）形成其掌侧缘。桡神经及其浅支，以及动脉和静脉分支通过鼻烟窝。

下图：MR 横轴位图像显示鼻烟窝。

5. 腕部肌腱

手腕交界区影像解剖

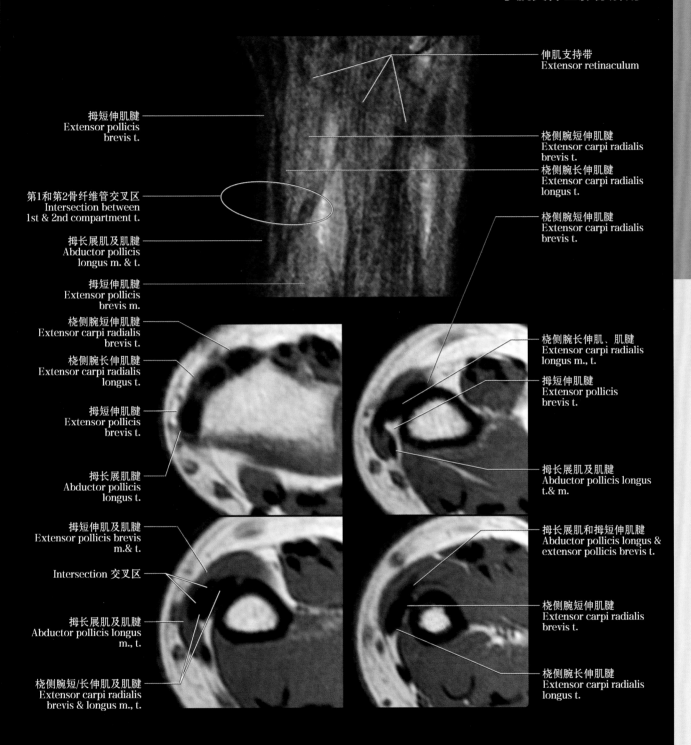

伸肌支持带
Extensor retinaculum

拇短伸肌腱
Extensor pollicis
brevis t.

桡侧腕短伸肌腱
Extensor carpi radialis
brevis t.

桡侧腕长伸肌腱
Extensor carpi radialis
longus t.

第1和第2骨纤维管交叉区
Intersection between
1st & 2nd compartment t.

桡侧腕短伸肌腱
Extensor carpi radialis
brevis t.

拇长展肌及肌腱
Abductor pollicis
longus m. & t.

拇短伸肌腱
Extensor pollicis
brevis m.

桡侧腕短伸肌腱
Extensor carpi radialis
brevis t.

桡侧腕长伸肌、肌腱
Extensor carpi radialis
longus m., t.

桡侧腕长伸肌腱
Extensor carpi radialis
longus t.

拇短伸肌腱
Extensor pollicis
brevis t.

拇短伸肌腱
Extensor pollicis
brevis t.

拇长展肌腱
Abductor pollicis
longus t.

拇长展肌及肌腱
Abductor pollicis longus
t.& m.

拇短伸肌及肌腱
Extensor pollicis brevis
m.& t.

拇长展肌和拇短伸肌腱
Abductor pollicis longus &
extensor pollicis brevis t.

Intersection 交叉区

拇长展肌及肌腱
Abductor pollicis longus
m., t.

桡侧腕短伸肌腱
Extensor carpi radialis
brevis t.

桡侧腕短/长伸肌及肌腱
Extensor carpi radialis
brevis & longus m., t.

桡侧腕长伸肌腱
Extensor carpi radialis
longus t.

上图：CT 三维重建显示拇长展肌和拇短伸肌肌腱 - 肌肉交界处向远外侧走行，在伸肌支持带的近端与桡侧腕长 / 短伸肌腱交叉。

下图：MR 横轴位 4 幅图像显示此复杂解剖关系。右下图为前臂远端，显示拇长展肌 / 拇短伸肌走行于桡侧腕长 / 腕短伸肌腱表浅和背侧。左下和右上图显示拇长展肌腱、拇短伸肌腱与桡侧腕长 / 短伸肌腱交叉后走行于桡骨外侧。左上图为本解剖区域最远端，位于 Lister 结节水平，在此水平完成交叉。

腕
部

腕部肌腱矢状位 T$_1$WI

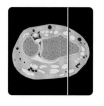

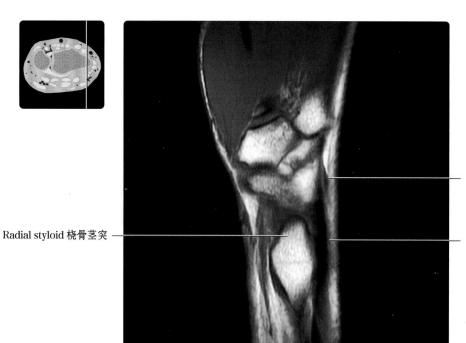

Radial styloid 桡骨茎突 —

— 拇长伸肌腱
Extensor pollicis longus t.

— 桡侧腕长伸肌腱
Extensor carpi radialis
longus t.

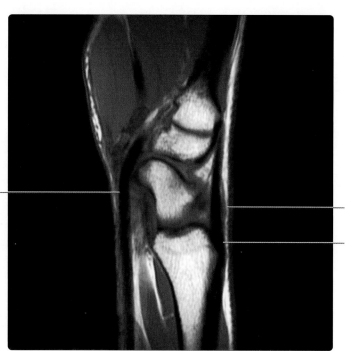

桡侧腕屈肌腱 —
Flexor carpi radialis t.

— 拇长伸肌腱
Extensor pollicis longus t.

— 桡侧腕短伸肌腱
Extensor carpi radialis
brevis t.

上图：矢状位图像显示腕部肌腱的相对位置，桡侧腕长伸肌腱延伸到第 2 掌骨底部。拇长伸肌腱是一根纤细的肌腱，穿过桡侧腕长、短伸肌腱的浅表和远端。

下图：桡侧腕屈肌腱位于舟骨内侧，沿着大多角骨掌沟走行。桡侧腕短伸肌腱位于桡侧腕长伸肌腱的内侧并延伸至第 3 掌骨底部。

腕部肌腱矢状位 T₁WI

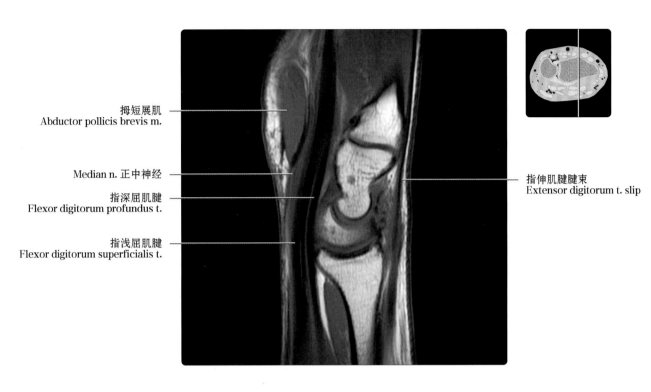

拇短展肌
Abductor pollicis brevis m.

Median n. 正中神经

指深屈肌腱
Flexor digitorum profundus t.

指浅屈肌腱
Flexor digitorum superficialis t.

指伸肌腱腱束
Extensor digitorum t. slip

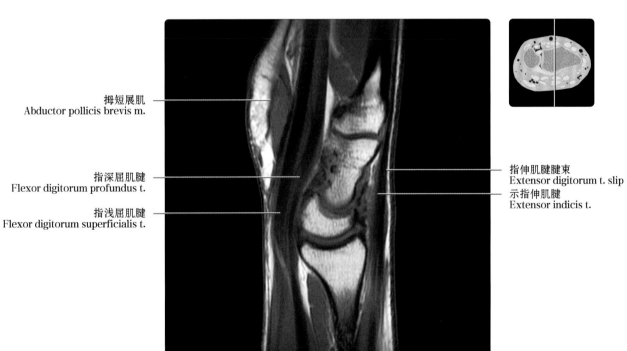

拇短展肌
Abductor pollicis brevis m.

指深屈肌腱
Flexor digitorum profundus t.

指浅屈肌腱
Flexor digitorum superficialis t.

指伸肌腱腱束
Extensor digitorum t. slip

示指伸肌腱
Extensor indicis t.

上图：腕管外侧可见指浅屈肌腱和指深屈肌腱，拇短展肌起于屈肌支持带。

下图：略向内侧层面，示指伸肌腱位于指伸肌腱腱束深处。

腕部韧带矢状位 T$_1$WI

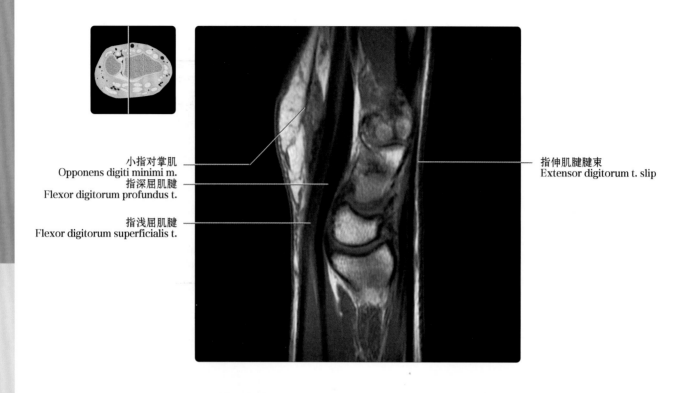

小指对掌肌
Opponens digiti minimi m.
指深屈肌腱
Flexor digitorum profundus t.

指浅屈肌腱
Flexor digitorum superficialis t.

指伸肌腱腱束
Extensor digitorum t. slip

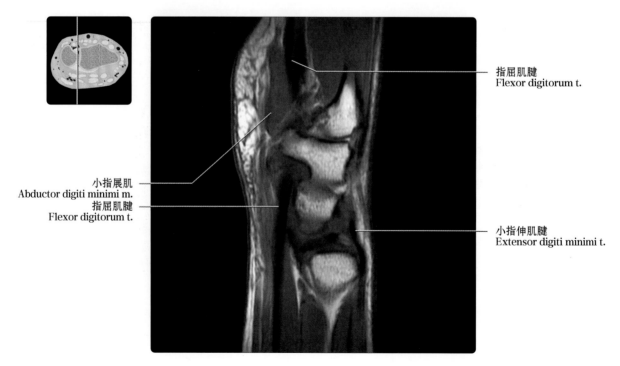

指屈肌腱
Flexor digitorum t.

小指展肌
Abductor digiti minimi m.
指屈肌腱
Flexor digitorum t.

小指伸肌腱
Extensor digiti minimi t.

上图：环指和小指屈肌腱融入腕管内侧的屈肌支持带，小鱼际肌起于屈肌支持带。

下图：小指展肌起于屈肌支持带，小指伸肌腱穿过第 5 伸肌骨纤维管。

腕部肌腱矢状位 T₁WI

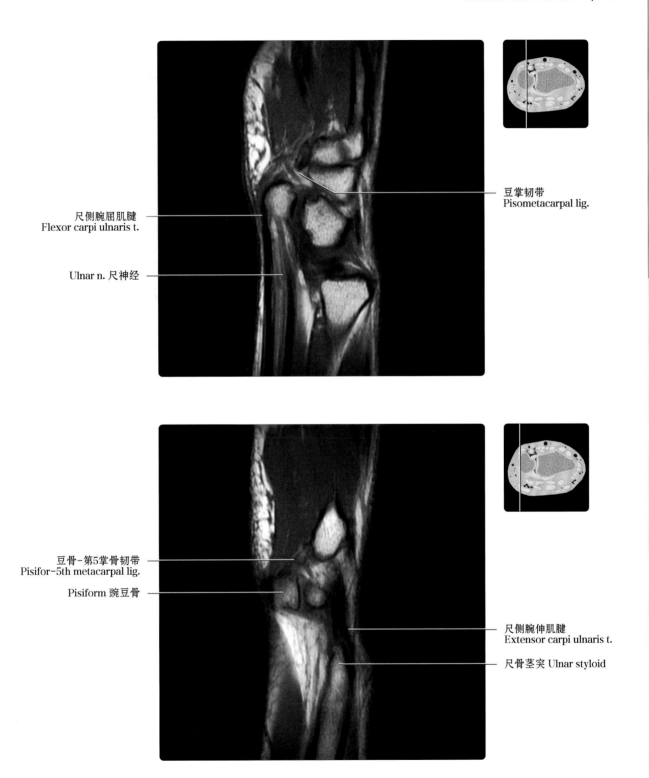

尺侧腕屈肌腱
Flexor carpi ulnaris t.

Ulnar n. 尺神经

豆掌韧带
Pisometacarpal lig.

豆骨-第5掌骨韧带
Pisifor-5th metacarpal lig.

Pisiform 豌豆骨

尺侧腕伸肌腱
Extensor carpi ulnaris t.

尺骨茎突 Ulnar styloid

上图：尺侧腕屈肌腱止于豌豆骨，部分纤维继续向远端延伸，形成豆钩韧带和豆掌韧带。

下图：尺侧腕伸肌腱穿过尺骨远端背侧沟，止于第 5 掌骨基底部。

冠状位 GRE MR

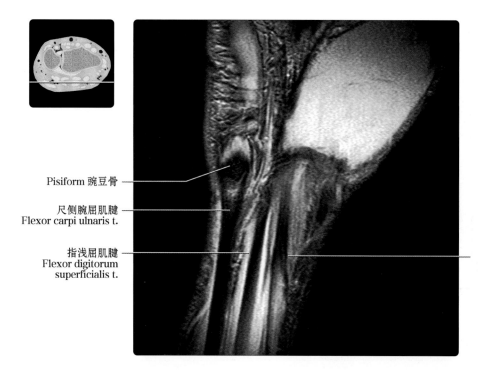

Pisiform 豌豆骨

尺侧腕屈肌腱
Flexor carpi ulnaris t.

指浅屈肌腱
Flexor digitorum
superficialis t.

指浅屈肌腱
Flexor digitorum superficialis t.

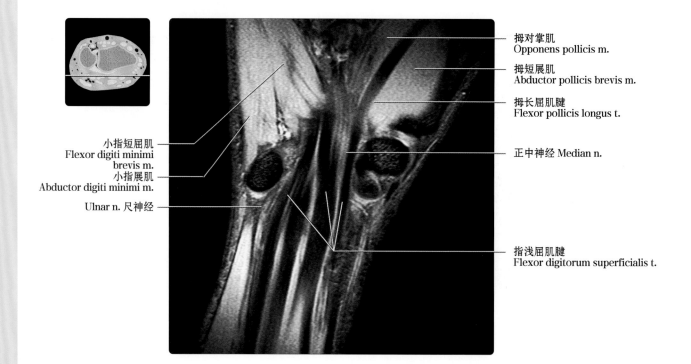

拇对掌肌
Opponens pollicis m.

拇短展肌
Abductor pollicis brevis m.

拇长屈肌腱
Flexor pollicis longus t.

正中神经 Median n.

指浅屈肌腱
Flexor digitorum superficialis t.

小指短屈肌
Flexor digiti minimi
brevis m.

小指展肌
Abductor digiti minimi m.

Ulnar n. 尺神经

上图：冠状位图像显示尺侧腕屈肌腱止于豌豆骨，指浅屈肌腱融入到屈肌支持带。

下图：屈肌支持带深处，指深屈肌腱和指浅屈肌腱延伸入手掌部。小鱼际起自豌豆骨、钩骨钩和屈肌支持带。大鱼际肌起自屈肌支持带、手舟骨、大多角骨和小多角骨。

冠状位 GRE MR

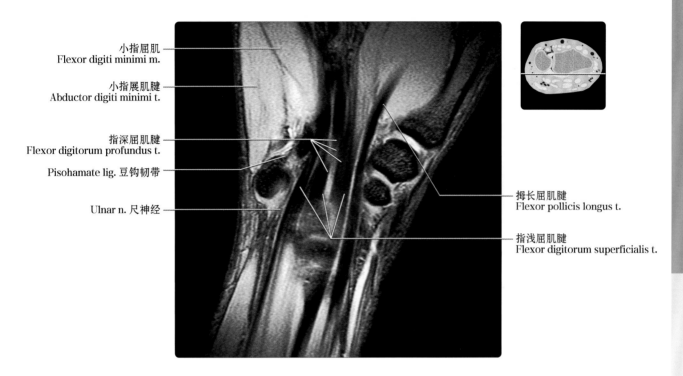

小指屈肌
Flexor digiti minimi m.

小指展肌腱
Abductor digiti minimi t.

指深屈肌腱
Flexor digitorum profundus t.

Pisohamate lig. 豆钩韧带

Ulnar n. 尺神经

拇长屈肌腱
Flexor pollicis longus t.

指浅屈肌腱
Flexor digitorum superficialis t.

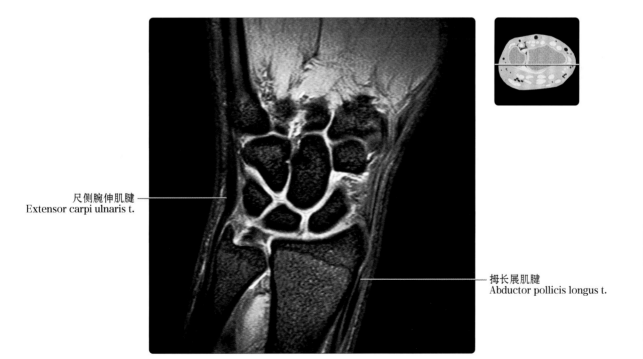

尺侧腕伸肌腱
Extensor carpi ulnaris t.

拇长展肌腱
Abductor pollicis longus t.

上图：腕管包含指屈肌腱（浅和深）和拇长屈肌腱。

下图：尺侧腕伸肌腱穿过尺骨远端的尺侧腕屈肌（FCU）沟，而拇长展肌腱穿过桡骨茎突。

冠状位 GRE 序列图像

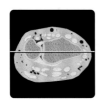

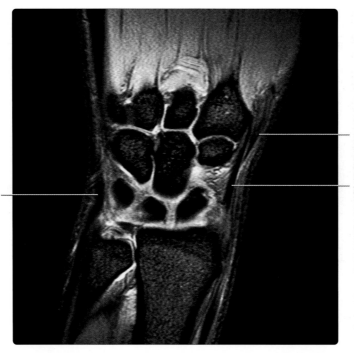

尺侧腕伸肌腱
Extensor carpi ulnaris t.

拇长伸肌腱
Extensor pollicis longus t.

桡侧腕长伸肌腱
Extensor carpi radialis longus t.

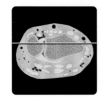

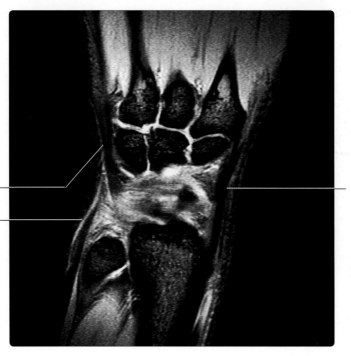

小指伸肌腱
Extensor digiti minimi t.

尺侧腕伸肌腱
Extensor carpi ulnaris t.

桡侧腕长伸肌腱
Extensor carpi radialis longus t.

上图：背侧部可见部分伸肌腱。

下图：小指伸肌腱向远侧和内侧延伸，止于小指伸肌腱帽。桡侧腕长伸肌腱止于第 2 掌骨。

冠状位 GRE 序列图像

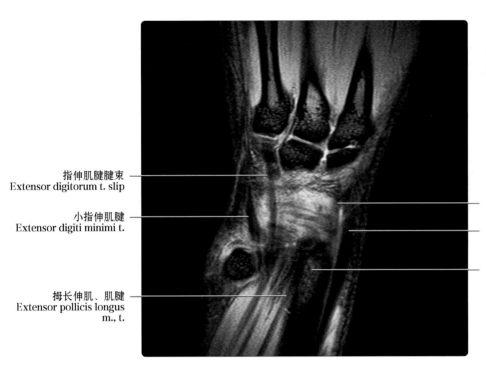
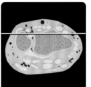

指伸肌腱腱束
Extensor digitorum t. slip

小指伸肌腱
Extensor digiti minimi t.

拇长伸肌、肌腱
Extensor pollicis longus
m., t.

桡侧腕短伸肌腱
Extensor carpi radialis brevis t.

桡侧腕长伸肌腱
Extensor carpi radialis longus t.

Lister结节 Lister tubercle

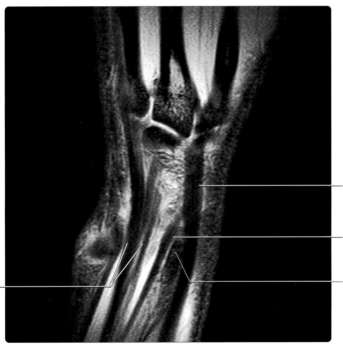
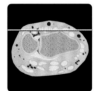

桡侧腕短伸肌腱
Extensor carpi radialis brevis t.

拇长伸肌腱
Extensor pollicis longus t.

Lister 结节 Lister tubercle

指伸肌腱腱束
Extensor digitorum t. slips

上图：拇长伸肌腱位于 Lister 结节内侧，在此水平与桡侧腕短伸肌腱分开。在结节远端，拇长伸肌腱穿过桡侧腕短伸肌腱表面，并向外侧走行，止于拇指。

下图：指伸肌腱腱束通过第 4 骨纤维管，桡侧腕短伸肌腱止于第 2 和第 3 掌骨。

骨骼变异

Ⅱ型月骨

- 尺侧小关节面、月骨远侧缘与钩骨尖端相关节
- 人群发生率约 15%，通常无临床症状
- 可表现为撞击综合征
  - X 线片显示关节面处骨质硬化、囊肿
  - MR 示软骨软化，骨髓水肿

腕骨融合（罕见）

- 可见于月骨与三角骨之间
- 可见于豌豆骨与钩骨钩之间
- 桡侧球棒手患者，手腕桡侧

副骨化中心

- 较足部发生率低
- 部分所谓的副骨化中心可能是陈旧性、不愈合的骨折
- 两个常见的副骨化中心是茎突小骨，大多角骨副骨及钩骨小骨
- 大多角骨副骨
  - 第一腕掌关节尺侧副骨化中心
  - 可能会被误认为是撕脱骨折，尤其是小的撕脱骨折
- 钩骨小骨
  - 钩骨钩的独立骨化中心
- 茎突小骨 / 腕凸
  - 第 3 掌骨基底部第二骨化中心
  - 桡侧腕短伸肌腱附着处
  - 表现为骨性突起，偶因肌肉牵拉软骨联合而产生疼痛
- 假骨骺
  - 正常骨化中心位于第 1 掌骨基底部及第 2~5 掌骨颈部
  - 副骨化中心（假骨骺）可发生在第 1 掌骨颈、第 2~5 掌骨基底部
    - 可能横贯整个掌骨，亦或是不完全性骨裂
    - 对骨骼生长没有显著影响
  - 偶尔会被误认为是骨折

假侵蚀

- 近节指骨基底部边缘的圆形或椭圆形小切迹
- 可能会被误认为是侵蚀；然而骨皮质是光滑完整的

籽骨

- 每个掌指关节和第 3 远节指间关节可出现多达 2 粒籽骨
- 每个远节指间关节可出现 1 粒籽骨

- 籽骨通常位于掌侧板

二分月骨

- 罕见；月骨在冠状面上分裂成相等的掌侧和背侧部分

多指畸形

- 较为常见的孤立性变异

肌腱和肌肉变异

副小指展肌（24%）

- 诊断标准：肌肉位于豌豆骨掌侧和外侧（桡侧）

近端起源的蚓状肌（22%）

- 诊断标准：当指伸展时，蚓状肌位于腕管内
- 正常指屈曲时蚓状肌会向近端移位到腕管内

手的指短伸肌（1%~3%）

- 诊断标准：腕掌关节远端出现指短伸肌腱相关的肌腹

掌长肌变异

- 正常掌长肌肌腹应该只存在于前臂近半部，而肌腱止于掌腱膜
- 变异型可能包括远端肌腹型、二腹肌肌腹型或沿几乎整个肌腱预期行程的肌肉
- 诊断标准：腕关节水平，屈肌支持带表面中线区肌肉组织
- 不要与掌短肌（正常结构）混淆。掌短肌位于尺侧（不是中线）；更远层面（腕掌关节水平）

第 2 指骨指浅屈肌为二腹肌

- 第二肌腹出现在第 2 指指浅屈肌肌腱掌骨中部水平

神经血管变异

永存正中动脉

- 通常在胎儿期退化
- 正中动脉可永久存在，并伴随正中神经穿过腕管

正中神经变异

- 通常在腕管之后分叉，但也可能在腕管内或近端分叉
- Martin-Gruber 吻合：前臂正中神经分支与尺神经吻合
- Riche-Cannieu 吻合：正中神经返支与尺神经深支吻合

掌浅动脉弓

- 浅弓和深弓通常来自桡动脉和尺动脉
- 浅弓可能只起源自尺动脉，这增加了缺血的风险

常见变异：Ⅱ型月骨

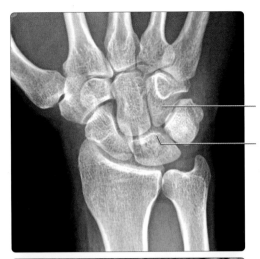

钩骨 Hamate

与钩骨的副关节面
Accessory facet with hamate

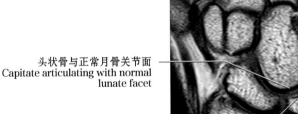

头状骨与正常月骨关节面
Capitate articulating with normal
lunate facet

月骨关节面正常凹陷
Normal concave lunate facet

钩月关节关节面
Hamate articulating with lunate facet

月骨额外关节面
Extra facet of lunate

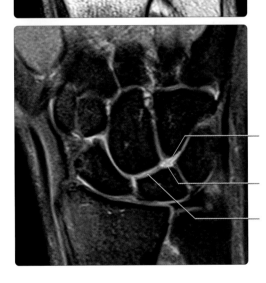

钩骨软骨软化
Chondromalacia hamate

月骨软骨软化
Chondromalacia lunate

头状骨与月骨关节面正常软骨
Normal cartilage at articulation
of lunate and capitate

上图：Ⅱ型月骨有一额外关节面与钩骨相连，见于大约 15% 的正常人群，可引起钩骨和月骨撞击。X 线表现为囊变和骨质硬化。MRI 上可显示骨髓水肿、软骨缺损和软骨下囊肿。

中图：Ⅱ型月骨 T_1WI 显示月骨有一额外关节面与钩骨相连，可引起软骨软化和关节炎。月骨 - 腕中关节的其余"正常"部分为凹面，与头状骨相连。

下图：Ⅱ型月骨脂肪抑制 T_2WI 显示月骨外侧面和邻近的钩状骨软骨软化。

腕骨融合

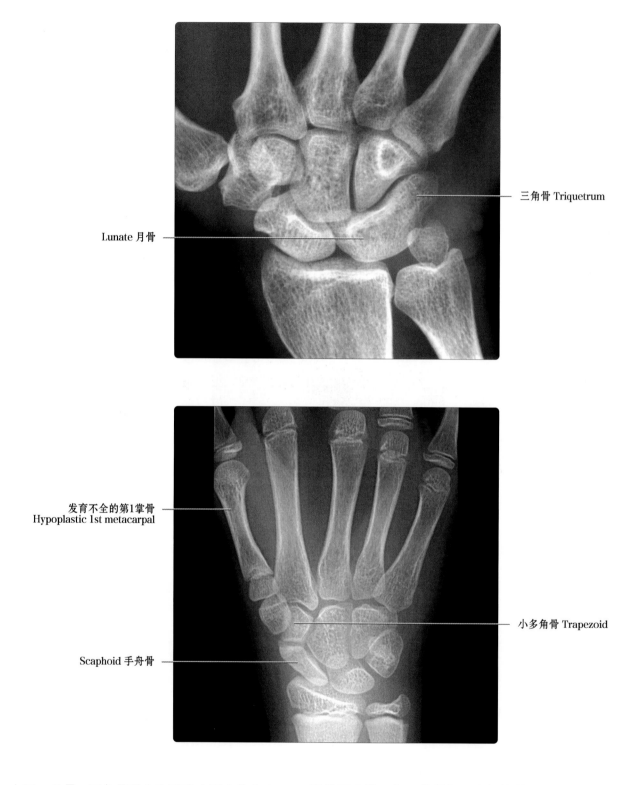

上图：月骨-三角骨融合在正常人群中约占 0.1%，通常无症状，但可能增加三角纤维软骨撕裂的风险。
下图：桡侧腕骨融合常合并其他异常。本例头状骨与小多角骨融合合并拇指发育不全（桡侧球棒手特征之一）。

钩骨 - 豌豆骨融合

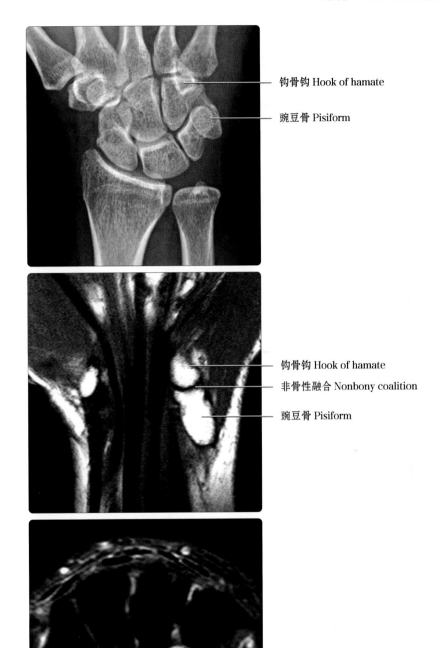

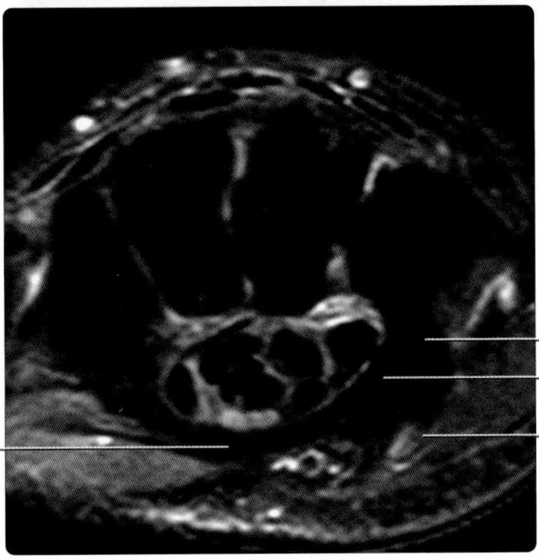

钩骨钩 Hook of hamate
豌豆骨 Pisiform

钩骨钩 Hook of hamate
非骨性融合 Nonbony coalition
豌豆骨 Pisiform

钩骨钩 Hook of hamate
豌豆骨 Pisiform
Flexor retinaculum 屈肌支持带
尺动脉、尺神经 Ulnar a., n.

上图：钩骨和豌豆骨间融合少见，可见于钩骨钩和增大的豌豆骨之间。融合可为骨性或纤维性，通常无症状，有报道认为是尺神经撞击和腕管综合征原因之一。

中图：MR T$_1$WI 显示增大的豌豆骨与钩骨通过软骨或纤维融合。

下图：MR 横轴位脂肪抑制 T$_2$WI 显示增大的豌豆骨向桡侧延伸，部分遮盖腕管。

茎突小骨

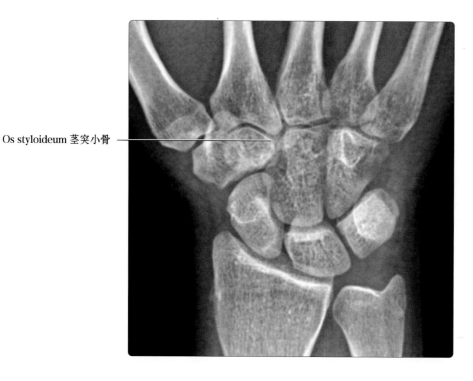

Os styloideum 茎突小骨

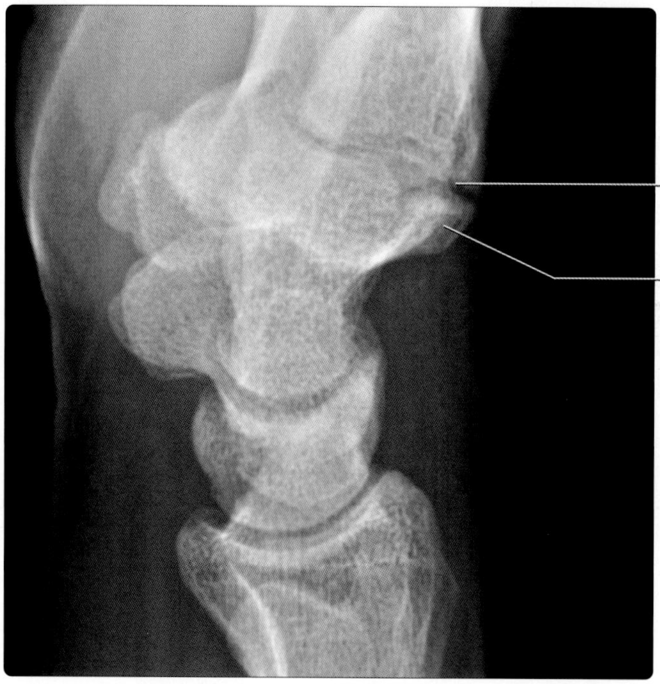

与第3掌骨相关节
Articulation with 3rd metacarpal

茎突小骨 Os styloideum

上图：第3掌骨基底部茎突增大，形成次级小骨，称为茎突小骨。腕凸症指在手腕背部可触摸到骨性突起。

下图：X线侧位片上，次级小骨形成的圆形骨性突起更容易发现。

茎突小骨 MR

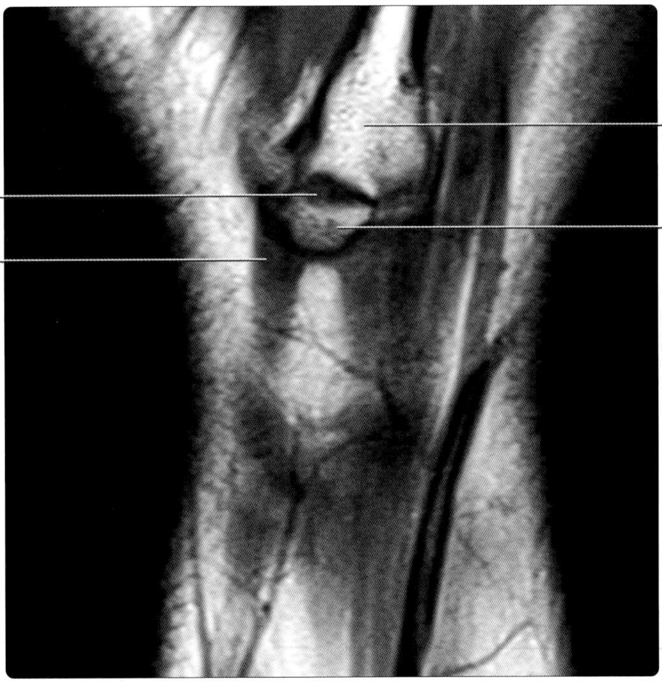

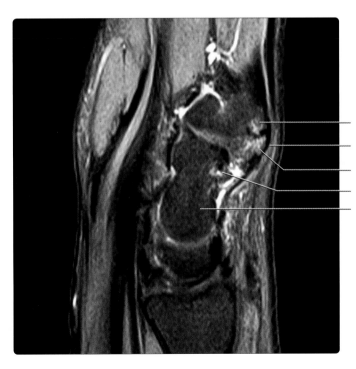

第3掌骨基底部
3rd metacarpal base

纤维-骨性连接
Fibro-osseous connection

茎突小骨 Os styloideum

桡侧腕短伸肌
Extensor carpi radialis brevis

第3掌骨基底部骨髓水肿
Edema base 3rd metacarpal

弯曲的伸肌肌腱
Bowed extensor t.

副骨 Accessory ossicle

头状骨内囊肿
Cysts within capitate

头状骨 Capitate

上图：桡侧腕短伸肌腱主要附着于茎突小骨，极少数茎突小骨会导致桡侧腕短伸肌压力增加，引起疼痛。
下图：MR 矢状位脂肪抑制 T$_2$WI 显示位于头状骨背侧上方与第 3 掌骨背侧下方之间的副骨，副骨内及邻近腕骨可见骨髓水肿，头状骨内有囊肿形成，覆于上方的伸肌腱弯曲。

钩骨钩未融合

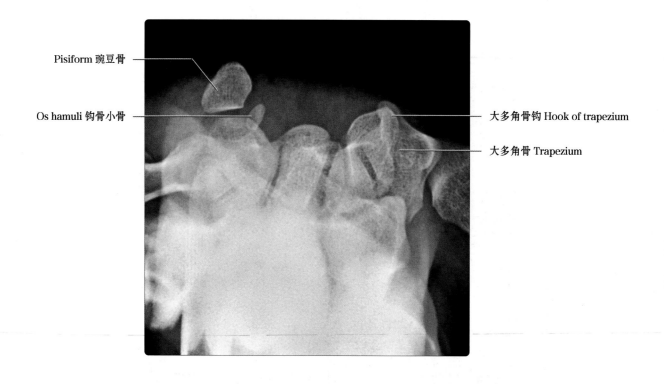

Pisiform 豌豆骨
Os hamuli 钩骨小骨
大多角骨钩 Hook of trapezium
大多角骨 Trapezium

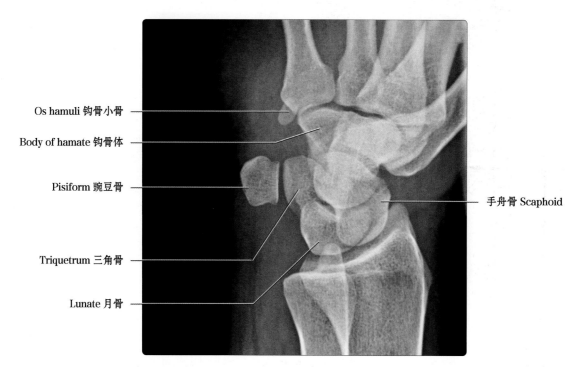

Os hamuli 钩骨小骨
Body of hamate 钩骨体
Pisiform 豌豆骨
手舟骨 Scaphoid
Triquetrum 三角骨
Lunate 月骨

上图：X线腕管位显示钩骨小骨呈卵圆形。在分析腕管位像时，需注意大多角骨和钩骨，二者都有掌钩。
下图：X线斜位像可显示钩骨钩和钩骨小骨。

肌肉变异

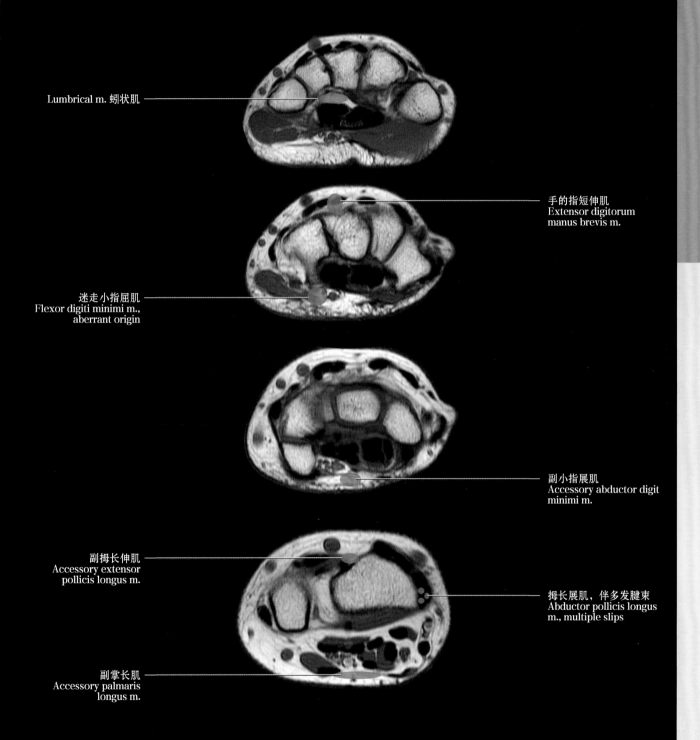

Lumbrical m. 蚓状肌

手的指短伸肌
Extensor digitorum
manus brevis m.

迷走小指屈肌
Flexor digiti minimi m.,
aberrant origin

副小指展肌
Accessory abductor digit
minimi m.

副拇长伸肌
Accessory extensor
pollicis longus m.

拇长展肌，伴多发腱束
Abductor pollicis longus
m., multiple slips

副掌长肌
Accessory palmaris
longus m.

本系列图像显示肌肉变异。蚓状肌起于腕管近端，可引起腕管综合征。指短伸肌可表现为肿块伴压痛。迷走小指屈肌可压迫尺神经。副小指展肌可压迫尺神经或正中神经。副拇长伸肌可形成柔软的肿块。拇长展肌可有多个腱束，不应误认为肌腱撕裂。掌长肌有多种变异，肌腹低位或多发腱束可能压迫正中神经。

假骨骺（副骨骺）

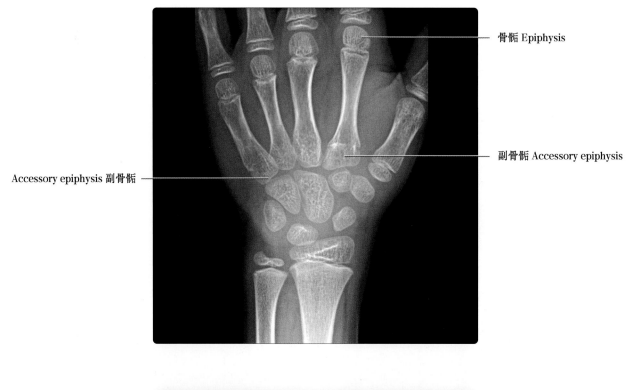

骨骺 Epiphysis

副骨骺 Accessory epiphysis

Accessory epiphysis 副骨骺

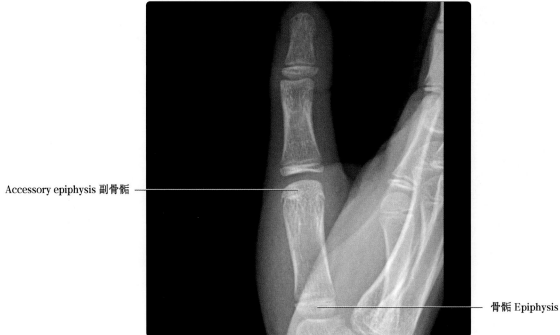

Accessory epiphysis 副骨骺

骨骺 Epiphysis

上图：第 2 至第 5 掌骨骨骺位于掌骨的末端，本例示第 2 和第 5 掌骨近端出现副骨骺，为常见变异。

下图：第 1 掌骨骨骺位于掌骨基底部，本例显示第 1 掌骨远端有一副骨骺。副骨骺均伴发于正常骨骺。

其他骨骼变异

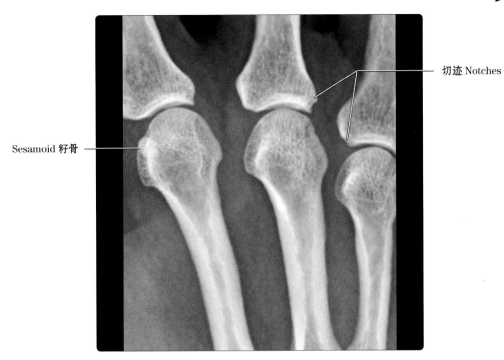

切迹 Notches

Sesamoid 籽骨

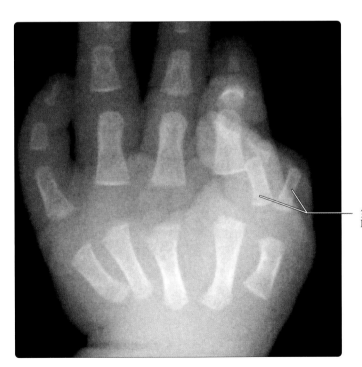

第1近节指骨多指畸形
Duplicated 1st proximal phalanx

上图：X 线前后位像显示第 3~4 近节指骨基底部的正常骨皮质切迹，边缘光整。将诊断为假性骨侵蚀的关键征象是有骨皮质边缘、缺乏关节炎性病变的其他征象。同时注意第 2 掌骨籽骨，形态多样。

下图：多余或部分性重复指是一种常见的孤立性畸形。

专业术语

定义
- 尺骨变异：尺骨比桡骨长或短
- 嵌入部分：描述近排腕骨的术语，表示其位置介于桡骨和远排腕骨之间

影像解剖关注点

影像学检查方法
- 尺骨变异：精确的测量需要仔细摆位
  - 肘部和腕部必须与肩同高
  - 肩外展90°，肘部屈曲90°，前臂中立位
  - 手平贴于照射板上，投照点以腕骨中部为中心
  - 尺骨正变异定义为尺骨比桡骨长且差值≥ 2 mm
  - 尺骨负变异定义为尺骨比桡骨短且差值≥ 2 mm
  - 前臂旋后运动减小尺骨变异度
  - 前臂旋前运动增大尺骨变异度
  - 尺骨正变异与三角纤维软骨撕裂、尺骨撞击综合征相关
  - 尺骨负变异与月骨坏死相关
- 桡骨和尺骨在X线侧位片上的相对位置
  - 在定位准确的X线片上，尺骨不应显示于桡骨后方
  - 侧位X线片定位准确的标志
    - 豌豆骨覆盖于手舟骨远极
- 桡尺比（CT or MR）
  - 尺骨在前臂旋前时向背侧移动，应始终与桡骨背侧面保持小于30%的距离
  - 桡尺比用来评估桡尺关节半脱位
  - CD：从尺骨头中心点到乙状切迹边缘连线的垂直线
  - 桡尺比：CD线到桡骨乙状切迹掌侧缘的距离（AD）与桡骨乙状切迹两侧缘间的总距离（AB）之比
  - 前臂旋前运动：AD/AB = 0.6 ± 0.05
  - 前臂旋后运动：AD/AB = 0.37
- 尺骨头倾斜角：11°~27°
  - 桡骨乙状切迹与尺骨长轴夹角
- 尺骨茎突位置
  - 前臂旋前时：尺骨茎突位于尺骨内侧缘
  - 前臂旋后时：尺骨茎突位于尺骨头中线区
- 尺偏角：21°~25°
  - 桡骨茎突相对于桡骨尺侧缘向远端倾斜
  - 桡骨茎突尖端到桡骨尺侧缘的连线，与垂直于桡骨干直线之间的夹角
- 桡骨高度：10~13 mm
  - 沿桡骨关节面尺侧缘所作垂直于桡骨长轴垂线与经过桡骨茎突所作平行线之间的距离
- 桡尺角：90°~111°
  - 一条线为桡骨茎突尖端至桡骨关节面尺侧缘的连线

- 另一条线为沿桡骨乙状切迹的连线
  - 两线夹角即为桡尺角
- 桡骨掌倾角
  - 桡骨远端背侧缘要比掌侧缘更远
  - 掌倾角是桡骨背侧缘与掌侧缘之间连线与桡骨干垂线间的夹角
  - 正常为11°~14°
- 腕关节移位
  - 在正常中立位，月骨关节面50%与桡骨相关节，另50%与三角纤维软骨相关节
  - 伴随桡侧偏移时，月骨关节面会向尺侧移动
  - 伴随尺侧偏移时，月骨关节面会向桡侧移动
- 腕中线
  - 桡骨、月骨、头状骨和第3掌骨构成腕中轴线
  - 经过桡骨骨干的中轴线应能等分月骨、头状骨和第3掌骨
- Gilula弧线
  - 用于评估腕骨间位置关系
  - 第1弧线：近排腕骨近端的平滑弧线
  - 第2弧线：近排腕骨远端的平滑弧线
  - 第3弧线：头状骨和钩骨近端的平滑弧线
  - 之字形线：腕掌关节应呈"之"字形，在腕掌关节脱位时走行中断
- 腕骨角
  - 一条线与舟骨和月骨相切
  - 另一条线与月骨和三角骨相切
  - 两线之间夹角应 >117°
- 舟月角
  - 经过手舟骨近极和远极，等分舟骨的长轴线
  - 经过月骨近端和远端关节面，等分月骨的连线
  - 两线之间夹角即为舟月角，正常角度为30°~60°
  - 发生背侧嵌入性节段不稳时，角度增加
  - 发生掌侧嵌入性节段不稳时，角度增加
- 月三角骨角：14°~16°
  - 月三角骨间韧带损伤的间接指标
- 头月角：< 20°
  - 手腕必须伸直，手掌不得屈曲或伸展
- 舟月间距：<4 mm
  - 握拳位像显示舟月韧带损伤时，舟月间距增大
- 腕高率：45%~60%（平均：54%）
  - 腕高是指从头状骨远端关节面到桡骨关节面的距离
  - 腕高率指腕高/第3掌骨的长度
  - 有助于量化腕骨塌陷

影像学注意事项
- 体位不正确将导致测量值不可靠

桡尺远侧关节，旋后位与旋前位对照

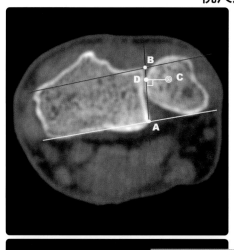

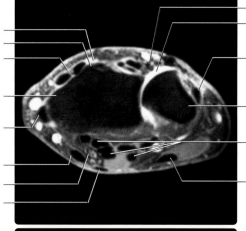

第3骨纤维管
3rd extensor compartment
Lister tubercle Lister结节

第2骨纤维管
2nd extensor compartment

Radial styloid 桡骨茎突

第1骨纤维管
1st extensor compartment

桡侧腕屈肌腱
Flexor carpi radialis t.
Median n. 正中神经

Palmaris longus t. 掌长肌腱

第5骨纤维管（小指伸肌）
5th compartment (extensor digiti minimi)

远端桡尺关节
Distal radioulnar joint (DRUJ)

尺侧腕伸肌（第6骨纤维管）位于尺骨沟内
Extensor carpi ulnaris (6th compartment)
within groove

尺骨茎突（三角纤维软骨复合体止点）
Ulnar styloid (insertion site of peripheral
Triangular fibrocartilage complex [TFCC])

指浅屈肌腱与指深屈肌腱
Flexor digitorum superficialis and profundus t.

尺侧腕屈肌腱 Flexor carpi ulnaris t.

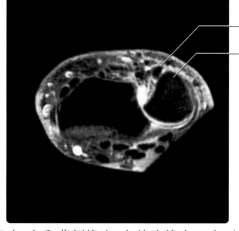

尺侧腕深肌腱
Extensor carpi ulnaris (ECU) t.

尺骨茎突 Ulnar styloid

上图：桡骨乙状切迹掌侧缘（A）和背侧缘（B）的连线（AB），经尺骨头中心（C）做与AB线垂直线，二线交点为D，测量AD线与AB线的比值即桡尺比（AD/AB），用于诊断桡尺关节半脱位。前臂旋前运动时 AD/AB=0.6±0.05，旋后运动时比值为 0.37±0.09。尺骨在旋前时向背侧移动，但保持在距离桡骨背侧 <30% 的位置。（From SI：Arthrography）

中图：手处于旋前位。桡骨在旋前/旋后运动时围绕尺骨旋转，根据手的位置不同，在 MR 上会有不同的表现。为了使尺骨茎突与桡骨平齐，并使三角纤维软骨复合体（TFCC）在冠状位上获得最佳显示，最好将手掌置于旋前位进行腕部成像。注意尺侧腕伸肌腱位于尺骨沟内。（From SI：Arthrography）

下图：手处于旋后位。注意尺骨相对于桡骨的偏移。还要注意正常尺侧腕伸肌（ECU）位于尺骨沟边缘。（From SI：Arthrography）

桡尺远侧关节，旋后位与旋前位对照

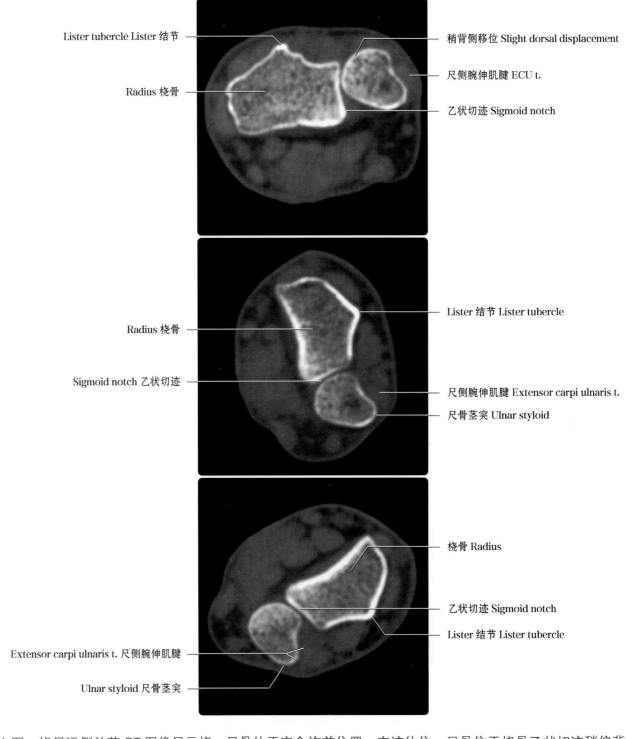

Lister tubercle Lister 结节 — 稍背侧移位 Slight dorsal displacement

Radius 桡骨 — 尺侧腕伸肌腱 ECU t.

乙状切迹 Sigmoid notch

Radius 桡骨 — Lister 结节 Lister tubercle

Sigmoid notch 乙状切迹 — 尺侧腕伸肌腱 Extensor carpi ulnaris t.

尺骨茎突 Ulnar styloid

桡骨 Radius

乙状切迹 Sigmoid notch

Lister 结节 Lister tubercle

Extensor carpi ulnaris t. 尺侧腕伸肌腱

Ulnar styloid 尺骨茎突

上图：桡尺远侧关节 CT 图像显示桡、尺骨处于完全旋前位置。在该体位，尺骨位于桡骨乙状切迹稍偏背侧。尺侧腕伸肌腱位于尺骨沟内，桡骨以尺骨为轴旋转。

中图：桡尺远侧关节中立位 CT 图像，在该体位，尺骨远端完全位于桡骨乙状切迹内，尺侧腕伸肌腱位于尺骨沟内。

下图：完全旋后位时桡尺远侧关节 CT 图像，在该体位，尺骨位于桡骨乙状切迹稍偏掌侧。尺侧腕伸肌腱覆盖于尺骨沟内侧缘，桡骨以尺骨为轴旋转。

桡尺骨远端，径线与测量

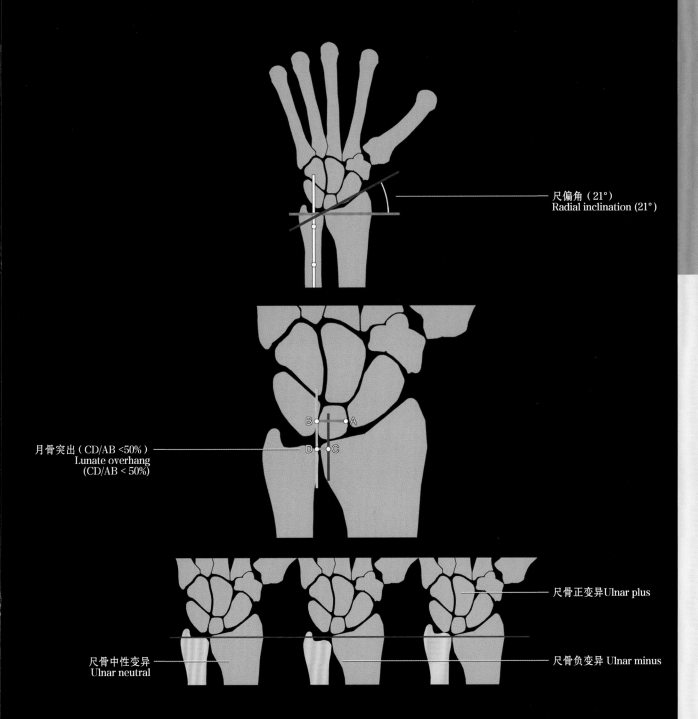

尺偏角（21°）
Radial inclination (21°)

月骨突出（CD/AB <50%）
Lunate overhang
(CD/AB < 50%)

尺骨正变异Ulnar plus

尺骨中性变异
Ulnar neutral

尺骨负变异 Ulnar minus

上图：尺偏角代表正常桡骨远端的倾斜角度，正常为 21°~25°，骨折时可发生改变。

中图：尺腕关节脱位，测量月骨突出。AB 为月骨宽度，CD 为月骨内侧缘超出桡骨乙状切迹的长度。正常比值为 CD/AB<50%，即在后前位 X 线片上，月骨关节面 50% 以上应与桡骨相关节。

下图：尺骨变异是指与桡骨远端相比较，尺骨远端的长度。尺骨中性变异是指尺骨远端的长度与桡骨远端相等，或短于桡骨远端不超过 2 mm；尺骨远端短于桡骨 2 mm 以上时，称为尺骨负变异；尺骨远端长度大于桡骨时，称为尺骨正变异。

腕骨间关系

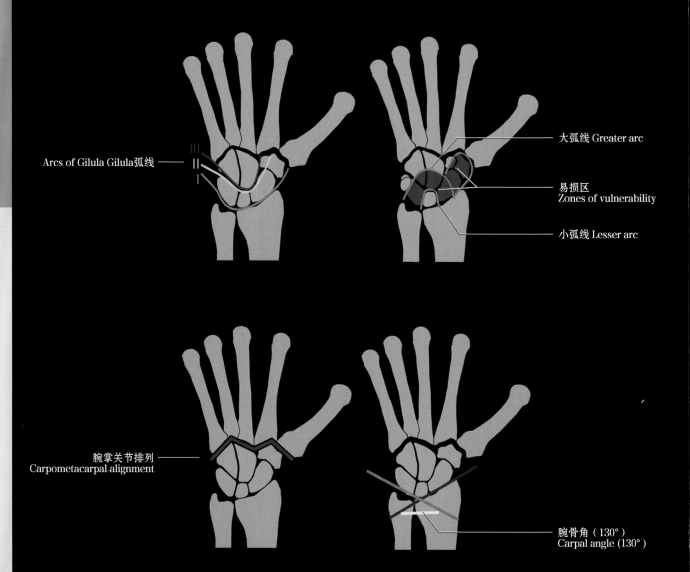

左上图像（顺时针方向）：Gilula 弧线是指与腕关节面平行的 3 条光滑曲线，弧线中断提示有外伤或腕骨排列不良。

第二幅图像：大弧线和小弧线表示月骨周围（小弧）并与腕中部手舟骨、头状骨、钩骨和三角骨形成的关节中部。易损区是指大、小弧线之间以及手舟骨和大多角骨所包围的区域，为骨折最好发生的区域。

第三幅图像：腕关节后前位片上腕掌关节排列形成"M"形，该形态破坏提示有关节损伤。

第四幅图像：腕骨角可用于评估与关节炎或创伤相关的腕骨塌陷。

腕骨间径线与测量

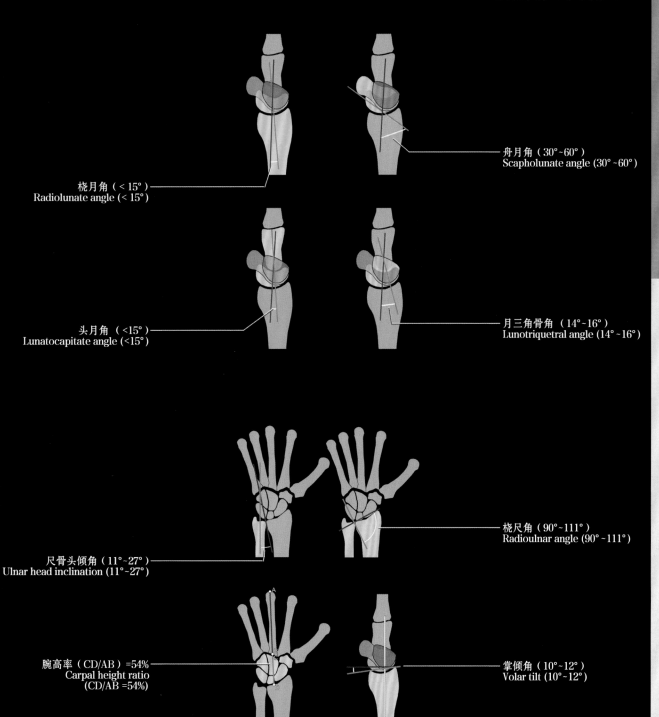

舟月角（30°~60°）
Scapholunate angle (30°~60°)

桡月角（<15°）
Radiolunate angle (<15°)

头月角（<15°）
Lunatocapitate angle (<15°)

月三角骨角（14°~16°）
Lunotriquetral angle (14°~16°)

桡尺角（90°~111°）
Radioulnar angle (90°~111°)

尺骨头倾角（11°~27°）
Ulnar head inclination (11°~27°)

腕高率（CD/AB）=54%
Carpal height ratio
(CD/AB =54%)

掌倾角（10°~12°）
Volar tilt (10°~12°)

上图：月骨轴用红色直线表示，与其相交的直线显示为蓝色，二线间夹角发生改变提示腕关节不稳定。

下图：尺骨头倾角用于评估桡尺远侧关节损伤。桡尺角用于评估桡腕关节损伤和腕骨间排列不良。腕高率用 CD/AB 来表示，正常为 54%，用于评估关节疾病中腕骨塌陷的程度。掌倾角用于测量正常桡骨的掌侧倾斜角度，创伤时该角度可出现变化。

第六章 手 部

专业术语

定义

- 在本章内容中，手部的定义是从腕掌关节开始
- 手部的解剖学位置是处于旋后状态
- 桡侧：桡骨侧，即外侧
- 尺侧：尺骨侧，即内侧
- 中线：即结构的中轴
  - 中指是手指的中轴，因此是最中间的结构
  - 示指和环指比拇指和小指更靠近中轴
- 外展是指远离结构中线的运动
- 内收是指向结构中线靠拢的运动

骨骼解剖

掌骨

- 由基底部、骨干、颈和头（从近端向远端）组成
- 第 2~5 掌骨正常的骨化中心（骨骺）在远端（头），而第 1 掌骨正常的骨化中心在近端（基底部）
- 基底部呈梯形（背侧较宽），关节面呈凹面
- 第 1 掌骨与大多角骨形成关节
- 第 2~5 掌骨分别与小多角骨、头状骨以及钩骨（与第 4、5 掌骨）形成关节，并且相互之间也形成关节
- 骨干在横断面上大致呈三角形，尖端位于掌侧：形成了掌侧内、外侧面以及背侧面
- 骨干从近侧至远端呈掌侧轻度凹陷（背侧凸出）
- 掌骨头相对呈球状并且掌侧有浅沟，内、外侧有短的凹痕
- 掌骨头掌侧沟可供屈肌腱伸直，并且与掌板相适应（尤其是在屈曲状态下）
- 内、外侧凹痕是侧韧带复合体的起点

指骨

- 第 2~5 指都分别有 3 节指骨（近节、中节及远节）
- 拇指有 2 节指骨（近节及远节）
- 由底、体、头组成
- 掌骨头掌侧沟可供屈肌腱拉伸，并且与掌板相适应（尤其是在屈曲状态下）
- 骨化中心（骨骺）位于近端（底）
- 指骨头掌侧是双髁并有髁突，二者之间被一浅沟分隔
- 掌侧沟可供屈肌腱拉伸，并且与掌板相适应（尤其是在屈曲状态下）
- 近节指骨的近端关节面呈均匀一致的凹形
- 中节指骨和远节指骨的近端关节面呈双凹形，有一条前后走行的中间嵴

- 中间嵴在两髁之间：有助于防止肌腱外移

手部关节

第 1 腕掌关节

- 马鞍状，灵活度高，对于对掌和抓握动作至关重要
- 拇指可垂直于其他指进行外展和内收
- 单独的关节腔

第 2~5 腕掌关节与掌骨间关节

- 关节面形态相对扁平
- 掌骨之间小的隐窝即为掌骨间关节
- 与腕中关节腔相通
- 第 2~3 腕掌关节为手指的运动奠定稳定基础
- 第 5 腕掌关节活动度最大（辅助对掌运动）
- 运动：屈、伸，掌侧窝手
- 韧带：纵向和横向韧带，背侧、掌侧及骨间韧带
- 掌骨间韧带（背侧、掌侧及骨间韧带）连接所有掌骨的基底部

掌指关节

- 圆形的掌骨头与近节指骨基底部浅凹形成关节
- 运动：屈 / 伸，局限性外展 / 内收
- 韧带：掌侧和背侧韧带，侧副韧带和伸肌帽 + 矢状束
- 掌板
  - 关节囊掌侧增厚，有助于防止过伸
- 掌侧深横韧带
  - 位于掌骨头之间
  - 连接第 2~5 掌板
  - 屈肌腱位于该韧带掌侧，骨间肌在该韧带背侧走行
- 侧副韧带
  - 稳定外展 / 内收运动
- 矢状束：连接伸肌帽与侧副韧带
  - 稳定伸肌腱和关节
- 伸肌帽：详见手部"屈曲和伸展结构"一节

指骨间关节

- 双髁状的指骨头中央有一凹面
- 中节及远节指骨基底有双凹形的关节面和中间嵴
- 运动：屈 >> 伸；近节指间关节比远节指间关节可做更大程度的屈曲运动
- 韧带：掌板，伸肌结构，侧副韧带，关节囊
- 掌板：关节囊增厚
  - 从指骨颈至掌板远端指骨的基底部
  - 防止过伸
  - 掌板撕裂通常是从指骨基底的附着部发生撕脱

手部肌肉

对于肌肉的功能、附着点及神经支配，详见"拇指解剖"与"手部屈曲和伸展结构"一节

- 下述总结是对这些复杂肌肉的分类指南

外源性屈肌

- 指浅屈肌，指深屈肌，拇长屈肌
- 滑车系统维持屈肌腱在屈曲过程中的位置

固有性屈肌

- 骨间掌侧肌，蚓状肌，拇短屈肌，小指屈肌
- 蚓状肌屈掌指关节，伸指间关节

大鱼际肌

- 拇对掌肌，拇短展肌，拇短屈肌

小鱼际肌

- 小指对掌肌，小指展肌，小指屈肌

外源性伸肌

- 指总伸肌，示指伸肌，拇长伸肌，小指伸肌
- 伸肌帽维持伸肌腱在伸展过程中的位置

固有性伸肌

- 蚓状肌，骨间背侧肌，拇短伸肌
- 蚓状肌屈掌指关节，伸指间关节

内收肌群

- 拇收肌，骨间掌侧肌

外展肌群

- 拇展肌，小指展肌，骨间背侧肌

手部的血管

掌弓

- 掌浅弓和掌深弓都是桡动脉与尺动脉吻合而成
  - 尺动脉主要供应掌浅弓
  - 桡动脉主要供应掌深弓

桡动脉：从近端至远端

- 在桡腕关节水平，发出分支穿过拇短展肌，之后参与形成掌浅弓
- 在腕关节桡侧面周围走行于浅面（拇长伸肌及伸肌支持带浅层），之后走行于鼻烟窝背侧
- 在鼻烟窝远端发出分支，分成拇主要动脉和示指桡侧动脉
- 在第 1、2 掌骨之间的间隙进入深层
- 走行于第 1 骨间背侧肌与拇收肌之间，之后形成掌深弓
- 掌深弓走行于屈肌腱与掌骨之间

尺动脉：近端至远端

- 走行于屈肌支持带浅面
- 向桡侧达豌豆骨
- 在钩骨钩近端发出深支至掌深弓
  - 走行于小指展肌与小指屈肌之间
- 形成掌浅弓
  - 走行于掌腱膜与屈肌腱之间
- 供应小指外侧面的动脉通常全都来自于尺动脉

指掌侧总动脉

- 位于第 2、3、4 掌骨间隙内的掌骨颈与掌骨头之间
- 由掌浅弓及掌深弓供血

指固有动脉

- 起自掌指关节水平
- 沿着指外侧走行于皮下脂肪内

手部的神经

正中神经

- 走行于腕管内
- 出腕管后发出返支（支配大鱼际的运动）
- 手部的运动支
  - 支配大鱼际肌（拇对掌肌、拇短展肌、拇短屈肌）
  - 支配第 1、2 蚓状肌
- 感觉纤维
  - 掌侧面：桡侧半手掌，桡侧三个半手指
  - 背侧面：桡侧三个半手指近节指间关节以远至指尖

尺神经

- 手部的运动支
  - 小鱼际（小指对掌肌、小指展肌、小指屈肌）
  - 所有骨间肌，第 3、4 蚓状肌及拇收肌
- 感觉纤维
  - 从桡腕关节至小指指尖以及环指尺侧半：掌侧及背侧

桡神经

- **在常规影像上通常显示不清**
- 在手指没有运动神经支配
- 感觉纤维
  - 从桡腕关节至第 1~3 指及环指桡侧半近节指间关节远端的背侧面

手部掌侧，起点及止点

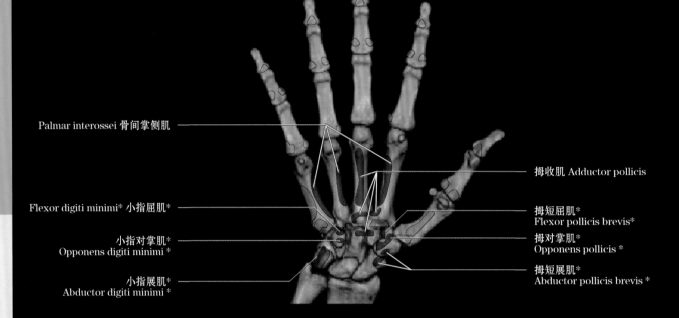

Palmar interossei 骨间掌侧肌

拇收肌 Adductor pollicis

Flexor digiti minimi* 小指屈肌*

拇短屈肌*
Flexor pollicis brevis*

小指对掌肌*
Opponens digiti minimi *

拇对掌肌*
Opponens pollicis *

小指展肌*
Abductor digiti minimi *

拇短展肌*
Abductor pollicis brevis *

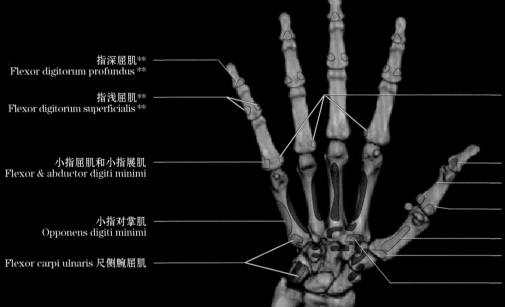

指深屈肌**
Flexor digitorum profundus **

指浅屈肌**
Flexor digitorum superficialis **

骨间掌侧肌
Palmar interossei

拇长屈肌
Flexor pollicis longus

拇短收肌
Adductor pollicis brevis

小指屈肌和小指展肌
Flexor & abductor digiti minimi

拇短屈肌和拇短展肌
Flexor & abductor
pollicis brevis

小指对掌肌
Opponens digiti minimi

拇对掌肌 Opponens pollicis

拇长展肌
Abductor pollicis longus

Flexor carpi ulnaris 尺侧腕屈肌

桡侧腕屈肌
Flexor carpi radialis

上图：手部固有肌的掌侧面起点以红色标注。* 代表所显示的肌肉除了骨骼起点外，这些肌肉还起自屈肌支持带。

下图：肌腱的掌侧面止点以蓝色标注。** 表示尽管图中没做标注，但所显示的肌腱止点模式同样适用于第2~5 指。

手部背侧，起点及止点

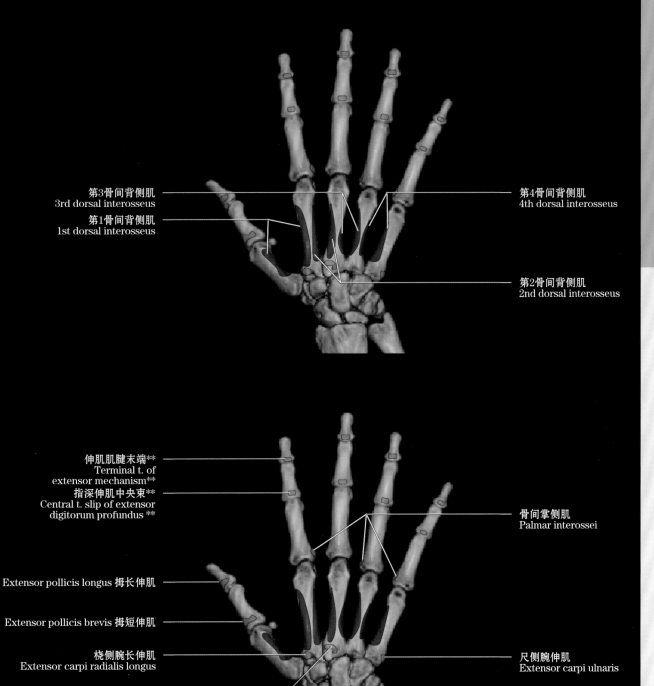

第3骨间背侧肌
3rd dorsal interosseus

第1骨间背侧肌
1st dorsal interosseus

第4骨间背侧肌
4th dorsal interosseus

第2骨间背侧肌
2nd dorsal interosseus

伸肌肌腱末端**
Terminal t. of
extensor mechanism**

指深伸肌中央束**
Central t. slip of extensor
digitorum profundus **

Extensor pollicis longus 拇长伸肌

Extensor pollicis brevis 拇短伸肌

桡侧腕长伸肌
Extensor carpi radialis longus

桡侧腕短伸肌
Extensor carpi radialis brevis

骨间掌侧肌
Palmar interossei

尺侧腕伸肌
Extensor carpi ulnaris

上图：手部内在肌的背侧面起点以红色标注。

下图：肌腱背侧面止点以蓝色标注，** 表示尽管图中没做标注，但所显示的肌腱止点模式同样适用于第 2~5 指。

掌侧固有肌

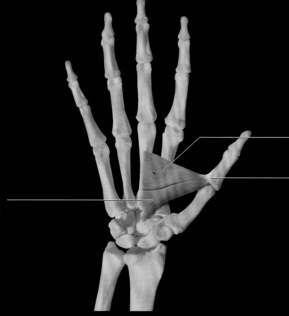

拇收肌横头
Transverse head of adductor pollicis

拇收肌骨性止点
Osseous insertion of adductor pollicis

拇收肌斜头
Oblique head of adductor pollicis

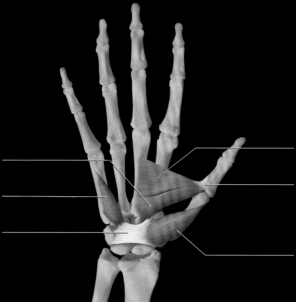

拇收肌斜头
Oblique head of adductor pollicis

小指对掌肌
Opponens digiti minimi

屈肌支持带（腕管顶）
Flexor retinaculum
(roof of carpal tunnel)

拇收肌横头
Transverse head of adductor pollicis

拇收肌骨性止点
Osseus insertion of adductor pollicis

拇对掌肌 Opponens pollicis

上图：尽管图上没有显示大鱼际肌，但由于位置邻近，拇收肌常与大鱼际肌归为一组。拇收肌的骨性插入点在图中已显示，拇收肌也插入掌板及拇指的伸肌帽。拇收肌参与拇指伸肌帽的构成，因其位于掌指关节背侧及外侧，故在该图上未显示。桡动脉在形成掌深弓之前，从背侧至掌侧穿行于拇收肌的两个头之间。

下图：示意图中添加了2块对掌肌（拇对掌肌和小指对掌肌），注意除了骨性起点外，也起自屈肌支持带（即腕管的顶）。

掌侧固有肌

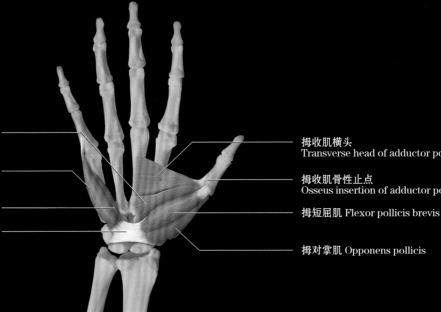

拇收肌斜头
Oblique head of adductor pollicis

Flexor digiti minimi 小指屈肌

小指对掌肌
Opponens digiti minimi
屈肌支持带（腕管顶）
Flexor retinaculum
(roof of carpal tunnel)

拇收肌横头
Transverse head of adductor pollicis

拇收肌骨性止点
Osseus insertion of adductor pollicis

拇短屈肌 Flexor pollicis brevis

拇对掌肌 Opponens pollicis

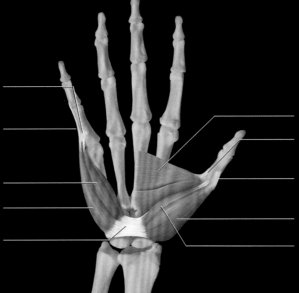

小指展肌和小指屈肌共同插入点
Common insertion site for
abductor & flexor digiti minimi

小指展肌纤维形成侧束
Abductor digiti minimi fibers
forming lateral band

Flexor digiti minimi 小指屈肌

Abductor digiti minimi 小指展肌

屈肌支持带（腕管顶）
Flexor retinaculum
(roof of carpal tunnel)

拇收肌 Adductor pollicis

拇收肌骨性止点
Osseus insertion of adductor pollicis

拇短展肌纤维参与构成伸肌帽
Abductor pollicis brevis fibers
contributing to extensor hood

拇短展肌 Abductor pollicis brevis

拇短屈肌 Flexor pollicis brevis

上图：示意图中添加了 2 块屈肌（拇短屈肌及小指屈肌），如前述，这些肌肉起自屈肌支持带及其骨性起点。

下图：示意图中添加了展肌（拇短展肌及小指展肌）。小指展肌与小指屈肌共同插入小指近节指骨基底部，此外，小指展肌发出纤维参与构成小指的尺侧束。同样，拇短展肌与拇短屈肌也有一个共同的骨性插入点，并且发出纤维参与构成拇指的伸肌帽。

蚓状肌及骨间肌

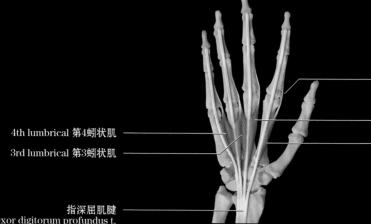

蚓状肌腱参与构成侧束
Lumbrical t. becoming portion of lateral band

第2蚓状肌 2nd lumbrical

第1蚓状肌 1st lumbrical

4th lumbrical 第4蚓状肌

3rd lumbrical 第3蚓状肌

指深屈肌腱
Flexor digitorum profundus t.

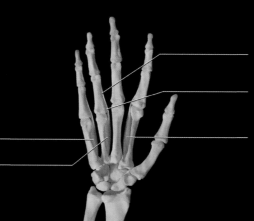

部分纤维参与构成邻近的侧束
Some fibers contribute to adjacent lateral band

部分纤维止于邻近的近节指骨基底部
Some fibers insert at base of adjacent proximal phalanx

第1骨间掌侧肌 1st palmar interosseus m.

第3骨间掌侧肌
3rd palmar interosseus m.

第2骨间掌侧肌
2nd palmar interosseus m.

参与构成侧束
Contributions to lateral bands

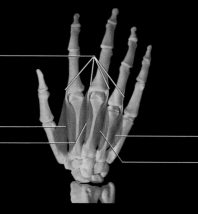

1st dorsal interosseus m. 第1骨间背侧肌

2nd dorsal interosseus m. 第2骨间背侧肌

第4骨间背侧肌 4th dorsal interosseus m.

第3骨间背侧肌 3rd dorsal interosseus m.

上图：显示蚓状肌起自指深屈肌腱，注意第1、2蚓状肌（单羽状）分别起自第2、3指的肌腱，而第3、4蚓状肌（双羽状）分别起自第3和第4以及第4和第5指的肌腱。

中图：骨间掌侧肌止于邻近近节指骨基底部以及邻近的侧束。第2、3骨间掌侧肌分别参与构成第4、5指的桡侧束，而第1骨间掌侧肌构成第2指的尺侧束。

下图：骨间背侧肌腱（与骨间掌侧肌腱及蚓状肌腱一起）参与形成侧束。注意每条骨间肌只参与形成中间三指邻近的侧束。骨间背侧肌不参与构成第1或第5指的侧束。

动脉及神经

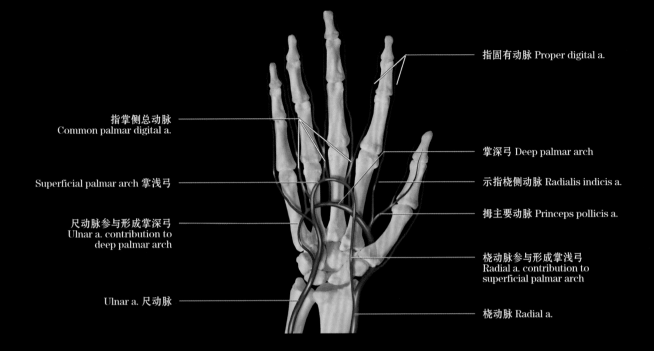

指固有动脉 Proper digital a.

指掌侧总动脉 Common palmar digital a.

掌深弓 Deep palmar arch

Superficial palmar arch 掌浅弓

示指桡侧动脉 Radialis indicis a.

尺动脉参与形成掌深弓 Ulnar a. contribution to deep palmar arch

拇主要动脉 Princeps pollicis a.

桡动脉参与形成掌浅弓 Radial a. contribution to superficial palmar arch

Ulnar a. 尺动脉

桡动脉 Radial a.

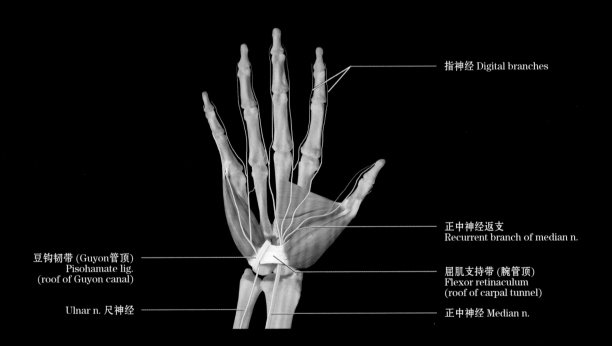

指神经 Digital branches

正中神经返支 Recurrent branch of median n.

豆钩韧带 (Guyon管顶) Pisohamate lig. (roof of Guyon canal)

屈肌支持带 (腕管顶) Flexor retinaculum (roof of carpal tunnel)

Ulnar n. 尺神经

正中神经 Median n.

上图：桡动脉发出分支参与形成掌浅弓之后，从腕关节桡侧面周围走行至手指背侧，在该处走行于鼻烟窝内。桡动脉在形成掌深弓之前，穿第 1 掌骨间隙第 1 骨间肌、背侧肌两头之间以及拇收肌横头及斜头之间。下图：正中神经走行于屈肌支持带深面（腕管内）。尺神经走行于屈肌支持带浅层、豆钩韧带深面（Guyon管内）。该两条神经在骨纤维管内走行均易发生神经压迫综合征。正中神经的运动纤维支配大鱼际肌（返支）以及第 1、2 蚓状肌。尺神经运动纤维支配除正中神经支配以外手指的所有内在肌。肌肉发生萎缩提示需评价其所受支配的神经。

专业术语

定义
- 外展：远离示指的运动
- 内收：朝向示指的运动
- 对掌：拇指与其余四指相接触的运动；包括屈曲和外展
- 复位：由对掌运动回至解剖位置

大体解剖

区分拇指与其余四指的特点
- 拇指有两节指骨，其余四指有三节指骨
- 拇指活动范围更大
  - 对掌运动是一个非常重要的运动，见于人类及某些灵长类

第 1 腕掌关节
- 鞍状关节：大多角骨凹面与第 1 掌骨基底部的凸面形成关节
- 由多条韧带维持稳定
- 前斜韧带：关节囊增厚
  - 起点：大多角骨掌侧结节
  - 止点：第 1 掌骨掌侧基底的尺侧边
- 尺侧副韧带：位于前斜韧带的尺侧
  - 起点：屈肌支持带
  - 止点：第 1 掌骨尺掌侧结节
- 第 1 掌骨间韧带
  - 起点及止点：第 1、2 掌骨基底
- 后斜韧带（重要性不大）
  - 连接大多角骨后边至第 1 掌骨尺掌侧结节
- 背桡韧带
  - 连接大多角骨与第 1 掌骨的背、桡侧边

第 1 掌指关节：屈戌关节
- 尺侧及桡侧副韧带分别在外展及内收时稳定拇指
  - 附属侧副韧带是位于主侧副韧带掌侧的孤立性结构，连接籽骨
- 伸肌帽：辅助指间关节伸展
  - 由拇收肌及拇展肌的纤维形成

第 1 指间关节
- 屈戌关节

固有大鱼际肌
- 拇对掌肌
  - 起点：屈肌支持带、大多角骨结节
  - 止点：第 1 掌骨掌侧骨干近端 2/3
  - 运动：对掌、内收
  - 神经支配：正中神经返支
- 拇短展肌
  - 起点：屈肌支持带及手舟骨结节
  - 止点：第 1 掌指关节的桡侧籽骨及拇指近节指骨外侧基底
  - 运动：外展拇指，通过参与构成伸肌帽辅助拇

指关节的伸展
  - 神经支配：正中神经返支
- 拇短屈肌
  - 浅头起点：屈肌支持带
  - 深头起点：大多角骨、小多角骨、头状骨
  - 止点：第 1 掌指关节的桡侧籽骨，第 1 掌骨基底
  - 运动：屈曲、外展、内收
  - 神经支配：浅头由正中神经返支支配，深头由尺神经支配

其他固有肌
- 拇收肌
  - 横头起点：第 3 掌骨
  - 斜头：头状骨、第 2~3 掌骨、腕部掌侧韧带
  - 止点：第 1 掌指关节尺侧籽骨，拇指近节指骨内侧基底
    - 与拇短屈肌融合形成**内收肌腱膜**
  - 运动：内收；神经支配：尺神经深支
- 骨间背侧肌
  - 起点：第 1 和第 2 掌骨基底（双羽肌）
  - 止点：示指近节指骨桡侧
  - 运动：拇指内收，示指外展；神经支配：正中神经

外源肌
- 拇长屈肌
  - 起点：桡骨掌侧及骨间膜
  - 止点：拇指远节指骨基底
  - 运动：屈拇指指间关节和掌指关节
  - 神经支配：正中神经的前骨间支
  - 腱鞘（桡侧滑囊）自腕管稍近侧至肌腱位于拇指远节指骨的止点处
- 拇长伸肌
  - 起点：尺骨背侧及骨间膜
  - 止点：拇指远节指骨背侧基底部
  - 神经支配：桡神经（后骨间支）
  - 运动：伸拇指掌指关节及指间关节
- 拇短伸肌
  - 起点：尺骨、骨间膜及桡骨，位于拇长伸肌起点远端
  - 止点：拇指近节指骨基底
  - 神经支配：桡神经（后骨间支）
- 拇长展肌
  - 起点：尺、桡骨背侧及骨间膜
  - 止点：第 1 掌骨底桡侧以及大多角骨，有时也汇入大鱼际肌
  - 神经支配：桡神经（后骨间支）

屈肌滑车
- 纤维条索，稳定屈肌结构
- A1 滑车：位于掌指关节
- 斜行滑车：从近节指骨尺侧面至远节指骨桡侧面
- A2 滑车：位于指间关节；最重要的滑车
- Av 滑车：位置多变，位于近节指骨近端 1/2

拇指固有肌示意图

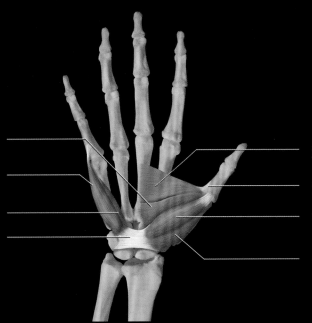

拇收肌斜头
Oblique head of adductor pollicis

Flexor digiti minimi 小指屈肌

小指对掌肌
Opponens digiti minimi

屈肌支持带 (腕管顶)
Flexor retinaculum
(roof of carpal tunnel)

拇收肌横头
Transverse head of adductor pollicis

拇收肌骨性止点
Osseus insertion of adductor pollicis

拇短屈肌 Flexor pollicis brevis

拇对掌肌 Opponens pollicis

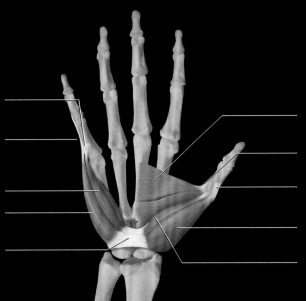

小指展肌及小指屈肌共同止点
Common insertion site for
abductor and flexor digiti minimi

小指展肌纤维形成侧束
Abductor digiti minimi fibers
forming lateral band

小指屈肌
Flexor digiti minimi m.
小指展肌
Abductor digiti minimi m.

屈肌支持带 (腕管顶)
Flexor retinaculum
(roof of carpal tunnel)

拇收肌 Adductor pollicis m.

拇收肌骨性止点
Osseus insertion of adductor pollicis

拇短展肌纤维参与形成伸肌帽
Abductor pollicis brevis fibers
contributing to extensor hood

拇短展肌
Abductor pollicis brevis m.

拇短屈肌
Flexor pollicis brevis m.

上图：手部示意图显示拇收肌的两个头，从第 3 掌骨延伸至拇指近节指骨。拇短屈肌 与拇对掌肌 起自屈肌 支持带及大多角骨；前者止于拇指近节指骨基底，后者止于第 1 掌骨。

下图：拇短展肌位于拇短屈肌浅层，该两块肌肉都止于拇指近节指骨基底。拇短展肌也有纤维参与形成拇指伸肌帽。

拇指 X 线平片

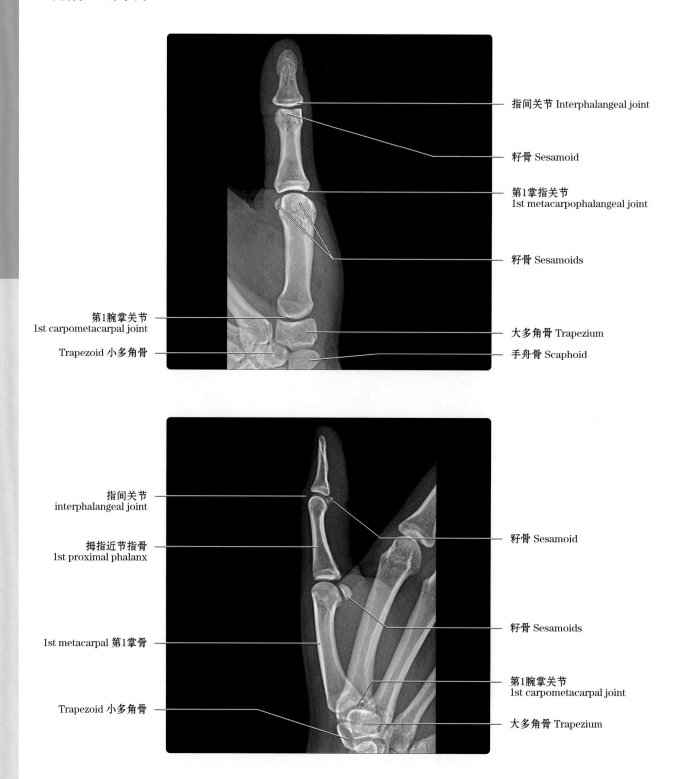

上图：拇指前后位 X 线片可见位于第 1 掌指关节的 2 块籽骨以及位于指间关节的 1 块籽骨。大多角骨与小多角骨及手舟骨的关系可以较好显示。

下图：拇指侧位 X 线片显示第 1 掌指关节轻度向掌侧半脱位，指间关节轻度屈曲，拇指掌骨基底半脱位位于大多角骨稍外侧。在拇指静息状态下以上均属正常表现。

拇指矢状位 MR

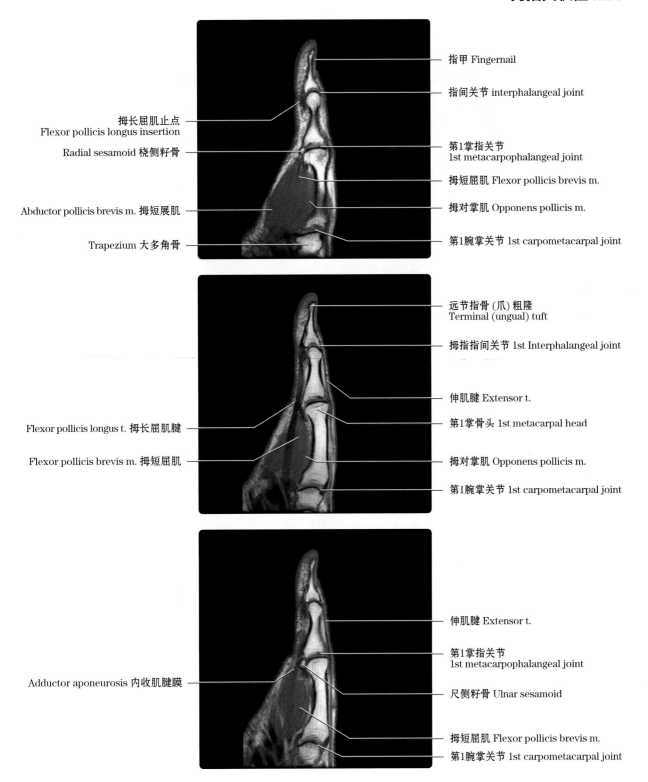

指甲 Fingernail

指间关节 interphalangeal joint

拇长屈肌止点
Flexor pollicis longus insertion

第1掌指关节
1st metacarpophalangeal joint

Radial sesamoid 桡侧籽骨

拇短屈肌 Flexor pollicis brevis m.

拇对掌肌 Opponens pollicis m.

Abductor pollicis brevis m. 拇短展肌

Trapezium 大多角骨

第1腕掌关节 1st carpometacarpal joint

远节指骨（爪）粗隆
Terminal (ungual) tuft

拇指指间关节 1st Interphalangeal joint

伸肌腱 Extensor t.

Flexor pollicis longus t. 拇长屈肌腱

第1掌骨头 1st metacarpal head

Flexor pollicis brevis m. 拇短屈肌

拇对掌肌 Opponens pollicis m.

第1腕掌关节 1st carpometacarpal joint

伸肌腱 Extensor t.

第1掌指关节
1st metacarpophalangeal joint

Adductor aponeurosis 内收肌腱膜

尺侧籽骨 Ulnar sesamoid

拇短屈肌 Flexor pollicis brevis m.

第1腕掌关节 1st carpometacarpal joint

上图：拇指矢状位 T_1WI，显示桡侧籽骨，位于掌指关节的掌板内。拇短屈肌止于该籽骨。拇对掌肌止于第 1 掌骨桡侧。

中图：经过第 1 掌指关节中央部层面，注意第 1 掌骨头比第 2~5 掌骨头更扁、更宽。

下图：经过拇指尺侧籽骨层面，可见内收肌腱膜位于其掌侧边。

2. 拇指解剖

拇指横轴位 MR

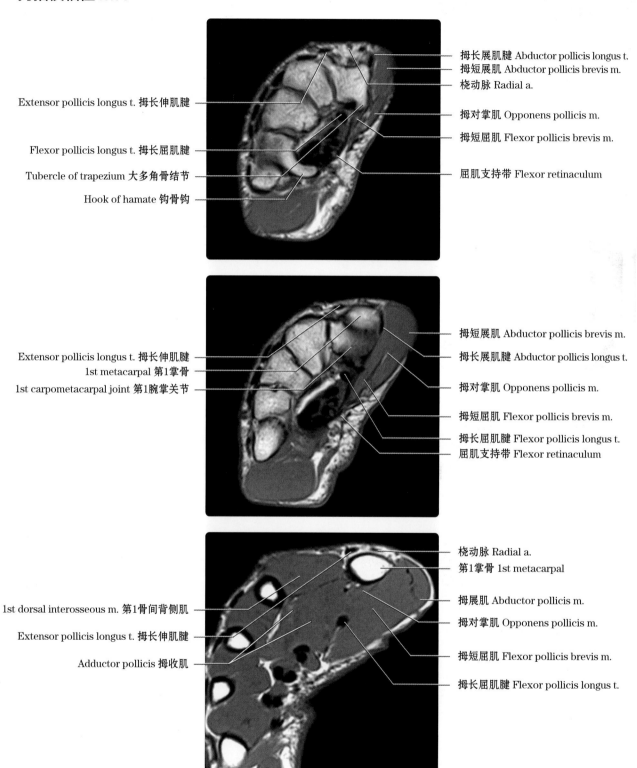

拇长展肌腱 Abductor pollicis longus t.
拇短展肌 Abductor pollicis brevis m.
桡动脉 Radial a.
拇对掌肌 Opponens pollicis m.
拇短屈肌 Flexor pollicis brevis m.
屈肌支持带 Flexor retinaculum

Extensor pollicis longus t. 拇长伸肌腱
Flexor pollicis longus t. 拇长屈肌腱
Tubercle of trapezium 大多角骨结节
Hook of hamate 钩骨钩

拇短展肌 Abductor pollicis brevis m.
拇长展肌腱 Abductor pollicis longus t.
拇对掌肌 Opponens pollicis m.
拇短屈肌 Flexor pollicis brevis m.
拇长屈肌腱 Flexor pollicis longus t.
屈肌支持带 Flexor retinaculum

Extensor pollicis longus t. 拇长伸肌腱
1st metacarpal 第1掌骨
1st carpometacarpal joint 第1腕掌关节

桡动脉 Radial a.
第1掌骨 1st metacarpal
拇展肌 Abductor pollicis m.
拇对掌肌 Opponens pollicis m.
拇短屈肌 Flexor pollicis brevis m.
拇长屈肌腱 Flexor pollicis longus t.

1st dorsal interosseous m. 第1骨间背侧肌
Extensor pollicis longus t. 拇长伸肌腱
Adductor pollicis 拇收肌

上图：拇指横轴位 MR 图像，显示拇长屈肌腱走行于大多角骨结节附近，拇短屈肌位于拇对掌肌深面，两块肌肉均起自大多角骨及屈肌支持带。

中图：经过第 1 腕掌关节层面，可见拇长展肌腱止点，拇短展肌是大鱼际肌中最外侧的肌肉。

下图：经过第 1 掌骨干近端层面，显示宽大的拇收肌，其横头起自第 3 掌骨，斜头起自头状骨和第 2、3 掌骨。

拇指横轴位 MR

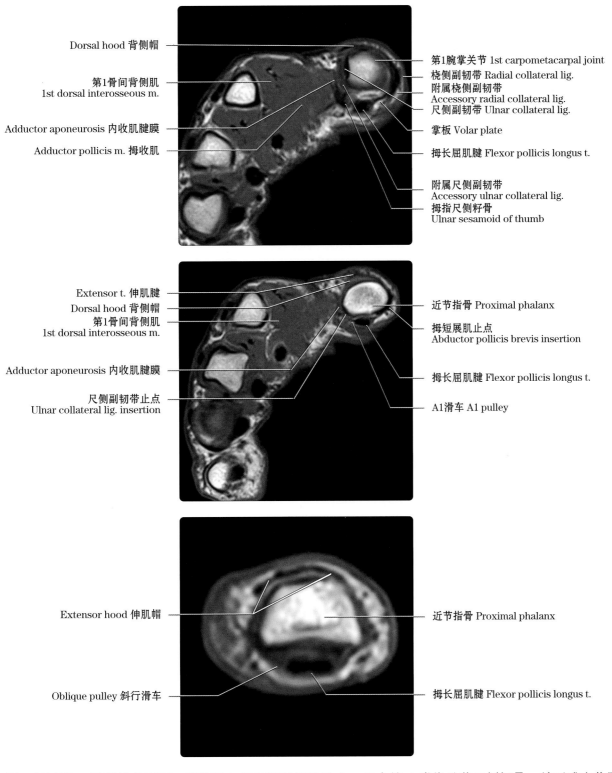

Dorsal hood 背侧帽

第1骨间背侧肌
1st dorsal interosseous m.

Adductor aponeurosis 内收肌腱膜

Adductor pollicis m. 拇收肌

第1腕掌关节 1st carpometacarpal joint
桡侧副韧带 Radial collateral lig.
附属桡侧副韧带
Accessory radial collateral lig.
尺侧副韧带 Ulnar collateral lig.
掌板 Volar plate
拇长屈肌腱 Flexor pollicis longus t.

附属尺侧副韧带
Accessory ulnar collateral lig.
拇指尺侧籽骨
Ulnar sesamoid of thumb

Extensor t. 伸肌腱
Dorsal hood 背侧帽
第1骨间背侧肌
1st dorsal interosseous m.

Adductor aponeurosis 内收肌腱膜

尺侧副韧带止点
Ulnar collateral lig. insertion

近节指骨 Proximal phalanx

拇短展肌止点
Abductor pollicis brevis insertion

拇长屈肌腱 Flexor pollicis longus t.

A1滑车 A1 pulley

Extensor hood 伸肌帽

近节指骨 Proximal phalanx

Oblique pulley 斜行滑车

拇长屈肌腱 Flexor pollicis longus t.

上图：经过第 1 掌指关节层面，拇收肌与拇短屈肌纤维融合，包含第 1 掌指关节尺侧籽骨，并形成内收肌腱膜，后者插入近节指骨基底部。

中图：近节指骨基底部层面，显示拇短展肌腱的止点，伸肌腱增宽形成背侧帽。

下图：经过近节指骨干层面，由于拇长屈肌腱及拇长伸肌腱走向第 1 远节指骨基底插入点，本层面图像可显示该两条肌腱。

拇指冠状位 MR

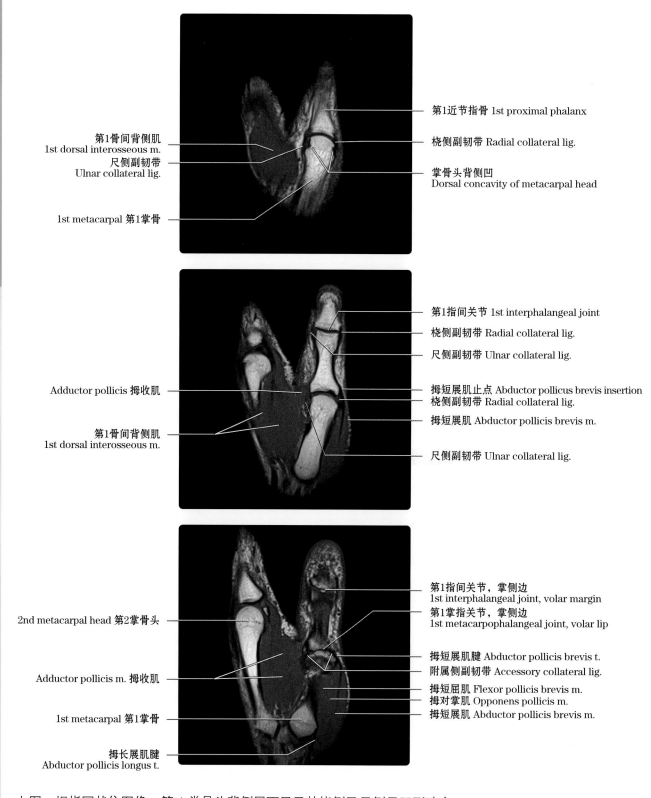

第1骨间背侧肌 1st dorsal interosseous m.
尺侧副韧带 Ulnar collateral lig.

1st metacarpal 第1掌骨

第1近节指骨 1st proximal phalanx
桡侧副韧带 Radial collateral lig.
掌骨头背侧凹 Dorsal concavity of metacarpal head

Adductor pollicis 拇收肌

第1骨间背侧肌 1st dorsal interosseous m.

第1指间关节 1st interphalangeal joint
桡侧副韧带 Radial collateral lig.
尺侧副韧带 Ulnar collateral lig.

拇短展肌止点 Abductor pollicus brevis insertion
桡侧副韧带 Radial collateral lig.
拇短展肌 Abductor pollicis brevis m.

尺侧副韧带 Ulnar collateral lig.

2nd metacarpal head 第2掌骨头

Adductor pollicis m. 拇收肌

1st metacarpal 第1掌骨

拇长展肌腱 Abductor pollicis longus t.

第1指间关节，掌侧边 1st interphalangeal joint, volar margin
第1掌指关节，掌侧边 1st metacarpophalangeal joint, volar lip

拇短展肌腱 Abductor pollicis brevis t.
附属侧副韧带 Accessory collateral lig.
拇短屈肌 Flexor pollicis brevis m.
拇对掌肌 Opponens pollicis m.
拇短展肌 Abductor pollicis brevis m.

上图：拇指冠状位图像，第 1 掌骨头背侧层面显示其桡侧及尺侧呈凹形改变。

中图：经过第 1 掌指关节中央部层面，第 1 骨间背侧肌起自第 1、2 掌骨，止于示指近节指骨基底部及伸肌腱膜。

下图：经过第 1 掌指关节掌侧缘，掌指关节的附属桡侧副韧带位于主侧副韧带的掌侧。

拇指冠状位 MR

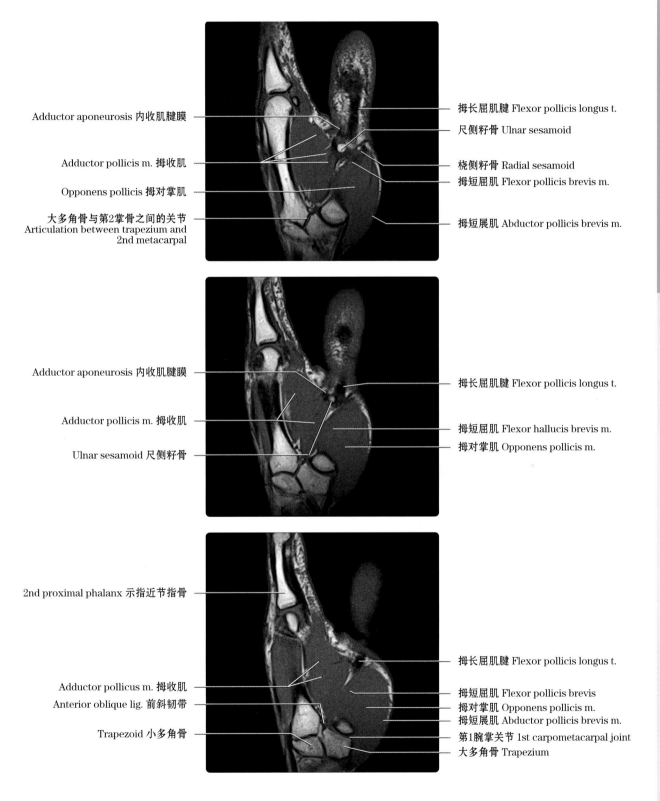

Adductor aponeurosis 内收肌腱膜

Adductor pollicis m. 拇收肌

Opponens pollicis 拇对掌肌

大多角骨与第2掌骨之间的关节
Articulation between trapezium and
2nd metacarpal

拇长屈肌腱 Flexor pollicis longus t.
尺侧籽骨 Ulnar sesamoid

桡侧籽骨 Radial sesamoid
拇短屈肌 Flexor pollicis brevis m.

拇短展肌 Abductor pollicis brevis m.

Adductor aponeurosis 内收肌腱膜

Adductor pollicis m. 拇收肌

Ulnar sesamoid 尺侧籽骨

拇长屈肌腱 Flexor pollicis longus t.

拇短屈肌 Flexor hallucis brevis m.
拇对掌肌 Opponens pollicis m.

2nd proximal phalanx 示指近节指骨

Adductor pollicus m. 拇收肌
Anterior oblique lig. 前斜韧带

Trapezoid 小多角骨

拇长屈肌腱 Flexor pollicis longus t.

拇短屈肌 Flexor pollicis brevis
拇对掌肌 Opponens pollicis m.
拇短展肌 Abductor pollicis brevis m.
第1腕掌关节 1st carpometacarpal joint
大多角骨 Trapezium

上图：掌骨头掌侧图像，可见第 1 掌指关节的桡侧及尺侧籽骨，拇对掌肌位于拇短屈肌的桡侧。

中图：拇收肌横头及斜头与内收肌腱膜近侧部融合。

下图：经过拇指掌侧缘层面，显示拇长屈肌腱位于拇收肌及拇短屈肌之间。前斜韧带起自大多角骨结节，插入第 2 掌骨基底的尺侧及掌侧缘，是稳定关节的重要结构。

手部

专业术语

定义
- 人体的解剖学姿势中，手部处于旋后位
  - 拇指远离身体，掌心向前
- 桡侧：朝向桡骨，与外侧同义
- 尺侧：朝向尺骨，与内侧同义

影像解剖

拇指的方位
- 拇指相对于其余四指呈外展、旋转状态
- 手指后前位像接近拇指侧位像

掌骨
- 由底、干、颈和头组成
- 骨化中心（骨骺）位于第 1 掌骨的基底部
- 骨化中心位于第 2~5 掌骨的头部
- 骨干两侧骨皮质厚度之和应该等于掌骨干髓腔的宽度
  - 皮质变薄见于慢性骨量减低
- 第 1 掌骨与大多角骨相关节
- 第 2~5 掌骨分别与小多角骨、头状骨及钩骨（第 4 和第 5 掌骨）相关节，且相互之间也形成关节
- 骨干在横断面大致呈三角形，顶点位于掌侧
  - 3 个面：背侧、掌内侧及掌外侧
- 骨干从近端至远端呈掌侧稍凹陷（背侧稍凸出）

掌骨头
- 后前位像上可见 2 个单独的皮质轮廓
- 背侧皮质凹陷，比掌侧皮质小
- 掌侧皮质凸出，在关节边缘出现尖角
- 炎性 / 感染性关节炎导致的骨质侵蚀首先见于掌侧皮质边缘

指骨
- 第 2~5 指有三节指骨
- 拇指有两节指骨
- 由底、干及头组成
- 骨化中心（骨骺）位于指骨基底
- 头呈双髁状，两髁之间被一浅沟分隔
- 近节指骨近端关节面形成单一凹面
- 中节及远节指骨的近端关节面是双凹形，有一中央嵴前后走行
- 滋养孔从中轴向头部内侧和外侧延伸
  - 根据其轮廓光滑、边缘平行与骨折相鉴别

远节指骨粗隆形态
- 大小各异；皮质边缘应始终清晰

关节间隙宽度评价
- 指间关节间隙通常较窄；可能会因 X 线束的倾斜而显示较宽
- 在侧位片评价最佳，而不是后前位片

解剖成像相关事宜

影像学注意事项
- 拇指对位
  - 第 1 腕掌关节轻度桡侧半脱位是正常的
  - 第 1 掌指关节轻度掌侧半脱位是正常的
- 正常骨小梁解剖
  - 在正常指骨中，骨小梁相对稀疏
  - 寻找初级（垂直）骨小梁和次级（水平）骨小梁的正常交叉
    - 次级骨小梁的减少是骨含量减低的征象
  - 指骨末端骨小梁有时被误认为是内生软骨瘤钙化
- 在手指 X 线片上，尺骨变异不能被准确评价
  - 需要以腕关节为中心，肩关节外展 90°，肘关节及腕关节与肩关节在同一水平

对位评价
- 患者的姿势有时可能会导致类似对位不良，诊断时需谨慎

滋养孔
- 轮廓光滑、边缘平行有助于与骨折鉴别

X 线检查

手部检查系列
- 恰当的体位是关键
- 手指标准的检查通常包括后前位、后前斜位以及侧位

后前斜位
- 旋转 30°~45°，拇指朝上，小指置于成像板
- 可以观察到掌骨头的"裸区"
  - 关节边缘，滑囊内但未被软骨覆盖
  - 类风湿关节炎中早期发生改变的部位

侧位
- 小指置于成像板
- 手指呈扇形：拇指和示指触碰，其余手指向后呈扇形展开
- 为了更好地显示解剖关系，注意不要背屈腕关节
- 显示指间关节间隙最佳
  - 前后位或斜位手指轻度屈曲可能会造成关节间隙狭窄的假象
- 在侧位像上，关节半脱位 / 脱位可以很好显示

前后斜位
- 掌心向上，手旋转 30°~45°
- 小指置于成像板
- 作为观察掌指关节的附加体位尤其有用
  - 类风湿关节炎的评价
- 通常有助于评价腕部偶然发现的异常
  - X 线束倾斜可能会显示腕关节 X 线未能显示的异常

手指后前位及侧位 X 线平片

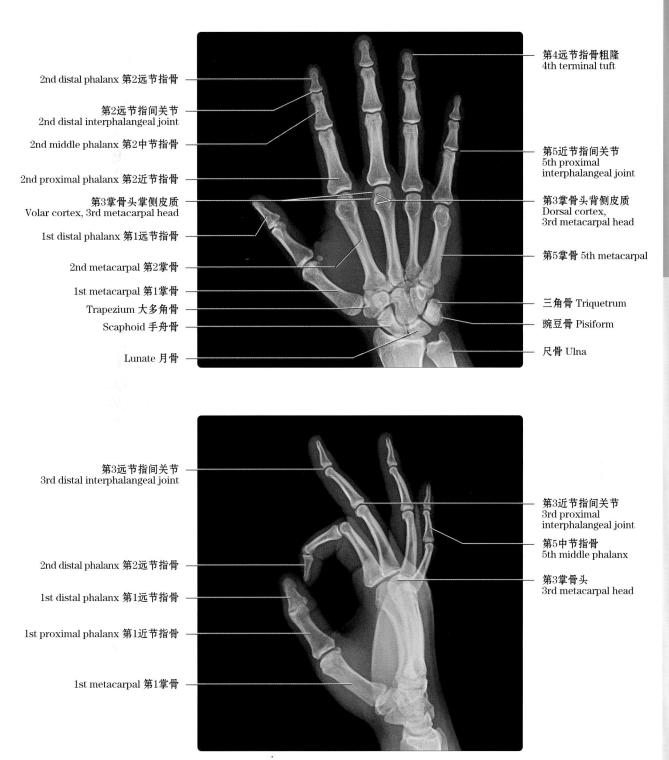

2nd distal phalanx 第2远节指骨

第2远节指间关节
2nd distal interphalangeal joint

2nd middle phalanx 第2中节指骨

2nd proximal phalanx 第2近节指骨

第3掌骨头掌侧皮质
Volar cortex, 3rd metacarpal head

1st distal phalanx 第1远节指骨

2nd metacarpal 第2掌骨

1st metacarpal 第1掌骨

Trapezium 大多角骨

Scaphoid 手舟骨

Lunate 月骨

第4远节指骨粗隆
4th terminal tuft

第5近节指间关节
5th proximal
interphalangeal joint

第3掌骨头背侧皮质
Dorsal cortex,
3rd metacarpal head

第5掌骨 5th metacarpal

三角骨 Triquetrum

豌豆骨 Pisiform

尺骨 Ulna

第3远节指间关节
3rd distal interphalangeal joint

2nd distal phalanx 第2远节指骨

1st distal phalanx 第1远节指骨

1st proximal phalanx 第1近节指骨

1st metacarpal 第1掌骨

第3近节指间关节
3rd proximal
interphalangeal joint

第5中节指骨
5th middle phalanx

第3掌骨头
3rd metacarpal head

上图：手尽可能放平置于成像板，手指伸直，拍摄手指的后前位像，可很好地显示拇指的不同位置。第 2~5 掌骨头有两个单独的轮廓：背侧凹陷，掌侧凸出。

下图：手指扇形散开拍摄手指侧位片，示指与拇指相对形成"O"形，第 3~5 指向后扇形展开。第 3 掌骨为最长的掌骨。

手指附加体位

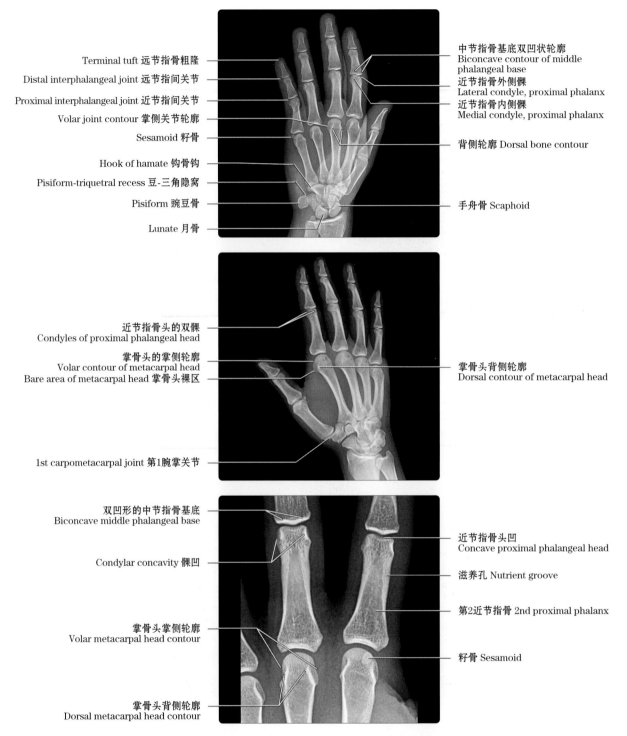

Terminal tuft 远节指骨粗隆
Distal interphalangeal joint 远节指间关节
Proximal interphalangeal joint 近节指间关节
Volar joint contour 掌侧关节轮廓
Sesamoid 籽骨
Hook of hamate 钩骨钩
Pisiform-triquetral recess 豆-三角隐窝
Pisiform 豌豆骨
Lunate 月骨

中节指骨基底双凹状轮廓
Biconcave contour of middle phalangeal base
近节指骨外侧髁
Lateral condyle, proximal phalanx
近节指骨内侧髁
Medial condyle, proximal phalanx
背侧轮廓 Dorsal bone contour
手舟骨 Scaphoid

近节指骨头的双髁
Condyles of proximal phalangeal head
掌骨头的掌侧轮廓
Volar contour of metacarpal head
Bare area of metacarpal head 掌骨头裸区

掌骨头背侧轮廓
Dorsal contour of metacarpal head

1st carpometacarpal joint 第1腕掌关节

双凹形的中节指骨基底
Biconcave middle phalangeal base

Condylar concavity 髁凹

掌骨头掌侧轮廓
Volar metacarpal head contour

掌骨头背侧轮廓
Dorsal metacarpal head contour

近节指骨头凹
Concave proximal phalangeal head

滋养孔 Nutrient groove

第2近节指骨 2nd proximal phalanx

籽骨 Sesamoid

上图：前后位像也可评价细微的骨质侵蚀。掌骨头背侧双凹形轮廓在本体位可清晰显示。尽管以腕关节为中心的X线片通常用于评价腕关节异常，但手指X线片偶然也会发现腕关节异常。因此，在拍摄手指X线片时也应该包括腕关节。

中图：手指斜位片有助于评估关节炎，从侧面显示掌骨头的掌侧皮质。掌骨头边缘位于滑膜腔内，但未被软骨覆盖（裸区），通常是侵蚀性关节炎的首发部位。第1腕掌关节在该体位呈轻度半脱位，但仍在正常范围内。

下图：第2~3指放大图像显示掌骨头背侧轮廓呈凹形，与圆形的掌侧轮廓重叠。

拇指 X 线平片

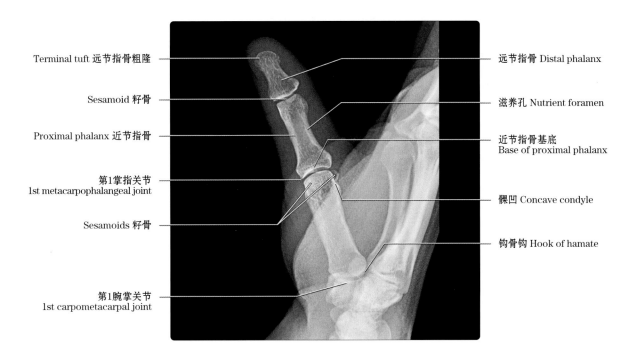

Terminal tuft 远节指骨粗隆

Sesamoid 籽骨

Proximal phalanx 近节指骨

第1掌指关节
1st metacarpophalangeal joint

Sesamoids 籽骨

第1腕掌关节
1st carpometacarpal joint

远节指骨 Distal phalanx

滋养孔 Nutrient foramen

近节指骨基底
Base of proximal phalanx

髁凹 Concave condyle

钩骨钩 Hook of hamate

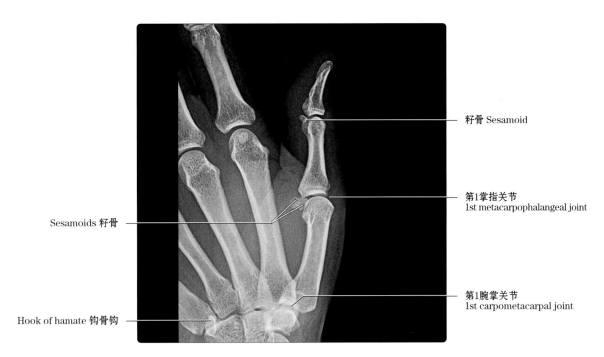

Sesamoids 籽骨

Hook of hamate 钩骨钩

籽骨 Sesamoid

第1掌指关节
1st metacarpophalangeal joint

第1腕掌关节
1st carpometacarpal joint

上图：拇指后前位像显示其余四指侧位观。

下图：拇指侧位像显示第 1 近节指骨相对于掌骨向掌侧轻度移位，为常见正常表现。

专业术语

定义

- 在本章节，手部的定义从腕掌关节开始
- 在解剖学姿势中，手指处于旋后位
- 桡侧：朝向桡骨，与外侧同义
- 尺侧：朝向尺骨，与内侧同义
- 中央：朝向结构的中轴
  - 例如，手指中，第 3 指比第 2、4 指位置更接近中央，后两者又比第 1、5 指更靠近中央
- 对掌：拇指向其余四指相接触的运动；抓取物体的关键运动

手部肌肉总结

第 2~5 指

- 更多详细信息见"手部屈曲及伸展结构"部分
- 指浅屈肌：止于中节指骨基底部，屈掌指关节及近节指间关节
- 指深屈肌：止于远节指骨，主要屈远节指间关节，也屈近节指间关节及掌指关节
- 蚓状肌：止于伸肌指背腱膜，屈掌指关节，伸指间关节
- 骨间掌侧肌：止于指背腱膜及近节指骨基底
  - 存在于示指、环指及小指，作用是使该三指向中指靠拢
  - 屈掌指关节，伸指间关节
- 骨间背侧肌：止于指背腱膜及近节指骨基底
  - 外展手指远离中指
  - 屈掌指关节，伸示指、中指、环指指间关节
- 小指展肌：止于中节指骨基底的尺侧；外展小指
- 指总伸肌，示指伸肌，小指伸肌
  - 附着端范围广泛，沿着伸肌腱膜、中节指骨、远节指骨
- 小指对掌肌：止于第 5 掌骨，使小指朝向拇指靠拢（对掌）

第 1 指

- 更多详细信息见"拇指解剖"部分
- 拇长伸肌：止于远节指骨，伸掌指关节及指间关节
- 拇短伸肌：止于近节指骨，伸掌指关节
- 拇收肌：止于近节指骨基底，内收拇指
- 拇短展肌：止于近节指骨基底外侧边；外展，对掌，伸拇指

- 拇长展肌：多个止点，止于掌骨基底的外侧边，也止于关节囊及拇短展肌；外展拇指
- 拇对掌肌：止于掌骨外侧边，拇指对掌

MR 诊断技巧

最佳成像平面

- 屈肌腱：横轴位、矢状位
- 伸肌腱：横轴位、矢状位
- 腱鞘：横轴位 > 矢状位
- 肌肉组织：横轴位 > 冠状位、矢状位
- 滑车：横轴位 > 矢状位
- 侧副韧带：冠状位、横轴位
- 掌板：矢状位 > 横轴位

线圈

- 通常选用圆环线圈
  - 专用的腕手线圈
  - 如果没有其他可用的线圈，可用膝关节线圈：将手放于垫子上并置于线圈中心

患者体位

- 手尽可能靠近磁场的中心（上下以及内外）
- 俯卧或半俯卧位，胳膊置于头顶
- 考虑患者的舒适度减少运动伪影

影像学注意事项

脂肪饱和不均匀

- 可被误认为是异常信号
- 更可能见于下列情况：
  - 线圈未置于磁场中心
  - 位于扫描野（FOV）的边缘
  - 线圈不是圆周的

魔角现象

- 见于短 TE 序列
- 当结构由平行纤维（几乎仅见于肌腱）构成并与主磁场成 55° 角时可出现魔角现象
- 在长 TE（通常是 T2 或 STIR）序列中，同一部位没有出现高信号可证实为魔角现象

腱鞘内的液体

- 少量液体是正常的
- 肌腱周围环周的液体通常为异常

侧副韧带复合体信号不均匀

- 常见于正常手指
- 与其他侧副韧带对比并评估其连续性

动脉解剖

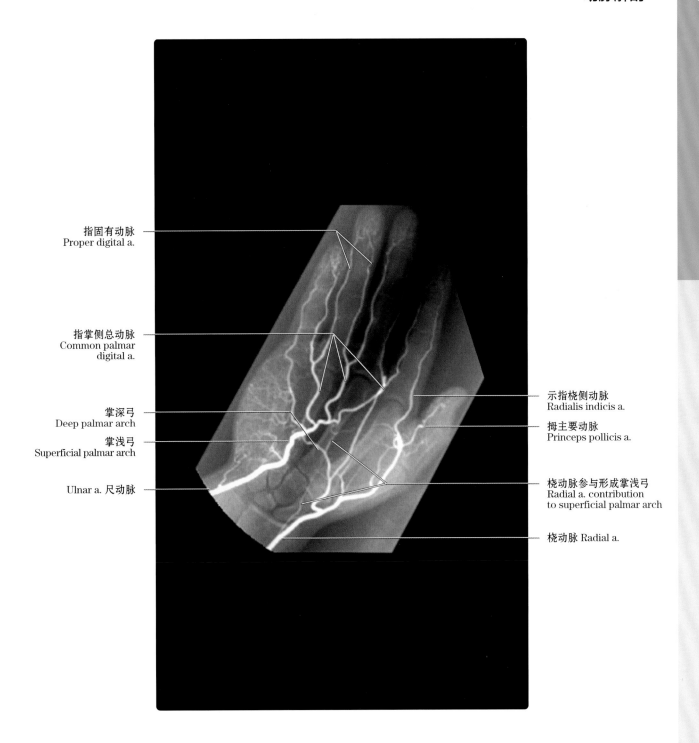

指固有动脉
Proper digital a.

指掌侧总动脉
Common palmar
digital a.

掌深弓
Deep palmar arch

掌浅弓
Superficial palmar arch

Ulnar a. 尺动脉

示指桡侧动脉
Radialis indicis a.

拇主要动脉
Princeps pollicis a.

桡动脉参与形成掌浅弓
Radial a. contribution
to superficial palmar arch

桡动脉 Radial a.

常规血管造影显示手部动脉，该例无数字减影，可显示动脉与下方骨结构的关系。

左手横轴位 T$_1$WI

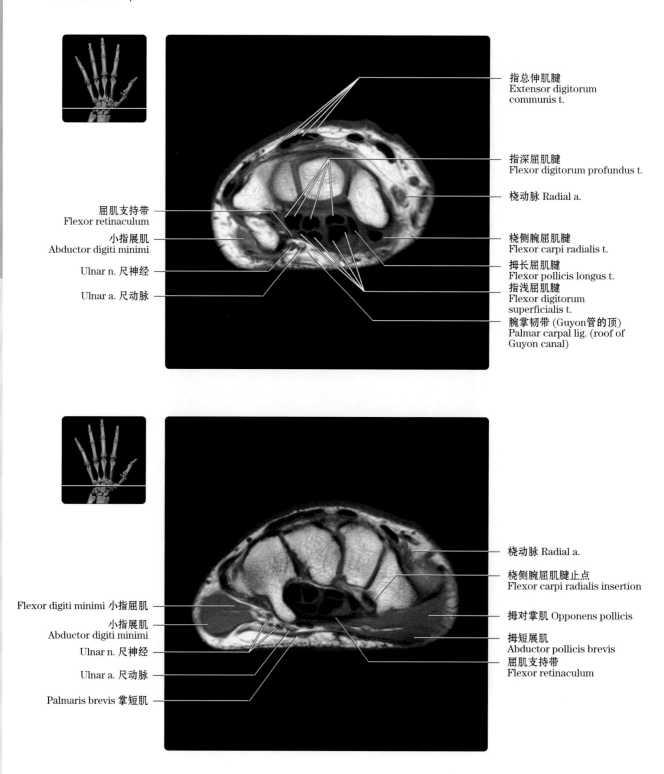

指总伸肌腱
Extensor digitorum communis t.

指深屈肌腱
Flexor digitorum profundus t.

桡动脉 Radial a.

桡侧腕屈肌腱
Flexor carpi radialis t.

拇长屈肌腱
Flexor pollicis longus t.

指浅屈肌腱
Flexor digitorum superficialis t.

腕掌韧带 (Guyon管的顶)
Palmar carpal lig. (roof of Guyon canal)

屈肌支持带
Flexor retinaculum

小指展肌
Abductor digiti minimi

Ulnar n. 尺神经

Ulnar a. 尺动脉

桡动脉 Radial a.

桡侧腕屈肌腱止点
Flexor carpi radialis insertion

拇对掌肌 Opponens pollicis

拇短展肌
Abductor pollicis brevis

屈肌支持带
Flexor retinaculum

Flexor digiti minimi 小指屈肌

小指展肌
Abductor digiti minimi

Ulnar n. 尺神经

Ulnar a. 尺动脉

Palmaris brevis 掌短肌

上图：左手横轴位 T$_1$WI，尺动脉及尺神经位于 Guyon 管内，同时也可见到桡动脉搏动伪影位于腕关节背侧桡侧面，这种伪影有时可协助正常血管结构的定位。

下图：左手钩骨钩水平的横轴位 MR 图像，可见大鱼际肌起自屈肌支持带。在钩骨钩水平，尺动脉通常走行于钩骨钩前方或前内侧，尺神经及分支通常走行于钩骨钩外侧。

右手横轴位 T₁WI

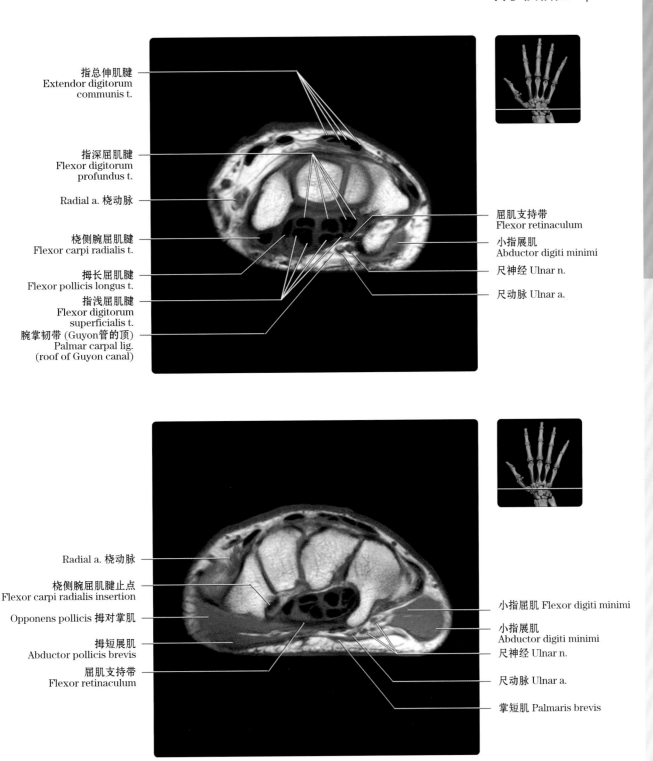

指总伸肌腱
Extendor digitorum
communis t.

指深屈肌腱
Flexor digitorum
profundus t.

Radial a. 桡动脉

桡侧腕屈肌腱
Flexor carpi radialis t.

拇长屈肌腱
Flexor pollicis longus t.

指浅屈肌腱
Flexor digitorum
superficialis t.

腕掌韧带 (Guyon管的顶)
Palmar carpal lig.
(roof of Guyon canal)

屈肌支持带
Flexor retinaculum

小指展肌
Abductor digiti minimi

尺神经 Ulnar n.

尺动脉 Ulnar a.

Radial a. 桡动脉

桡侧腕屈肌腱止点
Flexor carpi radialis insertion

Opponens pollicis 拇对掌肌

拇短展肌
Abductor pollicis brevis

屈肌支持带
Flexor retinaculum

小指屈肌 Flexor digiti minimi

小指展肌
Abductor digiti minimi

尺神经 Ulnar n.

尺动脉 Ulnar a.

掌短肌 Palmaris brevis

上图：右手横轴位 T₁WI，尺动脉及尺神经位于 Guyon 管内，同时也可见到桡动脉搏动伪影位于腕关节背侧桡侧面，这种伪影有时可协助正常血管结构的定位。

下图：右手钩骨钩水平的横轴位 MR 图像，可见大鱼际肌起自屈肌支持带。在钩骨钩水平，尺动脉通常走行于钩骨钩前方或前内侧，尺神经及分支通常走行于钩骨钩外侧。

左手横轴位 T₁WI

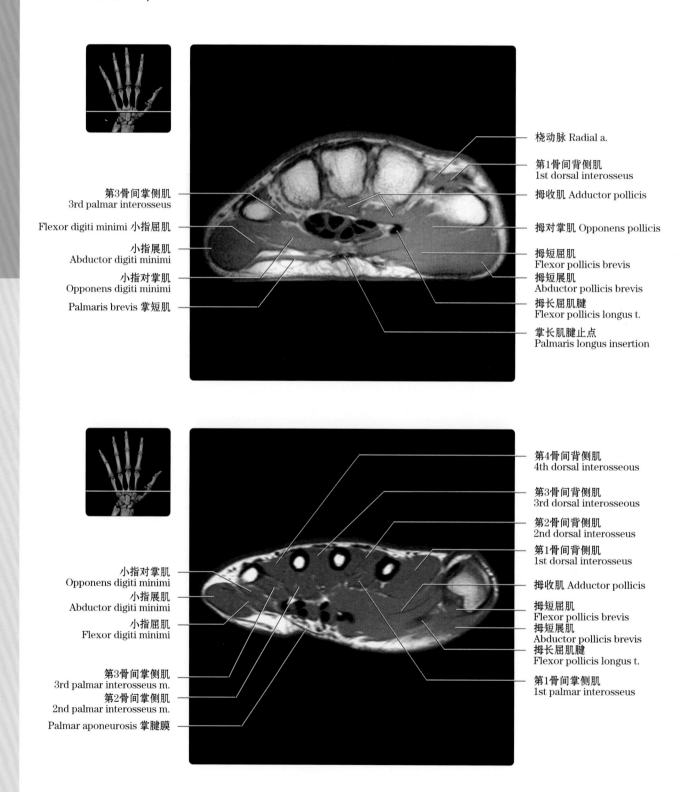

桡动脉 Radial a.

第1骨间背侧肌
1st dorsal interosseus

拇收肌 Adductor pollicis

拇对掌肌 Opponens pollicis

拇短屈肌
Flexor pollicis brevis

拇短展肌
Abductor pollicis brevis

拇长屈肌腱
Flexor pollicis longus t.

掌长肌腱止点
Palmaris longus insertion

第3骨间掌侧肌
3rd palmar interosseus

Flexor digiti minimi 小指屈肌

小指展肌
Abductor digiti minimi

小指对掌肌
Opponens digiti minimi

Palmaris brevis 掌短肌

第4骨间背侧肌
4th dorsal interosseous

第3骨间背侧肌
3rd dorsal interosseous

第2骨间背侧肌
2nd dorsal interosseus

第1骨间背侧肌
1st dorsal interosseus

拇收肌 Adductor pollicis

拇短屈肌
Flexor pollicis brevis

拇短展肌
Abductor pollicis brevis

拇长屈肌腱
Flexor pollicis longus t.

第1骨间掌侧肌
1st palmar interosseus

小指对掌肌
Opponens digiti minimi

小指展肌
Abductor digiti minimi

小指屈肌
Flexor digiti minimi

第3骨间掌侧肌
3rd palmar interosseus m.

第2骨间掌侧肌
2nd palmar interosseus m.

Palmar aponeurosis 掌腱膜

上图：左手掌骨基底水平横轴位 T₁WI，示掌长肌插入掌腱膜（位于屈肌支持带浅层的筋膜层），可被认为是掌腱膜中央增厚。掌长肌是一块相对不重要的肌肉，同样，其长腱常被用来修复其他部位的肌腱。

下图：左手掌骨中部横轴位 T₁WI，该层面位于腕管远端，屈肌腱周围开始出现蚓状肌。

右手横轴位 T₁WI

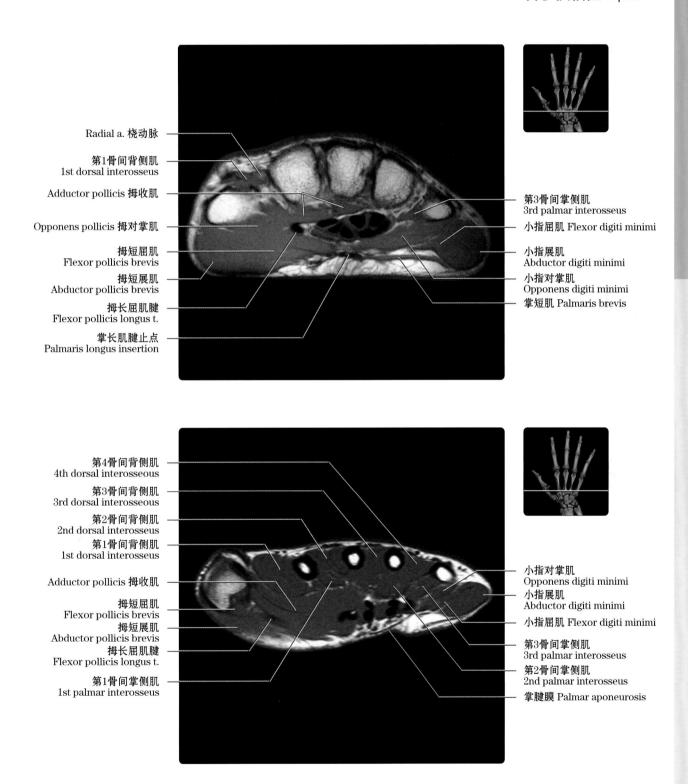

上图（标注，自左上顺时针）：
- Radial a. 桡动脉
- 第1骨间背侧肌 1st dorsal interosseus
- Adductor pollicis 拇收肌
- Opponens pollicis 拇对掌肌
- 拇短屈肌 Flexor pollicis brevis
- 拇短展肌 Abductor pollicis brevis
- 拇长屈肌腱 Flexor pollicis longus t.
- 掌长肌腱止点 Palmaris longus insertion
- 第3骨间掌侧肌 3rd palmar interosseus
- 小指屈肌 Flexor digiti minimi
- 小指展肌 Abductor digiti minimi
- 小指对掌肌 Opponens digiti minimi
- 掌短肌 Palmaris brevis

下图（标注）：
- 第4骨间背侧肌 4th dorsal interosseous
- 第3骨间背侧肌 3rd dorsal interosseous
- 第2骨间背侧肌 2nd dorsal interosseus
- 第1骨间背侧肌 1st dorsal interosseus
- Adductor pollicis 拇收肌
- 拇短屈肌 Flexor pollicis brevis
- 拇短展肌 Abductor pollicis brevis
- 拇长屈肌腱 Flexor pollicis longus t.
- 第1骨间掌侧肌 1st palmar interosseus
- 小指对掌肌 Opponens digiti minimi
- 小指展肌 Abductor digiti minimi
- 小指屈肌 Flexor digiti minimi
- 第3骨间掌侧肌 3rd palmar interosseus
- 第2骨间掌侧肌 2nd palmar interosseus
- 掌腱膜 Palmar aponeurosis

上图：右手掌骨基底水平横轴位 T₁WI，示掌长肌插入掌腱膜（位于屈肌支持带浅层的筋膜层），可被认为是掌腱膜中央增厚。掌长肌是一块相对不重要的肌肉，同样，其长腱常被用来修复其他部位的肌腱。

下图：右手掌骨中部横轴位 T₁WI，该层面位于腕管远端，屈肌腱周围开始出现蚓状肌。

左手横轴位 T₁WI

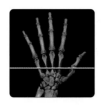

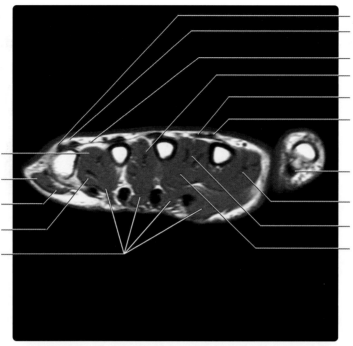

小指伸肌腱
Extensor digiti minimi t.

指伸肌总腱束 Extensor digitorum communis t. slip

腱联合 Junctura tendinum

第3骨间背侧肌
3rd dorsal interosseus m.

示指伸肌 Extensor indicis t.

指伸肌总腱束
Extensor digitorum communis t. slip

拇长屈肌腱
Flexor pollicis longus t.

第1骨间背侧肌
1st dorsal interosseus m.

第2骨间背侧肌
2nd dorsal interosseus m.

第1骨间掌侧肌
1st palmar interosseus m.

第4骨间背侧肌
4th dorsal interosseus m.

小指展肌
Abductor digiti minimi

小指屈肌
Flexor digiti minimi

第3骨间掌侧肌
3rd palmar interosseus m.

Lumbrical m. 蚓状肌

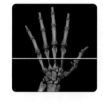

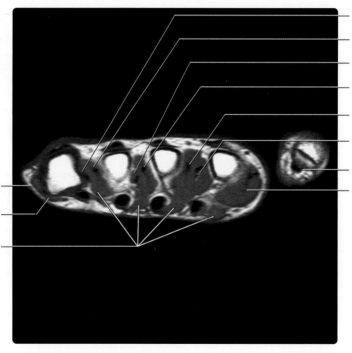

第3骨间掌侧肌
3rd palmar interosseous m.

第4骨间背侧肌
4th dorsal interosseous m.

第2骨间掌侧肌
2nd palmar interosseous m.

第3骨间背侧肌
3rd dorsal interosseus m.

第2骨间背侧肌
2nd dorsal interosseus m.

第1骨间掌侧肌
1st palmar interosseus m.

拇长屈肌腱
Flexor pollicis longus t.

第1骨间背侧肌
1st dorsal interosseus m.

小指展肌
Abductor digiti minimi

小指屈肌
Flexor digiti minimi m.

Lumbrical m. 蚓状肌

上图：左手横轴位 T₁WI，显示掌骨干远端。腱联合是指掌指关节近端连接第 2~5 指伸肌腱的纤维条索，有助于防止伸肌腱越过掌骨向侧方移位。由于有这种相互连接，腱联合近端单个指伸肌腱完全断裂时，手指仍可以保持伸直功能，此类损伤可能临床表现不明显。

下图：左手横轴位 T₁WI，可见第 5 掌骨头及第 2~4 掌骨干远端。

右手横轴位 T₁WI

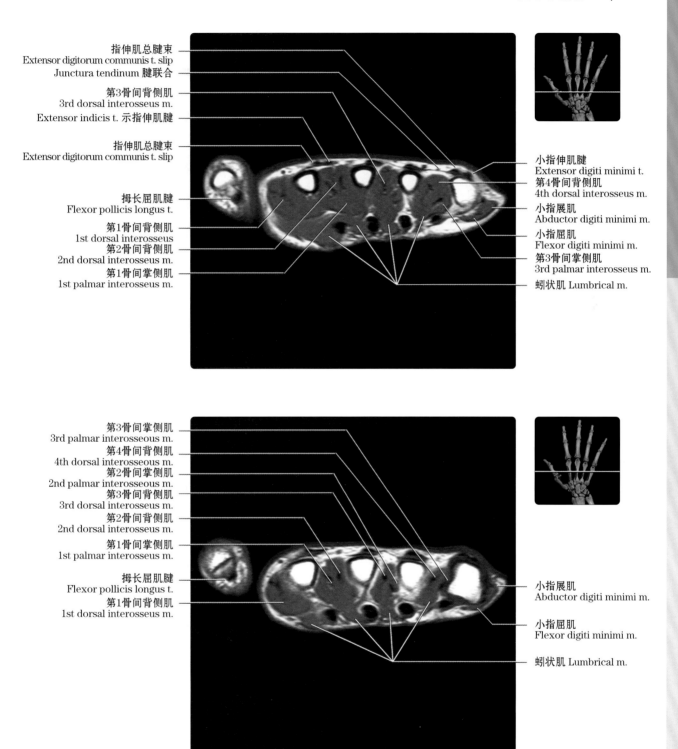

指伸肌总腱束
Extensor digitorum communis t. slip
Junctura tendinum 腱联合

第3骨间背侧肌
3rd dorsal interosseus m.
Extensor indicis t. 示指伸肌腱

指伸肌总腱束
Extensor digitorum communis t. slip

拇长屈肌腱
Flexor pollicis longus t.

第1骨间背侧肌
1st dorsal interosseus
第2骨间背侧肌
2nd dorsal interosseus m.
第1骨间掌侧肌
1st palmar interosseus m.

小指伸肌腱
Extensor digiti minimi t.
第4骨间背侧肌
4th dorsal interosseus m.
小指展肌
Abductor digiti minimi m.
小指屈肌
Flexor digiti minimi m.
第3骨间掌侧肌
3rd palmar interosseus m.
蚓状肌 Lumbrical m.

第3骨间掌侧肌
3rd palmar interosseous m.
第4骨间背侧肌
4th dorsal interosseous m.
第2骨间掌侧肌
2nd palmar interosseous m.
第3骨间背侧肌
3rd dorsal interosseus m.
第2骨间背侧肌
2nd dorsal interosseus m.
第1骨间掌侧肌
1st palmar interosseus m.
拇长屈肌腱
Flexor pollicis longus t.
第1骨间背侧肌
1st dorsal interosseus m.

小指展肌
Abductor digiti minimi m.

小指屈肌
Flexor digiti minimi m.

蚓状肌 Lumbrical m.

上图：右手横轴位 T₁WI，显示掌骨干远端。腱联合是指掌指关节近端连接第 2~5 指伸肌腱的纤维条索，有助于防止伸肌腱越过掌骨向侧方移位。由于有这种相互连接，腱联合近端单个指伸肌腱完全断裂时，手指仍可以保持伸直功能，此类损伤可能临床表现不明显。

下图：右手横轴位 T₁WI，可见第 5 掌骨头及第 2~4 掌骨干远端。

左手横轴位 T₁WI

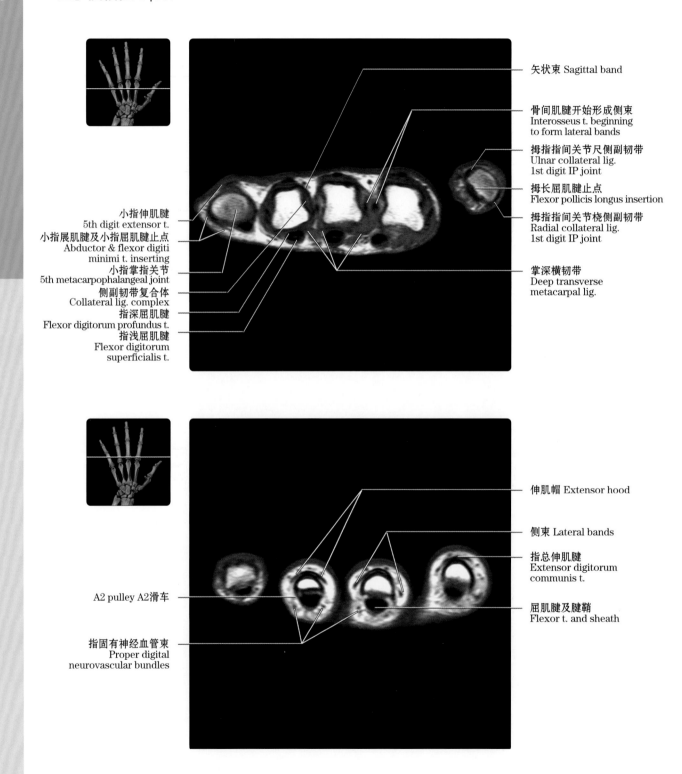

矢状束 Sagittal band

骨间肌腱开始形成侧束
Interosseus t. beginning
to form lateral bands

拇指指间关节尺侧副韧带
Ulnar collateral lig.
1st digit IP joint

拇长屈肌腱止点
Flexor pollicis longus insertion

拇指指间关节桡侧副韧带
Radial collateral lig.
1st digit IP joint

掌深横韧带
Deep transverse
metacarpal lig.

小指伸肌腱
5th digit extensor t.

小指展肌腱及小指屈肌腱止点
Abductor & flexor digiti
minimi t. inserting

小指掌指关节
5th metacarpophalangeal joint

侧副韧带复合体
Collateral lig. complex

指深屈肌腱
Flexor digitorum profundus t.

指浅屈肌腱
Flexor digitorum
superficialis t.

伸肌帽 Extensor hood

侧束 Lateral bands

指总伸肌腱
Extensor digitorum
communis t.

屈肌腱及腱鞘
Flexor t. and sheath

A2 pulley A2滑车

指固有神经血管束
Proper digital
neurovascular bundles

上图：左手掌骨头稍远侧层面横轴位 T₁WI，掌骨头侧方凹痕为侧副韧带起始部，后者位于矢状束及侧束深面，呈等信号结构。掌深横韧带连接第 2~5 指掌板。

下图：左手横轴位 T₁WI，显示近节指骨。侧束为伸肌帽侧方增厚形成，指总伸肌腱为伸肌帽中央部增厚而成。本层位于近节指间关节近端水平，此处显示的结构仍为侧束，不是联合腱。

右手横轴位 T$_1$WI

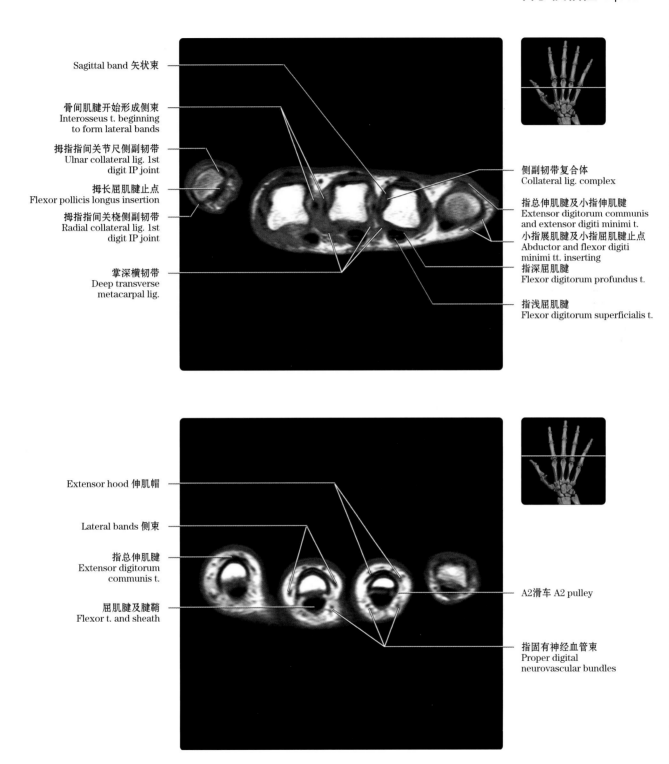

Sagittal band 矢状束

骨间肌腱开始形成侧束
Interosseus t. beginning to form lateral bands

拇指指间关节尺侧副韧带
Ulnar collateral lig. 1st digit IP joint

拇长屈肌腱止点
Flexor pollicis longus insertion

拇指指间关桡侧副韧带
Radial collateral lig. 1st digit IP joint

掌深横韧带
Deep transverse metacarpal lig.

侧副韧带复合体
Collateral lig. complex

指总伸肌腱及小指伸肌腱
Extensor digitorum communis and extensor digiti minimi t.

小指展肌腱及小指屈肌腱止点
Abductor and flexor digiti minimi tt. inserting

指深屈肌腱
Flexor digitorum profundus t.

指浅屈肌腱
Flexor digitorum superficialis t.

Extensor hood 伸肌帽

Lateral bands 侧束

指总伸肌腱
Extensor digitorum communis t.

屈肌腱及腱鞘
Flexor t. and sheath

A2滑车 A2 pulley

指固有神经血管束
Proper digital neurovascular bundles

上图：右手掌骨头稍远侧层面横轴位 T$_1$WI，掌骨头侧方凹痕为侧副韧带起始部，后者位于矢状束及侧束深面，呈等信号结构。掌深横韧带连接第 2~5 指掌板。

下图：右手横轴位 T$_1$WI，显示近节指骨。侧束为伸肌帽侧方增厚形成，指总伸肌腱为伸肌帽中央部增厚而成。本层位于近节指间关节近端水平，此处显示的结构仍为侧束，不是联合腱。

左手冠状位 T$_1$WI

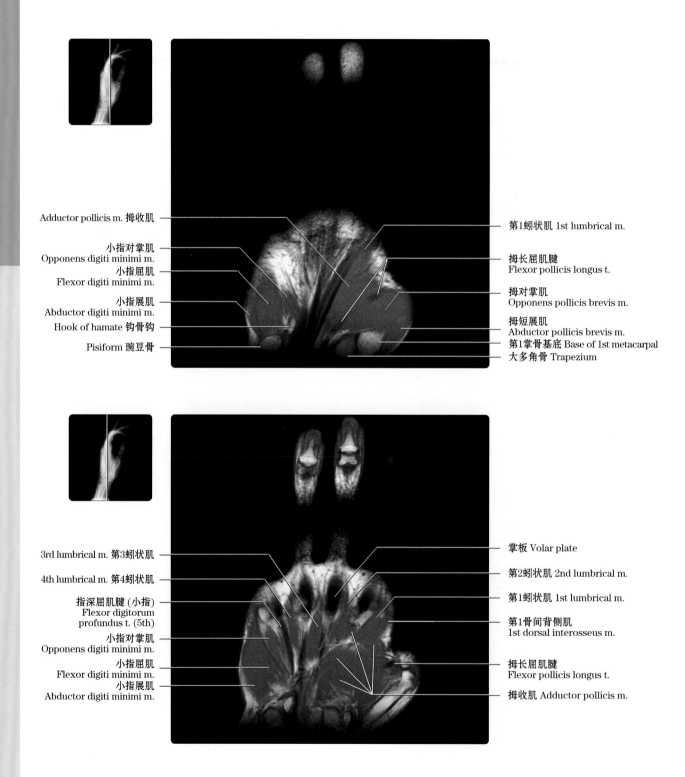

Adductor pollicis m. 拇收肌

小指对掌肌
Opponens digiti minimi m.
小指屈肌
Flexor digiti minimi m.

小指展肌
Abductor digiti minimi m.
Hook of hamate 钩骨钩

Pisiform 豌豆骨

第1蚓状肌 1st lumbrical m.

拇长屈肌腱
Flexor pollicis longus t.

拇对掌肌
Opponens pollicis brevis m.

拇短展肌
Abductor pollicis brevis m.
第1掌骨基底 Base of 1st metacarpal
大多角骨 Trapezium

3rd lumbrical m. 第3蚓状肌

4th lumbrical m. 第4蚓状肌

指深屈肌腱（小指）
Flexor digitorum
profundus t. (5th)
小指对掌肌
Opponens digiti minimi m.
小指屈肌
Flexor digiti minimi m.
小指展肌
Abductor digiti minimi m.

掌板 Volar plate

第2蚓状肌 2nd lumbrical m.

第1蚓状肌 1st lumbrical m.

第1骨间背侧肌
1st dorsal interosseus m.

拇长屈肌腱
Flexor pollicis longus t.

拇收肌 Adductor pollicis m.

上图：左手冠状位 T$_1$WI，显示掌侧浅层结构。

下图：左手冠状位 T$_1$WI，显示掌侧深层结构。图中可见第 2~5 指掌指关节部分掌板（图中只标注中指掌板）。根据其位置及厚度可判定为掌板结构，掌板比屈肌腱厚。

右手冠状位 T$_1$WI

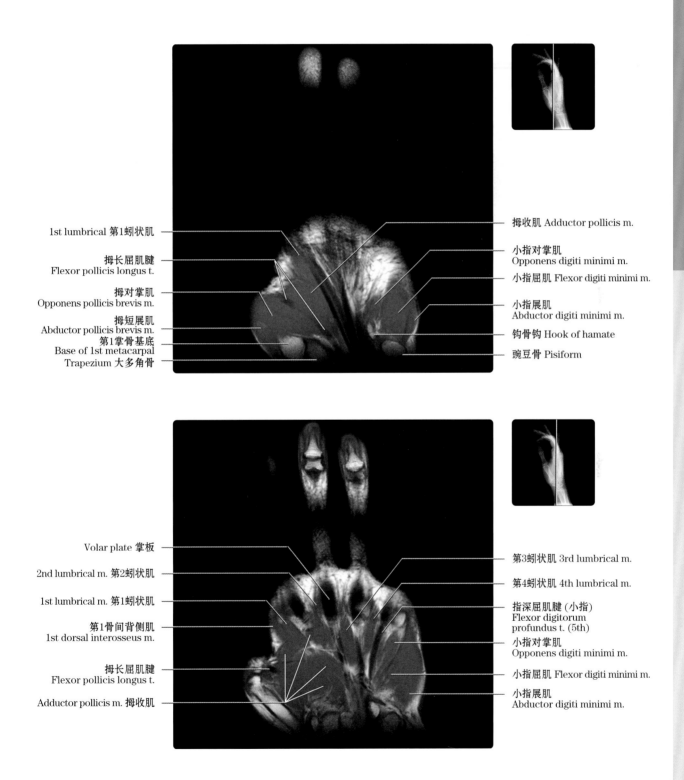

1st lumbrical 第1蚓状肌

拇长屈肌腱
Flexor pollicis longus t.

拇对掌肌
Opponens pollicis brevis m.

拇短展肌
Abductor pollicis brevis m.

第1掌骨基底
Base of 1st metacarpal

Trapezium 大多角骨

拇收肌 Adductor pollicis m.

小指对掌肌
Opponens digiti minimi m.

小指屈肌 Flexor digiti minimi m.

小指展肌
Abductor digiti minimi m.

钩骨钩 Hook of hamate

豌豆骨 Pisiform

Volar plate 掌板

2nd lumbrical m. 第2蚓状肌

1st lumbrical m. 第1蚓状肌

第1骨间背侧肌
1st dorsal interosseus m.

拇长屈肌腱
Flexor pollicis longus t.

Adductor pollicis m. 拇收肌

第3蚓状肌 3rd lumbrical m.

第4蚓状肌 4th lumbrical m.

指深屈肌腱 (小指)
Flexor digitorum
profundus t. (5th)

小指对掌肌
Opponens digiti minimi m.

小指屈肌 Flexor digiti minimi m.

小指展肌
Abductor digiti minimi m.

上图：右手冠状位 T$_1$WI，显示掌侧浅层结构。

下图：右手冠状位 T$_1$WI，显示掌侧深层结构。图中可见第 2~5 指掌指关节部分掌板（图中只标注中指掌板）。根据其位置及厚度可判定为掌板结构，掌板比屈肌腱厚。

左手冠状位 T₁WI

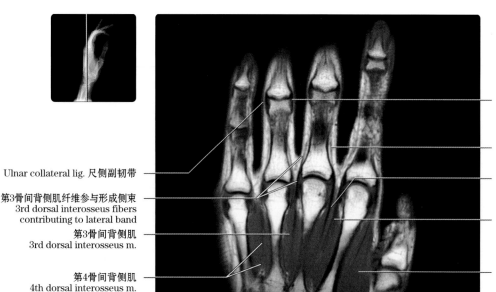

桡侧副韧带
Radial collateral lig.

侧束 Lateral band

第2骨间背侧肌肌肉-肌腱结合部
Musculotendinous junction
of 2nd dorsal interosseus

第1骨间掌侧肌肌肉-肌腱结合部
Musculotendinous junction
of 1st palmar interosseus

第1骨间背侧肌
1st dorsal interosseus m.

拇长伸肌腱
Extensor pollicis longus t.

Ulnar collateral lig. 尺侧副韧带

第3骨间背侧肌纤维参与形成侧束
3rd dorsal interosseus fibers
contributing to lateral band

第3骨间背侧肌
3rd dorsal interosseus m.

第4骨间背侧肌
4th dorsal interosseus m.

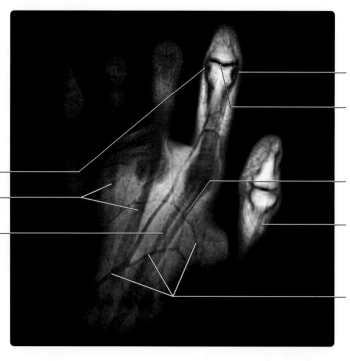

桡侧副韧带
Radial collateral lig.

第2近节指间关节
2nd proximal
interphalangeal joint

指伸肌总腱束
Extensor digitorum
communis t. slips

拇长伸肌腱
Extensor pollicis longus t.

背侧皮下静脉丛
Dorsal subcutaneous
venous plexus

Ulnar collateral lig. 尺侧副韧带

指伸肌总腱束
Extensor digitorum communis
t. slips

Extensor indicis t. 示指伸肌腱

上图：左手冠状位 T₁WI，显示掌骨。骨间背侧肌主要在本层面显示，第 2 掌骨间隙内可见部分第 1 骨间掌侧肌。判定为骨间掌侧肌，是因为其肌肉 - 肌腱结合部纤维参与构成了示指尺侧束，而不是中指桡侧束（由第 2 骨间背侧肌参与形成）。

下图：左手（背侧）冠状位 T₁WI，显示几条指总伸肌腱以及示指伸肌腱。与掌指关节侧副韧带（起自掌骨头侧方凹槽）不同，近节指间关节（以及远节指间关节，此处未显示）侧副韧带不起自指骨头侧方凹槽。

右手冠状位 T₁WI

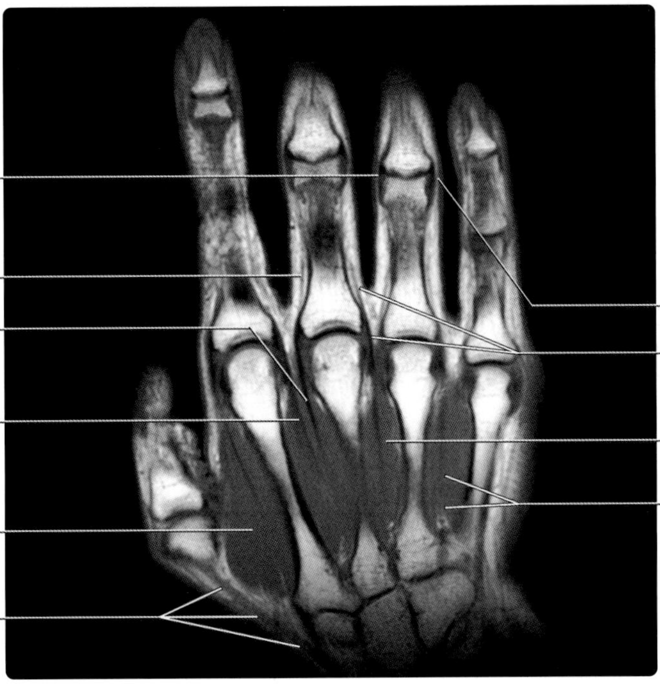

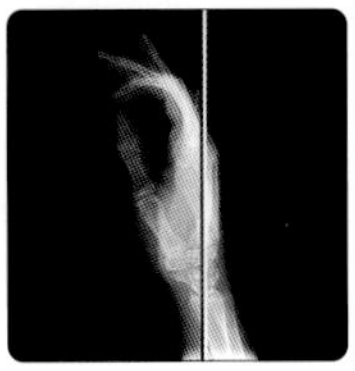

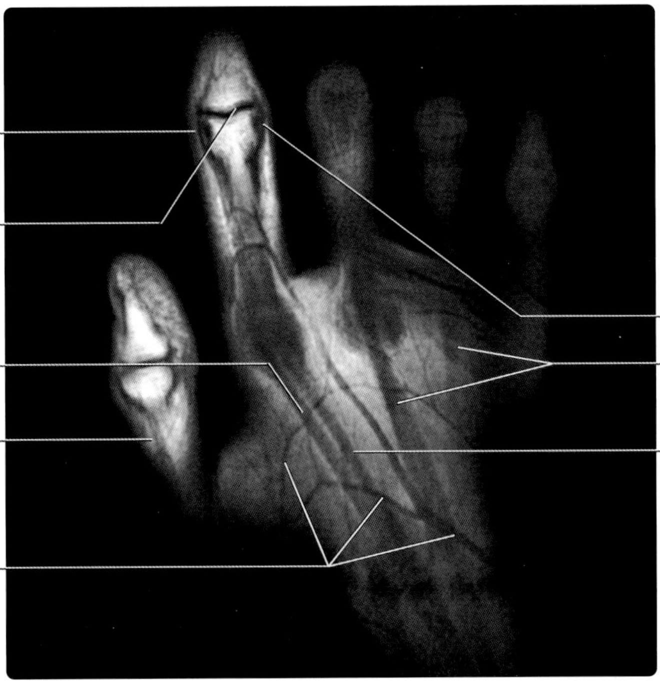

Radial collateral lig. 桡侧副韧带

Lateral band 侧束

第2骨间背侧肌肌肉-肌腱结合部
Musculotendinous junction
of 2nd dorsal interosseus

第1骨间掌侧肌肌肉-肌腱结合部
Musculotendinous junction
of 1st palmar interosseus

第1骨间背侧肌
1st dorsal interosseus m.

拇长伸肌腱
Extensor pollicis longus t.

尺侧副韧带 Ulnar collateral lig.

第3骨间背侧肌纤维参与形成侧束
3rd dorsal interosseus fibers
contributing to lateral band

第3骨间背侧肌
3rd dorsal interosseus m.

第4骨间背侧肌
4th dorsal interosseus m.

Radial collateral lig. 桡侧副韧带

第2近节指间关节
2nd proximal interphalangeal joint

指总伸肌腱
Extensor digitorum communis t.

拇长伸肌腱
Extensor pollicis longus t.

背侧皮下静脉丛
Dorsal subcutaneous venous plexus

尺侧副韧带 Ulnar collateral lig.

指伸肌总腱束
Extensor digitorum
communis t. slips

示指伸肌腱 Extensor indicis t.

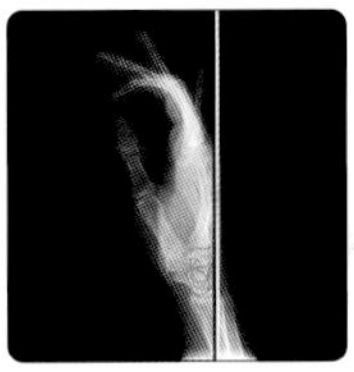

上图：右手冠状位 T₁WI，显示掌骨。骨间背侧肌主要在本层面显示，第 2 掌骨间隙内可见部分第 1 骨间掌侧肌。判定为骨间掌侧肌，是因为其肌肉 - 肌腱结合部纤维参与构成了示指尺侧束，而不是中指桡侧束（由第 2 骨间背侧肌参与形成）。

下图：右手（背侧）冠状位 T₁WI，显示几条指总伸肌腱以及示指伸肌腱。与掌指关节侧副韧带（起自掌骨头侧方凹槽）不同，近节指间关节（以及远节指间关节，此处未显示）侧副韧带不起自指骨头侧方凹槽。

右手矢状位 T₁WI

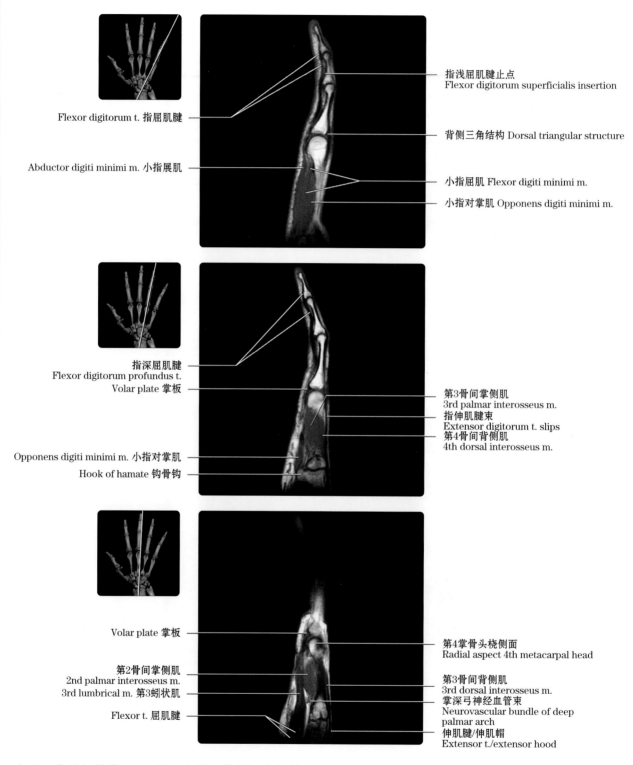

Flexor digitorum t. 指屈肌腱

Abductor digiti minimi m. 小指展肌

指浅屈肌腱止点
Flexor digitorum superficialis insertion

背侧三角结构 Dorsal triangular structure

小指屈肌 Flexor digiti minimi m.

小指对掌肌 Opponens digiti minimi m.

指深屈肌腱
Flexor digitorum profundus t.
Volar plate 掌板

Opponens digiti minimi m. 小指对掌肌
Hook of hamate 钩骨钩

第3骨间掌侧肌
3rd palmar interosseus m.
指伸肌腱束
Extensor digitorum t. slips
第4骨间背侧肌
4th dorsal interosseus m.

Volar plate 掌板

第2骨间掌侧肌
2nd palmar interosseus m.
3rd lumbrical m. 第3蚓状肌

Flexor t. 屈肌腱

第4掌骨头桡侧面
Radial aspect 4th metacarpal head

第3骨间背侧肌
3rd dorsal interosseus m.
掌深弓神经血管束
Neurovascular bundle of deep
palmar arch
伸肌腱/伸肌帽
Extensor t./extensor hood

上图：右手矢状位 T₁WI 显示小指，背侧三角结构为一血管纤维结构，其意义不明，MR 及超声均可显示。

中图：右手矢状位 T₁WI 显示环指。

下图：右手矢状位 T₁WI 显示第 3、4 指之间的第 3 指间隙。

右手矢状位 T₁WI

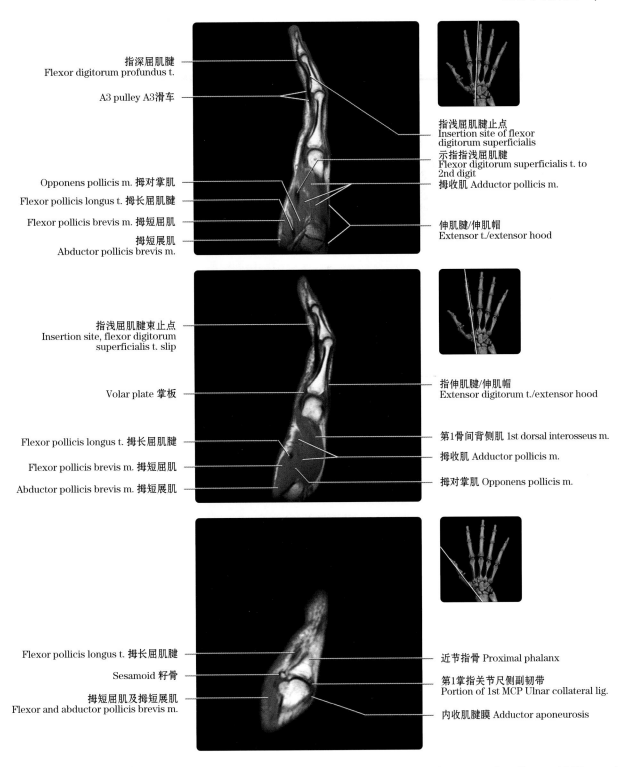

指深屈肌腱
Flexor digitorum profundus t.

A3 pulley A3滑车

Opponens pollicis m. 拇对掌肌
Flexor pollicis longus t. 拇长屈肌腱
Flexor pollicis brevis m. 拇短屈肌
拇短展肌
Abductor pollicis brevis m.

指浅屈肌腱止点
Insertion site of flexor
digitorum superficialis
示指指浅屈肌腱
Flexor digitorum superficialis t. to
2nd digit
拇收肌 Adductor pollicis m.

伸肌腱/伸肌帽
Extensor t./extensor hood

指浅屈肌腱束止点
Insertion site, flexor digitorum
superficialis t. slip

Volar plate 掌板

Flexor pollicis longus t. 拇长屈肌腱

Flexor pollicis brevis m. 拇短屈肌

Abductor pollicis brevis m. 拇短展肌

指伸肌腱/伸肌帽
Extensor digitorum t./extensor hood

第1骨间背侧肌 1st dorsal interosseus m.

拇收肌 Adductor pollicis m.

拇对掌肌 Opponens pollicis m.

Flexor pollicis longus t. 拇长屈肌腱

Sesamoid 籽骨

拇短屈肌及拇短展肌
Flexor and abductor pollicis brevis m.

近节指骨 Proximal phalanx

第1掌指关节尺侧副韧带
Portion of 1st MCP Ulnar collateral lig.

内收肌腱膜 Adductor aponeurosis

上图：右手矢状位 T₁WI 显示中指，图示 A3 滑车表现为近节指间关节浅层屈肌腱轻微局限性增厚，但不常见。

中图：右手矢状位 T₁WI 显示示指，注意中节指骨掌侧面低信号轻微突起，为指浅屈肌腱的插入点。

下图：右手矢状位 T₁WI 斜行经过拇指掌指关节层面，为手指真正矢状位图像，但相对拇指（第 1 指）中轴为介于矢状和冠状位之间的斜矢状位，因此，图右侧为拇指掌指关节的尺侧面。

专业术语

定义

● 本部分讨论第 2~5 指；拇指肌肉详见"拇指解剖"部分

外源性屈肌：第 2~5 指

指浅屈肌（FDS）

● 起点：肘部屈肌总腱（肱骨内上髁）和桡骨中段
● 止点：近节指间关节掌板以及第 2~5 指中节指骨基底
● 神经支配：正中神经
● 指浅屈肌腱在近节指骨基底水平分成两束
  ○ 指浅屈肌腱两束绕过指深屈肌腱侧面走行，之后插入指深屈肌腱深面
  ○ 形成了一个"通道"供指深屈肌腱穿行
  ○ 在接近指浅屈肌腱止点的近端水平，每一束的一些纤维交叉至同一指的对侧止点处
● 屈第 2~5 指掌指关节（由蚓状肌及骨间肌辅助）和近节指间关节

指深屈肌（FDP）

● 起点：尺骨近端及中段，以及骨间膜
● 止点：远节指间关节掌板以及第 2~5 指远节指骨基底
● 神经支配：尺神经及正中神经
● 屈第 2~5 指远指间关节，较小程度屈掌指关节（由蚓状肌及骨间肌辅助），以及屈近节指间关节

短系带和长系带

● 局灶性纤维血管束，走行于屈肌腱与指骨掌侧面之间
● 每一条指浅屈肌腱和指深屈肌腱都有 1 个短系带（远端）和 1 个长系带（近端）
● 尽管在常规影像上通常显示不清，但因为其滋养屈肌腱（通过小的血管通道），因而属于重要结构

屈肌滑车：第 2~5 指

屈肌结构的重要稳定结构

● 指总腱鞘的纤维组织局部增厚
● 将腱鞘集中固定于对应指掌侧面的机械位点
● 两种类型：环形滑车和十字滑车

环形滑车

● 用 A 代表环形，后面加数字表示
  ○ 从近端至远端依次用 1~5 编号
● 奇数滑车位于关节，附着于掌板
  ○ A1 滑车位于掌指关节水平
  ○ A3 滑车位于近节指间关节水平
  ○ A5 滑车位于远节指间关节水平
● 偶数滑车位于干骺端，附着于骨膜
  ○ A2 滑车位于近节指骨骨干中部水平
  ○ A4 滑车位于中节指骨骨干中部水平
● A2 和 A4 滑车在临床上最重要（对于正常手指屈曲）

十字滑车

● 在常规影像上显示不清
  ○ 以 C 代表十字，后面加数字表示
    – 从近端至远端依次用 1~3 编号

屈肌腱鞘：第 2~5 指

屈肌总腱鞘

● 第 2~4 指，延伸至刚超过腕管水平
● 包绕小指屈肌腱全长（至远节指间关节水平）
● 起自腕管近端水平
● 包含指浅屈肌腱和指深屈肌腱
● 腱鞘内衬滑膜

指屈肌腱鞘（第 2~4 指）

● 从掌骨颈水平至远节指骨基底水平，包含屈肌腱
● 在 10% 以上的人群中，在近端，指总腱鞘可能与尺侧滑囊（屈肌总腱鞘）相连
  ○ 这种可能的连接很重要，因为它可能会成为第 2~4 指的感染蔓延至屈肌总腱鞘的传播途径（反之亦然）

伸肌结构：第 2~5 指

指总伸肌（EDC）

● 起点：伸肌总腱（肱骨外上髁）
  ○ 小指单独的指总伸肌只存在于大约 50% 的人群中
  ○ 当小指单独的指总伸肌缺如时，第 4 指的指总伸肌纤维以及腱联合会形成一个"临时的"小指指总伸肌腱
● 止点：移行为中央束，止于中节指骨基底的背侧以及近节指间关节囊
  ○ 在近节指间关节近端，指伸肌腱分成三束，分别为中央束和内、外侧束
  ○ 内、外侧束分别与邻近的蚓状肌融合形成联合腱
  ○ 中央束损伤（断裂或撕脱）可使近节指间关节屈曲，在伸直过程中突出于指总伸肌腱侧束与侧带之间，导致纽孔状畸形
● 神经支配：后骨间神经（桡神经分支）

示指伸肌（EI）

- 起点：后部，尺骨远端以及骨间膜
- 止点：示指伸肌腱与第 2 指指总伸肌腱以及伸肌帽融合
- 神经支配：后骨间神经（桡神经分支）

小指伸肌（EDM）

- 起点：伸肌总腱（肱骨外上髁）
  - 大多数情况下，在腕关节及第 5 掌骨存在 2 个明显的肌腱
- 止点
  - 小指伸肌的 2 个肌腱相互融合，并与小指指总伸肌腱（如果存在）融合或缺如时与"临时的"肌腱融合
  - 联合的伸肌腱止于小指近节指骨背侧基底，也与第 5 近节指间关节囊融合
- 神经支配：桡神经的后骨间神经支

侧带 / 联合腱

- 侧带是由蚓状肌及骨间肌腱形成
  - 例外：小指展肌形成小指的尺侧带
- 侧带与指总伸肌腱的侧束在近节指间关节融合形成联合腱
- 联合腱在远节指间关节水平融合形成末端腱
- 末端腱止于远节指骨背侧基底
- 三角韧带在远节指间关节近端水平连接联合腱
- 伸直的远节指间关节突然被动屈曲可能会引起末端腱从其骨性插入点处撕脱（亦称槌状指或篮球指）

伸肌帽

- 起于掌指关节近端，止于近节指间关节近端
- 背侧纤维帽的方向几乎垂直于伸肌腱长轴
- 伸肌帽的纤维与指总伸肌腱（以及示指伸肌腱和小指伸肌腱）相互交错融合，有助于防止肌腱侧方移位
- 矢状束
  - 位于掌指关节水平
  - 从伸肌帽延伸至掌板
  - 防止指总伸肌腱在掌指关节水平发生侧方移位

固有屈肌和伸肌：第 2~5 指

蚓状肌

- 从桡侧至尺侧依次以 1~4 编号
- 起点：腕管远端，指深屈肌腱
- 止点：第 2~5 指桡侧束
- 神经支配
  - 第 1、2 蚓状肌：正中神经
  - 第 3、4 蚓状肌：尺神经
- 功能：伸第 2~5 指指间关节，屈第 2~5 掌指关节

骨间背侧肌

- 从桡侧至尺侧依次以 1~4 编号
- 起点：掌骨干背外侧面，双羽肌
- 止点：第 2~4 指邻近的侧束最靠近中轴侧（手部）
- 神经支配：尺神经
- 功能：屈第 2~4 掌指关节，伸第 2~4 指指间关节，外展第 2~4 指

骨间掌侧肌

- 从桡侧至尺侧依次以 1~3 编号
- 起点：第 2、4、5 掌骨干掌侧近中轴侧
- 止点：近中轴的侧束以及与其起点同一手指的近节指骨基底的近中轴面
- 神经支配：尺神经
- 功能：手指内收，协同蚓状肌屈第 2、4、5 掌指关节以及伸第 2、4、5 指间关节

小鱼际肌：小指对掌肌、小指展肌和小指屈肌

- 起点：小指屈肌和小指对掌肌起自屈肌支持带和钩骨钩
- 起点：小指展肌起自豌豆骨
- 止点：小指屈肌和小指展肌共同止于小指近节指骨尺侧基底
  - 小指展肌也有纤维参与形成小指尺侧束和伸肌帽
- 止点：小指对掌肌止于第 5 掌骨干近端及中部
- 神经支配：都由尺神经支配
- 功能
  - 小指展肌通过参与形成小指尺侧束及伸肌帽，辅助屈曲小指掌指关节和伸展指间关节
  - 小鱼际的功能如其名

手部屈曲结构

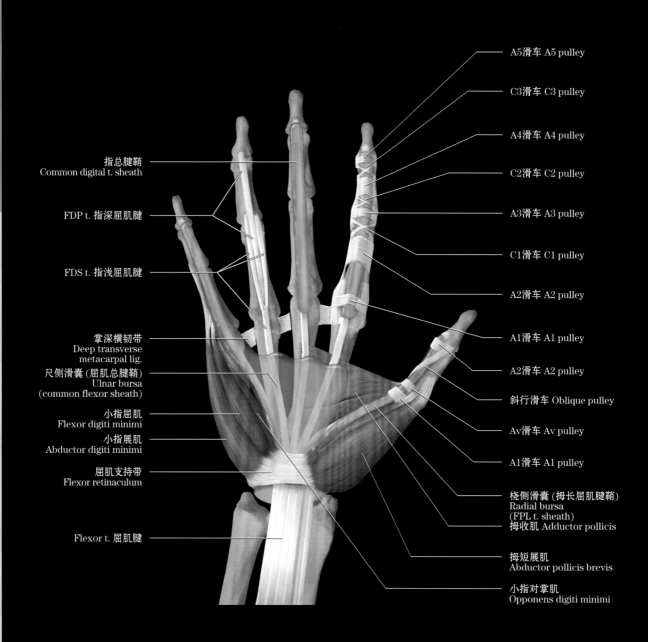

指总腱鞘
Common digital t. sheath

FDP t. 指深屈肌腱

FDS t. 指浅屈肌腱

掌深横韧带
Deep transverse
metacarpal lig.

尺侧滑囊（屈肌总腱鞘）
Ulnar bursa
(common flexor sheath)

小指屈肌
Flexor digiti minimi

小指展肌
Abductor digiti minimi

屈肌支持带
Flexor retinaculum

Flexor t. 屈肌腱

A5滑车 A5 pulley

C3滑车 C3 pulley

A4滑车 A4 pulley

C2滑车 C2 pulley

A3滑车 A3 pulley

C1滑车 C1 pulley

A2滑车 A2 pulley

A1滑车 A1 pulley

A2滑车 A2 pulley

斜行滑车 Oblique pulley

Av滑车 Av pulley

A1滑车 A1 pulley

桡侧滑囊（拇长屈肌腱鞘）
Radial bursa
(FPL t. sheath)
拇收肌 Adductor pollicis

拇短展肌
Abductor pollicis brevis

小指对掌肌
Opponens digiti minimi

第 3~5 指滑车系统与所标识示指滑车系统相同，移除第 4 指总腱鞘后显示浅屈肌腱（FDS）和指深屈肌腱（FDP）的关系。掌深横韧带连接第 2~5 指掌板（未显示）。图中桡侧与尺侧滑囊有重叠，正常情况下其间无沟通；少数出现正常变异，二者滑囊可能相通。另外，约 10% 以上正常人群，可能存在 1 个或多个指总腱鞘与尺侧滑囊相通。此类正常滑囊相通的变异很重要，感染时可能成为广泛蔓延的传播途径。

第 2~5 指屈肌结构

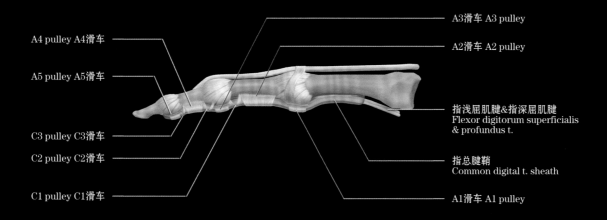

A4 pulley A4滑车

A5 pulley A5滑车

C3 pulley C3滑车

C2 pulley C2滑车

C1 pulley C1滑车

A3滑车 A3 pulley

A2滑车 A2 pulley

指浅屈肌腱&指深屈肌腱
Flexor digitorum superficialis
& profundus t.

指总腱鞘
Common digital t. sheath

A1滑车 A1 pulley

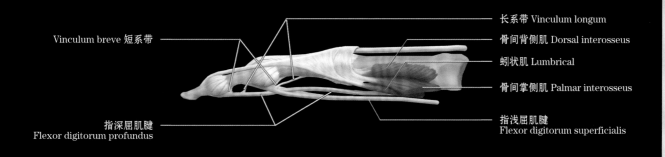

Vinculum breve 短系带

指深屈肌腱
Flexor digitorum profundus

长系带 Vinculum longum

骨间背侧肌 Dorsal interosseus

蚓状肌 Lumbrical

骨间掌侧肌 Palmar interosseus

指浅屈肌腱
Flexor digitorum superficialis

上图：手指侧面示意图，显示屈肌滑车系统以及指总腱鞘。

下图：手指侧面示意图，显示 2 条屈肌腱之间的关系。注意指深屈肌腱是如何穿过指浅屈肌腱裂孔的。每条指浅屈肌腱和指深屈肌腱都有一个长系带和短系带。在常规影像上常不能显示，这些结构非常重要，能为屈肌腱提供血液供应及部分营养。腱鞘产生的滑液也能滋养肌腱。

手部伸展结构

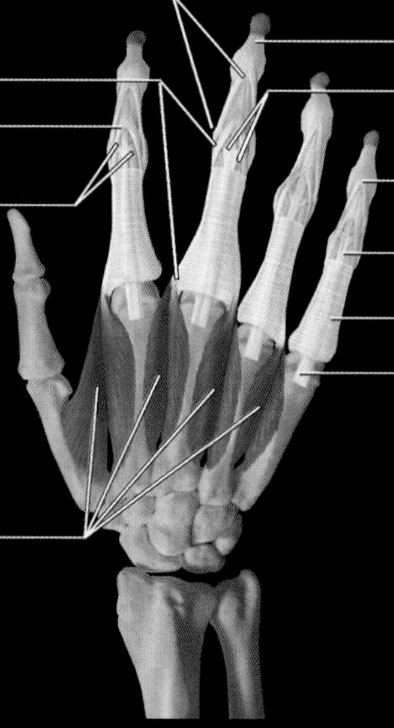

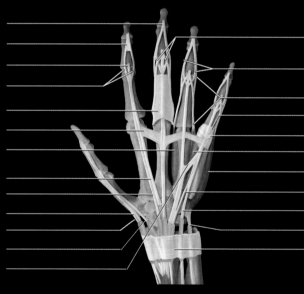

Conjoined t. 联合腱

Lateral band 侧带

指总伸肌腱中央束
Central slip of EDC t.

侧带参与形成中央束
Lateral band contributions to central slip

Dorsal interossei 骨间背侧肌

远节指间关节囊 DIP joint capsule

指总伸肌腱侧束形成联合腱
Lateral slips of EDC t. to conjoined t.

末端腱 Terminal t.

指总伸肌腱 EDC t.

伸肌帽 Extensor hood

指总伸肌腱 EDC t.

Terminal t. 末端腱

Triangular lig. 三角韧带
指伸肌总腱中央束
Central slip of EDC t.
指总伸肌腱参与形成联合腱
EDC contribution to conjoined t.

Extensor hood 伸肌帽

Junctura tendinum 腱联合

3rd lumbrical 第3蚓状肌

Extensor indicis t. 示指伸肌腱
指总伸肌腱至示指
EDC t. to 2nd digit
Extensor pollicis brevis 拇短伸肌肌腱
Abductor pollicis longus 拇长展肌肌腱

Extensor pollicis longus 拇长伸肌肌腱

第4指伸肌总腱
参与第5 EDC肌腱
4th EDC t. contribution
to 5th EDC t.

侧束参与形成中央束
Lateral band contribution
to central slip
联合腱 Conjoined t.

侧束 Lateral band

掌指关节囊 PIP joint capsule

矢状束 Sagittal band

第4骨间背侧肌
4th dorsal interosseus

小指展肌 Abductor digiti minimi

至小指的指总伸肌肌腱
EDC t. to 5th digit
小指伸肌肌腱
Extensor digiti minimi
尺侧腕伸肌肌腱
Extensor carpi ulnaris
伸肌支持带 Extensor retinaculum

上图：第 2~5 指伸展结构背侧面示意图，显示不同纤维束之间的复杂关系。如图所示，通常很难区分单个纤维束，需根据相对容易辨认的结构（如骨和关节）对此类结构的位置进行推断。

下图：伸展结构示意图，显示不同手指伸展结构的组成。除示指伸肌、小指伸肌、小指展肌及参与形成第5指总伸肌腱的第 4 指总伸肌腱外，根据第 2~5 指任意指上的结构都能推测出其余 2~5 指的结构，甚至所有结构。示意图中没包括第 2 伸肌骨纤维管及其内的结构（桡侧腕长、短伸肌腱）。

手指伸展结构

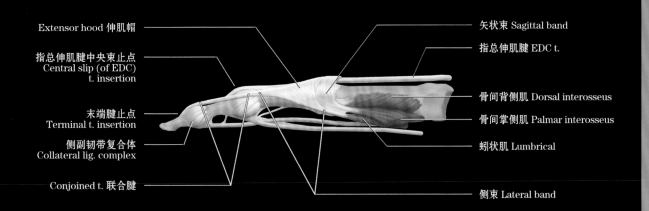

Extensor hood 伸肌帽

指总伸肌腱中央束止点
Central slip (of EDC)
t. insertion

末端腱止点
Terminal t. insertion

侧副韧带复合体
Collateral lig. complex

Conjoined t. 联合腱

矢状束 Sagittal band

指总伸肌腱 EDC t.

骨间背侧肌 Dorsal interosseus

骨间掌侧肌 Palmar interosseus

蚓状肌 Lumbrical

侧束 Lateral band

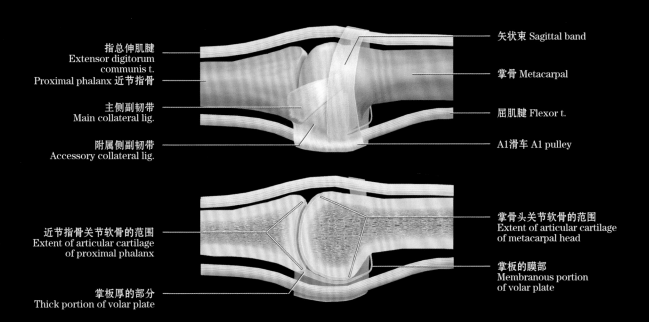

指总伸肌腱
Extensor digitorum
communis t.
Proximal phalanx 近节指骨

主侧副韧带
Main collateral lig.

附属侧副韧带
Accessory collateral lig.

矢状束 Sagittal band

掌骨 Metacarpal

屈肌腱 Flexor t.

A1滑车 A1 pulley

近节指骨关节软骨的范围
Extent of articular cartilage
of proximal phalanx

掌板厚的部分
Thick portion of volar plate

掌骨头关节软骨的范围
Extent of articular cartilage
of metacarpal head

掌板的膜部
Membranous portion
of volar plate

上图：手指伸肌结构侧面观，侧束与指总伸肌腱侧束融合形成联合腱（大致位于近节指间关节中远端）。
伸肌帽最近端的纤维称为矢状束，与伸肌帽其余部分的斜度略有不同。

下图：掌指关节表面及切面示意图。侧副韧带复合体由2个不同的纤维束组成，主侧副韧带插入邻近指骨
基底部，附属侧副韧带插入掌板。掌板远端厚，近端薄且冗长。除了矢状束（只存在于掌指关节），图中
显示的解剖结构在手部所有掌指关节和指间关节都相同。

肌腱损伤区

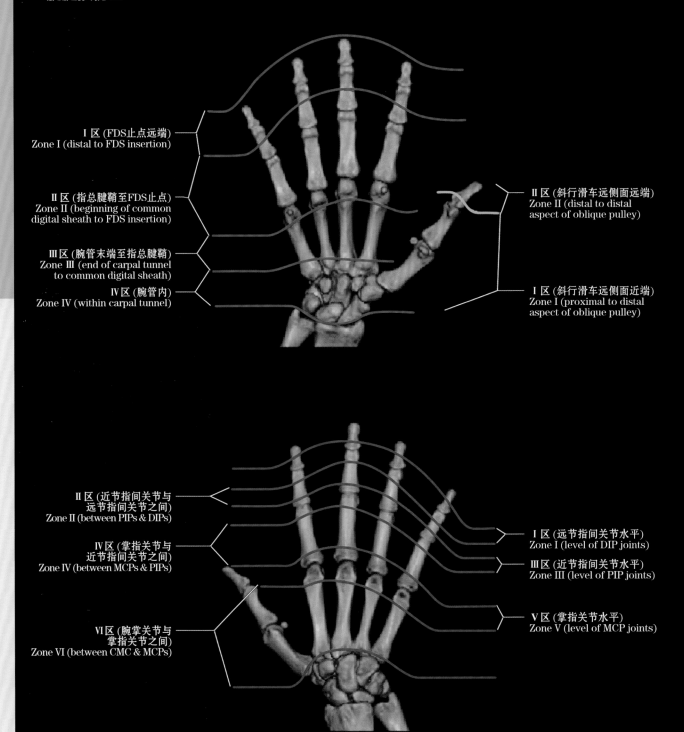

I 区 (FDS止点远端)
Zone I (distal to FDS insertion)

II 区 (指总腱鞘至FDS止点)
Zone II (beginning of common
digital sheath to FDS insertion)

III区 (腕管末端至指总腱鞘)
Zone III (end of carpal tunnel
to common digital sheath)

IV区 (腕管内)
Zone IV (within carpal tunnel)

II 区 (斜行滑车远侧面远端)
Zone II (distal to distal
aspect of oblique pulley)

I 区 (斜行滑车远侧面近端)
Zone I (proximal to distal
aspect of oblique pulley)

II 区 (近节指间关节与
远节指间关节之间)
Zone II (between PIPs & DIPs)

IV区 (掌指关节与
近节指间关节之间)
Zone IV (between MCPs & PIPs)

VI 区 (腕掌关节与
掌指关节之间)
Zone VI (between CMC & MCPs)

I 区 (远节指间关节水平)
Zone I (level of DIP joints)

III区 (近节指间关节水平)
Zone III (level of PIP joints)

V 区 (掌指关节水平)
Zone V (level of MCP joints)

上图：现用于屈肌腱损伤分区的 Verdan 肌腱损伤分区为改良版，损伤分区对手外科医生非常有价值。其他有用信息包括：完全与不完全性撕裂（不完全性撕裂时，应该估计撕裂的横向宽度）。肌腱完全断裂时，应报告肌腱末端回缩的水平及肌腱断端间的距离。拇指肌腱损伤区尚未被广泛接受，拇指最常参考的分区系统在图中也已列出。

下图：Verdan 伸肌损伤分区，伸肌结构损伤时，屈肌损伤分区中提供的信息此时也应列出。目前尚无拇指损伤分区分类办法。

左手横轴位 T₁WI

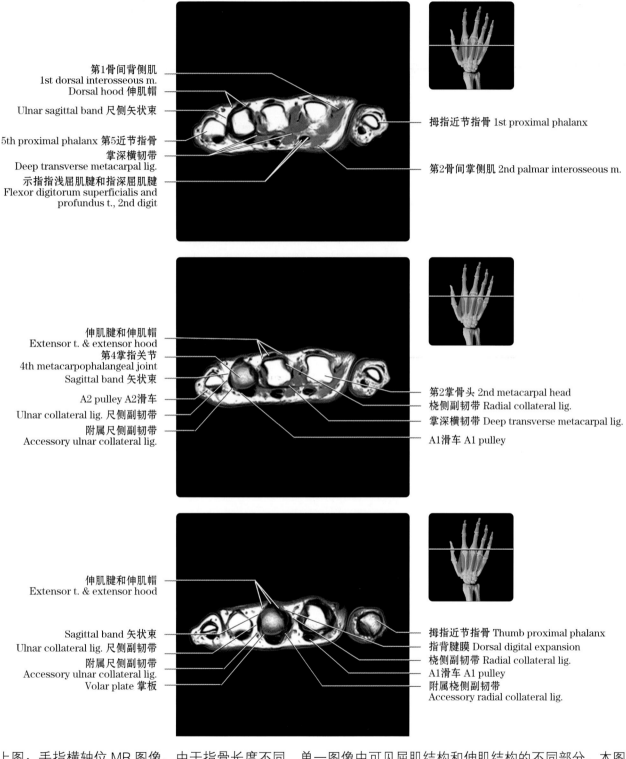

第1骨间背侧肌
1st dorsal interosseous m.
Dorsal hood 伸肌帽

Ulnar sagittal band 尺侧矢状束

5th proximal phalanx 第5近节指骨
掌深横韧带
Deep transverse metacarpal lig.
示指指浅屈肌腱和指深屈肌腱
Flexor digitorum superficialis and
profundus t., 2nd digit

拇指近节指骨 1st proximal phalanx

第2骨间掌侧肌 2nd palmar interosseous m.

伸肌腱和伸肌帽
Extensor t. & extensor hood
第4掌指关节
4th metacarpophalangeal joint
Sagittal band 矢状束

A2 pulley A2滑车
Ulnar collateral lig. 尺侧副韧带
附属尺侧副韧带
Accessory ulnar collateral lig.

第2掌骨头 2nd metacarpal head
桡侧副韧带 Radial collateral lig.
掌深横韧带 Deep transverse metacarpal lig.

A1滑车 A1 pulley

伸肌腱和伸肌帽
Extensor t. & extensor hood

Sagittal band 矢状束
Ulnar collateral lig. 尺侧副韧带
附属尺侧副韧带
Accessory ulnar collateral lig.
Volar plate 掌板

拇指近节指骨 Thumb proximal phalanx
指背腱膜 Dorsal digital expansion
桡侧副韧带 Radial collateral lig.
A1滑车 A1 pulley
附属桡侧副韧带
Accessory radial collateral lig.

上图：手指横轴位 MR 图像。由于指骨长度不同，单一图像中可见屈肌结构和伸肌结构的不同部分。本图为第 5 近节指骨基底部层面，位于第 3、4 掌骨头水平。掌深横韧带连接第 2~4 指掌板，骨间掌侧肌位于该韧带的掌侧，而骨间背侧肌位于背侧。

中图：第 4 掌指关节层面，可见 A1 滑车环绕屈肌腱，也可见位于近节指骨中部水平的小指 A2 滑车。

下图：指关节层面，可清晰显示伸肌帽、矢状束、侧副韧带、附属侧副韧带以及掌板的关系，这些结构呈环状环绕关节。第 2 骨间背侧肌的指背腱膜接近其位于第 3 近节指骨基底桡侧的止点。

左手横轴位 T₁WI

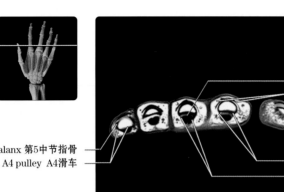
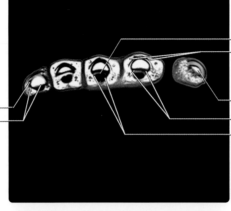

指深屈肌腱 Flexor digitorum profundus t.
侧束 Lateral bands

5th middle phalanx 第5中节指骨
A4 pulley A4滑车

第1远节指骨 1st distal phalanx

A2滑车 A2 pulley
指浅屈肌腱 Flexor digitorum superficialis t.

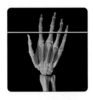
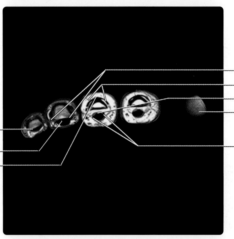

指浅屈肌腱 Flexor digitorum superficialis t.
伸肌结构侧束
Lateral bands, extensor mechanism
指深屈肌腱 Flexor digitorum profundus t.
拇指尖 Tip of thumb

指深屈肌腱
Flexor digitorum profundus t.
指深屈肌腱
Flexor digitorum profundus t.
伸肌结构中央束
Central slip, extensor mechanism

指浅屈肌腱 Flexor digitorum superficialis t.

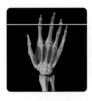
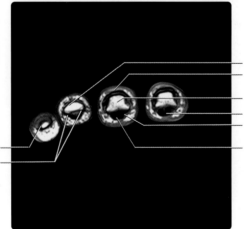

第4远节指骨 4th distal phalanx
伸肌结构 Extensor mechanism

第3中节指骨头 Head of 3rd middle phalanx
指深屈肌腱 Deep flexor t.
A3滑车 A3 pulley

5th distal phalanx 第5远节指骨
远端指间关节掌板
Palmar plate,
distal interphalangeal joint

指深屈肌腱 Deep flexor t.

上图：第 2~4 指近节指骨干、第 5 中节指骨干层面，T₁WI 图像上很难区分指深屈肌腱和指浅屈肌腱。此层面内，中指指浅屈肌腱已分成两束，走行至指深屈肌腱外侧。在近节指骨远侧部，侧束起自伸肌腱两侧，有骨间肌附着端（桡侧及尺侧）及蚓状肌在手指桡侧汇入。

中图：第 4 近节指间关节层面，第 4 指指浅屈肌腱位于两侧，向其中节指骨基底部的附着端走行。中指位于中节指骨水平，此处指浅屈肌腱已分成两束，在指深屈肌腱两侧走行。

下图：位于第 5 远节指骨、第 4 远节指骨基底部和第 2~3 中节指骨水平。

右手横轴位脂肪抑制 PDWI

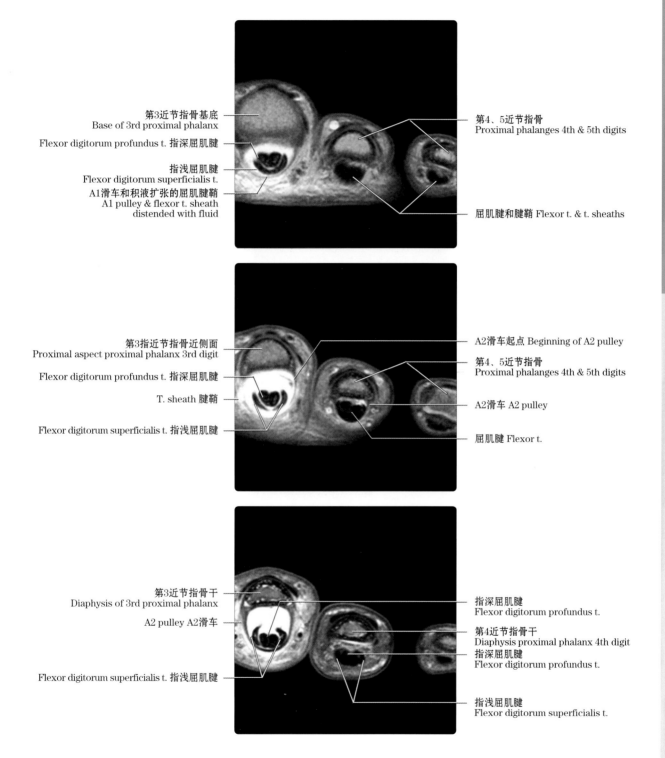

第3近节指骨基底
Base of 3rd proximal phalanx

Flexor digitorum profundus t. 指深屈肌腱

指浅屈肌腱
Flexor digitorum superficialis t.

A1滑车和积液扩张的屈肌腱鞘
A1 pulley & flexor t. sheath
distended with fluid

第4、5近节指骨
Proximal phalanges 4th & 5th digits

屈肌腱和腱鞘 Flexor t. & t. sheaths

第3指近节指骨近侧面
Proximal aspect proximal phalanx 3rd digit

Flexor digitorum profundus t. 指深屈肌腱

T. sheath 腱鞘

Flexor digitorum superficialis t. 指浅屈肌腱

A2滑车起点 Beginning of A2 pulley

第4、5近节指骨
Proximal phalanges 4th & 5th digits

A2滑车 A2 pulley

屈肌腱 Flexor t.

第3近节指骨干
Diaphysis of 3rd proximal phalanx

A2 pulley A2滑车

Flexor digitorum superficialis t. 指浅屈肌腱

指深屈肌腱
Flexor digitorum profundus t.

第4节指骨干
Diaphysis proximal phalanx 4th digit

指深屈肌腱
Flexor digitorum profundus t.

指浅屈肌腱
Flexor digitorum superficialis t.

上图：手指横轴位脂肪抑制 PDWI，屈肌腱和腱鞘在常规影像上通常难以区分，除非其内有较多液体聚集（如本图第 3 指所示）。

中图：指浅屈肌腱在近节指骨近侧面分叉，如本图中指所示。第 4 指也可见类似结构，但由于无病理性腱鞘积液，因此难以将肌腱结构单独分开。

下图：指浅屈肌腱分叉之后，走行于指深屈肌腱两侧，从浅层行至深层。图中第 4 指即使没有病理性积液对比，也可见独立的屈肌腱结构，还可根据其位置及厚度（与下一图腱鞘的厚度对比）辨认 A2 滑车。

右手横轴位脂肪抑制 PDWI

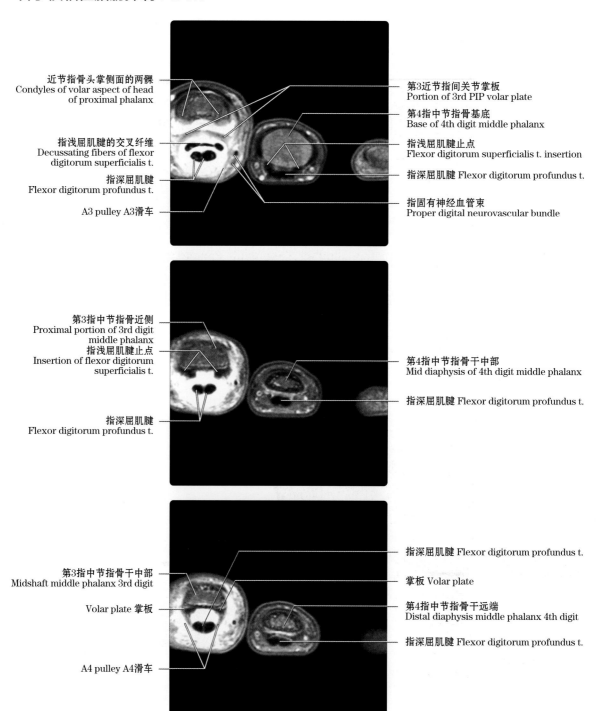

近节指骨头掌侧面的两髁
Condyles of volar aspect of head
of proximal phalanx

第3近节指间关节掌板
Portion of 3rd PIP volar plate

第4指中节指骨基底
Base of 4th digit middle phalanx

指浅屈肌腱的交叉纤维
Decussating fibers of flexor
digitorum superficialis t.

指浅屈肌腱止点
Flexor digitorum superficialis t. insertion

指深屈肌腱
Flexor digitorum profundus t.

指深屈肌腱 Flexor digitorum profundus t.

A3 pulley A3滑车

指固有神经血管束
Proper digital neurovascular bundle

第3指中节指骨近侧
Proximal portion of 3rd digit
middle phalanx

指浅屈肌腱止点
Insertion of flexor digitorum
superficialis t.

第4指中节指骨干中部
Mid diaphysis of 4th digit middle phalanx

指深屈肌腱
Flexor digitorum profundus t.

指深屈肌腱 Flexor digitorum profundus t.

指深屈肌腱 Flexor digitorum profundus t.

第3指中节指骨干中部
Midshaft middle phalanx 3rd digit

掌板 Volar plate

Volar plate 掌板

第4指中节指骨干远端
Distal diaphysis middle phalanx 4th digit

A4 pulley A4滑车

指深屈肌腱 Flexor digitorum profundus t.

上图：第 4 指指浅屈肌腱两束止于中节指骨近侧掌侧面，第 3 指可见指浅屈肌腱两束之间的交叉纤维，注意第 3 近节指骨头掌侧呈双髁状，而第 4 中节指骨基底呈卵圆形。

中图：第 3 指指浅屈肌腱止于中节指骨近端的掌侧面，本层面已超过指浅屈肌腱止点，因此，此处第 4 指只能见到 1 个肌腱（指深屈肌腱）。

下图：了解滑车系统的正常位置，可以分辨位于第 3 指中节指骨干中部的 A4 滑车。此外，注意滑车比正常腱鞘要厚，对比前图，正常腱鞘几乎无法辨认。

右手矢状位脂肪抑制 PDWI

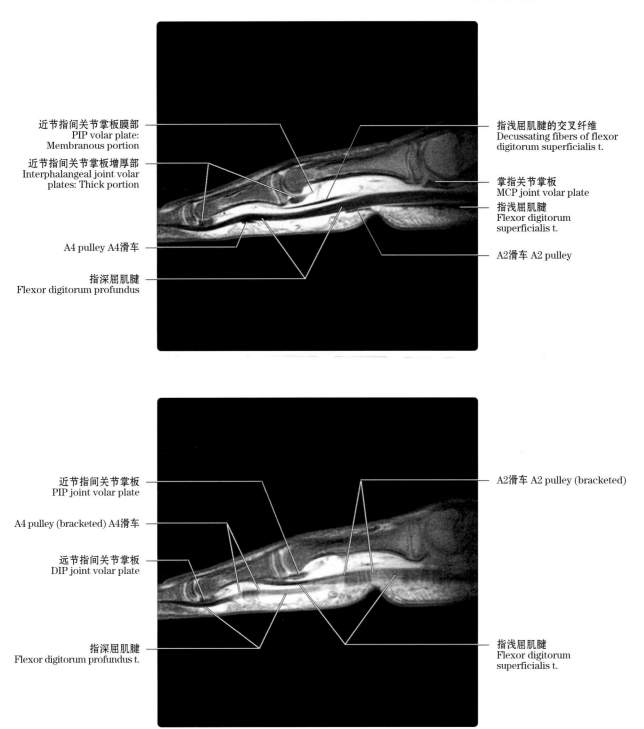

近节指间关节掌板膜部
PIP volar plate:
Membranous portion

近节指间关节掌板增厚部
Interphalangeal joint volar
plates: Thick portion

A4 pulley A4滑车

指深屈肌腱
Flexor digitorum profundus

指浅屈肌腱的交叉纤维
Decussating fibers of flexor
digitorum superficialis t.

掌指关节掌板
MCP joint volar plate

指浅屈肌腱
Flexor digitorum
superficialis t.

A2滑车 A2 pulley

近节指间关节掌板
PIP joint volar plate

A4 pulley (bracketed) A4滑车

远节指间关节掌板
DIP joint volar plate

指深屈肌腱
Flexor digitorum profundus t.

A2滑车 A2 pulley (bracketed)

指浅屈肌腱
Flexor digitorum
superficialis t.

上图：第3指矢状位脂肪抑制 PDWI，与前述横轴位图像为同一手指，在总腱鞘内病理性积液对比下，正常结构显示清楚。本例指浅屈肌腱显示不连续，但应注意从掌指关节远端至指浅屈肌腱纤维交叉部，指浅屈肌腱分成两束在指深屈肌腱两侧走行。近节指间关节掌板膜部较薄，正常无法显示。本层面只显示 A2、A4 的掌侧部分。

下图：上幅图像稍外侧层面，可见完整的指浅屈肌腱。另，本层面显示 A2、A4 滑车侧面部分。